高等学校制药工程专业系列规划教材

药事管理与法规（第二版）

Pharmacy Administration and Law

□ 杨世民　主编

YAOSHI GUANLI YU FAGUI

高等教育出版社·北京

内容提要

本书介绍了药事管理与法规的主要研究内容和方法，包括药事管理与法规概述、药事组织、药品管理的法律法规、药品监督管理、药品注册管理、药品生产管理、药品经营管理、中药管理、药品信息管理、特殊管理药品的管理、医药知识产权保护和药学技术人员管理等方面的内容。本书力求反映我国药事管理与法规的新动态、新进展，准确概述近年来我国颁布实施的有关药品研究、生产、经营和使用等方面的法律法规、规章及规范性文件的内容。本书具有新颖性、系统性和实用性等特点。

本书可作为高等医药院校、综合性大学制药工程专业药事管理与法规课程的教材，也可供药品监督管理人员及药品研制、生产、经营、使用、检验等部门的药学工作者学习参考。

图书在版编目(CIP)数据

药事管理与法规/杨世民主编.--2版.--北京：高等教育出版社，2016.11

ISBN 978-7-04-046639-3

Ⅰ.①药… Ⅱ.①杨… Ⅲ.①药政管理-高等学校-教材②药事法规-中国-高等学校-教材 Ⅳ.①R95 ②D922.164

中国版本图书馆CIP数据核字(2016)第262348号

策划编辑 翟 怡　责任编辑 曹 瑛　封面设计 姜 磊　版式设计 马敬茹
插图绘制 于 博　责任校对 张小镝　责任印制 尤 静

出版发行 高等教育出版社
社 址 北京市西城区德外大街4号
邮政编码 100120
印 刷 北京天时彩色印刷有限公司
开 本 787mm×1092mm 1/16
印 张 22.5
字 数 540千字
购书热线 010-58581118
咨询电话 400-810-0598
网 址 http://www.hep.edu.cn
http://www.hep.com.cn
网上订购 http://www.hepmall.com.cn
http://www.hepmall.com
http://www.hepmall.cn
版 次 2010年2月第1版
2016年11月第2版
印 次 2016年11月第1次印刷
定 价 37.30元

本书如有缺页、倒页、脱页等质量问题，请到所购图书销售部门联系调换

物 料 号 46639-00

编委会成员

主　编　杨世民

副主编　冯变玲　何　宁

编　者　(以姓氏笔画为序)

方　宇(西安交通大学)

王　怡(广东药科大学)

冯变玲(西安交通大学)

叶　桦(复旦大学)

朱　虹(哈尔滨医科大学)

何　宁(天津中医药大学)

杨世民(西安交通大学)

杨　悦(沈阳药科大学)

邵瑞琪(山东大学)

胡　明(四川大学)

宿　凌(暨南大学)

第二版前言

制药工程专业是1999年普通高等学校本科专业目录调整后设置的专业，截至2013年底，全国377所设置医药类专业的本科院校中，开办制药工程专业的院校有264所。

“药事管理与法规”是制药工程专业的必修课之一，是国家执业药师资格考试的主要科目。该课程主要讲授药事组织，药品管理的法律法规，药品监督管理，药品注册、生产、经营、使用、信息等方面的监督管理，药品知识产权保护及药学技术人员管理等内容。该课程旨在培养学生的法律意识、责任意识、自律意识、服务意识；改变学生传统单一的药学知识、技能结构，将其培养成集药学知识、技能和药事管理与法规于一体的综合型人才；使其能综合运用药事管理的理论知识与药事法规的规定，指导药学实践工作，分析解决实际问题。为了满足“药事管理与法规”课程的教学需要，2009年，高等教育出版社组织有关院校的教师为高等学校制药工程专业编写了《药事管理与法规》，作为高等医药院校、综合性大学制药工程专业“药事管理与法规”课程的教材。本书2010年出版，深受选用学校教师和学生好评。2015年，高等教育出版社决定对该书进行修订。编者在第一版的基础上，广泛征求使用学校意见，对原书进行了补充、更新和调整，现予以出版。

《药事管理与法规》(第二版)继承了第一版风格和特色，优化部分章节结构，修改、更新教材内容，并考虑与执业药师、药学卫生专业技术资格考试相衔接，作了如下调整：

1. 增加“药品经营管理”和“药学技术人员管理”两章内容，以增加学生适应社会的能力，使全书内容结构更为合理。

2. 更新、增加2010年2月至2016年4月期间，我国有关管理体制、法规、政策修改变化的内容，包括国家药品监督管理部门的职责(2013年“三定”方案)，《药品不良反应报告和监测管理办法》(2011年7月实施)，《抗菌药物临床应用管理办法》(2012年8月实施)，《药品经营质量管理规范》(2013年6月实施)，《药品委托生产监督管理规定》(2014年10月实施)，中药材、中药饮片管理的法规(2013年10月实施)、《中华人民共和国广告法》(2015年修订)、《中华人民共和国药品管理法》(2015年修订)，《国务院关于改革药品医疗器械审评审批制度的意见》、《关于授权国务院在部分地方开展药品上市许可持有人制度试点和有关问题的决定》、《国务院办公厅关于开展仿制药质量和疗效一致性评价的意见》和《疫苗流通和预防接种管理条例》，等等。

3. 更新、调整2010年2月以来药事管理有关新进展、新数据，包括2012年版国家基本药物目录，麻醉药品和精神药品目录(2014年1月)，药品审评审批制度，仿制药质量一致性评价、中药注射剂安全性评价等的内容和进展，《中国药典》(2015年版)。

另外，更新所涉及的各方面数据包括药学技术人员(执业药师)人数、药品生产经营企业数量及GMP、GSP认证等。

4. 优化模块设计，在编写形式上进一步优化模块，正文中根据内容合理插入有关模块，如相关知识、案例分析、课堂互动、药师考点等，介绍学科有关知识，增加学生的学习兴趣，以开拓学生视野。

本书可供高等医药院校、综合性大学制药工程专业的学生学习和使用，也可供药品监督管理人员及药品研制、生产、经营、使用、检验等部门的药学工作者学习参考。

本书在编写过程中得到了复旦大学药学院、广东药科大学、四川大学华西药学院、山东大学药学院、哈尔滨医科大学、天津中医药大学、西安交通大学药学院等单位的大力支持，在此表示衷心的感谢。在书稿统稿编辑、排版过程中，西安交通大学药学院药事管理学研究生张雪梅、刘影做了大量具体工作，深表感谢。

由于我国药事法规建设正在逐步完善，有关法规修改变化较大；加之作者水平有限等原因，本书内容难免有疏漏之处，恳请广大读者批评指正。

编　者

2016年5月

第一版前言

改革开放以来，我国医药产业发展迅速，1978—2006年，我国医药产业年均递增16.1%，远远高于同期GDP增速。医药经济的繁荣，大大促进了医药教育的发展。制药工程专业是1999年专业目录调整后新设置的专业，截至2007年底，在全国297所设置药学类专业的本科院校中，开办制药工程专业的院校就有194所。这足以表明该专业具有强大的生命力。

“药事管理与法规”这门课程是制药工程专业学生的必修课之一。其任务是使学生掌握从事药品研制、生产、营销、管理等工作所必需的药事管理与法规的基本知识和基本技能；了解药事活动的基本规律、药品管理的体制及组织机构；掌握药事管理的基本内容和基本方法；熟悉我国药品管理的法律、法规，具备自觉执行药事法规的能力；在此基础上，能综合运用药事管理的理论知识与药事法规的规定，指导药学实践工作，分析解决实际问题。

本教材在编写过程中以反映药事管理的最新进展、提供准确的药事法规资讯为总体原则，以药品管理的法律法规和规章为核心，以药品质量监督管理为重点，力求体现以下特点：① 新颖性。教材以国家最新颁布实施的法律、法规、规章及规范性文件为依据，反映最新的法规资讯和管理要求，书中涉及的资料和数据截至2009年8月，内容新颖。② 生动性。为了激发学生学习的主动性、自觉性，及教材内容的可读性、趣味性，提高教学和学习质量，在教材编写中，设立了“学习目标”、“课堂互动”、“知识链接”、“知识拓展”等模块，对教学有所裨益。③ 实用性。本书不仅从药事管理与法规理论知识的角度去论述，而且在每章中都融入了一些药学实践案例，并对案例进行了分析，以例释理，使学生在掌握理论知识的同时，着重培养学生的主动参与性和应用理论分析问题、解决问题的意识与能力。另外，每章末有“学习小结”和“复习测试题”，并在书后附“复习测试题参考答案”，以帮助学生理解本章内容和自我检测。本书摘录了5篇制药工程专业的英文阅读材料，并在每篇之后列出了3~4个问题，要求学生阅读后回答，书后还附有英汉词汇对照，便于学生查阅。

本教材为教育部制药工程专业教学指导委员会组织编写的规划教材，供全国普通高等医药院校、综合性大学制药工程专业的教学使用，也可供高校药学类其他专业、药品监督管理人员及药品研制、生产、经营、使用、检验等部门的药学工作者学习参考。

本教材在编写过程中，得到了各编委院校领导和高等教育出版社的大力支持，在此表示衷心的感谢。在书稿完成过程中，西安交通大学医学院药学系药事管理教研室方宇、闫媛媛、吴婷婷做了大量具体工作，深表感谢。

由于编者知识水平有限，教材内容难免有不足之处，恳请读者批评指正。

编　者

2009年8月

目　　录

第一章 药事管理与法规概述

学习目标

学习目的

本章对药品和药事、药事管理、药事法规作了概述，介绍了药事管理与法规的主要内容和研究方法、药事管理与法规课程的教学要求和教学方法，以及药事管理学的定义、性质及其研究内容。旨在使学生们对药事管理与法规的重要性，药品的含义、分类及其组成，药事管理与法规的主要内容有初步的认识，为今后进一步学习药事管理与法规的具体内容奠定基础。

学习要求

掌握：1. 药事管理与法规的主要内容

2. 我国药事法规渊源、药事法律的效力及法律责任

3. 药事管理立法的特征

熟悉：1. 药品的含义、分类及其组成

2. 药事的概念和范围

3. 药事管理的概念、特点和目的

了解：1. 药事管理的研究方法

2. 药事管理与法规课程的教学要求

3. 药事管理学的定义、性质及其研究内容

第一节 药品及其特殊性

一、药品的定义、分类

（一）药品的定义

20世纪以来，各国政府为了加强对药品的管理，均在该国的药品法、药事法中，规定了药品的定义。不同的国家对药品的定义不同。

《中华人民共和国药品管理法》（简称《药品管理法》）中关于药品的定义是："药品，是指用于预防、治疗、诊断人的疾病，有目的地调节人的生理机能并规定有适应证或者功能主治、用法和用量的物质，包括中药材、中药饮片、中成药、化学原料药及其制剂、抗生素、生化药品、放射性药品、血清、疫苗、血液制品和诊断药品等。"

我国的《药品管理法》在法律上明确规定了传统药（中药材、中药饮片、中成药）和现代药（化学

药品等)均是药品,并确定了以“药品”作为药物、原料药、制剂、药材、成药、中药、西药、医药等用语的总称。明确了我国《药品管理法》管理的是人用药品。虽然原料药、中药材没有具体规定用于治疗疾病的用法、用量,但是,也作为药品管理。按照以上的定义,没有任何物质其本质就是药品,只有当人们为了防治疾病,按照一定方法和数量使用该物质用于治疗或预防或诊断人的某种疾病时,或能有目的地调节某些生理功能时,才能称为药品。药品一词与美国的 drugs、英国的 medicines、日本的“医薬品”同义。在《药品管理法》英译本中,药品的对应英文是 drugs。

(二)药品的分类

1. 按药品的来源分类

药品来源一是自然界,二是人工制备。来自于自然界的药物称为天然药物,包括中药及一部分西药;来自人工制备的药物称为化学药物,包括大部分西药。

2. 按使用目的(用途)分类

该分类法可将药品分为治疗药品、预防药品、诊断药品和计划生育药品 4 类。

3. 按使用方法分类

可将药品分为口服药、外用药和注射用药等。

4. 根据药物作用于人体系统的部位分类

可分为主要作用于中枢神经系统的药物、主要作用于传入或传出神经末梢部分的药品、主要作用于内脏系统的药品、影响血液和造血系统的药品和影响生长代谢功能的药品等。

5. 从药品管理的角度分类

可将药品分为处方药与非处方药、国家基本药物、基本医疗保险用药、新药、特殊管理的药品、现代药与传统药等。

(三)本书从药品管理的角度讨论药品的分类

从药品管理的角度可将药品分成以下 4 类:

1. 现代药与传统药

《药品管理法》中规定:“国家发展现代药和传统药。”

(1) 现代药(modern medicines) “现代药”一般是指 19 世纪以来发展起来的化学药品、抗生素、生化药品、放射性药品、血清疫苗和血液制品等。其特点是结构基本清楚,有控制质量的标准和方法,一般是用合成、分离、提取、化学修饰和生物技术等方法制取的物质,这些物质是用现代医学的理论和方法筛选确定其药效,并按照现代医学理论用以防治疾病的。因为这类药最初在西方国家发展起来,后传入我国,故又称西药。

(2) 传统药(traditional medicines) “传统药”一般是指历史上流传下来的药物,并在传统医学、药学理论指导下用于疾病治疗的物质。主要是动、植物和矿物药,又称天然药物。我国的传统药又称中药,其最本质的特点是在中医理论指导下应用。传统药在人类历史上曾做出巨大贡献。近年来,随着现代药新药筛选成功率逐步降低,人们开始注意从传统药中研究分离出更好的药物,传统药又焕发出了新的光彩。

2. 处方药与非处方药

为了在保证公众用药安全有效的同时方便公众自主购药、自我药疗,按照药品安全有效、使用方便的原则,可将药品分为处方药与非处方药。

(1) 处方药的定义 处方药(prescription drugs)是指“凭执业医师和执业助理医师处方方可

购买、调配和使用的药品”。

处方药一般是特殊管理的药品（又称控制物质）；由于药品的毒性或其他潜在影响使用不安全的药品；因使用方法的规定（如注射剂），用药时有附加要求，病人自行使用不安全，需在医务人员指导下使用的药品；或是新化合物、新药等。在我国，凡是没有被遴选为非处方药的药品均按处方药管理。

（2）非处方药定义　非处方药（nonprescription drugs，over-the-counter drugs，OTC drugs）是指“由国务院药品监督管理部门公布的，不需要凭执业医师和执业助理医师处方，消费者可以自行判断、购买和使用的药品”。根据药品的安全性，非处方药分为甲、乙两类。

非处方药具有以下特点：药品适应证可自我诊断、可自我治疗；药品的毒性在公认的安全范围内，其效用-风险比值大；药品滥用、误用的潜在可能性小；药品作用不掩盖其他疾病；不致细菌耐药性；一般公众能理解药品标签的忠告性内容，无需医师监督即可使用。

3. 新药、仿制药品

（1）新药　指未在中国境内外上市销售的药品。根据物质基础的原创性和新颖性，将新药分为创新药和改良型新药。

（2）仿制药品　指仿制与原研药品质量和疗效一致的药品。

4. 国家基本药物、基本医疗保险药品目录、特殊管理的药品

（1）国家基本药物（national essential drugs）　国家基本药物系指从国家目前临床应用的各类药物中，经过科学评价而遴选出来的具有代表性的药物，由国家的药品监督管理部门公布，国家保证其生产和供应，在使用中首选。

世界卫生组织（WHO）于 1975 年向一些国家推荐制定基本药物，于 1977 年正式提出基本药物概念、基本药物示范目录和基本药物政策。WHO 对基本药物的定义是“基本药物就是那些能够满足大部分人口卫生保健需求的药物。因此，在任何时候都应当能够以充足的数量和合适的剂型提供应用。”

相关知识　建立国家基本药物制度

相关知识

（2）基本医疗保险药品目录　为了保障城镇职工基本医疗保险用药，合理控制药品费用，规范基本医疗保险用药管理，1999 年 5 月 12 日，国家劳动和社会保障部组织制定并发布了《城镇职工基本医疗保险用药范围管理暂行规定》。基本医疗保险用药范围通过制定《基本医疗保险药品目录》（简称国家《药品目录》）进行管理。纳入《药品目录》的药品是国家药品标准收载的品种和进口药品，符合“临床必需、安全有效、价格合理、使用方便，市场能保证供应”的药品，并具备下列条件之一：

①《中华人民共和国药典》（现行版）收载的药品；

② 符合国家药品监督管理部门颁发标准的药品；

③ 国家药品监督管理部门批准正式进口的药品。

《药品目录》所列药品包括西药、中成药和中药饮片。西药和中成药列基本医疗保险基金准予支付的药品目录，药品名称采用通用名，并标明剂型。中药饮片列基本医疗保险基金不予支付的药品目录，药品名称采用药典名。

（3）特殊管理的药品（the drugs of special control） 《药品管理法》第三十五条规定四类药品为特殊管理的药品，即麻醉药品（narcotic drugs）、精神药品（psychotropic substances）、医疗用毒性药品（medicinal toxic drugs）和放射性药品（radioactive pharmaceuticals）。

除了对麻醉药品、精神药品、医疗用毒性药品和放射性药品实行特殊管理之外，还有一些药品在临床上也具有独特的疗效，一旦使用不当，也会产生危害或者导致滥用，甚至流入非法渠道，给社会和国家带来不良后果，在国际上都会产生不利的影响。

这些药品包括药品类易制毒化学品、兴奋剂和部分有特殊要求的生物制品，需要采取一系列严格管制的措施，按照特殊管理的药品管理方式进行管理，在监督管理方面有特殊的规定。

① 疫苗。指为了预防、控制传染病的发生、流行，用于人体预防接种的疫苗类预防性生物制品。疫苗分为两类：第一类疫苗，是指政府免费向公民提供，公民应当依照政府的规定受种的疫苗，包括国家免疫规划确定的疫苗，省、自治区、直辖市人民政府在执行国家免疫规划时增加的疫苗，以及县级以上人民政府或者其卫生主管部门组织的应急接种或者群体性预防接种所使用的疫苗；第二类疫苗，是指由公民自费并且自愿受种的其他疫苗。

② 药品类易制毒化学品。易制毒化学品是指可用于制造海洛因、甲基苯丙胺（冰毒）和可卡因等麻醉药品和精神药品的物质。药品类易制毒化学品的品种有麦角酸、麦角胺、麦角新碱及麻黄碱、伪麻黄碱、消旋麻黄碱、去甲麻黄碱、甲基麻黄碱、麻黄浸膏、麻黄浸膏粉等麻黄素类物质。以上品种包括原料药及其单方制剂。

③ 兴奋剂。《反兴奋剂条例》所称兴奋剂，是指兴奋剂目录所列的禁用物质等。兴奋剂目录由国家体育总局、商务部、国家卫生和计划生育委员会、海关总署、国家食品药品监督管理总局制定、调整并公布。2014 年兴奋剂目录将兴奋剂品种分为 7 大类，共计 236 个品种。

二、药品的特殊性

药品具有商品的一般属性，通过流通渠道进入消费领域。在药品生产和流通过程中，基本经济规律起着主导作用，按经济规律的沉浮变化。但是药品又是极为特殊的商品，人们不能完全按照一般商品的经济规律来对待药品，必须对药品的某些环节进行严格控制，才能保障药品的安全、有效，以及合理地为人类服务。

药品作为特殊商品，其特殊性表现在以下 4 个方面：

1. 药品的专属性

药品的专属性表现在对症治疗，患什么病用什么药。处方药必须在医生的检查、诊断、指导下合理使用。对于非处方药患者必须根据病情，自我判断、自我治疗，合理选择药品，按照药品说明书、标签的说明使用。药品不像一般商品可以互相替代。

2. 药品的两重性

药品的两重性是指药品有防病治病的一面，也具有不良反应的另一面。管理有方，用之得当，可以治病救人，造福人类；若失之管理，使用不当，则可致病，危害人体健康，甚至危及生命。

3. 药品质量的重要性

药品是治病救人的物质，只有符合法定质量标准的合格药品才能保证疗效。因此，药品只能是合格品，不能像其他商品一样可分为一级品、二级品、等外品和次品。药品的真伪需由专业人员依照法定的药品标准和测试方法进行鉴别，一般来说，患者不具备鉴别药品的能力。

4. 药品的时限性

人们只有防病治病时才需要用药，但药品生产、经营部门平时就应有适当储备。只能药等病，不能病等药。有些药品虽然需用量很少、有效期短，但宁可报废，也要有所储备；有些药品即使无利可图，也必须保障生产。

第二节　药事与药事管理

一、药学事业的含义

药学事业简称药事（pharmaceutical affairs），系指一切与药品、药学有关的事务，是由药学若干部门（行业）构成的一个完整体系。药事一词源于我国古代医药管理用语，我国古代史书《册府元龟》中记载："北齐门下省，统尚药局，有典御2人，侍御师4人，尚药监4人，总御药之事"。由此可见，早在南北朝时期（420—589年），医药管理已有明确的分工。药事一词，反映了当时政府尚药局主管的与皇室、王公贵族药品供应、保管、使用药品有关的事项。药事一词在19世纪以后成为日本药品管理的法律用语。

我国目前药事一词虽不是法律用语，但在药学界是常用词，如药事组织、药事管理、药事法规和药事杂志等。

二、药事的范围

药事是与药品、药学有关的事项。如何界定药事的范围？1948年，日本的《药事法》将药事定义为"与医药品、用具及化妆品的制造、调剂、销售、配方相关的事项"。1997年颁发的《中共中央、国务院关于卫生改革与发展的决定》提出必须依法加强对药品研制、生产、流通、价格、广告及使用等各个环节的管理，严格质量监督，切实保证人民用药安全有效。2001年实施的《中华人民共和国药品管理法》的适用范围、管理对象和内容包括了药品的研制、生产、经营、使用、价格、广告和监督管理等环节的管理。根据以上的叙述，本书将"药事"一词界定为与药品的研制、生产、流通、使用、价格、广告、信息、监督、检验，以及药学教育等活动有关的事项。

药事的主要任务包括① 培养药学人才；② 为人们防治疾病提供安全、有效、适当、经济的药品；③ 指导公众合理使用药品。

三、药事管理

1. 药事管理的含义

药事管理（pharmacy administration）是指对药学事业的综合管理，是运用管理学、法学、社会学、经济学的原理和方法对药事活动进行研究，总结其规律，并用以指导药事工作健康发展的社会活动。

药事管理有宏观与微观之分。宏观的药事管理是指国家对药事的监督管理，其内容包括制定和执行国家药物政策与药事法规，建立健全药事管理体制与机构，建立药品生产和流通秩序，加强药学人员和药品监督管理人力资源管理。通过推进依法行政，科学民主决策，依靠技术支撑，实现队伍保障来实践科学监管。微观的药事管理系指药事各部门内部的管理，包括人员管理、财务管理、物资设备管理、药品质量管理、技术管理、药学信息管理和药学服务管理等工作。

2. 药事管理的目的

药事管理的目的是保证公众用药安全、有效、经济、合理、及时方便，不断提高国民的健康水平，促进经济社会协调发展。

药师考点

1. 药事的概念及其范围
2. 药事管理的概念与目的

3. 药事管理的特点

药事管理的特点表现为专业性、政策性和实践性。

(1) 专业性　药事管理人员应熟悉药学和社会科学的基础理论、专业知识和基本方法，运用管理学、法学、社会学、经济学的原理与方法研究药事各环节的活动，总结其管理规律，指导其健康发展。

(2) 政策性　药事管理人员按照国家药物政策、国家管理药学的法律法规，行使国家权力对药事的管理，主管部门及个人代表国家、政府对药品进行管理，管理过程中管理者要依据政策、法律办事，并做到公正、公平、科学严谨。

(3) 实践性　药事管理离不开实践活动，药事管理的法规、管理办法、行政规章的制定来自于药品生产、经营、使用的实践，经过总结，升华而成，用于指导实践工作，并接受实践的检验，对于不适应的部分，适时予以修订、完善，使药事管理工作不断改进、提高和发展。

4. 药事管理的重要性

(1) 建立基本医疗卫生制度，提高全民健康水平必须加强药事管理　我国新医改的总体目标是建立健全覆盖城乡居民的基本医疗卫生制度，提高全民健康水平。建立基本医疗卫生制度的目标是让人人享有基本医疗卫生服务。药品供应保障体系是基本医疗卫生制度的组成部分，享有卫生保健的公平性问题及医疗费用的问题都涉及药品生产、供应、使用的政策和管理等药事管理的问题，建设药品供应保障体系，重点是建立国家基本药物制度，制定基本药物目录，对国家基本药物实行招标，定点生产、集中采购和统一配送，保证群众的基本用药。

(2) 保证人们用药安全有效，必须加强药事管理　药品是公众防治疾病、康复保健的特殊商品，直接关系着公众的身心健康和生命安危，关系着千家万户的幸福，与改善民生、社会和谐发展息息相关。因此，必须对药品质量实行严格的监督管理，加强对研制、生产、经营、使用诸领域的规范化要求，最终保证药品的质量，进而达到保障公众用药安全、有效、合理，维护其健康。

(3) 增强医药经济在全球的竞争力需要加强药事管理　我国加入世界贸易组织(WTO)已多年，药品的进出口贸易日益增多，经济全球化中的药业竞争已十分激烈，企业与企业之间的竞争逐渐转移为药品质量和质量管理的竞争、研制新药的竞争、药学服务的竞争和药业道德秩序的竞争。因此，要提高医药经济的竞争力，必须强化药事管理。

为了加强药品质量和质量管理，我国逐步形成了一系列质量管理规范，经立法成为药事管理法规，如《药物非临床研究质量管理规范》(good laboratory practice，简称 GLP)、《药物临床试验质量管理规范》(good clinical practice，简称 GCP)、《药品生产质量管理规范》(good manufacturing practice，简称 GMP)、《药品经营质量管理规范》(good supply practice，简称 GSP)和《中药材生产质量管理规范(试行)》(good agricultural practice，简称 GAP)。

药师考点

《药物非临床研究质量管理规范》、《药物临床试验质量管理规范》、《药品生产质量管理规范》、《药品经营质量管理规范》和《中药材生产质量管理规范》的英文名称及其缩写。

5. 药事管理工作采用的方法

国家运用行政、法律、技术和媒体监督等手段来实现对药事工作的监督管理。

(1) 运用行政手段　依法行政，加强管理。国家主管部门采用严格审批等有效的管理措施，引导和规范药品生产、经营企业增强质量责任意识，完善药品质量管理制度，如履行审批，发放许可证、认证证书；审批新药、颁发新药证书，发给药品批准文号、药品包装材料注册证、新药临床批件；发放进口药品注册证；发布药品质量公告等。

(2) 运用法律手段　制定和颁布法律、法规、规章，规范行为，明确责任，依法治药。通过严厉打击制假、售假行为，依法严惩违法者，增强对制假售假行为的威慑力，增强对药品生产经营企业的约束力。坚决查处违法案件，不能手软，对触犯刑律的，必须依法予以严惩。

(3) 运用先进技术手段　通过采用先进的质量检验仪器，运用新的检验方法，提高技术监督水平，以实现对药品质量的有效控制，提高监督管理效率。

(4) 发挥媒体的监督作用　充分发挥舆论的力量，监督药品生产经营行为，强化人民群众的自我保护意识，维护用药者的合法利益。

第三节　药事法规概述

药事法规是指由国家制定或认可，并由国家强制力保证实施，具有普遍效力和严格程序的行为规范体系，是调整与药事活动相关的行为和社会关系的法律规范的总和。药事法规是广义的概念，是指药事管理法律体系，是有关药事管理的法律、行政法规、规章、规范性文件的总称，是药品研制、生产、经营、使用、检验、进出口和监督管理单位、个人都必须严格遵守和认真执行的行为规范。

一、药事管理立法的概念与特征

(一) 药事管理立法的概念

药事管理立法，又称法律的制定，是指国家立法机关依据法定的权限和程序，制定、认可、修订、补充和废除药品管理法律规范的活动。

1. 立法权限

根据我国宪法及立法的规定，我国立法权限划分为① 全国人民代表大会和全国人民代表大会常务委员会行使国家立法权。全国人民代表大会制定和修改刑事、民事、国家机构的和其他的基本法律。全国人民代表大会常务委员会制定和修改除应当由全国人民代表大会制定的法律以外的其他法律;在全国人民代表大会闭会期间,对全国人民代表大会制定的法律进行部分补充和修改,但是不得同该法律的基本原则相抵触。② 国务院根据宪法和法律,制定行政法规。③ 省、自治区、直辖市的人民代表大会及其常务委员会根据本行政区域的具体情况和实际需要,在不同宪法、法律、行政法规相抵触的前提下,可以制定地方性法规。④ 国务院各部委、中国人民银行、审计署和具有行政管理职能的直属机构,可以根据法律和国务院的行政法规、决定、命令,在本部门的权限范围内,制定规章。

2. 立法程序

我国的立法程序分为 4 个阶段:① 法律草案的提出;② 法律草案的审议;③ 法律草案的通过;④ 法律的公布。

(二)药事管理立法的基本特征

药事管理立法具有以下 4 个特征:

1. 立法目的是维护人民健康

药品质量直接影响用药人的健康和生命,现代的药事管理立法的目的是加强药品监督管理,保证药品质量,维护公众的健康,保障用药人的合法权益,保障人的健康权。

2. 以药品质量标准为核心的行为规范

药事管理立法是规范人们研究、制造、经营、使用药品的行为,这些行为必须确保药品的安全性、有效性。现代药事管理立法通过制定、颁布法律、法规,颁布药品标准和保证药品质量的工作标准以规范人们的行为。

3. 药事管理立法的系统性

现代社会药品管理立法包括药品质量、过程质量、工作质量、药品质量控制和质量保证的管理质量,国内药品质量、进出口药品质量等,药品和药事工作受到系统的法律约束。

4. 药品管理法内容国际化的倾向

由于药品管理法的客体主要是药品和控制药品(指麻醉药品、精神药品),随着药品的国际贸易和技术交流日益频繁,客观环境要求国际社会统一标准。因此,各国药品管理法的内容,越来越相似,国际性药品管理、控制药品管理的公约、协议、规范、制度和参加缔约的国家也不断增加。

二、药事法规的渊源

法律渊源是法学上的一个术语,是指法律规范的表现形式。在我国,法律渊源有宪法性法律、法律、行政法规、地方性法规、规章、民族自治法规、特别行政区的法律,以及中国政府承认或加入的国际条约。药事管理法的渊源,是指药事管理法律规范的具体表现形式。

相关知识

相关知识 药事法规的渊源

三、我国药事法规建设的历史沿革

我国现代药品管理立法,始于 1911 年辛亥革命之后。1984 年,制定颁布了我国第一部药品管理的法律。现行《药品管理法》是 2015 年 4 月 24 日修订颁布的。

相关知识 “中华民国”时期的药政法规

中华人民共和国成立后的药事法规建设大体经历了5个阶段。

1. 中华人民共和国建立初期药事法规的建设(1949—1957年)

主要配合戒烟禁毒工作和清理旧社会遗留下来的伪劣药品充斥市场的问题,政务院制定了《关于严禁鸦片烟毒的通令》、《关于麻醉药品临时登记处理办法的通令》,卫生部发布了《关于管理麻醉药品暂行条例的公布令》、《关于抗疲劳素药品管理的通知》、《关于资本主义国家进口西药检验管理问题的指示》。

2. 以药品质量管理为核心,加强药事法规建设(1958—1965年)

随着我国制药工业的发展,药品质量监督管理的问题日益重要,在总结经验的基础上,国务院发布了《关于发展中药材生产问题的指示》,国家有关部门制定了一系列加强药品管理的法规,如《关于药品生产管理及质量问题的报告》、《关于保证与提高药品质量的指示》、《关于加强中药质量管理的通知》、《关于不得使用中药材原植物的非药用部分供药用的通知》、《关于药政管理的若干规定》(草案)、《管理毒药、限制性剧药暂行规定》和《关于医院药剂工作的若干规定》(草案)。

3. 规范药品法规、规章,为制定法律奠定基础(1978—1983年)

拨乱反正后,人们认识到以法治乱,以法治国的重要性。社会主义民主法制建设得到加强,药事立法工作有了突破性的进展。1978年7月,国务院批转了卫生部关于颁发《药政管理条例》(试行)的报告,并随文颁发了《药政管理条例》(试行)。1981年5月,国务院发布了《关于加强医药管理的决定》。以上两个法规,是这一时期的纲领性文件。另外,卫生部会同有关部门颁布了一系列规章,如《新药管理办法》、《医疗用毒药、限制性剧药管理办法》、《医院药剂工作条例》和《关于加强生物制品和血液制品管理的规定》(试行)等。

1949年10月中华人民共和国成立至1983年12月,经过34年的努力工作,我国药品法规建设取得了明显成绩,对保证药品质量、维护公众身体健康发挥了重大作用,促进了医药卫生事业的发展,也为制定我国的药品管理法律做了基础准备。

4. 制定、修订药品管理法律、法规,依法管理药品(1984—2002年)

1984年9月20日,第六届全国人民代表大会常务委员会第七次会议通过了《中华人民共和国药品管理法》,自1985年7月1日起实施。1989年1月7日,国务院批准《中华人民共和国药品管理法实施办法》,同年2月27日由卫生部发布施行。2001年2月28日,第九届全国人民代表大会常务委员会审议通过了修订后的《中华人民共和国药品管理法》,自2001年12月1日开始实施。2002年8月4日,国务院公布了《中华人民共和国药品管理实施条例》,自2002年9月15日起施行。在此期间,国务院制定发布了多部与药品相关的行政法规,国家药品监督管理部门制定、发布了一系列管理药品的规章和规范性文件,初步建立了适应社会主义市场经济体制要求的药品监督管理法规体系。

相关知识 国务院颁布(批准)实施的行政法规

5. 药品管理法规建设不断完善(2003—2015年)

2003年4月国家食品药品监督管理局成立后,进一步修订、制定了有关药品管理的行政规章，卫生部也非常重视药事法规的建设，2004 年 8 月 10 日，发布了《处方管理办法（试行）》，自 2004 年 9 月 1 日起施行。在《处方管理办法》试行过程中，卫生行政部门及时吸收了有益的意见和建议，对其进行了修订，修改后的《处方管理办法》于 2007 年 2 月 14 日以卫生部第 53 号令发布，自 2007 年 5 月 1 日起施行。为贯彻落实《中共中央　国务院关于深化医药卫生体制改革的意见》，加快国家基本药物制度的建设，根据《国务院关于印发医药卫生体制改革近期重点实施方案（2009—2011 年）的通知》，2009 年 8 月 18 日，卫生部、国家发展改革委员会、工业和信息化部、监察部、财政部、人力资源和社会保障部、商务部、食品药品监督管理局、中医药局制定了《关于建立国家基本药物制度的实施意见》、《国家基本药物目录管理办法（暂行）》。2010 年 3 月 18 日，卫生部发布了《药品类易制毒化学品管理办法》（卫生部令第 72 号），于 2010 年 5 月 1 日起施行。2011 年 2 月 12 日，卫生部发布了《药品生产质量管理规范（2010 年修订）》（卫生部令第 79 号），于 2011 年 3 月 1 日起施行。2013 年 1 月 22 日，卫生部发布了《药品经营质量管理规范（2012 年修订）》（卫生部令第 90 号）。现行的药品管理的行政规章名称和施行日期见表 1-1。

表 1-1　现行的药品管理的行政规章

规章名称	序号	施行日期
《处方管理办法》	卫生部令第 53 号	2007 年 5 月 1 日
《药品类易制毒化学品管理办法》	卫生部令第 72 号	2010 年 5 月 1 日
《药品生产质量管理规范》	卫生部令第 79 号	2011 年 3 月 1 日
《药品不良反应报告和监测管理办法》	卫生部令第 81 号	2011 年 7 月 1 日
《抗菌药物临床应用管理办法》	卫生部令第 84 号	2012 年 8 月 1 日
《药品经营质量管理规范》	CFDA 局令第 13 号	2015 年 6 月 25 日
《药物非临床研究质量管理规范》	SFDA 局令第 2 号	2003 年 9 月 1 日
《药物临床试验质量管理规范》	SFDA 局令第 3 号	2003 年 9 月 1 日
《药品进口管理办法》	SFDA 局令第 4 号	2004 年 1 月 1 日
《药品经营许可证管理办法》	SFDA 局令第 6 号	2004 年 4 月 1 日
《互联网药品信息服务管理办法》	SFDA 局令第 9 号	2004 年 7 月 8 日
《生物制品批签发管理办法》	SFDA 局令第 11 号	2004 年 7 月 13 日
《直接接触药品的包装材料和容器管理办法》	SFDA 局令第 13 号	2004 年 7 月 20 日
《药品生产监督管理办法》	SFDA 局令第 14 号	2004 年 8 月 5 日
《医疗机构制剂配制监督管理办法》	SFDA 局令第 18 号	2005 年 6 月 1 日
《医疗机构制剂注册管理办法（试行）》	SFDA 局令第 20 号	2005 年 8 月 1 日
《国家食品药品监督管理局药品特别审批程序》	SFDA 局令第 21 号	2005 年 11 月 18 日
《进口药材管理办法（试行）》	SFDA 局令第 22 号	2006 年 2 月 1 日
《药品说明书和标签管理规定》	SFDA 局令第 24 号	2006 年 6 月 1 日
《药品流通监督管理办法》	SFDA 局令第 26 号	2007 年 5 月 1 日
《药品广告审查办法》	SFDA 局令第 27 号	2007 年 5 月 1 日
《药品注册管理办法》	SFDA 局令第 28 号	2007 年 10 月 1 日
《药品召回管理办法》	SFDA 局令第 29 号	2007 年 12 月 10 日
《国家食品药品监督管理总局行政复议办法》	CFDA 局令第 2 号	2014 年 1 月 1 日
《食品药品行政处罚程序规定》	CFDA 局令第 3 号	2014 年 6 月 1 日
《蛋白同化制剂和肽类激素进出口管理办法》	CFDA 局令第 9 号	2014 年 12 月 1 日
《药品医疗器械飞行检查办法》	CFDA 局令第 14 号	2015 年 9 月 1 日

2013年12月28日，第十二届全国人民代表大会常务委员会第六次会议对《中华人民共和国药品管理法》第十三条进行了修改，将药品委托生产的审批下放到省级药品监督管理部门。2015年4月24日，第十二届全国人民代表大会常务委员会第十四次会议通过关于修改《中华人民共和国药品管理法》(2001版)的决定，减少《药品生产许可证》和《药品经营许可证》在工商行政管理部门注册、变更和注销环节，取消不必要的审批手续，减少了对企业的限制；取消绝大部分药品政府定价，药品实际交易价格主要由市场竞争形成。2016年2月6日，国务院令第666号公布了《国务院关于修改部分行政法规的决定》，对《中华人民共和国药品管理法实施条例》、《麻醉药品和精神药品管理条例》、《易制毒化学品管理条例》等行政法规的部分条款进行修改。2016年4月13日，国务院第129次常务会议通过了《国务院关于修改〈疫苗流通和预防接种管理条例〉的决定》，并予公布，自公布之日起施行。

四、药事法规的效力

(一) 法律效力的概念

法律效力是指法律的适用范围，即法律在什么领域、什么时期和对谁有效的问题，也就是法律规范在空间上、时间上和对人的效力问题。

1. 空间效力

空间效力是指法律在什么地方发生效力。由国家制定的法律和经中央机关制定的规范性文件，在全国范围内生效。地方性法规只在本地区内有效。

2. 时间效力

时间效力是指法律从何时生效和何时终止效力，以及新法律颁布生效之前所发生的事件或行为是否适用该项法规的问题。时间效力一般有三个原则：不溯及既往原则，后法废止前法的原则，法律条文到达时间的原则。

3. 对人的效力

对人的效力是指法律适用于什么样的人。对人的效力又分为属地主义、属人主义和保护主义。属地主义，即不论人的国籍如何，在哪国领域内就适用哪国法律。属人主义，即不论人在国内或国外，是哪国公民就适用哪国法律。保护主义，任何人只要损害了本国的利益，不论损害者的国籍与所在地如何，都要受到该国法律的制裁。

我国的法律效力以属地主义为主，以属人主义和保护主义为辅。法律效力规定：在中国境内外的中国公民，在中国领域内的外国人和无国籍人，一律适用我国的法律。

(二) 法律效力的层次

法律效力的层次是指规范性法律文件之间的效力等级关系，可概括如下：

1. 上位法的效力优于下位法

(1) 宪法具有最高的法律效力，一切法律、行政法规、地方性法规、自治条例和单行条例、规章都不得同宪法相抵触。

(2) 法律　法律的效力高于行政法规、地方性法规、规章。

(3) 行政法规　效力高于地方性法规、规章。

(4) 地方性法规　效力高于本级和下级地方政府规章。

(5) 自治条例和单行条例　依法对法律、行政法规、地方性法规作变通规定的，在本自治地方适用自治条例和单行条例的规定。

(6) 部门规章和地方政府规章 部门规章之间,部门规章与地方政府规章之间具有同等效力,在各自的权限范围内施行,部门规章之间、部门规章与地方政府规章之间对同一事项的规定不一致时,由国务院裁决。

2. 特别规定优于一般规定,新的规定优于旧的规定

《中华人民共和国立法法》规定,同一机关制定的法律、行政法规、地方性法规、自治条例和单行条例、规章,特别规定与一般规定不一致的,适用特别规定,新的规定与旧的规定不一致的,适用新的规定。

课堂互动

特别规定优于一般规定:对同一事项规定不一致时,特别规定优于一般规定,或者特殊条款优于一般条款,即优先适用特别规定、特别条款。

讨论:①《中华人民共和国产品质量法》和《中华人民共和国药品管理法》对产品质量的监督管理规定不一致时,优先适用哪部法律?

②《中华人民共和国广告法》和《中华人民共和国药品管理法》对药品广告的管理不一致时,优先适用哪部法律?

五、法律责任

1. 违法

违法是指违反法律和其他法规的规定,给社会造成某种危害的有过错的行为。广义的违法包括违法和犯罪。

构成违法有四个要素:① 必须是人的某种行为,而不是思想问题;② 必须是侵犯了法律所保护的社会关系的行为,对社会造成了危害;③ 行为人必须是具有责任能力或行为能力的自然人或法人;④ 必须是行为者出于故意或过失。

违法依其性质和危害程度可分为① 刑事违法,即违犯刑事法规,构成犯罪;② 民事违法,即违犯民事法规,给国家机关、社会组织或公民个人造成某种利益损失的行为;③ 行政违法,即违犯行政管理法规的行为,包括公民、企事业单位违犯国家行政管理法规的行为及国家机关公职人员运用行政法规时的渎职行为。

2. 法律责任

法律责任是指因实施违法行为而应负的法律上的责任。一般分为行政责任、刑事责任和民事责任。① 行政责任,是指违犯行政管理法的规定,应该承担行政法律所规定的责任。行政责任分为行政处分和行政处罚。行政处分系指国家机关或企事业单位对其所属工作人员或职工违反规章制度时进行的处分。形式有警告、记过、记大过、降级、撤职、开除留用和开除等。行政处罚系指国家特定行政机关对单位或个人违反国家法规进行的处罚,如药品监督管理部门对违犯《药品管理法》的单位和个人给予的处罚。行政处罚的形式有警告、罚款、拘留和没收等。② 刑事责任,是指因实施刑事法律禁止的行为所必须承担的刑事法律规定的责任。③ 民事责任,是指违犯民事法规侵害他人权益在民事上应当承担的法律责任。在我国,公民、法人侵害社

会公共财产，或者侵害他人的人身、财产及违反合同造成损害的，都应承担民事责任。

第四节 药事管理与法规的主要内容和研究方法

一、药事管理与法规的主要内容

“药事管理与法规”是1995年国家执业药师资格考试时启用的词汇，国家执业药师资格考试设有“药事管理与法规”科目，该科目是执业药师职责和执业活动必须具备的知识和能力。1995年以来，随着执业药师资格制度的实施，这一词汇得到了药学界的认可，为了适应社会的需要，高等药学院校也将“药事管理与法规”列为一门课程。药事管理与法规的内涵包括了药事管理和药事法规两方面的内容。

相关知识 2015年版执业药师资格考试大纲“药事管理与法规”科目内容

相关知识

药事管理与法规的内容比较丰富，根据制药工程专业的培养目标，本书讨论的主要内容包括以下11个方面。

（一）药事管理体制

研究药事工作的组织方式、管理制度和管理方法，国家权力机关关于药事组织机构设置、职能配置及运行机制等方面的制度。运用社会科学的理论，进行分析、比较、设计和建立完善的药事组织机构及制度，优化职能配备，减少行业、部门之间重叠的职责设置，提高管理水平。本书对中国药品监督管理组织体制和组织机构、药品生产组织、药学教育、科研和社团组织及国外药事管理体制和组织机构予以介绍。

（二）药品监督管理

本书主要讨论国家药物政策，药品监督管理的性质与作用、药品质量监督检验、制定药品质量标准，实施国家基本药物制度、药品分类管理制度、药品不良反应监测报告制度及药品召回制度。

（三）药品法制管理

用法律的方法管理药品和药事活动，是大多数国家和政府的基本做法和有效措施。药品和药学实践管理的立法与执法，是药事管理的一项重要内容。要根据社会和药学事业的发展，完善药事管理法规体系，对不适应社会需求的或过时的法律、法规、规章要适时修订。药事法规是从事药学实践工作的基础，药学人员应在实践工作中能够辨别合法与不合法，做到依法办事，同时具备运用药事管理与法规的基本知识和有关规定分析和解决药品生产、经营、使用及管理等环节实际问题的能力，本书主要介绍《中华人民共和国药品管理法》及其实施条例。对国外药品管理的法律法规也予以介绍。

（四）药品注册管理

本书主要介绍药物研发与药品注册管理的内容，包括药品注册的概念、分类，新药、仿制药、非处方药、进口药品的注册管理，药物临床前研究质量管理、临床研究质量管理及其申报、审批规范化、科学化的管理，制定实施管理规范如GLP、GCP，建立公平、合理、高效的评审机制，提高我国上市药品在国际市场的竞争力。

（五）药品生产管理

运用管理学的原理和方法，研究国家对药品生产企业的管理和药品企业自身的科学管理，研究制定科学的管理规范如 GMP，指导企业生产活动。药品生产企业自身应依据 GMP 组织生产，国家药品监督管理部门对生产企业符合规范的情况组织认证。制药工程专业学生对药品生产、药品生产企业和药品生产管理、GMP 及其认证管理的内容应予以掌握，为毕业后从事药品生产及其生产管理打下良好的基础。

（六）药品经营管理

研究药品经营企业的监督管理和药品经营企业自身的管理，国家主管部门制定经营企业的准入制度和药品经营质量管理规范（GSP），对经营企业是否符合规范的情况组织认证。对药品经营行为实施管理，指导企业的经营活动。药品经营管理也涉及企业内部人员管理、财务管理、物资设备管理、药品质量管理、技术管理和药学信息管理等工作。

（七）中药管理

中药是中华民族的传统药，是我国医学极其重要的组成部分，是我国劳动人民与疾病作斗争过程中积累起来的宝贵财富，在保障公众健康和民族繁衍中起着重要的作用。中药管理是我国药品管理的内容之一，管理的核心问题是质量管理。中药和西药的管理既有共同性，也有不同性。本书对中药管理的一些特别规定予以介绍。主要内容为国家对中药管理的规定，中药品种保护，野生药材资源保护，中药材生产质量管理规范。

（八）药品信息管理

药品信息管理包括对药品信息活动的管理和国家对药品信息的监督管理。从药事管理的角度来讲，主要讨论国家对药品信息的监督管理，以保证药品信息的真实性、准确性、全面性，保障人们用药安全有效，维护公众身体健康。国家对药品信息的监督管理包括药品说明书和标签的管理，药品广告管理，互联网药品信息服务管理的内容。

（九）特殊管理的药品的管理

特殊管理的药品是指麻醉药品、精神药品、医疗用毒性药品和放射性药品。根据《中华人民共和国药品管理法》的规定，国家对这几类药品实行特殊管理，以保证其合法、安全、合理使用，正确发挥防治疾病的作用，严防滥用和流入非法渠道，构成对人们健康、公共卫生和社会的危害。本书主要介绍麻醉药品、精神药品国际管制的相关内容，对我国麻醉药品、精神药品和医疗用毒性药品生产、经营和使用的管理情况进行介绍。

（十）药品知识产权保护

包括知识产权的性质、特征，专利制度、药品专利的类型、授予专利的条件，运用专利法对药品知识产权进行保护，涉及药品的注册商标保护、专利保护、医药著作权及其保护等内容。

（十一）药学技术人员管理

研究药学技术人员的准入资格、注册管理、职责、继续教育，应遵守的职业道德规范。通过法律的手段对药学技术人员进行管理。

二、药事管理与法规的研究方法

（一）药事管理研究具有社会科学性质

药事管理研究属于社会科学性质，主要探讨与药事有关的人们的行为和社会现象的系统知识。药事管理研究虽然也具有自然科学研究的客观性、系统性、实证性、验证性及复制性等特征，但因研究对象以“人”与“社会”为主，故其研究环境与条件、研究结果的解释程度等，均与以“物”及“自然”为主的自然科学研究有所差别。主要表现在复制性低、因素复杂、间接测量、普遍性低、误差较大等几方面。

（二）药事管理的研究方法

研究方法表明研究者主要是通过何种手段和途径得出研究结论的。研究方法可分为调查研究、实地研究、实验研究和文献研究 4 种。

1. 调查研究

调查研究以研究样本（被调查者）回答题的数据为基础辨析总体现状的研究方法，主要是通过问卷调查和访谈方式，直接从取自某个总体的样本处系统地收集资料的方法。

问卷调查又称为问卷法，问卷法要求回答或阅读问题并填写答案。问卷由封面信、指导语、问题及答案、编码等构成。问题和答案是问卷的主体，问卷中的问题，形式上可分为开放式和封闭式两类。开放式问题指不提供具体答案而由回答者自由填答的问题，封闭式问题是在提出问题时，给出若干答案，让调查者选择。从问题的内容来看，可归结为特征、行为和态度三方面的问题。特征问题是指用来测量被调查者基本情况的问题，如年龄、性别、职业、文化程度等；行为问题用来测量被调查者过去发生或现在进行的某些实际行为和事件；态度问题则是指那些被调查者对某一事物的看法、意愿、情感、认识等涉及主观因素的问题。

访谈法是研究者口头提出问题并当时记录答案。访谈一般是面对面，也可以采用电话访谈方式。访谈法的优点主要是可以得到问卷法难以得到的深入的资料。缺点是费时，成本大，样本数有限。访谈法需要设计访谈提纲，包括问题、提问次序及可能提出的附加或试探性问题，研究者需要具备良好的公关和沟通技术，需要记录技术和访谈前的充分准备。

2. 实地研究

对自然状态下的研究对象进行直接观察，收集一段时间内若干变量的数据，是一种定性的研究方式。参与观察、个案研究都是重要的实地研究形式。基本特点是研究者深入到所研究对象的生活环境中，通过参与观察和询问，去感受、感悟研究对象的行为方式及其在这些行为方式背后所蕴涵的内容。实地研究最主要的优点是其综合性，研究者通过直接观察研究对象可以获得许多形象信息供直觉判断，有些研究课题，靠定量分析往往不够或不合适，实地观察则可以发现用其他研究方式难以发现的问题。

3. 实验研究

一种经过精心设计，并在高度控制的条件下，通过操纵某些因素来研究变量之间因果关系的方式。通过探讨经过处理的实验组与未接受处理的对照组比较分析，研究因果关系。不仅可以根据原因去预测结果，而且还可以通过控制原因去发现预期的结果。根据实施场所的不同，实验研究可以分成两类：一种称为实验室实验，在人为建造的特定环境下进行，另一种称为现场实验，它一般在实际场所和自然行为条件下进行。

实验研究实施时要求提出假设，明确自变量、因变量、选定测量因变量的指标及测量方法，确定实验组、对照组的抽样方法和选定哪种实验设计。

4. 文献研究

一种不直接接触研究对象的研究方式。有人称其为无干扰研究。因为研究者不直接观察研究对象的行为,也不直接沟通,不引起研究对象的反应,不会干扰其行为。文献研究的研究数据和信息的来源主要是二手资料。文献研究可划分为内容分析、二次分析及现存统计资料分析三种。内容分析是一种对文献内容进行客观、系统和定量描述的研究技术。二次分析是直接利用其他研究者所收集的原始资料数据进行新的分析或对数据加以深度开发。现存统计资料分析是对各种官方统计资料进行分析研究。

药事管理的研究方法参见图 1-1。

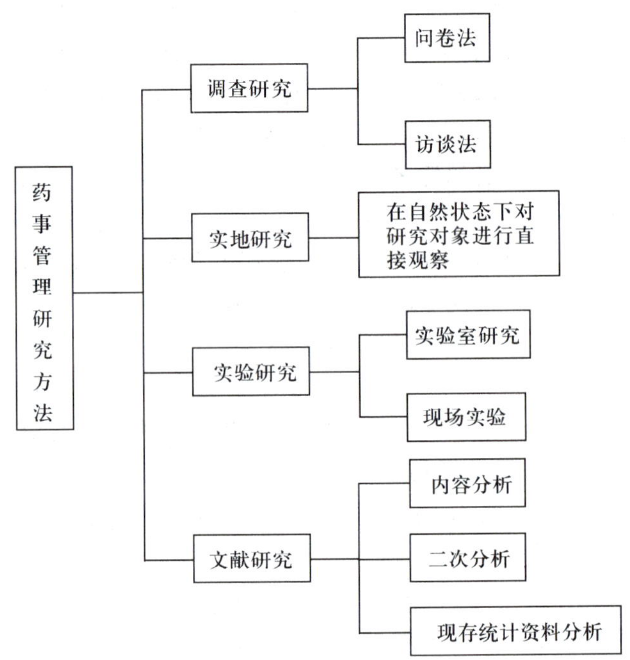

图 1-1 药事管理的研究方法示意图

(三)药事管理研究过程中所采用的具体研究技术

研究技术(具体方法)指在研究过程中各个阶段收集资料、分析资料的特定手段、技术及操作规程。例如,调查研究过程中的问卷法、抽样方法及统计分析技术和统计软件的应用技术等都是具体的研究技术。药事管理研究常用的具体研究技术见图 1-2。

(四)药事管理调查研究的一般程序

调查研究的一般程序是指对实际问题进行调查、研究和解答的全过程,分为准备阶段、实施阶段和总结阶段 3 个步骤。

1. 准备阶段

准备阶段包括确定研究课题、研究设计及具体安排步骤。

(1) 确定研究课题 进行一项调查研究首先必须确定研究课题,即必须说明研究的对象是什么,为什么进行这样的研究。应根据社会的需要来选题。药事管理学研究选题要通过到药厂、医药公司、医院药剂科、药品检验所、药品监督管理部门去调查、了解药学各个领域工作的现状,发现问题,针对工作中存在的尚未解决的实际问题确定研究内容。

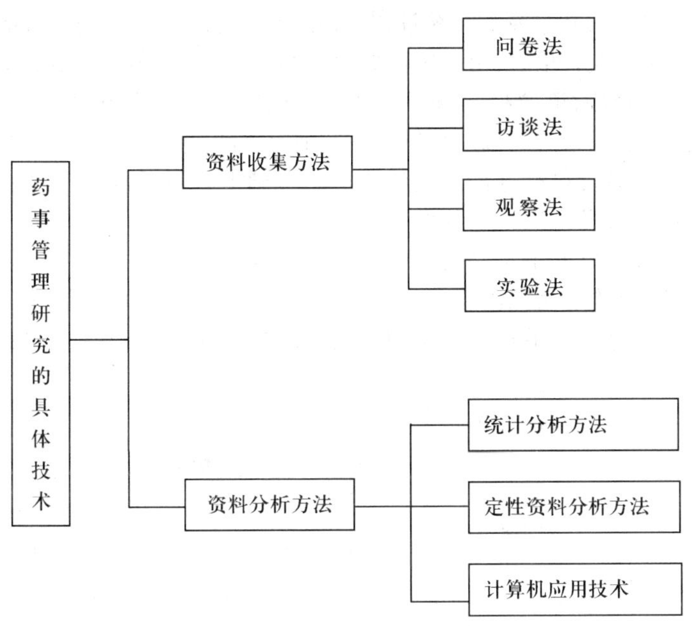

图 1-2　药事管理研究常用的具体研究技术

研究课题提出来后，必须对它加以论证。论证主要是说明课题研究的意义、价值、可行性及研究条件等问题，研究课题的确定还包括明确研究目的和研究性质。

（2）研究设计　为实现研究目的而进行的道路选择和工具准备。包括 3 个方面：① 研究课题的具体化，确定研究的对象，即分析单位和研究内容，为方案设计奠定基础；② 选择研究方式，如调查研究、实验研究、实地研究、文献研究，根据研究条件、内容、目的及课题需要加以取舍；③ 制定收集资料的具体形式，如调查问卷、访谈提纲、抽样方案的设计等。

（3）组织安排　即对一项研究的具体实施做出安排。首先需要选取或勘探好调查实施的地点，并就相关方面联系、调查员的挑选与培训、实施过程的人员配置、物质供应、日程等做出具体安排。

2. 实施阶段

根据研究方案抽样、收集资料、整理资料。

（1）抽样　从总体中按一定方式选择或抽取样本的过程，它是人们从部分认识整体的关键环节，其基本作用是向人们提供一种实现由部分认识总体的途径和手段。在药品质量检验或监督检查时，常常用到抽样的方法。抽样方法分为概率抽样与非概率抽样两大类，前者是依据概率论的基本原理，按照随机原则进行抽样，可以避免抽样过程中的人为影响，保证样本的代表性。非概率抽样则主要是依据研究者的主观意愿、判断或是否方便等因素来抽取对象，因而往往有较大的误差，难以保证样本的代表性。

（2）收集资料　选定具体方法收集有关资料，如采用问卷法收集资料。

（3）整理资料　资料的整理是统计分析的前提，其任务是对收集来的资料进行系统的科学加工，包括校对和简录。校对是对调查来的原始资料进行审查，看有无错误或遗漏，以便及时修正或补充。简录是对原始资料进行编码、登录和汇总，加以科学的分组，使材料系统化，为统计分析奠定基础。

3. 总结阶段

总结阶段是在全面占有调查资料的基础上，对资料进行系统分析、理论分析，进而写出研究报告。

（1）统计分析　统计分析包括叙述统计（描述统计）和推论统计（统计推断）。统计分析主要依据样本资料计算样本的统计值，找出这些数据的分布特征，计算出一些有代表性的统计数字，包括频数、累积频数、集中趋势、离散程度、相关分析和回归分析等。推论统计是在统计分析的基础上，利用数据所传递的信息，通过局部对全体的情形加以推断，包括区间估计、假设检验等内容。

（2）理论分析　在对资料整理汇总统计分析的基础上进行思维加工，从感性认识上升到理性认识。此过程是各种科学认识方法的综合。

（3）撰写研究报告　研究报告是反映社会研究成果的一种书面报告，它以文字、图表等形式将研究的过程、方法和结果表现出来。其作用与目的是告诉有关读者，作者是如何研究此问题的，取得了哪些结果，这些结果对于认识和解决此问题有哪些理论意义和实际意义等，以便与他人进行交流。

药事管理调查研究的一般程序见图 1-3。

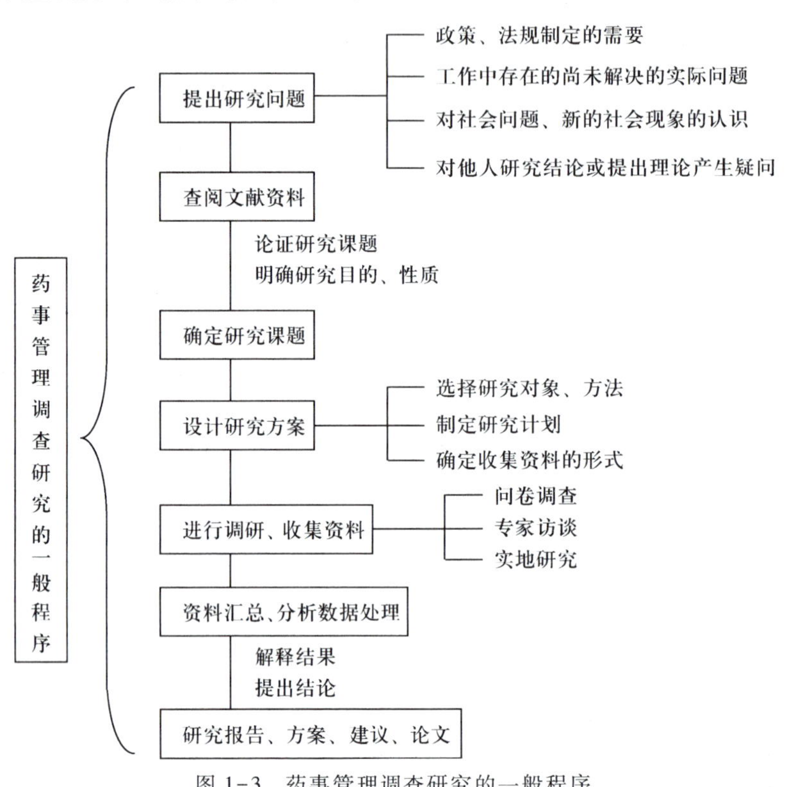

图 1-3　药事管理调查研究的一般程序

第五节　药事管理与法规课程的教学要求和教学方法

一、药事管理与法规课程的教学要求

药事管理与法规的任务是使学生了解药事活动的基本规律，掌握药事管理的基本内容和基本方法，掌握我国药品管理的法律、法规，熟悉药品管理的体制及组织机构，具备药品研制、生产、经营、使用等环节管理和监督的能力，并能运用药事管理的理论和知识指导实践工作，分析

解决实际问题。通过该课程教学,学生应获得以下知识和能力:

(1) 熟悉我国药事组织体系及药品监督管理的组织机构、职责范围。

(2) 掌握《中华人民共和国药品管理法》及其实施条例的立法目的,适用范围,主要内容,法律责任及其有关术语。

(3) 熟悉国家药物政策与药品监督管理的内容,了解国家药物政策,熟悉药品分类管理制度、国家基本药物制度、药品不良反应报告和监测管理制度、药品召回制度的主要内容。

(4) 熟悉药品注册管理办法的相关内容,熟悉药物的临床前研究及临床研究,熟悉 GLP 和 GCP 的主要内容。掌握新药、仿制药、非处方药的申报与审批程序、药品注册管理的相关规定。

(5) 熟悉药品生产、药品生产企业和药品生产企业管理的内容,掌握药品生产企业的开办条件、申请与审批程序、GMP 及其认证管理。熟悉药品生产许可证管理、委托生产管理、药品现代物流的内容。

(6) 熟悉药品经营、药品经营企业和药品经营企业管理的内容,掌握药品经营企业的开办条件、申请与审批程序、GSP 及其认证管理。熟悉药品经营许可证管理,互联网药品交易管理。

(7) 了解特殊管理药品的范畴、特点,麻醉药品、精神药品滥用的危害,掌握麻醉药品、精神药品、医疗用毒性药品的生产、经营、使用的管理要点,熟悉我国生产及使用的麻醉药品、精神药品、毒性药品的品种。

(8) 熟悉药品标签、说明书的格式和书写要求,掌握药品广告监督管理的内容,熟悉药品电子商务的内容。

(9) 熟悉国家对中药管理及野生药材资源保护的管理规定、中药品种保护条例的管理要点及《中药材生产质量管理规范(试行)》的主要内容。

(10) 熟悉药品知识产权保护的规定,药品专利保护、药品商标保护的知识。

(11) 熟悉药学技术人员的职责,掌握执业药师的概念、职责,执业药师考试、注册等管理制度,熟悉药学职业道德的基本原则和具体内容。

二、药事管理与法规课程的教学方法

采用课堂讲授与实践教学相结合的方式进行教学。课堂讲授可采用表格、流程框图、多媒体等直观的教学形式和学生参与的互动式教学,以提高课堂教学效果。该课程建议采用以下教学方法:

1. 理论讲授

可采用表格、流程框图、多媒体等直观的教学形式和学生参与的互动式教学,以提高课堂教学效果。本课程涉及众多的药事法规,建议从法规的立法目的、适用范围、主要内容、法律责任、术语含义 5 个方面去学习、理解,重点培养学生法律意识,以及运用法律法规解决药学实践中存在问题的能力。

2. 案例教学法

教师可事先布置 1~2 个药学实践中发生过的典型案例,将学生分成若干小组,在规定的时间内(1 周左右)查阅有关资料,进行讨论,小组达成共识,并推选出一名发言代表阐明本组的观点,其他同学进行讨论、评议。如假药、劣药的案例分析,药品广告内容讨论等可采用此法。

3. 采用多媒体、慕课(MOOC)教学

鼓励教师制作多媒体课件播放,看完某专题内容后,教师提供若干个练习,让学生结合多媒体的内容做练习,讨论分析。如药品市场管理,假药、劣药案例分析,药品注册管理,药品广告管理等内容可采用此方法。给出一段案例的情景画面让学生观看，结合练习题思考、讨论，得出正确的答案，此法可培养学生观察、综合分析问题和解决问题的能力。将大规模的在线开放课程（慕课，MOOC）引入本课程教学之中，根据规划教材的内容，建议有条件的学校将药事管理类课程建设成为在线开放课程，依托学校课程中心平台完成课程上线使之成为师生共享的课程资源。

4. 现场参观教学的方式

教师可带领学生到药品生产、经营、使用的第一线，边参观、边讲解，效果会更好一些。如药品生产管理、药品经营管理、药事组织的内容可采取此方法。GMP、GSP 的各项规定，内容多且较抽象，大课讲授效果不理想，到制药厂去学习 GMP 则非常直观，不仅易懂，而且记忆也深刻。

三、学习药事管理与法规课程的建议

（1）课堂认真听讲，积极互动、参与教学，加深对所学内容的理解。

（2）课后及时复习、总结、归纳，可将教师讲授内容整理为表格及框图，总结出要点；本课程涉及众多的药事法规，建议学生从法规的立法目的、适用范围、主要内容、法律责任、术语含义 5 个方面去学习记忆。

（3）学有余力的同学，除熟读教材外，还需多看一些参考书，并经常登录有关专业网站；本课程文字描述多，建议学生多做练习题，并收集一些案例进行分析，以加深对学习内容的理解，并进行自我测试和分析问题、解决问题的能力的训练。

（4）学习本课程不能拘泥于学校之内，还应走出学校，尽可能去一些药品生产、经营、研究、检验、管理单位参观学习，调查研究，了解学科的发展，丰富自己的知识。

四、主要参考资料

药事管理与法规主要参考资料及网站见表 1-2。

表 1-2 药事管理与法规主要参考资料及网站

主要参考资料	作者	出版单位	年份
《中国药学年鉴》	《中国药学年鉴》编辑委员会	中国医药技术出版社	
《中国药品监督管理年鉴》	国家食品药品监督管理总局	化学工业出版社	
《药事管理与法规》	国家食品药品监督管理总局执业药师资格认证中心	中国医药技术出版社	
《药事管理学》（第 6 版）	杨世民主编	人民卫生出版社	2016 年
《中国药事管理学科发展 30 年》	杨世民主编	中国医药科技出版社	2014 年
《美国药品安全监管历程与监测体系》	曹立亚，郭林主编	中国医药科技出版社	2006 年
《中国药事法规解说》（第二版）	杨世民主编	化学工业出版社	2007 年
《国际药事法规解说》	胡廷熹主编	化学工业出版社	2004 年
《中国药事》（杂志）	中国食品药品检定研究院	CN 11-2858/R	
《中国药房》（杂志）	中国医院协会、中国药房杂志社主办	CN 50-1055/R	

续表

主要参考资料	作者	出版单位	年份
《中国医药报》	国家食品药品监督管理总局主管	CN 11-0140	
《医药经济报》	SFDA 南方医药经济研究所主办	CN 44-0098	
《健康报》	国家卫生和计划生育委员会主管	CN 11-0010	
http://www.nhfpc.gov.cn	国家卫生和计划生育委员会		
http://www.sda.gov.cn	国家食品药品监督管理总局		

第六节　药事管理学的定义、性质及其研究内容

一、药事管理学的定义、性质

1. 定义

药事管理学是研究药事管理活动的基本规律和一般方法的应用学科，是药学科学的分支学科。该学科以药品质量管理为重点、解决公众用药问题为导向，应用药学社会学、法学、经济学、管理学与行为科学等多学科的理论与方法，对药品研制、生产、经营、使用等管理活动或过程进行研究，总结其基本规律，指导药学事业健康发展。

2. 性质

(1) 药事管理学是一门交叉学科　药事管理学是药学与社会科学(管理学、社会学、法学、经济学)交叉渗透而形成的边缘学科，涵盖了药学、管理学、社会学、法学、经济学、心理学等学科的理论和知识，是一门交叉学科。

(2) 药事管理学是药学的一个分支学科　药事管理学是药学科学与药学实践的重要组成部分，运用社会科学的原理和方法研究现代药学事业各部门活动及其管理，探讨药学事业科学管理的规律，促进药学事业的发展，因而是药学科学的一个分支学科。

(3) 药事管理学具有社会科学的性质　药事管理学主要探讨与药事有关的人们的行为和社会现象的系统知识，研究对象是药事活动中管理组织、管理对象的活动、行为规范及其之间的相互关系。因此，药事管理学具有社会科学的性质。

药师考点

药事管理学科的定义及其性质

二、药事管理学的研究内容

1. 药品监督管理

制定和执行国家药物政策和药事法规，建立健全药事管理体制与药品监督管理机构，加强药学技术人员与药品监督管理人力资源管理及药品信息资源管理等内容。

2. 药事部门管理

包括药品生产、经营企业、医疗机构药房管理。

3. 医药知识产权保护

包括药品的专利保护、药品商标保护、中药品种保护等内容。

4. 药物经济学

包括药物治疗方案的经济学评价、医疗保险报销药物目录的评价、药品营销决策、新药研究开发决策及药品政策决策等内容。

5. 社会和行为药学

主要研究药学实践环境、人(药师、患者、医师、护士)与药物治疗合理性关系的规律。研究使用药品过程中药师、医护人员、患者的心理与行为及其交流沟通,环境因素与药物治疗合理性关系分析等内容。

本章小结

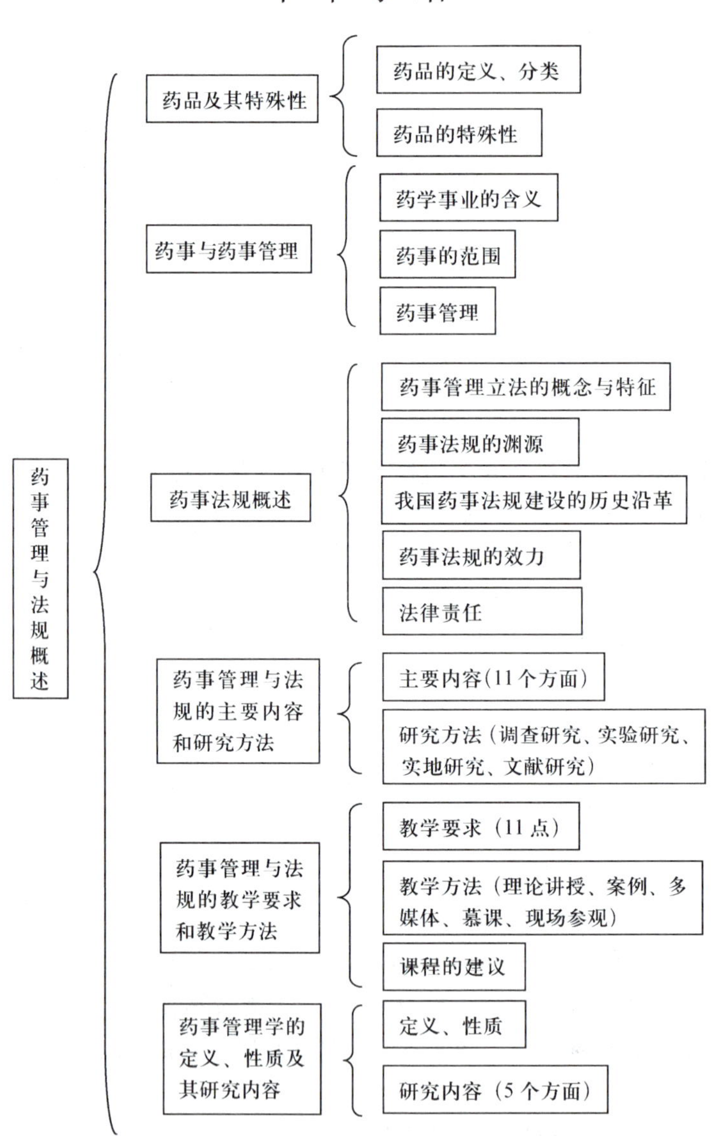

复习测试

一、A 型选择题(最佳选择题)

备选答案中只有一个最佳答案。

1. “药事”是指与药品的研制、生产、流通、使用及(　　)
A. 价格、合理用药、广告、信息等活动有关的事
B. 广告、信息、监督、合理用药等活动有关的事
C. 价格、广告、信息、监督、检验等活动有关的事
D. 广告、价格、检验、管理等活动有关的事

2. 法律效力包括(　　)
A. 空间效力、时间效力、对人的效力
B. 空间效力、时间效力
C. 时间效力、对人的效力
D. 空间效力、对人的效力

3. 按照我国《药品管理法》规定,药品是(　　)
A. 中药材、中药饮片、中成药的总称
B. 化学原料药及其制剂的总称
C. 抗生素、生化药品、血清、疫苗、血液制品的总称
D. 传统药和现代药的总称

4. 依据法律渊源,《麻醉药品和精神药品管理条例》应属于(　　)
A. 法律　B. 行政法规　C. 行政规章　D. 地方性法规

5.《处方管理办法》是何部门制定、发布的(　　)
A. 全国人大常委会　B. 国务院
C. 卫生与计生委　D. 国家食品药品监督管理总局

二、X 型选择题(多项选择题)

每题的备选答案中有 2 个或 2 个以上的正确答案。少选或多选均不得分。

1. 我国药事管理法律的渊源包括(　　)
A. 药事管理法律　B. 药事管理行政法规
C. 药事管理行政规章　D. 中国政府承认或加入的国际条约

2. 药事管理的特点表现为(　　)
A. 专业性　B. 法规性
C. 政策性　D. 实践性

3. 法律责任一般分为(　　)
A. 行政责任　B. 刑事责任
C. 民事责任　D. 罚款

三、简答题

1. 简述药事管理与法规的主要内容。

2. 简述药事管理立法的基本特征。
3. 为什么说药品是特殊商品？
4. 从药品管理的角度如何对药品分类？
5. 查询、检索本年度我国公布的药事管理法规，将结果整理成表格。

四、实例分析

刺五加注射液污染引起的严重不良事件

1. 案情简介

2008 年 10 月 5 日，云南省红河州第四人民医院使用黑龙江省×××制药厂（2008 年 1 月更名为黑龙江×××药业股份有限公司，下称×××药业公司）刺五加注射液后发生严重不良事件。经查，这是一起由药品污染引起的严重不良事件。

2008 年 7 月 1 日，昆明特大暴雨造成库存的刺五加注射液被雨水浸泡。×××药业公司云南销售人员张某从×××药业公司调来包装标签，更换后销售；中国药品生物制品检定所、云南省食品药品检验所在被雨水浸泡药品的部分样品中检出多种细菌。此外，×××药业公司包装标签管理存在严重缺陷，管理人员质量意识淡薄，包装标签管理不严，提供包装标签说明书给销售人员在厂外重新贴签包装。

2008 年 10 月 6 日，国家食品药品监督管理局接到云南省食品药品监督管理局报告，云南省红河州 6 名患者使用了标示为黑龙江省×××制药厂生产的两批刺五加注射液（批号：2007122721、2007121511，规格：100 mL/瓶）出现严重不良反应，其中有 3 例死亡。

2. 依照有关药事法规对上述案例分析处理。

（杨世民）

复习测试参考答案

第二章 药事组织

学习目标

学习目的

本章介绍了药事组织的发展与演变过程，我国药品监督管理组织，药学教育、科研机构及学术团体，药品生产经营组织及行业管理部门，旨在使学生熟悉不同药事组织机构的职权范围，并能在实际工作中根据不同药事组织的职责加以选择。

学习要求

掌握：1. 国家食品药品监督管理总局的相关职能
2. 国家食品药品监督管理总局直属机构的职能
3. 与药品监督管理有关的其他部门的职能

熟悉：1. 省级食品药品监督管理局的相关职能
2. 国家食品药品监督管理总局相关司室的职能
3. 我国现行药品监督管理体制的整体构架

了解：1. 组织、组织结构的基本概念，组织的类型
2. 国外有关药品监督管理机构及职能
3. 我国药学类学会、协会的基本情况

第一节 组织与药事组织

一、组织

组织学是行为管理科学的理论基础，是在西方社会发生大变革、“以技术为中心”的管理方式难以适应现代社会大生产管理要求情况下产生的一门行为科学，其精髓就是突出人的因素，强调人的需要，把人放在物与技术之上，一切工作设计、设备选择等都应该服从人的需要和人性的特点。

（一）组织学的重点领域

组织学的三个重点领域是组织行为、组织结构和组织过程。

1. 组织行为

组织行为是指组织的个体、群体或组织本身从组织的角度出发，对内源性或外源性的刺激所做出的反应。

（1）个体　个体业绩是组织业绩的基础，因此有效管理的关键是理解个体行为。由于近年

来组织的个体越来越多样化，所以管理者必须学会如何管理多样化的群体。另外就是要注意做好个体的激励、奖励工作，提高个体工作的积极性，从而提高其业绩，最终达到提高组织业绩的目的。

（2）群体和人际间影响 群体可以分为正式群体和非正式群体。正式群体即从事管理决策的群体，非正式群体由员工的努力而形成，大家有着共同的利益和友谊，这样的群体不是组织的一部分，但是可能从积极，或消极方面影响组织的业绩。群体在创造自己的文化，群体可与其他群体合作，也可与之竞争。一些群体间的冲突能给组织带来利益，但是更多的群体冲突有消极影响，所以管理群体的冲突是组织行为管理的一个重要方面。

群体和人际间的影响主要表现为权力和领导。权力即一种对资源的影响能力，资源既包括人，也包括物等其他资源。管理者从组织和个体中获得权力，但是稳固的权力来自于各种群体对管理者能力、人格的尊敬。有了权力，必然会出现领导。但是领导者不一定是管理者，因为非正式群体一样可以存在领导。

2. 组织结构

组织结构（organization structure）是组织中各个分单元的正式活动及其相互关系。组织结构两个重要方面是工作设计和组织设计。

（1）工作设计 工作设计（job design）是指管理者确定工作的内容、方法和工作关系，并能够满足组织和个体要求的过程。工作设计不仅具有实际的目的（如经济效益），而且对社会和心理问题有一定作用。工作可能是心理压力、甚至是精神和躯体损伤的原因。从积极的角度看，工作能够提供收入、有意义的生活经历、自尊和其他人的尊重。

工作设计是一个连续、动态的过程，工作设计是指管理层通过具体描述内容和责任而第一次创造一个工作。但是随着时间的推移，以及新的工具和过程的发展，管理层对工作的期望可能发生改变，也即需要进行工作再设计。工作再设计（job redesign）表示管理者决定重新考虑员工完成的工作。

（2）组织设计 组织设计（organizational design）是指组织的总体结构，它的目的在于创造一个新的任务结构、权力分配及人际关系，体现组织的哲学价值取向。开始设计一个组织结构的管理者面临着困难的决策，所以他们必须在无数备选方案中选择一个较为满意的组织结构。总之，组织设计就是导致一个组织结构形成的管理决策和行动。这个过程可以是外显的，也可以是内隐的；可以是一次性的，也可以是不断发展的；可以由一名管理者完成，也可以由一个管理团队来完成。

3. 组织过程

某些行为过程能够赋予组织生命，当这些过程发生障碍时，问题就会出现。组织过程的关键行为是沟通和决策。

（1）沟通 组织的生存与管理者接受、传递和处理信息的能力有关。沟通过程既把组织的各个部分联系在一起，也把组织与环境联系在一起。信息流向组织或流自组织或在组织内流动。信息将组织内的活动联结在一起。

（2）决策 一个组织的决策的质量取决于合适目标的选择及找到实现目标的方法。如果管理者能够很好地将行为和结构因素进行整合，就能够增加做出高质量决策的可能性。组织依赖于个体和群体的决策，有效的管理者需要掌握这两方面的决策知识。

（二）组织的类型

在现代组织理论中，组织可以根据不同的标准划分为不同的类型。以组织的社会功能为标准，可以将组织划分为经济组织、政治组织、文化组织、群众组织和宗教组织。以组织的规模和复杂程度为标准，可将组织分为小型组织、中型组织、大型组织和巨型组织。另外根据霍桑试验的结果，从组织的产生角度可以分为正式组织与非正式组织两种。

相关知识　组织的类型

相关知识

二、药事组织

（一）药事组织的概念

药事组织（即药事管理体制）是指一定社会制度下药事工作的组织方式、管理制度和管理方法，是国家的权力机关关于药事组织机构设置、职能配置及运行机制等方面的制度。它属于宏观范畴的工作，对发挥微观药事单位的功能作用有很大的指导和影响作用。

（二）药事组织的类型

药事组织机构的类型大体可分为以下五类。

1. 药品生产、经营组织

在我国称之为药品生产企业和药品经营企业，在欧美则被称为制药公司、社会药房，在日本被称为制药株式会社、经营株式会社和社会药局。尽管名称各异，但其主要功能作用都是生产药品和经销药品。

药品生产、经营组织是经济组织，但由于药品生产企业和药品经营企业所生产经营的是特殊商品——药品，而药品的社会功能是防治疾病、保障人们的身体健康，因此，药品生产、经营组织应将社会效益放在首位，这和其他经济组织将经济效益放在首位不相同。当然这绝不意味着药品生产、经营企业可以忽视其基本功能——经济的合理性，即投入与产出的合理性，以尽可能少的投入，得到尽可能多的产出。

2. 医疗机构药房组织

这类组织的主要功能是，通过给患者采购药品、调配处方、制备制剂、提供用药咨询等活动，以保证合理用药。这类组织的基本特征是直接给患者供应药品和提供药学服务，重点是用药的质量及合理性。它是医疗机构不可分割的组成部分，属事业性组织。

医疗机构药房组织在药事组织中占有重要的地位和比例，在我国是药师人数最多的组织，是和医疗系统直接交叉的组织。

3. 药学教育组织

药学教育组织的主要功能是教育，是为维持和发展药学事业培养药师、药学家、药学工程师、药学企业家和药事管理干部的机构。

药学教育组织属于模式维持组织，是以价值为中心的。药学教育组织是较典型的模式维持组织，它的目标是双重的，即药学人才和药学研究成果。药学教育组织一般比较稳定。它们的子系统基本上是按学科专业划分的。

4. 药品管理行政组织

药品管理行政组织是指政府机构中管理药品和药学企事业组织的行政机构。其功能是代表国家对药品和药学企业事业组织进行监督控制，以保证国家意志的贯彻执行。

政府的药品监督管理机构的主要功能作用，是以法律授予的权力，对药品运行全过程的质量进行严格监督，保证向社会提供的药品是合格的，并依法处理违反药品管理法律、法规和规章的行为。

5. 药事社团组织

在药事兴起和形成过程中，药学行业协作组织发挥了统一行为规范、监督管理、对外联系、协调等作用。20 世纪以来，政府加强了对药品和药事的法律控制以后，药事社团组织成为药学企事业组织与政府机构联系的纽带，发挥了协助政府管理药事的作用。

第二节　我国药品监督管理组织

药品监督管理工作，是指在药品研制、生产、流通、价格、广告和使用等各个环节进行监督管理的工作。要做好此工作，就必须由一个统一、权威、高效的药品监督管理机构作为组织保证。

一、我国药品监督管理体制的发展演变

1949 年 10 月中华人民共和国成立后，我国政府非常重视药品的监督管理工作。于 1949 年 12 月在卫生部设立了药政管理处，负责全国的药品监督管理工作。1953 年 5 月该机构更名为药政管理司，1957 年改为药政管理局。此外，还建立健全了药检机构和管理药品生产、经营的机构，颁发了一系列的药事管理法规及九版《中华人民共和国药典》。1985 年 7 月 1 日颁布实施的《中华人民共和国药品管理法》使我国的药品监督管理工作从行政、检验、技术管理进入法制、科学、技术相结合的管理阶段。药品生产经营管理体制从无到有、从高度分散到相对集中的管理。药品使用管理也从无到有，并不断完善。药学教育和科技管理逐步向现代化管理发展。我国的药事管理体制在国家卫生和经济管理体制的制约下，与我国药学事业的发展规模和水平相同步，正逐步向法制化、科学化管理迈进。

我国药事组织的发展变化大体可分为以下三个阶段：

1. 1949—1956 年中华人民共和国药事组织的建立

中华人民共和国成立后，人民政府为了加强我国的药事管理，于 1949 年 10 月成立了中央人民政府卫生部和地方政府的卫生部门，并在其中设立药政管理部门，专门负责药品的监督管理工作。1950 年接管了原设在上海的药品、食品检验局，建立了国家药品检验所；1954 年在各省设立药品检验部门；至 1956 年，全国的药品检验系统已基本形成。在此阶段，我国的药事组织已基本形成，管理的方式主要采用行政管理的手段。

2. 1957—1998 年我国药事组织的调整变化时期

1958 年，商业部的中国医药公司更名为医药商贸局，而中国药材公司则改变体制，由卫生部领导。为了加强药品检验工作，1961 年卫生部将国家药品检验所和生物制品检定所合并，成立了卫生部药品生物制品检定所，并对药政、药检机构的人员进行了充实。1979 年，成立了国家医药管理总局，将原分属于不同部门的医药公司、药材公司、医药工业公司及医疗器械公司划归其

统一管理。1982 年,国家医药管理总局更名为国家医药管理局,归国家经贸委领导。药政、药检方面,随着我国制药工业的不断发展,药品的品种和数量急剧上升,药品监督管理的方式开始从行政手段向法制化方向发展。1984 年 9 月 20 日,中华人民共和国第六届全国人民代表大会常务委员会第七次会议审议通过了《中华人民共和国药品管理法》,我国的药品管理工作取得了突破性的进展,我国第一次以法律的形式规定了药品监督管理的权利和职责。

3. 1998 年以来我国药事组织新的历史发展时期

1998 年,根据《国务院关于机构设置的通知》,党中央、国务院决定组建国家药品监督管理局,直属国务院领导。并于 1998 年 4 月 16 日挂牌成立,1998 年 8 月 19 日正式运行。其职能由原属卫生部药政、药检职能,原国家医药管理局生产、流通监管职能,国家中医药管理局中药生产、流通监管职能及原分散在其他部门的药品监督管理职能组成。统一负责全国药品的研究、生产、流通、使用环节的行政监督和技术监督。2001 年 2 月 21 日,国家药品监督管理局、中央机构编制委员会办公室、中华人民共和国人事部以"国药监办[2001]93 号"联合发文,对省级以下药品监督管理机构实行垂直管理。地(州、盟)、地级市药品监督管理局为省一级药品监督管理局的直属机构。其主要职责是,在上一级药品监督管理机构的领导下,负责本行政区域内药品监督管理工作,领导下属机构开展药品监督管理业务。县和较大城市所辖的区根据监管任务需要组建药品监督管理分局,为上级药品监督管理机构的派出机构。其职责是在上级药品监督管理机构的领导下,负责本辖区内的药品监督管理工作。省和省以下药品监督管理机构所属的技术机构,由省一级药品监督管理局按照区域设置、重组联合、统筹规划、合理布局的原则统一确定。2003 年 3 月,第十届全国人民代表大会第一次会议通过了《国务院机构改革方案》。根据该改革方案,国务院在原国家药品监督管理局的基础上组建国家食品药品监督管理局(state food and drug administration,SFDA)。其为国务院的直属部门,除继续行使国家药品监督管理职能外,同时负责食品、保健品、化妆品安全管理的综合监督、组织协调和依法组织开展对重大事故查处、保健品的审批工作。2008 年 3 月,为了理顺食品和药品监管体制,第十一届全国人民代表大会通过国务院机构改革方案,国家食品药品监督管理局改由卫生部管理。

2013 年,根据第十二届全国人民代表大会第一次会议批准的《国务院机构改革和职能转变方案》和《国务院关于机构设置的通知》(国发[2013]14 号),设立国家食品药品监督管理总局(china food and drug administration,CFDA),为国务院直属机构。方案提出,将国家食品安全委员会办公室的职责、国家食品药品监督管理局的职责、国家质量监督检验检疫总局的生产环节食品安全监督管理职责、国家工商行政管理总局的流通环节食品安全监督管理职责整合,组建国家食品药品监督管理总局。其主要职责是,对生产、流通、消费环节的食品安全和药品的安全性、有效性实施统一监督管理等。将工商行政管理、质量技术监督部门相应的食品安全监督管理队伍和检验检测机构划转食品药品监督管理部门。方案的说明指出,改革后,食品药品监督管理部门要转变管理理念,创新管理方式,充分发挥市场机制、行业自律和社会监督作用,建立让生产经营者真正成为食品药品安全第一责任人的有效机制,充实加强基层监管力量,切实落实监管责任,不断提高食品药品安全质量水平。

取消的职责:

(1) 将药品生产行政许可与药品生产质量管理规范认证两项行政许可逐步整合为一项行政许可;

(2) 将药品经营行政许可与药品经营质量管理规范认证两项行政许可逐步整合为一项行政许可;

(3) 将化妆品生产行政许可与化妆品卫生行政许可两项行政许可整合为一项行政许可;

(4) 取消执业药师的继续教育管理职责,工作由中国执业药师协会承担;

(5) 根据《国务院机构改革和职能转变方案》需要取消的其他职责。

下放的职责:

(1) 将药品、医疗器械质量管理规范认证职责下放到省级食品药品监督管理部门;

(2) 将药品再注册及不改变药品内在质量的补充申请行政许可职责下放到省级食品药品监督管理部门;

(3) 将国产第三类医疗器械不改变产品内在质量的变更申请行政许可职责下放到省级食品药品监督管理部门;

(4) 将药品委托生产行政许可职责下放到省级食品药品监督管理部门;

(5) 将进口非特殊用途化妆品行政许可职责下放到省级食品药品监督管理部门;

(6) 根据《国务院机构改革和职能转变方案》需要下放的其他职责。

整合的职责:

(1) 将原卫生部组织制定药品法典的职责,划入国家食品药品监督管理总局;

(2) 将原卫生部确定食品安全检验机构资质认定条件和制定检验规范的职责,划入国家食品药品监督管理总局;

(3) 将国家质量监督检验检疫总局化妆品生产行政许可、强制检验的职责,划入国家食品药品监督管理总局;

(4) 将国家质量监督检验检疫总局医疗器械强制性认证的职责,划入国家食品药品监督管理总局,并纳入医疗器械注册管理;

(5) 整合国家质量监督检验检疫总局、原国家食品药品监督管理局所属食品安全检验检测机构,推进管办分离,实现资源共享,建立法人治理结构,形成统一的食品安全检验检测技术支撑体系。

加强的职责:

(1) 转变管理理念,创新管理方式,充分发挥市场机制、社会监督和行业自律作用,建立让生产经营者成为食品药品安全第一责任人的有效机制;

(2) 加强食品安全制度建设和综合协调,完善药品标准体系、质量管理规范,优化药品注册和有关行政许可管理流程,健全食品药品风险预警机制和对地方的监督检查机制,构建防范区域性、系统性食品药品安全风险的机制;

(3) 推进食品药品检验检测机构整合,公平对待社会力量提供检验检测服务,加大政府购买服务力度,完善技术支撑保障体系,提高食品药品监督管理的科学化水平;

(4) 规范食品药品行政执法行为,完善行政执法与刑事司法有效衔接的机制,推动加大对食品药品安全违法犯罪行为的依法惩处力度。

二、我国药品监督管理组织体系

1. 药品监督管理行政机构

(1) 国家食品药品监督管理总局　主管全国的食品药品监督管理工作,内设20个机构:办公厅、综合司(政策研究室)、法制司、食品安全监管一司、食品安全监管二司、食品安全监管三司、药品化妆品注册管理司(中药民族药监管司)、医疗器械注册管理司、药品化妆品监管司、医疗器械监管司、稽查局、应急管理司、科技和标准司、新闻宣传司、人事司、规划财务司、国际合作司(港澳台办公室)、机关党委、驻总局纪检组监察局和离退休干部局。

(2) 省、自治区、直辖市食品药品监督管理局　省级食品药品监督管理局是省人民政府的工作部门,在本区域内履行法定的药品监督管理职能。

(3) 市级食品药品监督管理局　各地市根据需要设置食品药品监督管理局。

(4) 县级食品药品监督管理机构　县(市)根据工作需要设置食品药品监督管理分局,并加挂药品检验机构的牌子。

2. 国家食品药品监督管理总局直属机构

(1) 药品检验机构　药品检验机构为同级食品药品监督管理机构的直属事业单位。中国食品药品检定研究院(国家食品药品监督管理总局医疗器械标准管理中心);省级食品药品监督管理局设置药品检验机构,市级和县级药品检验机构根据工作需要设置。

(2) 其他直属机构　国家食品药品监督管理总局还下设有国家药典委员会、国家食品药品监督管理总局药品审评中心、国家食品药品监督管理总局食品药品审核查验中心、国家中药品种保护审评委员会(国家食品药品监督管理总局保健食品审评中心)、国家食品药品监督管理总局药品评价中心(国家药品不良反应监测中心)、国家食品药品监督管理总局医疗器械技术审评中心、国家食品药品监督管理总局行政事项受理服务和投诉举报中心、国家食品药品监督管理总局机关服务中心、国家食品药品监督管理总局信息中心(中国食品药品监管数据中心)、国家食品药品监督管理总局高级研修学院(国家食品药品监督管理总局安全应急演练中心)、国家食品药品监督管理总局执业药师资格认证中心、国家食品药品监督管理总局新闻宣传中心、中国食品药品报社、中国医药科技出版社、中国食品药品国际交流中心、国家食品药品监督管理总局南方医药经济研究所、国家食品药品监督管理总局一四六仓库,以及中国药学会。

三、国家及省级药品监督管理部门的职能

(一) 国家药品监督管理部门的职能

根据《国家食品药品监督管理总局主要职责内设机构和人员编制的规定》(国办发[2013]24号),其主要职责如下:

(1) 负责起草食品(含食品添加剂、保健食品,下同)安全、药品(含中药、民族药,下同)、医疗器械、化妆品监督管理的法律法规草案,拟订政策规划,制定部门规章,推动建立落实食品安全企业主体责任、地方人民政府负总责的机制,建立食品药品重大信息直报制度,并组织实施和监督检查,着力防范区域性、系统性食品药品安全风险。

(2) 负责制定食品行政许可的实施办法并监督实施。建立食品安全隐患排查治理机制,制定全国食品安全检查年度计划、重大整顿治理方案并组织落实。负责建立食品安全信息统一公布制度,公布重大食品安全信息。参与制定食品安全风险监测计划、食品安全标准,根据食品安全风险监测计划开展食品安全风险监测工作。

(3) 负责组织制定、公布国家药典等药品和医疗器械标准、分类管理制度并监督实施。负责制定药品和医疗器械研制、生产、经营、使用质量管理规范并监督实施。负责药品、医疗器械

注册并监督检查。建立药品不良反应、医疗器械不良事件监测体系，并开展监测和处置工作。拟订并完善执业药师资格准入制度，指导监督执业药师注册工作。参与制定国家基本药物目录，配合实施国家基本药物制度。制定化妆品监督管理办法并监督实施。

（4）负责制定食品、药品、医疗器械、化妆品监督管理的稽查制度并组织实施，组织查处重大违法行为。建立问题产品召回和处置制度并监督实施。

（5）负责食品药品安全事故应急体系建设，组织和指导食品药品安全事故应急处置和调查处理工作，监督事故查处落实情况。

（6）负责制定食品药品安全科技发展规划并组织实施，推动食品药品检验检测体系、电子监管追溯体系和信息化建设。

（7）负责开展食品药品安全宣传、教育培训、国际交流与合作。推进诚信体系建设。

（8）指导地方食品药品监督管理工作，规范行政执法行为，完善行政执法与刑事司法衔接机制。

（9）承担国务院食品安全委员会日常工作。负责食品安全监督管理综合协调，推动健全协调联动机制。督促检查省级人民政府履行食品安全监督管理职责并负责考核评价。

（10）承办国务院交办的其他事项。

（二）国家食品药品监督管理总局负责药品管理职能部门的职责

（1）法制司的工作职责　拟订食品药品监督管理立法规划和计划，组织起草食品药品监督管理法律法规及部门规章草案；负责总局食品药品监督管理规范性文件的合法性审核工作。组织对有关部门起草的法律法规、部门规章中涉及食品药品监督管理事项提出意见；指导食品药品监督管理法制建设，组织开展食品药品监督管理执法监督工作；拟订食品药品监督管理法制宣传教育规划并组织实施；组织开展食品药品监督管理法律制度理论研究；负责有关食品药品监督管理行政复议、行政应诉和听证工作；承担总局行政审批制度改革领导小组办公室的日常工作，组织开展行政审批制度改革相关工作；负责总局行政审批综合服务工作；承担涉及世界贸易组织的相关工作。

（2）药品化妆品注册管理司（中药民族药监管司）的工作职责　组织拟订药品化妆品注册管理制度并监督实施；组织拟订药品化妆品相关标准并监督实施；严格依照法律法规规定的条件和程序办理药品注册和部分化妆品行政许可、医疗机构配制制剂跨省区调剂审批并承担相应责任，优化注册和行政许可管理流程；组织拟订药品化妆品注册相关技术指导原则；承担疫苗监管质量管理体系评估、药品行政保护相关工作；组织实施中药品种保护制度；承担处方药与非处方药的转换和注册，监督实施药物非临床研究质量管理规范和药物临床试验质量管理规范，组织拟订中药饮片炮制规范；指导督促药品化妆品注册工作中受理、审评、检验、检查、备案等工作；督促下级行政机关严格依法实施药品再注册及不改变药品内在质量的补充申请、医疗机构配制制剂、部分化妆品许可等相关行政许可工作、履行监督管理责任，及时发现、纠正违法和不当行为。

（3）药品化妆品监管司的工作职责　掌握分析药品化妆品安全形势、存在问题并提出完善制度机制和改进工作的建议；组织拟订药品化妆品生产、经营、使用管理制度并监督实施，组织拟订中药材生产和药品生产、经营、使用质量管理规范并监督实施。拟订药品互联网销售监督管理制度并监督实施；组织开展对药品化妆品生产、经营企业的监督检查，组织开展药品不良反应监测和再评价、化妆品不良反应监测、监督抽验及安全风险评估，对发现的问题及时采取处理措施；拟订境外药品生产企业检查等管理制度并监督实施；参与拟订国家基本药物目录。监督实施药品分类管理；承担麻醉药品、精神药品、医疗用毒性药品、放射性药品及药品类易制毒化学品等监督管理工作；拟订问题药品化妆品召回和处置制度，指导地方相关工作；拟订药品化妆品监督管理工作规范及技术支撑能力建设要求，督促下级行政机关严格依法实施行政许可、履行监督管理责任，及时发现、纠正违法和不当行为；承担总局深化医药卫生体制改革相关工作；承担国家禁毒委员会成员单位相关工作，承办履行国际药物管制公约相关事项，承担有关药品出口监督管理事项。

（4）稽查局的工作职责　组织拟订食品药品稽查工作制度并监督实施；协调指导食品药品安全投诉举报工作；指导监督地方稽查工作，规范行政执法行为；建立和完善食品药品安全“黑名单”制度；建立健全食品药品监督管理行政执法与刑事司法衔接制度；组织查处重大食品药品安全违法案件，组织开展相关的执法检验；拟订药品、医疗器械、保健食品广告审查制度并监督实施；承担打击生产销售假药部际协调联席会议办公室日常工作；承担打击侵犯知识产权和假冒伪劣商品相关工作。

以上各部门还应承办总局交办的其他事项。

（三）省级药品监督管理部门的职能

省、自治区、直辖市食品药品监督管理局负责辖区内的药品监督管理工作，其主要职责如下：

（1）组织实施食品（含食品添加剂、保健食品，下同）安全、药品（含中药、民族药，下同）、医疗器械、化妆品监督管理的法律法规，起草相关地方性法规、规章草案，制定食品、药品、医疗器械、化妆品监督管理的政策、规划并监督实施。推动建立落实食品安全企业主体责任、地方人民政府负总责的机制，监督实施食品药品重大信息直报制度，着力防范区域性、系统性食品药品安全风险。

（2）负责实施和监督食品行政许可；建立食品安全隐患排查治理机制，制定省食品安全检查年度计划、重大整顿治理方案并组织落实；组织实施食品安全信息统一公布制度，公布省内重大食品安全信息；组织开展食品安全监督抽样检验工作；参与制定省食品安全风险监测方案和食品安全地方标准，根据食品安全风险监测方案组织开展食品安全风险监测工作。

（3）负责实施和监督药品、医疗器械、医疗机构制剂行政许可；监督实施国家药典等药品和医疗器械标准及分类管理制度；监督实施药品和医疗器械研制、生产、经营、使用质量管理规范；组织开展药品监督抽样检验工作；建立药品不良反应、医疗器械不良事件监测体系并开展监测和处置工作；贯彻执行执业药师资格准入制度，承担执业药师注册工作；配合实施国家基本药物制度；制定并监督实施中药饮片炮制规范；审批、核准药品、医疗器械及保健食品广告；组织实施国家化妆品监督管理办法。

（4）负责制定省食品、药品、医疗器械、化妆品监督管理的稽查制度并组织实施，组织查处重大违法行为；规范行政执法行为，完善行政执法与刑事司法衔接机制；监督实施问题产品召回和处置制度。

（5）负责食品药品安全事故应急体系建设，组织和指导食品药品安全事故应急处置和调查处理工作，监督事故查处落实情况。

(6) 负责制定省食品药品安全科技发展规划并组织实施,推动食品药品检验检测体系、电子监管追溯体系和信息化建设。

(7) 负责开展食品药品安全宣传、教育培训、对外交流与合作;推进诚信体系建设。

(8) 掌握分析食品、药品、医疗器械、化妆品安全形势和存在问题,提出完善制度机制和改进工作的建议;指导市县食品药品监督管理工作。

(9) 承担省食品安全委员会的日常工作;负责食品安全监督管理综合协调,健全协调联动机制;督促检查食品安全法律法规和省食品安全委员会决策部署的贯彻落实情况;督促检查设区市人民政府履行食品安全监督管理职责情况并负责考核评价。

(10) 承办省人民政府交办的其他事项。

> 药师考点
>
> 国家和地方药品监督管理部门与药品管理相关的职责

四、国家药品监督管理部门的主要直属事业机构

1. 中国食品药品检定研究院(总局医疗器械标准管理中心)

中国食品药品检定研究院(national institutes for food and drug control,NIFDC)(简称中检院)是国家检验食品药品质量的法定机构和最高技术仲裁机构。依法承担实施药品、生物制品、医疗器械、食品、保健食品、化妆品、实验动物和包装材料等多领域产品的审批注册检验、进口检验、监督检验、安全评价及生物制品批签发,负责国家药品、医疗器械标准物质和生产检定用菌毒种的研究、分发和管理,开展相关技术研究工作。中检院前身是1950年成立的中央人民政府卫生部药物食品检验所和生物制品检定所。1961年,两所合并为卫生部药品生物制品检定所。1998年,由卫生部成建制划转为国家药品监督管理局直属事业单位。2010年,更名为中国食品药品检定研究院,对外使用“中国药品检验总所”的名称。

其主要职责如下:① 承担食品(含食品添加剂、保健食品)、药品、化妆品、医疗器械及有关包装材料与容器、药用辅料(以下统称为食品药品)的检验检测工作,负责相关复验或技术仲裁等工作。组织开展食品药品监督抽验和质量分析等技术监督工作。② 组织开展食品药品检验检测新方法、新技术研究,承担质量标准、技术规范、技术要求、检验检测方法的制修订及技术复核等工作。③ 组织开展进口药品注册检验及质量标准复核等工作。负责医疗器械标准管理工作。承担保健食品、药品和医疗器械有关广告的技术监督工作。④ 组织开展药品、医疗器械及有关包装材料与容器国家标准物质的规划、计划、研究、制备、标定、分发和管理工作。⑤ 负责生产用菌毒种、细胞株的检定工作,承担医用标准菌毒种、细胞株的收集、鉴定、保存、分发和管理工作。⑥ 承担生物制品批签发相关工作。⑦ 承担实验动物饲育、保种、供应和实验动物及相关产品的质量检测工作。⑧ 组织开展药品质量相关的评价技术与方法研究,承担仿制药质量和疗效一致性评价相关工作。⑨ 承担食品药品检验检测机构的实验室间比对及能力验证、考核与评价等技术工作,参与相关规划编制和信息化建设,承担相关业务指导和信息统计等工作。组织开展对食品药品相关单位质量检验检测工作的技术指导。⑩ 承担药品、化妆品等产品严重不良反应、由包装材料与容器引起的相关严重不良反应及医疗器械严重不良事件原因的实验研究工

作。⑪ 负责药品检验检测工作相关的国际交流与合作。⑫ 负责研究生教育培养工作。承担食品药品相关专家委员会的日常工作。⑬ 承办总局交办的其他事项。

2. 国家药典委员会

中华人民共和国药典委员会(pharmacopoeia commission of the people's republic of China),简称国家药典委员会(China pharmacopoeia committee)。1950 年,卫生部聘请了 49 名委员,分设名词、化学药、制剂、植物药、生物制品、动物药、药理、剂量 8 个小组,另聘请通讯委员 35 人,成立了第一届中国药典编纂委员会。这是我国最早成立的标准化机构,是负责制定和修订国家药品标准的技术委员会,是国家药品标准化管理的法定机构。1998 年 9 月,原隶属于卫生部的药典委员会划归国家药品监督管理局,并更名为国家药典委员会。其常设的办事机构实行秘书长负责制,下设办公室、人事处、业务综合处、质量管理处、中药标准处、化学药品标准处、生物制品标准处、医学评价处、宣传交流处等处室及《中国药品标准》杂志社等分支机构。

国家药典委员会的主要职责如下:① 组织编制与修订《中华人民共和国药典》(以下简称《中国药典》)及其增补本。② 组织制定与修订国家药品标准及药用辅料、直接接触药品的包装材料和容器的技术要求与质量标准。③ 参与《中国药典》和国家药品标准执行情况的评估。④ 负责《中国药典》和国家药品标准的宣传培训与技术咨询。⑤ 参与拟订药品、药用辅料、直接接触药品包装材料和容器标准的管理制度,建立和完善药品标准管理体系及相关工作机制。⑥ 组织开展药品标准化战略、药品标准管理政策和技术法规研究,承担药品医学临床信息的分析评估工作。⑦ 开展药品标准相关国际交流与合作,参与国际药品标准适用性认证合作活动和国际药品标准制定与修订工作。⑧ 负责药品标准信息化建设。⑨ 负责组织《中国药典》配套丛书及《中国药品标准》等刊物的编辑、出版和发行。⑩ 根据《国家药典委员会章程》,负责委员会有关工作会议的组织协调及服务保障工作。⑪ 承办国家食品药品监督管理总局交办的其他事项。

3. 国家食品药品监督管理总局药品审评中心

国家食品药品监督管理总局药品审评中心是国家药品注册技术审评机构,为药品注册提供技术支持。药品审评中心的主要职责如下:① 负责对申请注册的药品进行技术审评,组织开展相关的综合评审工作。② 参与起草药品注册管理相关法律法规和规范性文件,负责制定药品审评规范并组织实施。③ 开展药品审评相关的理论、技术、发展趋势及法律问题研究。承担药品审评工作相关法律事务。④ 组织开展相关业务咨询服务及学术交流,组织开展药品审评相关的国际交流与合作。⑤ 指导地方药品审评相关工作。参与相关药品注册核查工作。⑥ 承办总局交办的其他事项。

4. 国家食品药品监督管理总局食品药品审核查验中心

食品药品审核查验中心为原国家食品药品监督管理局药品认证管理中心,是国家食品药品监督管理总局技术支撑机构之一。

食品药品审核查验中心的主要职责如下:① 组织制定药品、医疗器械、化妆品审核查验工作的技术规范和管理制度。参与制定药品、医疗器械、化妆品相关质量管理规范及指导原则等技术文件。② 组织开展药品注册现场核查相关工作。开展药物研究、药品生产质量管理规范相关的合规性核查和有因核查。开展医疗器械相关质量管理规范的合规性核查、临床试验项目现场核查及有因核查。组织开展药品、医疗器械、化妆品质量管理规范相关的飞行检查。③ 承担相关国家核查员的聘任、考核、培训等日常管理工作,指导地方核查员队伍建设。④ 指导地方药品、医疗器械、化妆品审核查验相关工作,开展审核查验机构能力评价相关工作。⑤ 负责汇总分析全国药品审核查验相关信息,开展相关风险评估工作。开展药品、医疗器械、化妆品审核查验相关的理论、技术和发展趋势研究。组织开展相关审核查验工作的学术交流和技术咨询。⑥ 组织开展药品、医疗器械、化妆品相关境外核查工作。承担审核查验相关的国际交流与合作工作。⑦ 承办总局交办的其他事项。

5. 国家食品药品监督管理总局药品评价中心(国家药品不良反应监测中心)

2006 年 6 月起,药品评价中心加挂“国家药品不良反应监测中心”牌子。药品评价中心内设机构有办公室、基本药物处、医疗器械监测与评价处、药品临床评价处和药品不良反应监测处等五个处室。

药品评价中心(国家药品不良反应监测中心)的主要职责如下:① 组织制定药品不良反应、医疗器械不良事件监测与再评价及药物滥用、化妆品不良反应监测的技术标准和规范。② 组织开展药品不良反应、医疗器械不良事件、药物滥用、化妆品不良反应监测工作。③ 开展药品、医疗器械的安全性再评价工作。④ 指导地方相关监测与再评价工作。组织开展相关监测与再评价的方法研究、培训、宣传和国际交流合作。⑤ 参与拟订、调整国家基本药物目录。⑥ 参与拟订、调整非处方药目录。⑦ 承办总局交办的其他事项。

6. 国家中药品种保护审评委员会(国家食品药品监督管理总局保健食品审评中心)

承担国家中药品种保护、保健食品、化妆品的技术审评和食品许可指导工作,实行一套机构、两块牌子管理,共设 10 个处室。1992 年,国务院颁布了《中药品种保护条例》,1993 年 10 月 10 日,成立了国家中药品种保护审评委员会,这标志着我国中药品种保护制度从此建立。1999 年 1 月,由国家药品监督管理局组建了第二届国家中药品种保护审评委员会,2003 年,国家食品药品监督管理局设立中药品种保护审评委员会。它是国家审批中药保护品种的专业技术审查和咨询机构。主要职责如下:① 组织制定食品生产经营许可、检查及中药品种保护、保健食品、化妆品审评相关的技术标准和规范。② 负责食品生产经营许可相关业务的备案管理工作,组织开展食品生产经营许可、检查相关技术考评。参与组织对地方食品生产经营许可、检查工作进行业务指导。组织开展食品生产经营许可审查员、检查员队伍建设工作。③ 负责组织国家中药品种保护的技术审评工作。负责对申请注册的保健食品、化妆品进行技术审评,承担保健食品、化妆品备案的相关技术工作。组织开展技术审评中有关问题的核查工作。④ 指导地方保健食品、化妆品技术审评及备案相关技术工作。组织开展相关的业务咨询服务工作,承担技术咨询专家的日常管理和考核工作。⑤ 承担食品许可、中药品种保护、保健食品、化妆品审评和备案相关的信息化建设和数据库管理工作。⑥ 承办总局交办的其他事项。

7. 国家食品药品监督管理总局行政事项受理服务和投诉举报中心

2014 年 6 月 6 日,经批准设立国家食品药品监督管理总局行政事项受理服务和投诉举报中心。主要职责如下:① 负责国家食品药品监督管理总局依法承担的行政许可项目的受理、转办和审批结果送达工作;② 受理食品(含食品添加剂、保健食品,下同)生产、流通、消费环节违法行为的投诉举报;③ 受理药品、化妆品、医疗器械研制、生产、流通、使用方面违法行为的投诉举报;④ 负责国家食品药品监督管理总局行政许可项目受理及审批网络系统的运行管理,并承担行政许可审批进度查询;⑤ 参与食品、药品、化妆品、医疗器械行政许可项目受理审批及投诉举报相关法规和规范性文件的起草与制定与修订工作;⑥ 转办食品、药品、化妆品、医疗器械投诉举报案件;⑦ 开展食品、药品、化妆品、医疗器械投诉举报信息的汇总、分析、上报工作,负责重大投诉举报案件办理工作的组织协调、跟踪督办,并监督处理结果的反馈;⑧ 指导协调地方食品药品行政许可项目受理及投诉举报工作;⑨ 开展与食品药品行政许可项目受理及投诉举报工作有关的国际交流与合作。

8. 国家食品药品监督管理总局执业药师资格认证中心

国家食品药品监督管理总局执业药师资格认证中心设置办公室、考试处、注册处 3 个内设机构。主要职责如下:① 开展执业药师资格准入制度及执业药师队伍发展战略研究,参与拟订完善执业药师资格准入标准并组织实施。② 承担执业药师资格考试相关工作。组织开展执业药师资格考试命题与审题工作,编写考试大纲和应试指南。负责执业药师资格考试命题与审题专家库、考试题库的建设和管理。③ 组织制定执业药师认证注册工作标准和规范并监督实施。承担执业药师认证注册管理工作。④ 组织制定执业药师认证注册与继续教育衔接标准。指导拟订执业药师执业标准和业务规范,协助开展执业药师相关执业监督工作。⑤ 承担全国执业药师管理信息系统的建设、管理和维护工作,收集报告相关信息。⑥ 指导地方执业药师资格认证相关工作。⑦ 开展执业药师资格认证国际交流与合作。⑧ 承办总局交办的其他事项。

药师考点

中国食品药品检定研究院、国家药典委员会、国家食品药品监督管理总局药品审评中心、国家食品药品监督管理总局食品药品审核查验中心、国家食品药品监督管理总局药品评价中心、国家中药品种保护审评委员会、国家食品药品监督管理总局行政事项受理服务和投诉举报中心、国家食品药品监督管理总局执业药师资格认证中心与执业药师执业相关的职责

五、药品监督管理的其他相关部门

《中华人民共和国药品管理法》第五条规定:“国务院药品监督管理部门主管全国药品监督管理工作。国务院有关部门在各自的职责范围内负责与药品有关的监督管理工作。”国务院的有关部门主要包括卫生计生部门、中医药管理部门、发展与改革宏观调控部门、工商行政管理部门、人力资源和社会保障部门和海关等,它们在国务院规定的职责范围内分别行使《中华人民共和国药品管理法》规定的与药品有关事项的监督管理工作。

1. 卫生计生部门

国家卫生和计划生育委员会负责组织制定国家药物政策和国家基本药物制度,组织制定国家基本药物目录,拟订国家基本药物采购、配送、使用的管理制度,会同有关部门提出国家基本药物目录内药品生产的鼓励扶持政策建议,提出国家基本药物价格政策的建议,参与制定药品法典。指导制定中医药中长期发展规划,并纳入卫生和计划生育事业发展总体规划和战略目标。负责组织推进公立医院改革,建立以公益为导向的绩效考核和评价运行机制,建立和谐医患关系,提出医疗服务和药品价格政策的建议。国家食品药品监督管理总局会同国家卫生和计划生育委员会建立重大药品不良反应和医疗器械不良事件相互通报机制和联合处置机制。

2. 中医药管理部门

国家中医药管理局负责拟订中医药和民族医药事业发展的战略、规划、政策和相关标准,

起草有关法律法规和部门规章草案，参与国家重大中医药项目的规划和组织实施；承担中医医疗、预防、保健、康复及临床用药等的监督管理责任；负责指导民族医药的理论、医术、药物的发掘、整理、总结和提高工作；组织开展中药资源普查，促进中药资源的保护、开发和合理利用，参与制定中药产业发展规划、产业政策和中医药的扶持政策，参与国家基本药物制度建设；承担保护濒临消亡的中医诊疗技术和中药生产加工技术的责任，组织开展对中医古籍的整理研究和中医药文化的继承发展，提出保护中医非物质文化遗产的建议，推动中医药防病治病知识普及。

3. 发展和改革宏观调控部门

国家发展和改革委员会负责监测和管理药品宏观经济，负责药品价格行为的监督管理工作。

4. 人力资源和社会保障部门

人力资源和社会保障部门统筹建立覆盖城乡的社会保障体系。负责统筹拟订医疗保险、生育保险政策、规划和标准；拟订医疗保险、生育保险基金管理办法；组织拟订定点医疗机构、药店的医疗保险服务和生育保险服务管理、结算办法及支付范围等工作；制定并发布《国家基本医疗保险、工伤和生育保险药品目录》。

5. 工商行政管理部门

工商行政管理部门负责药品生产、经营企业的工商登记、注册，负责药品广告监督，处罚发布虚假违法药品广告的行为。

6. 工业和信息化管理部门

工业和信息化管理部门负责拟订生物医药产业的规划、政策和标准并组织实施，承担医药行业管理工作，承担中药材生产扶持项目管理、国家药品储备管理工作。同时，配合药品监管部门加强对互联网药品广告的整治。

7. 商务管理部门

商务部承担药品流通相关管理工作，拟订药品流通的规章、标准和政策并组织实施。负责研究制定药品流通行业发展规划，配合实施国家基本药物制度，提高行业组织化程度和现代化水平，逐步建立药品流通行业统计制度，推进行业信用体制建设，指导行业协会行业自律，加强行业培训，开展国际交流与合作。

8. 海关

海关负责药品进口口岸的设置，药品进口与出口的监管、统计与分析。

9. 公安部门

公安部门负责组织指导食品药品犯罪案件侦查工作。与国家食品药品监督管理总局建立行政执法和刑事司法工作衔接机制。

10. 监察部门

监察部门负责调查处理药品监督管理人员违反行政纪律的行为；依法加强监督，对拒不执行国家法律法规、违法违规审批，以及制售假劣药品和医疗器械问题严重的地区和部门，严肃追究有关领导和人员的责任。

省、自治区、直辖市人民政府的有关部门也在各自的职责范围内负责与药品有关事项的监督管理工作。

药师考点

卫生计生部门、中医药管理部门、发展改革宏观调控部门、人力资源和社会保障部门、工商行政管理部门、工业和信息化管理部门、商务管理部门、海关、公安部门等与药品管理相关的职责

第三节　药品生产组织

药品生产组织是一种经济组织，主要指药品生产的专营或兼营企业。药品生产行业管理部门是国家发展与改革委员会的经济运行局医药处。

一、企业、企业责任和企业制度

1. 企业的概念

企业是指商品经济高度发达的条件下产生和发展起来的一种经济组织形式，它是专门从事生产、流通和提供服务活动的、具有法人地位的经济组织。它具有以下特征：

(1) 独立经营　企业是一个独立的经济实体，应具备自主经营的权力，依法自主经营。企业有权自主选择经营方式，有权安排生产经营活动，有权根据国家政策决定商品价格，有权进行自我改造、自我发展。

(2) 拥有一定数量的生产资料和劳动力，并有支配和使用的自主权。

(3) 独立核算、自负盈亏。

(4) 具有法人资格地位。

2. 企业的类型

现代企业多种多样，分类方法各不相同。

(1) 按生产资料所有制形式分类　可分为以下5种：① 全民所有制企业，即现在的国有企业；② 集体所有制企业；③ 私营企业；④ 合营企业，合营的形式有同一所有制合营、不同所有制合营、公私合营等；⑤ 外资企业，包括中外合资经营企业、中外合作经营企业、外商独资经营企业等3种形式。

(2) 按企业承担经济责任的不同分类　可分为以下3种：① 无限责任公司，是按我国法律体系划分的一种公司形式，指由两个以上股东所组成，全体股东对于公司债务承担连带无限责任的公司。我国公司法中无此类公司的规定。我国台湾地区的相关法律对这种公司有规定。英美法系国家不承认这种公司的法人地位。② 有限责任公司，是由两个以上股东共同出资，每个股东以其所认缴的出资额对公司承担有限责任，公司以其全部资产对公司的债务承担责任的企业法人。③ 股份有限公司，其全部资本分为等额股份，股东以其所持股份为限对公司承担责任，公司以其全部资产对公司的债务承担责任的企业法人。

(3) 按生产要素所占的比例分类　可分为劳动密集型企业、资金密集型企业和知识密集型企业等3类。

(4) 按规模分类 企业规模一般指企业的生产能力、机器设备数量或装机容量、固定资产原值和职工人数等。不同行业和部门采取不同标准来划分。

二、药品生产企业

药品生产企业,指生产药品的专营企业或者兼营企业。药品生产企业是依法成立的、从事药品生产活动、为社会提供药品、并具有法人资格的经济组织。根据国家食品药品监督管理总局 2015 年度食品药品监管统计年报的统计数据,截至 2015 年 11 月底,全国共有原料药和制剂生产企业 5 065 家。

三、药品生产企业的组织结构

组织是人们为了实现一定的目标,互相结合,指定职位,明确责任,分工合作,协同行动的人工系统及其运转过程。对于一个组织而言,各机构是它基本的组成部分。药品生产企业的组织机构是质量管理活动的载体,是质量体系存在和运行的物质基础。某药品生产企业组织结构图见图 2-1。

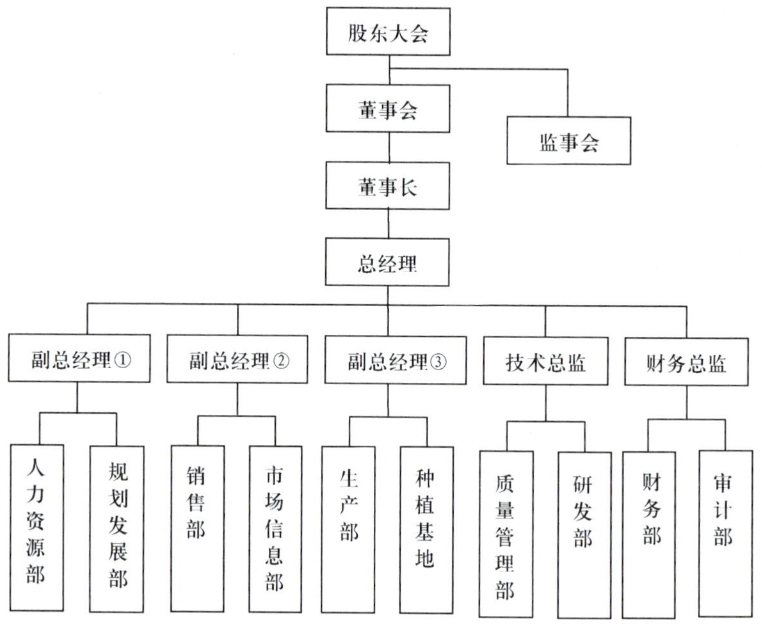

图 2-1 某药品生产企业组织结构图

四、药品生产组织机构的职责

在药品生产企业中与生产有关的组织机构主要有培训教育机构、仓储物资管理机构、厂房设施设备管理机构、生产技术管理机构和质量管理机构。其主要职责分别如下:

1. 培训教育机构

以人事劳资部门或独立培训教育部门为主,和其他有关部门配合,按《药品生产质量管理规范》(GMP)规定的素质要求招收各类人员并负责有计划地组织对企业员工进行 GMP 知识培训、技术培训、质量管理的基础培训、岗位培训等多层次的培训教育。

2. 仓储物资管理机构

根据 GMP 的规定,仓储物资管理机构应按照质量标准要求做好原辅料、包装材料的计划采购、加工订制、储存养护工作;做好成品的销售及宣传广告工作,履行供货合同,会同有关部门做好售后服务工作等。

3. 厂房设施设备管理机构

负责设备的选购、养护和设备安装使用的管理和培训工作;负责计量器具的保管、使用、维修和定期校验等管理工作;负责对企业新老厂房根据 GMP 的要求进行设计、改造和组织施工等工作;负责电、气、水等动力设施的维护工作。

4. 生产技术管理机构

负责按计划均衡组织生产,根据 GMP 的要求做好生产所需资源的调度和整合工作;对生产过程中一系列技术管理文件组织编写、审定,对工艺控制点、原始记录进行检查、开展技术分析等;在生产过程中负责实施 GMP 中有关生产的管理规定。

5. 质量管理机构

质量管理体系是指为了实施质量管理的组织机构、职责、程序、过程和资源。质量管理体系是深入细致编制质量文件的基础,是使公司内部质量活动能够得以切实管理的基础,是有计划、有步骤地把整个公司主要质量活动按重要性顺序进行改善的基础。药品生产企业的质量管理体系应由质量控制部门、生产车间、计量管理部门、仓储管理部门、供应部门和有关其他的行政部门组成。负责按 GMP 要求从原辅料进厂到成品出厂直至售后服务整个生产过程实行质量监控管理,建立质量监控管理网,并在质量监控管理网上开展工作,保证产品按规定标准出厂,对不符合标准的产品不得出厂,如有必要还必须对已售出的药品进行收回,并行使质量否决权。

五、国外药品生产企业的组织结构和职责

随着全球化的发展,制药产业飞速发展,国内外药品生产企业的组织结构逐渐趋同,各部门的职责也在一定程度上趋于一致。但是两者还是存在一些不同之处:① 国外药品生产企业更注重研发对制药企业的推动作用,而国内药品生产企业更注重药品市场营销的拉动作用;② 国外药品生产企业更注重将研发、生产、营销等所有环节看作整体,实行供应链管理;国内药品生产企业往往在某一方面单兵作战。

第四节 药学教育、科研和社团组织

药学教育和药学科研机构均属于药学事业性组织,而药学学术团体则包括中国药学会及经政府批准成立的各种协会。这些组织都是药事组织的重要组成部分。

一、药学教育机构

我国现代药学教育始于 1906 年。目前,我国的药学教育主要由高等药学教育、中等药学教

育和药学继续教育三部分组成,已基本形成了多类型、多层次、多种办学形式的教育体系。党的“十五大”后,国家制定了《面向 21 世纪教育振兴行动计划》,该计划指出,高等院校应不断深化改革,建立教育新体制的基本框架,培养造就一批高水平的具有创新能力的人才,以主动适应经济社会的发展。1999 年,为贯彻、落实该计划,体现学科优势互补、资源共享的原则,全国多数医科大学及医学院与综合性大学合并,如原北京医科大学并入北京大学、上海医科大学并入复旦大学、华西医科大学并入四川大学、山东医科大学并入山东大学、西安医科大学并入西安交通大学、同济医科大学并入华中科技大学、白求恩医科大学并入吉林大学、湖南医科大学并入中南大学、协和医科大学并入清华大学、中山医科大学并入中山大学等,同时北京大学药学院从 2001 年起开始招收六年制本硕连读学生。这必将促进我国药学教育事业的发展,为实现教育体制改革奠定坚实的基础。

截至 2013 年底,全国设置有药学类及其相关专业的普通高等本科院校 377 所(药学院校 3 所,医学院校 50 所,中医药院校 24 所,综合性院校 125 所,理工、化工、工业、科技院校 84 所,农业、林业、海洋院校 29 所,师范院校 38 所,商业院校 5 所,邮电大学 1 所,计量学院 1 所,外事学院 1 所,民族院校 12 所,部队医药院校 4 所)。

二、药学科研机构

我国的药学科研机构共分两类,即独立的药物研究院所和附设在高等药学院校、大型制药企业、大型医院中的药物研究所(室)。除大型制药企业设立的药学科研机构外,其他均为国家投资兴办的事业单位。他们分别隶属于中国科学院、中国医学科学院、中医研究院、军事医学科学院等国家和地方科学院系统,以及中央和地方政府有关主管部门。自国家开展科技体制改革以来,药学科研机构的事业性经费逐渐减少、自主权不断扩大,单位通过开辟科技市场、保护知识产权、进行技术转让等方式有效地克服了计划经济体制管理所带来的弊端。

根据全国科技规划,国家政府有关部门制定了医药科技的发展规划和计划,通过资金管理,保证重大医药科研课题,进行宏观调控。为了适应社会主义市场经济体制的需要,医药科研机构应加强医药产品和技术创新的研究,建立多渠道、多元化的科技投资机制,使科技成果尽快转化为生产力,推动医药经济的发展。

三、药学社团组织

(一) 中国药学会

中国药学会(Chinese pharmaceutical association,CPA)成立于 1907 年,是我国成立最早的学术团体之一,是中国科学技术协会的团体会员,是由全国药学工作者自愿组成并依法登记成立、具有法人资格的全国性、学术性、非营利性社会组织,是党和政府联系药学工作者的桥梁和纽带,是国家推动药学科学技术和我国医药事业健康发展及为公共健康服务的重要力量。

中国药学会现有注册会员 12 万人,高级会员 4 000 人,团体会员 60 家,工作委员会 10 个,专业委员会 27 个,主办 25 种学术期刊,2 个经济实体。现为国际药学联合会、亚洲药物化学联合会成员。中国药学会业务主管单位为中国科学技术协会,支撑单位为国家食品药品监督管理总局,登记管理机关是民政部。中国药学会 23 届理事长是第十一届全国人民代表大会常务委员会副委员长、中国工程院院士桑国卫先生。中国药学会办事机构为秘书处,内设办公室(会员服务部)、学术部

(科技评价部)、编辑出版部、科普部(继续教育部)、国际交流部和财务部等6个部门。

中国药学会的宗旨是团结和组织广大药学工作者,推动实施科教兴国战略、人才强国战略和可持续发展战略,促进药学科学技术的普及、繁荣与发展,促进药学人才的成长与提高,促进药学科学技术与经济的结合,为经济社会发展服务,为构建社会主义和谐社会服务,维护药学工作者的合法权益,为会员和药学工作者服务。

中国药学会的主要任务是开展药学科学技术学术交流;编辑出版、发行药学学术期刊;发展同世界各国及地区药学团体、药学工作者友好交往与合作;举荐药学科技人才;表彰、奖励在科学技术活动中取得优异成绩的药学工作者;开展对会员和药学工作者继续教育培训;普及推广药学及科学技术知识;反映药学工作者意见和要求,维护药学科技工作者合法权益;接受政府委托,承办与药学发展及药品监管有关活动,组织药学科技工作者参与国家有关项目科学论证和科技与经济咨询;开展医药科研成果中介服务,组织医药展览、推荐及宣传活动等。

(二)药学协会

我国的药学协会目前主要包括中国医药企业管理协会、中国非处方药物协会、中国化学制药工业协会、中国医药商业协会、中国医药教育协会及中国执业药师协会。

1. 中国医药企业管理协会

中国医药企业管理协会成立于1985年,是我国医药工商企业界的社会团体,采取团体会员制的组织形式。协会主要从事人员培训、企业咨询、理论研究和信息服务等工作,并编辑出版了《医药企业管理简讯》和《医药企业》杂志。

2. 中国非处方药物协会

中国非处方药物协会(China nonprescription medicines association)的前身为中国大众药物协会,它成立于1988年5月,是团体会员制组织形式的协会。由医药及保健品相关领域的生产企业、分销企业,研究、教育、咨询机构,媒体、广告等单位组成,有团体会员350个。

3. 中国化学制药工业协会

中国化学制药工业协会(China pharmaceutical industry association)成立于1988年9月10日,主要由制药工业和为其配套服务的制药机械、药用玻璃包装工业中的大、中型企业(集团)、地区性医药行业协会和医药科研、设计单位,大、中专院校等组成,是民政部核准登记的全国性社会团体法人,其业务主管单位是国务院国有资产监督管理委员会。协会是中国工业经济联合会会员和常务理事单位,是民政部社团研究会会员,亦是亚洲药物化学联合会和该组织主要发起团体之一。有会员单位355家,会员单位工业总产值接近全行业的80%。协会下设15个专业工作机构:2个分会、13个工作协作委员会和交流组。

4. 中国医药商业协会

中国医药商业协会(China association of pharmaceutical commerce)是1989年经民政部批准成立的全国性社会经济团体,是社会团体法人组织,有会员单位300余家。协会按照建立社会主义市场经济体制的要求,按市场化原则规范和发展,通过协助政府实施行业管理,维护会员单位的合法权益,维护公平竞争与市场秩序,推动医药流通体制改革,推动医药行业健康发展。协会的宗旨是为政府、行业和企业服务,促进医药经济健康、稳定、可持续发展。

5. 中国医药教育协会

中国医药教育协会(China medicine education association,CMEA)成立于1992年7月,是医

药教育的全国性群众团体，属于非营利性社会组织。该协会的办会宗旨是全面贯彻国家医药教育、药品监管、医药卫生工作方针和政策、法规，坚持以教育为本的科学理念，组织会员及其单位不断创新，开拓进取，共同发展医药教育事业，提高医药从业人员的责任，为实现医药教育现代化服务。

6. 中国药师协会

中国药师协会是由具有药学专业技术职务或执业资格的药学技术人员及相关单位会员自愿结成的全国性、行业性、非营利性社会组织。中国药师协会接受登记管理机关中华人民共和国民政部和业务主管单位国家食品药品监督管理总局的业务指导和监督管理。2003 年 2 月 22 日，经中华人民共和国民政部批准，中国执业药师协会（China licensed pharmacist association）正式成立。2014 年 5 月，经中华人民共和国民政部批准，正式更名为中国药师协会。

其宗旨是遵守我国宪法、法律、法规和国家政策；遵守社会道德；维护执业药师的合法权益，不断增强执业药师的法律、职业道德和专业素质，不断提高执业药师依法履行职责的水平，保证药品质量和药学服务质量，保证人民用药安全、有效、经济、合理；促进药品终端市场的健康发展，提高医药经济的持续发展能力。

相关知识

相关知识 中国药师协会的业务范围

第五节 国外药事管理体制和组织机构

一、美国的药品监督管理体制

美国在 1906 年颁布的《食品、药品法》中授权联邦政府的农业部统一管理全国的药品，从此开始了国家集权管理药品的体制。目前，联邦政府在健康与人类服务部（human and health service，HHS）中设立了食品药品管理局（food and drug administration，FDA），负责对药品、生物制品、医疗器械、化妆品、兽医药物、疫苗、血液制品、动物饲料和放射性产品进行监督管理。

FDA 包括 5 个评审研究中心及其他各种分支机构，下设有 10 个大区办公室、22 个地区办公室及 135 个地方站，在全国范围内行使药品监督管理工作。FDA 的 5 个评审研究中心为药物研究评审中心、生物制品评审研究中心、医疗器械及放射卫生中心、食品安全及营养中心和兽医药中心，其中，药物研究评审中心与生物制品评审研究中心负责药品的监督管理工作。FDA 总部设 8 个办公室，即局长办公室、立法事务办公室、法令条例事务办公室、卫生事务办公室、政策协调办公室、管理办公室、计划评价办公室、公务办公室。总部及大区办公室均设有检验室，直接进行药品的监督检验工作。

FDA 的主要职责如下：

（1）运用各种合适的法律手段，执行国家有关的联邦法律和规定；

（2）在有利的科学依据和合理分析的基础上做出管理规范的裁决；

（3）促进生产安全有效的产品提供给消费者，并对罕见和危害生命的疾病特别予以重视；

（4）为受管理的工业界提供明确的标准规范，并指导其达到这些标准规范；

（5）发现并公布有关受理产品中产生的重要的公共健康问题；

（6）通过与各级政府机构和国内外的专职机构、工业界、学术界的合作，提高工作效能；

（7）协助传播媒体、消费者团体、医疗界向公众提供所管辖产品正确的、最新的信息；

（8）保证诚实、公平、负责地采取合适的行动和决策。

FDA 制定以上 8 条职责，其目的在于：① 保证食品的安全与清洁卫生，人用和兽用药物、生物制品及医疗器械的安全与有效，化妆品的安全，能产生辐射的电子产品的安全。② 保证在所辖范围内的所有产品及信息的提供均应真实、准确。③ 保证所有产品符合有关法律和 FDA 法规的要求；发现不符合法规的产品应及时加以纠正，清除和取缔任何不安全的或非法生产的产品。

州政府卫生局的药政机构根据各州的具体情况而设置，其主要工作有① 药师资格的认可；② 社会药房和医院药房的监督管理；③ 麻醉药品、精神药品的监督管理。

美国药典会是非政府机构，负责制定药品的标准。根据美国有关药品管理法规的规定，FDA 有权对药品质量标准、检验方法及载入药典的条文等进行评价、审核。由美国药典会编纂出版的国家药品标准有《美国药典》（USP）、《国家药方集》（NF）、《美国药典》增补版（一般每年两次），另外还出版有《配制药剂信息》、《用药指导》、《美国药物索引》及《药学讨论》等。

美国药学会（APHA）于 1852 年成立，是美国药事职业、行业的社会团体。其下设有许多的协会和委员会，如美国药学院校协会（AACP）、药学院校审议委员会（ACPE）、美国医院药房协会（ASHP）、美国零售药房协会（NRDA）和美国制药工业协会等。美国药学会通过下设各协会的活动在药事管理中发挥重要作用，如美国的医院药房和社会药房的管理，宏观管理主要依靠药学会的有关协会负责。国家或州法律会授予协会药品监督管理的权利。因此，有关管理规范、行为规范均由协会来制定并监督实施。

二、日本的药事管理体制

日本的药事管理体制共分三级，即中央级、都道府县级和市町村级。中央政府厚生省药务局是权力机构，而地方政府则为政策的贯彻执行部门。

日本于 1943 年通过立法颁布实施了《药事法》。根据《药事法》规定，授权厚生省主管全国的药品管理工作。厚生省包括中央药事审议会、附属院所、药务局等部门，中央药事审议会由厚生大臣任命的兼职或专职医药学专家组成，它下设药典委员会、药品委员会、生物制品委员会、抗生素委员会、血液制品委员会、药品安全委员会、非处方药品委员会、药效再评价委员会、医疗器械委员会、兽药委员会、化妆品及准药品委员会、有害物质及特殊化学物质委员会等 12 个委员会，主要负责审查、研究、讨论国家重要的药学事务。

药务局是厚生省的一个内设机构，其下设有 8 个课及 5 个办公室。计划课负责药事局的总体规划和协调并组织实施药事法，监督指导药师等；经济课负责药品、准药品、医疗器械的研究、生产、经营等方面的计划、审查、协调与促进工作；药品化妆品课负责对药品、准药品、化妆品的生产进行技术指导；新药课对新药进行监督和管理；医疗器械课主要负责对医疗器械的监督与指导；安全课主要是对药品、准药品、医疗器械、化妆品的有效性与安全性进行上市后的监测；检查指导课负责管理无证药品、类药品、医疗器械、化妆品等，并监督指导与药品广告、GMP 等有关的事宜；麻醉药品课负责管理麻药、大麻、兴奋剂及精神治疗药物。

药务局的主要职能如下：

(1) 指导、监督药师的工作；

(2) 指导、监督管理药品、类药品、医疗器械、外科敷料、化妆品的生产、销售，为生产商、进口商提供服务；

(3) 指导、监督药物不良反应机构、研究机构、药品推广机构、产品再评价机构的工作；

(4) 指导药品、类药品、化妆品、医疗器械的测试、检测、研究；

(5) 对有毒物质、有害物质的控制；

(6) 对掺假、标签不当的药品、类药品、化妆品、医疗器械的控制；

(7) 提供生物制品、抗生素及一些特殊药品的分析服务；

(8) 控制、监督与麻醉药品、精神药品、大麻有关及对这些药品处理的所有活动；

(9) 决定以上各种服务的费用。

三、世界卫生组织

世界卫生组织(world health organization，WHO)是联合国的卫生机构，属国际性组织。1946 年 7 月，世界卫生组织在纽约成立筹备会，并通过《世界卫生组织法》。1948 年 4 月 7 日，该法得到 26 个联合国会员国的批准并生效。同年 6 月 24 日，世界卫生组织在日内瓦召开的第一届世界卫生大会上正式成立，总部设在瑞士日内瓦。下设有 3 个主要机构，即世界卫生大会、执行委员会和秘书处。世界卫生大会是这个组织的最高权力机构，每年召开一次。主要任务是审议总干事的工作报告、规划预算、接纳新会员国和讨论其他重要议题。执行委员会是最高权力机构世界卫生大会的执行机构，负责执行大会的决议、政策和委托的任务。执行委员会由世界卫生大会选出的 32 名会员国政府指定的代表组成，任期三年，每年改选三分之一。根据世界卫生组织的协定，联合国安理会 5 个常任理事国是必然的执委成员国。秘书处是该组织的常设机构，下设非洲、美洲、欧洲、东地中海、东南亚、西太平洋 6 个地区办事处。世界卫生组织目前共有 191 个正式成员和 2 个准成员。“使全世界人民获得可能的最高水平的健康”是世界卫生组织的宗旨。

世界卫生组织的诊断、治疗和康复技术处主管药品的有关事宜，其主要工作包括① 制定药物政策和药物管理规划：要求各国采取行动，选择、供应和合理使用基本药物约 340 余种。② 药品质量控制：编辑和出版国际药典；主持药品的统一国际命名及避免药品商品名称的混乱；出版季刊《药物情报》，通报有关药品功效和安全的情报。③ 生物制品管理：制定国际标准和控制质量，通过其合作中心向会员国提供抗生素、抗原、抗体、血液制剂、内分泌制剂的标准品，支持改进现有疫苗和研制新的疫苗。④ 药品质量管理：制定并经 1977 年世界卫生大会通过《药品生产和质量管理规范》（简称 WHO 的 GMP）、《国际贸易药品质量认证体制》（简称 WHO 的认证体制）两个制度，大会建议并邀请各会员国实施和参加。

相关知识　WHO 的专业机构

相关知识

四、世界药学联合会

国际药学联合会（international pharmaceutical federation，FIP）于 1912 年在荷兰海牙注册。经过一个世纪的发展，已经发展为一个拥有来自 85 个国家和地区的 100 多个药学会、协会会员所代表的 50 余万名药学工作者的世界性药学组织。FIP 致力于药学专业和药学研究的非政府性的学术交流，一直与 WHO 保持着良好的关系，是 WHO 承认的并承担 WHO 在药学领域部分工作的国际组织。

FIP 的组织机构设全体大会、理事会、常设局、执行委员会、药学科学委员会、药学实践委员会、分部和秘书处，总部设在荷兰海牙。理事会是最高决策机构，由所有国家和地区的药学团体会员代表参加，常设局由理事会选举 15 位成员组成，行使理事会所赋予的决策和管理职能，秘书处执行理事会和常设局的决议和处理日常工作。

五、其他重要的药学组织

加拿大药学会（Canada society for pharmaceutical sciences）是非营利组织，致力于促进药学研究的发展。其会员包括世界各国的科学家，他们活跃在教学、工业生产或政府机构的药学领域。学会的任务是在加拿大建立药学家们的网络，在科研、开发和培训方面与兄弟国家机构或国际机构建立横向联系，出版《药学与药剂学》杂志。学会的目标是促进药学研究的繁荣发展，为药学研究争取研究基金，参与政府机构的决策和政策制定过程，开创国际化的电子期刊，刊载药学领域的研究发现，鼓励加拿大工业药剂学研究的发展，并不断改善其运作环境。

加拿大药学会的领导成员由会长、候任会长、会计、即将卸任会长和常务理事组成，另设有秘书。其职责是参加学会和理事会的所有会议，并为这些会议做出精确安排，负责学会的信访、记录及联络，并在会长和理事会的指导下工作。理事会负责全面指导和管理本学会的事务，履行章程中陈述的各种职责制定学会的政策，监督并核准所有学会的项目和活动。学会章程可以通过“特殊决议”予以废除、修改或增补。理事会在必要时可以任命其他领导成员。任何理事或领导成员若违反学会的规定，可以在多数成员投票表决的情况下予以除名。

英国皇家药学会原名称为英国药学会，由于英国药师对药学工作所做出的贡献，20 世纪 80 年代以后加上了“皇家”称号，加了称号以后并没有改变它非营利的民间团体性质。其与欧洲药学界联系较多。英国皇家药学会接受政府委托的工作很多，如药师证书、继续教育培训等工作。学会设有药学出版社，出版《药学与药理期刊》及《药学周报》等专业期刊，学会出版的书刊在英国本土及欧洲都很有影响，不但出版药典，还有评定药师的职责。除此之外，每年还举办年会。英国皇家药学会争取政府支持药师的工作，政府也重视采纳学会对药政工作、继续教育等方面提出的建议。

本章小结

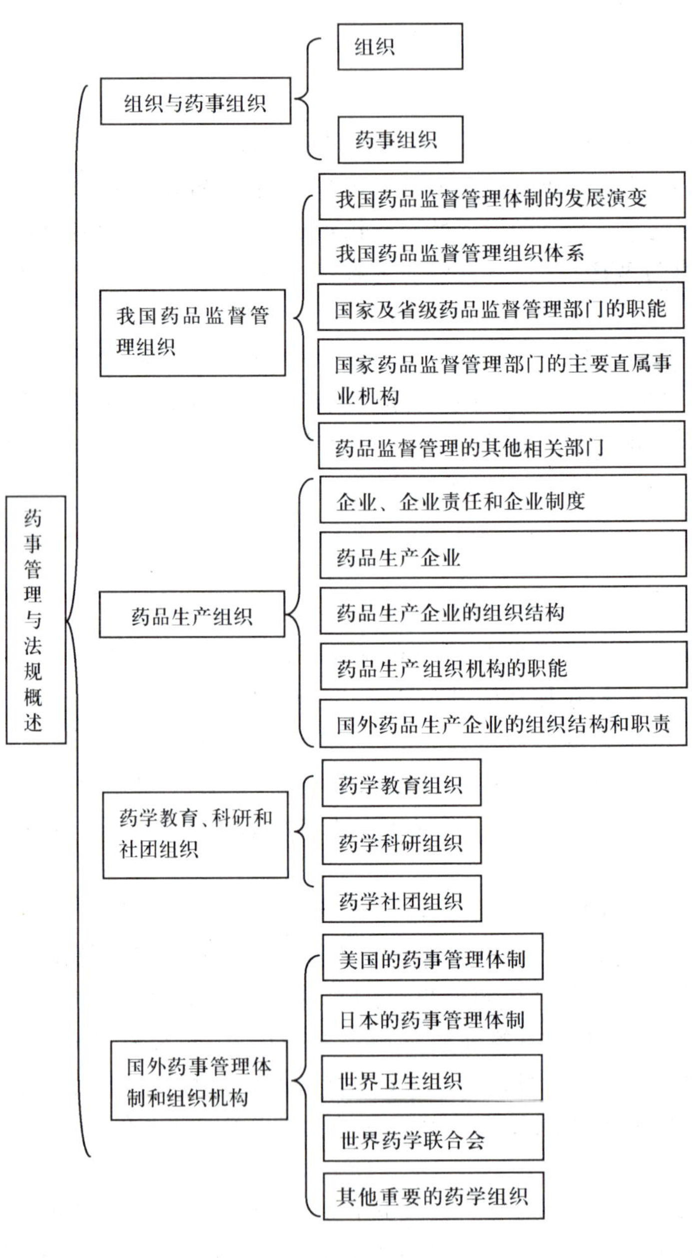

复习测试

一、A 型选择题(最佳选择题)

备选答案中只有一个最佳答案。

1. 国家食品药品监督管理总局的主管部门是(　　)

A. 国务院　　B. 国家发展和改革委员会

C. 国家卫生和计划生育委员会　　D. 科技部

2. 负责国家基本药物制度建设的部门是(　　)

A. 国家发展和改革委员会　　B. 国家食品药品监督管理总局

C. 科技部　　D. 国家卫生和计划生育委员会

3. 组织拟定定点药店管理办法及费用结算办法的部门是(　　)

A. 卫生和计划生育部门　　B. 国家药品监督管理部门

C. 人力资源和社会保障部门　　D. 工商行政管理部门

4. 组织开展药品不良反应监测的部门是(　　)

A. 国家卫生和计划生育委员会　　B. 国家食品药品监督管理总局

C. 人力资源和社会保障部　　D. 科技部

5. 承担中药材生产扶持项目管理工作的是(　　)

A. 国家发展和改革宏观调控部门　　B. 工业和信息化管理部门

C. 卫生和计划生育部门　　D. 国家药品监督管理部门

二、X 型选择题(多项选择题)

每题的备选答案中有 2 个或 2 个以上的正确答案。少选或多选均不得分。

1. 药事组织的基本类型有(　　)

A. 医疗机构药房组织　　B. 药品生产、经营组织

C. 药品管理行政组织　　D. 药学教育、药事社团组织

2. 国家药典委员会的主要职责有(　　)

A. 编制《中国药典》及其增补本

B. 组织制定和修订国家药品标准

C. 负责国家药品标准及其相关内容的培训与技术咨询

D. 负责标定国家药品标准品和对照品

3. 企业作为独立的经济组织应具备的特征是(　　)

A. 独立经营　　B. 拥有一定数量的生产资料和劳动力

C. 具有法人资格地位　　D. 独立核算,自负盈亏

三、简答题

1. 简述我国药品监督管理体制。

2. 简述国家食品药品监督管理总局的职能有哪些。

3. 国家卫生和计划生育委员会负责药品管理的职责是什么？
4. 简述中国药学会的性质、宗旨、任务。
5. 查询、检索我国的药事组织，并整理归类成表格。

（邵瑞琪）

复习测试参考答案

第三章　药品管理的法律法规

学习目标

学习目的

本章主要介绍我国药品管理的基本法律——《中华人民共和国药品管理法》(以下简称《药品管理法》)及其实施条例的主要内容,并对美国、日本和欧盟等国家和地区的药事法规进行概述。目的在于使学生掌握《药品管理法》及其《实施条例》的主要内容,能自觉遵守法律,并具备运用药品管理法律的基本知识和相关规定分析解决实际问题的能力。强化法律知识,对药品实践领域的问题进行判断和分析。

学习要求

掌握:1. 《药品管理法》的立法宗旨、适用范围
　　2. 药品生产、经营企业及医疗机构药剂管理
　　3. 假冒、伪劣药品的认定与禁止性规定
　　4. 违反《药品管理法》及其《实施条例》应承担的法律责任

熟悉:1. 药品的包装管理
　　2. 药品的价格和广告管理
　　3. 新药研制管理、进口药品管理的相关规定
　　4. 《药品管理法》及其《实施条例》用语的含义

了解:1. 美国《食品、药品和化妆品法案》
　　2. 日本《药事法》的主要内容
　　3. 《药品管理法》对药品监督的相关规定

第一节　中华人民共和国药品管理法

一、《药品管理法》概述

(一)《药品管理法》的颁布实施

《中华人民共和国药品管理法》于 1984 年 9 月 20 日由中华人民共和国第六届全国人民代表大会常务委员会第七次会议通过,自 1985 年 7 月 1 日实施。《药品管理法》是规范药品研制、生产、经营、使用和监督管理的法律,是实施药品管理的基本法律依据。作为新中国成立后我国颁布的首部管理药品的法律,从实施以来,在保证药品质量、保障人民用药安全、有效打击制售

假冒、伪劣药品行为等方面发挥了重要作用。

（二）修订、颁布《药品管理法》

随着我国改革的不断深化及对外开放的逐步扩大，药品的监督管理工作中出现了一些新情况、新问题。自1985年起实施的《药品管理法》的有些规定已不能完全适应现实的需要，主要表现在以下方面：一是药品管理体制和执法主体发生了变化；二是实践中一些行之有效的药品监督管理制度在原法中未作规定，如实施药品生产质量管理规范、药品经营质量管理规范及药品分类管理等；三是对违法行为规定的处罚过轻，措施不力，不足以严厉打击和遏制制售假药、劣药等违法行为；四是现实中存在的一些焦点问题、难点问题，如药品市场秩序问题、药价虚高问题、药品广告问题，在药品管理法的内容中没有体现；五是在依法行政的前提下，有必要对药品监督管理部门及其工作人员的执法行为加以规范。因此，对《药品管理法》的修订和完善已成为迫切的需要。

1999年，国务院将修订《药品管理法》列入2000年立法计划。1999年7月，国务院法制办和国家药品监督管理局在认真调查研究、总结实践经验的基础上，起草了《药品管理法修正案（草案）》。2000年6月，草案经国务院第29次常务会议讨论通过，提请第九届全国人民代表大会常务委员会审议。全国人民代表大会常务委员会审议时，将《中华人民共和国药品管理法修正案（草案）》改为《中华人民共和国药品管理法（修订草案）》，并于2000年8月、2000年12月、2001年2月的第17次、第19次、第20次会议三次审议讨论，提出了修改意见。2001年2月28日，第九届全国人民代表大会常务委员会第20次会议审议通过了《中华人民共和国药品管理法（修订草案）》。修改后的《药品管理法》自2001年12月1日起施行。这次对《药品管理法》的修订全面、充实，对原法大多数条文都作了修改，同时又增加了许多新内容。

此后，2013年12月28日第十二届全国人民代表大会常务委员会第六次会议根据《关于修改〈中华人民共和国海洋环境保护法〉等七部法律的决定》对《药品管理法》进行了修正，2015年4月24日第十二届全国人民代表大会常务委员会第14次会议根据《关于修改〈中华人民共和国药品管理法〉的决定》又进行了第二次修正。

修正后的《药品管理法》分为10章共104条，包括第一章总则（第一至六条）；第二章药品生产企业管理（第七至十三条）；第三章药品经营企业管理（第十四至二十一条）；第四章医疗机构的药剂管理（第二十二至二十八条）；第五章药品管理（第二十九至五十一条）；第六章药品包装的管理（第五十二至五十四条）；第七章药品价格和广告的管理（第五十五至六十二条）；第八章药品监督（第六十三至七十一条）；第九章法律责任（第七十二至九十九条）；第十章附则（第一百至一百零四条）。

二、《药品管理法》的主要内容

（一）总则

总则是相对分则而言。一般来讲，总则规定的是该部法律的总的原则、基本制度等，是整部法律的纲领性的规定，是法的灵魂。《药品管理法》第一章总则共6条，内容如下：

1. 立法宗旨

《药品管理法》第一条规定："为加强药品监督管理，保证药品质量，保障人体用药安全，维护人民身体健康和用药的合法权益，特制定本法"。

本条是关于《药品管理法》立法宗旨的规定。立法宗旨是一部法律最根本的出发点和立足点，阐明了《药品管理法》的指导思想和立法目的。

立法宗旨包括加强药品监督管理、保证药品质量、保障人体用药安全、维护人民身体健康和用药的合法权益四个层面的内容。其中，维护人民身体健康和用药的合法权益是药品管理法最根本的目的。为了实现这一根本目的，就要保障人体用药安全，为了保障人体用药安全，必须保证药品质量；而为了保证药品质量，必须加强药品监督管理。因此，这四个层面是一个有机的整体，不能割裂。

2. 适用范围

《药品管理法》所适用的效力范围包括① 空间范围：中华人民共和国境内，即我国的边境范围内，但不包括香港、澳门地区。香港、澳门两个特别行政区的药品管理立法，由这两个特别行政区立法机关自行制定。② 对象范围：从事药品研制、生产、经营、使用和监督管理的单位或者个人。③ 时间范围：第十章附则第一百零四条规定："本法自 2001 年 12 月 1 日起施行"。

3. 我国发展药品的方针

总则的第三条和第四条阐明了我国发展药品的方针，包括以下几个方面：

（1）国家发展现代药和传统药，充分发挥其在预防、医疗和保健中的作用　现代药和传统药都是我国医药事业的重要组成部分，在疾病的预防和治疗中发挥着重要作用。坚持中西药并重，共同发展，是我国医药卫生工作贯彻的重要方针。

（2）国家保护野生药材资源，鼓励培育中药材　中药材是生产中药饮片和中成药的基本原料，没有中药材就没有中药饮片和中成药。保护、开发和合理利用中药材资源，是促进我国中医药事业持续发展的重要方面。国务院曾在 1987 年 10 月发布了《野生药材资源保护条例》，规定了对野生药材资源保护的具体措施。由于野生药材资源的有限性，还不能满足中医药发展对药材资源的需求。因此，在保护和合理利用野生药材资源的同时，还应积极进行中药材的人工培育。

（3）国家鼓励研究和创制新药，保护公民、法人和其他组织研究、开发新药的合法权益　与发达国家的新药开发能力相比，我国有很大差距，特别是自主开发新的化学药、新生物药方面更有差距。加入 WTO 后，我国药品的研制必须从仿制走向创新，在拥有自主知识产权的新药开发方面必须加大投入，才能在竞争中立于不败之地。《药品管理法》将鼓励研究和创制新药列入总则中，进一步明确保护和鼓励公民、法人开发新药品种的积极性，充分显示我国政府在这方面的鼓励政策。

4. 药品监督管理体制

国务院药品监督管理部门主管全国药品监督管理工作。省、自治区、直辖市人民政府药品监督管理部门负责本行政区域内的药品监督管理工作。国务院有关部门和省、自治区、直辖市人民政府有关部门在各自的职责范围内负责与药品有关的监督管理工作。国务院药品监督管理部门应当配合国务院经济综合主管部门，执行国家制定的药品行业发展规划和产业政策。

《药品管理法》规定的有关部门涉及物价主管部门、卫生部门、中医药管理部门、工商行政管理部门、海关和监察部门，在国务院规定的职责范围内分别负责与药品有关的价格、吊销医疗机构执业证书、中药材和中药饮片科研、药品生产经营企业的工商登记、药品广告处罚、药品购销回扣处罚、进口口岸设置和执法违规处理等与药品有关事项的监督管理工作。

5. 药品检验机构的设置

总则第六条规定："药品监督管理部门设置或者确定的药品检验机构，承担依法实施药品审批和药品质量监督检查所需的药品检验工作"。

药品检验按照其检验的性质及检验结果的效力可分两类：一类是药品生产者、经营者、医疗机构等因自身需要对药品进行的检验。对于这类药品的检验,法律没有必要强制规定检验机构。另一类药品检验为药品监督管理部门依法履行药品监督管理职能所需要进行的检验,本条规定的检验就属于这种法定的强制检验。检验结果将作为药品监督管理部门做出具体行政行为的依据。因此这种检验机构,必须是药品监督管理部门依法设置或者确定的。

药师考点

1. 《药品管理法》立法宗旨
2. 《药品管理法》适用范围
3. 药品监督管理体制

(二) 药品生产企业、药品经营企业和医疗机构的药剂管理

《药品管理法》第二章、第三章、第四章依次为药品生产企业管理、药品经营企业管理和医疗机构的药剂管理。建立并严格实施对药品生产、经营企业和医疗机构药剂的管理制度,是保证药品质量、保障用药安全的关键环节。

1. 对药品生产、经营企业及医疗机构制剂实行许可证制度

《药品管理法》明确了开办药品生产企业、经营企业及医疗机构配制制剂的行政审批制度,并具体规定了开办药品生产企业、药品经营企业及医疗机构配制制剂必须具备的条件,详见表 3-1。

表 3-1 开办药品生产企业、经营企业及医疗机构配制制剂的许可与审批

许可与审批	开办药品生产企业	开办药品批发企业	开办药品零售企业	医疗机构制剂许可
审批部门	企业所在地省级药品监督管理部门	企业所在地省级药品监督管理部门	企业所在地县级以上地方药品监督管理部门	所在地省级卫生行政部门审核同意,由省级药监部门批准
许可证书	《药品生产许可证》	《药品经营许可证》		《医疗机构制剂许可证》
许可证书必须标明的事项	有效期和生产范围	有效期和经营范围		有效期
许可事项的其他要求	到期重新审查发证 生产范围由企业在申请许可证时申报并经省级药监部门核准,药品生产企业只能按照规定的生产范围从事药品生产活动	到期重新审查发证 药品经营范围由企业在申请许可证时申报并经药品监督管理部门核准,企业不得超范围经营		到期重新审查发证

续表

许可与审批	开办药品生产企业	开办药品批发企业	开办药品零售企业	医疗机构制剂许可
开办条件	① 具有依法经过资格认定的药学技术人员、工程技术人员及相应的技术工人；② 具有与其药品生产相适应的厂房、设施和卫生环境；③ 具有能对所生产药品进行质量管理和质量检验的机构、人员及必要的仪器设备；④ 具有保证药品质量的规章制度	① 具有依法经过资格认定的药学技术人员；② 具有与所经营药品相适应的营业场所、设备、仓储设施、卫生环境；③ 具有与所经营药品相适应的质量管理机构或者人员；④ 具有保证所经营药品质量的规章制度		医疗机构配制制剂，必须具有能够保证制剂质量的设施、管理制度、检验仪器和卫生条件

2. 实施《药品生产质量管理规范》和《药品经营质量管理规范》

药品生产企业必须按照《药品生产质量管理规范》组织生产。药品监督管理部门按照规定对药品生产企业是否符合《药品生产质量管理规范》的要求进行认证；对认证合格的，发给认证证书。

药品经营企业必须按照《药品经营质量管理规范》经营药品。药品监督管理部门按照规定对药品经营企业是否符合《药品经营质量管理规范》的要求进行认证；对认证合格的，发给认证证书。

3. 药品生产的特定要求（见表 3-2）

表 3-2　《药品管理法》对药品生产的特定要求

特定要求	法定要求	相关条款	解释与说明
药品的生产工艺	药品必须按照国家药品标准和国务院药品监督管理部门批准的生产工艺进行生产，生产记录必须完整准确；药品生产企业改变影响药品质量的生产工艺，必须报原批准部门审核批准	第十条第一款	这里所讲的“生产工艺”，是指药品生产的工艺流程等对药品生产质量直接发生影响、由国务院药品监督管理部门在药品审批时一并审批的药品基本生产工艺，不是指药品生产的所有工艺操作细节
中药饮片炮制	中药饮片必须按照国家药品标准炮制；国家药品标准没有规定的，必须按照省、自治区、直辖市人民政府药品监督管理部门制定的炮制规范炮制	第十条第二款	省、自治区、直辖市人民政府药品监督管理部门制定的炮制规范应当报国务院药品监督管理部门备案

续表

特定要求	法定要求	相关条款	解释与说明
药品生产用原料、辅料	生产药品所需的原料、辅料，必须符合药用要求	第十一条	生产药品所需的原料、辅料都是直接组成药品的物料部分
出厂前检验	药品生产企业必须对其生产的药品进行质量检验；不符合国家药品标准或者中药饮片炮制规范，不得出厂	第十二条	将本厂生产的药品与国家规定的质量标准进行比较，从而对药品做出合格与不合格的判定；不符合国家药品标准的药品会直接危及人民的用药安全，必须禁止其出厂
药品委托生产	经省、自治区、直辖市人民政府药品监督管理部门批准，药品生产企业可以接受委托生产药品	第十三条	药品的委托生产，是指已经合法取得国家药品批准文号的企业委托其他药品生产企业进行该药品品种生产的行为；委托生产的药品的批准文号仍属委托方所有

4. 药品经营的特定要求

（1）购进药品的检查验收制度　包括两个方面：① 药品经营企业购进药品，必须建立并执行进货检查验收制度，验明药品合格证明和其他标识，包括对药品供货方必须确认其法定资格（具备《药品经营许可证》或《药品生产许可证》和工商执照）；索取所购进药品的检验合格报告单和质量标准，必要时应对药品和企业质量保证体系进行调查；直接进口药品应有口岸药检所检验报告书，非直接进口药品应有供货方提供的加盖印章的口岸药检所检验报告书复印件。② 不符合规定要求的，不得购进。不得从不具有《药品生产许可证》、《药品经营许可证》的供货者处购进药品；不得购进没有药品批准文号的药品，不得购进没有取得进口药品注册证书的进口药品等。对所购进药品经检查验收不符合要求的应进行妥善处理或退货。

（2）对药品购销记录的规定　《药品管理法》第十八条规定，药品经营企业购销药品，必须有真实完整的购销记录。购销记录必须注明药品的通用名称、剂型、规格、批号、有效期、生产厂商、购（销）货单位、购（销）货数量、购销价格、购（销）货日期及国务院药品监督管理部门规定的其他内容。药品经营企业建立药品购销记录，是药品经营企业必须履行的法定义务。购销记录的基本内容共十项，应记录完整，关键是要如实反映药品经营企业购销药品的情况，不得作虚假记载。

（3）明确药品经营企业销售药品的基本规则　主要包括以下三点：① 药品经营企业销售药品必须准确无误。药品经营企业的销售人员应熟悉所售药品的性能、规格，向购药者正确说明药品的用法、用量及禁忌等注意事项，防止差错事故。② 药品经营企业在售药调配处方时，必须核对。对处方所列药品，一是不得擅自更改或者代用，即销售人员不得自行更改处方所列药品或用别的药品代替处方开列的药品；二是对有配伍禁忌或者超剂量的处方，应当拒绝调配。确有必要时，应告之购药者经处方医师更正或者在原药方上重新签字后，方可调配。③ 药品经营企业销售中药材，必须标明产地。由于中药材受大气、水质、土壤及地域、海拔高度等影响，不同产地的同种药材组分和药用效果不尽相同，甚至会有较大差异，标明产地有利于消费者根据药品的产地和自己的具体情况确定所需要的中药材。

（4）对药品仓储管理方面的规定　药品经营企业必须制定和执行药品保管制度。药品保管制度应按照《药品经营质量管理规范》的要求并结合企业所经营药品的特点制定，并严格执行。药品经营企业必须针对不同药品的保管特点，采取必要的冷藏、防冻、防潮、防虫和防鼠等措施，保证药品质量。仓储药品在入库和出库时，必须执行检查制度。

（5）关于城乡集贸市场出售药品的规定　《药品管理法》第二十一条规定：① 除国务院另有规定外，城乡集市贸易市场可以出售中药材。② 未经许可，在城乡集市贸易市场内不得出售中药材以外的药品；在城乡集市贸易市场内出售中药材以外药品的，必须经过当地药品监督管理局批准，且只能是持有《药品经营许可证》的零售企业在规定的药品范围内设点出售。

相关知识　医疗机构的药剂管理

相关知识

（三）药品管理

第五章药品管理共23条，是《药品管理法》的重要部分，它对《药品管理法》调整的主要对象“药品”本身提出了具体的、基本的要求，其内容涉及药品的研制、生产直到临床使用的全过程，是对药品实施监督管理的最基本的规定。

1. 新药研制和审批程序的规定

从药品监督管理的角度来讲，新药管理的中心内容，就是对一种新药能否试用于人体进行临床研究及能否作为药品投入生产的审核和批准。《药品管理法》第二十九条、第三十条和第三十三条，明确规定新药研制和审批的程序，概括如下：① 研制新药必须依法如实报送有关资料和样品，经国务院药品监督管理部门批准后，方可进行临床试验。② 对药物临床试验机构实行资格审核认定制度，规定药物的非临床安全性评价研究机构和临床试验机构必须分别执行《药物非临床研究质量管理规范》、《药物临床试验质量管理规范》。③ 国务院药品监督管理部门组织药学、医学和其他技术人员，对新药进行审评。④ 符合规定的，由国务院药品监督管理部门批准，发给新药证书。

2. 对药品生产实施批准文号管理

药品批准文号管理是国务院药品监督管理部门对企业生产药品的申请和相关资料进行审查（包括药品检验机构对样品进行检验），符合规定条件的，发给该药品一个表示准予生产的文号。除生产没有实施批准文号管理的中药材和中药饮片外，生产新药或者生产已经有国家标准的药品，生产企业要向药品监督管理部门提出申请，经审查批准后，发给药品批准文号。对中药饮片和部分中药材实行批准文号管理，具体的品种目录由国务院药品监督管理部门会同国务院中医药管理部门制订。

3. 药品标准

药品必须符合国家药品标准。中药饮片在《药品管理法》中另有规定（第十条第二款），则从其规定。国家药品标准包括《中华人民共和国药典》（简称《中国药典》）和国务院药品监督管理部门颁布的药品标准。

4. 药品购进管理的规定

药品生产企业、药品经营企业和医疗机构只能从具有药品生产、经营资格的企业购进药品。

这里所指的“具有药品生产、经营资格的企业”，是指获得省级以上药品监督管理部门核发的《药品生产许可证》、《药品经营许可证》的单位。从法律上规范药品购进渠道，是规范药品经营行为、加强药品流通监督管理的重要手段。

5. 实行特殊管理的药品

《药品管理法》第三十五条规定，国家对麻醉药品、精神药品、医疗用毒性药品和放射性药品，实行特殊管理。管理办法由国务院制定。关于特殊管理药品的详细内容，参见本书第十章。

6. 涉及中药管理的几项规定

《药品管理法》第三十六条、第四十六条和第四十七条对中药管理的有关事项做出了规定，具体如下：

（1）中药品种保护制度　国家实行中药品种保护制度。具体办法由国务院制定。关于中药品种保护的详细内容，参见本书第八章第四节。

（2）新发现和从国外引种药材的管理　《药品管理法》规定，新发现和从国外引种的药材，经国务院药品监督管理部门审核批准后，方可销售。

（3）地区性民间习用药材的管理　地区性民间习用药材是指国家药品标准未收载，只在部分地区有生产、使用习惯的药材品种。《药品管理法》规定，对地区性民间习用药材的管理办法，由国务院药品监督管理部门会同国务院中医药管理部门制定。

7. 药品分类管理制度

国家对药品实行处方药与非处方药分类管理制度。具体办法由国务院制定。

关于药品分类管理的详细内容，参见本书第四章第三节。

8. 药品储备制度

《药品管理法》第四十三条规定，国家实行药品储备制度。国内发生重大灾情、疫情及其他突发事件时，国务院规定的部门可以紧急调用药品生产、经营企业的药品，企业不得以任何方式拒绝调用。

相关知识

相关知识 药品储备制度

9. 药品进出口管理

为了保护国家的利益和用药者的利益，《药品管理法》规定了药品进出口管理的基本规则，主要内容参见表3-3。

表3-3 《药品管理法》对药品进出口管理的主要规定

主要规定	法定要求	相关条款
药品进出口的许可	药品进口，须经国务院药品监督管理部门组织审查，经审查确认符合质量标准、安全有效的，方可批准进口，并发给《进口药品注册证书》；进口、出口麻醉药品和国家规定范围内的精神药品，必须持有国务院药品监督管理部门发给的《进口准许证》、《出口准许证》。	第三十九条 第四十五条
药品进口的通关与检验	药品必须从允许药品进口的口岸进口，并由进口药品的企业向口岸所在地药品监督管理部门登记备案。海关凭药品监督管理部门出具的《进口药品通关单》放行。口岸所在地药品监督管理部门应当通知药品检验机构按照国务院药品监督管理部门的规定对进口药品进行抽查检验，并按规定收取检验费。	第四十条

续表

主要规定	法定要求	相关条款
药品进出口的限制或者禁止事项	禁止进口疗效不确、不良反应大或者其他原因危害人体健康的药品;对国内供应不足的药品,国务院有权限制或者禁止出口。	第三十八条 第四十四条

10. 对特定药品进行强制性检验的规定

一些对人体健康和生命安全影响重大或者可能存在安全性隐患,需要特别加强监督管理的药品,在其进入市场前,即销售前或进口时,须指定药品检验机构进行检验。检验不合格的,不得销售或者进口。

这些药品包括① 国务院药品监督管理部门规定的生物制品;国务院药品监督管理部门应根据确保使用安全的原则,按照实际工作的需要和情况的变化,适时公布实施销售前或进口时强制性检验的生物制品的类别或者具体品种。② 首次在中国销售的药品,包括国内药品生产企业生产的首次在国内市场销售的药品和国外药品生产企业生产的首次进口到我国的药品。③ 国务院规定的其他药品。

药品强制性检验的检验费项目和收费标准由国务院财政部门会同国务院价格主管部门核定并公告。检验费收缴办法由国务院财政部门会同国务院药品监督管理部门制定。

11. 对已批准上市的药品进行再评价

对药品的再评价是药品上市后,保证其安全性和有效性非常重要也是完全必要的一项措施。国务院药品监督管理部门对已经批准生产或者进口的药品,应当组织调查。对于有确切证据证明其疗效不确、不良反应大或者其他原因危害人体健康的药品,应当撤销其药品批准文号或者进口药品注册证书。

已被撤销药品批准文号或者进口药品注册证书的药品,应当停止生产或者进口、销售和使用。对于撤销药品批准文号或者进口药品注册证书前已经生产或者进口的药品,由当地的药品监督管理部门根据实际情况进行销毁或者采取其他适当的方式进行处理。

12. 禁止生产、销售假药

《药品管理法》第四十八条规定:禁止生产(包括配制)、销售假药;第四十九条规定:禁止生产(包括配制)、销售劣药。

《药品管理法》对假药、劣药的定义及相关情形的界定见表 3-4。

表 3-4 《药品管理法》对假药、劣药的界定

定义	假药、劣药的相关定义及界定	说明
假药的定义	有下列情形之一的为假药:① 药品所含成分与国家药品标准规定的成分不符的;② 以非药品冒充药品或者以他种药品冒充此种药品的。	
劣药的定义	药品成分的含量不符合国家药品标准的,为劣药。	

续表

定义	假药、劣药的相关定义及界定	说明
按假药论处的六种情形	有下列情形之一的药品，按假药论处：① 国务院药品监督管理部门规定禁止使用的；② 依照本法必须批准而未经批准生产、进口，或者依照本法必须检验而未经检验即销售的；③ 变质的；④ 被污染的；⑤ 使用依照本法必须取得批准文号而未取得批准文号的原料药生产的；⑥ 所标明的适应证或者功能主治超出规定范围的。	这些情形所涉及的药品，由于它们所产生的危害后果与假药、劣药相同或相近，因此法律规定按照假药、劣药予以处理，对其生产者、销售者按照生产、销售假药、劣药追究法律责任。
按劣药论处的六种情形	有下列情形之一的药品，按劣药论处：① 未标明有效期或者更改有效期的；② 不注明或者更改生产批号的；③ 超过有效期的；④ 直接接触药品的包装材料和容器未经批准的；⑤ 擅自添加着色剂、防腐剂、香料、矫味剂及辅料的；⑥ 其他不符合药品标准规定的。	

13. 关于规范药品通用名称的规定

凡是载入国家药品标准之中的药品名称就是药品通用名称，即通常所说的药品的“法定名称”。药品的通用名称是区别不同药品种类的标志。不同品种的药品有不同的药品通用名称，而同一品种的药品则只能使用同一个药品通用名称。为避免因药品法定名称不统一造成药品使用中的混乱，各国都规定，以国家药品标准中载明的药品名称作为药品的通用名称，在药品的标签中必须注明药品的通用名称。

《商标法》规定，商标注册人对注册商标享有专用权。药品通用名称是该种药品的合法生产者都有权使用并且必须使用的名称，任何人对药品的通用名称都不享有专用权。为避免法律适用上的冲突，防止利用商标专用权妨碍他人合法使用药品的通用名称，《药品管理法》规定，已作为药品通用名称的，不得再作为药品商标使用。

14. 对药品从业有关人员健康要求的规定

药品生产企业、药品经营企业和医疗机构中直接接触药品的工作人员，必须每年进行健康检查。患有传染病或者其他可能污染药品的疾病的，不得从事直接接触药品的工作。

药师考点

1. 新药研制、审批
2. 生产新药或已有国家标准药品的审批
3. 国家药品标准制定、修订的机构
4. 购药渠道
5. 特殊管理的药品
6. 进出口药品的管理
7. 药品评价与再评价的组织及处理
8. 药品储备管理
9. 假药、劣药的认定及按假药、劣药论处的情形
10. 药品名称规定

（四）药品包装的管理

《药品管理法》第六章药品包装的管理对直接接触药品的包装材料和容器、药品包装及药品标签和说明书的监督管理作了规定，具体内容见表 3-5。

表 3-5 《药品管理法》对药品包装的规定

药品包装	相关要求	相关条款
药品包装	① 药品包装必须适合药品质量的要求，充分发挥其保护药品质量，方便储存、运输和医疗使用的功能；② 发运中药材必须有包装，每件包装必须注明品名、产地、日期、调出单位，并附有质量合格的标志。	第五十三条
直接接触药品的包装材料和容器	① 直接接触药品的包装材料和容器，必须符合药用要求，符合保障人体健康、安全的标准，并由药品监督管理部门在审批药品时一并审批；② 药品生产企业不得使用未经批准的直接接触药品的包装材料和容器；③ 对不合格的直接接触药品的包装材料和容器，由药品监督管理部门责令停止使用。	第五十二条
药品标签和说明书	① 药品包装必须按照规定印有或者贴有标签并附有说明书；② 标签或者说明书上必须注明药品的通用名称、成分、规格、生产企业、批准文号、产品批号、生产日期、有效期、适应证或者功能主治、用法、用量、禁忌、不良反应和注意事项；③ 麻醉药品、精神药品、医疗用毒性药品、放射性药品、外用药品和非处方药的标签，必须印有规定的标志。	第五十四条

（五）药品价格和广告的管理

《药品管理法》第七章药品价格和广告的管理与《价格法》、《广告法》和《反不正当竞争法》相衔接，规定了政府价格主管部门对药品价格的管理，明确药品生产企业、经营企业和医疗机构必须遵守的有关价格管理的规定；并规定了药品广告管理的若干事项。

《药品管理法》中有关药品价格和广告管理的内容主要包括：

1. 药品定价的原则和要求

《药品管理法》第五十五条规定，依法实行市场调节价的药品，药品的生产企业、经营企业和医疗机构应当按照公平、合理和诚实信用、质价相符的原则制定价格，为用药者提供价格合理的药品。

药品的生产企业、经营企业和医疗机构应当遵守国务院价格主管部门关于药价管理的规定，制定和标明药品零售价格，禁止暴利和损害用药者利益的价格欺诈行为。

2. 政府对药品实行价格监测的规定

《药品管理法》第五十六条规定，药品的生产企业、经营企业和医疗机构应当依法向政府价格主管部门提供其药品的实际购销价格和购销数量等资料。

药品生产、经营企业及医疗机构在销售药品的过程中，应当按照价格主管部门的有关规定，如实报送其生产、经营的药品的购进价格、购进数量、销售价格、销售数量等资料。这是为保证政府及时掌握药品市场产销情况、价格变动趋势等信息，科学制定药品价格的重要措施，也是药品生产、经营企业和医疗机构应尽的一项义务。

3. 医疗机构应当向患者提供药品价格清单、公布药品价格

所有的医疗机构均应向患者提供药品价格清单，即医疗机构在为患者提供医疗服务后，有义务无偿向患者提供所使用的药品名称、数量和价格的具体情况。除此之外，医疗保险定点医疗机构还应当按照规定如实公布其常用药品的价格，加强合理用药管理。具体公布价格的形式和内容，由国务院卫生行政部门规定。

4. 禁止在药品购销中给予、接受回扣、财物及其他利益

禁止药品的生产企业、经营企业和医疗机构在药品购销中暗中给予、接受回扣或者其他利益。

禁止药品的生产企业、经营企业或者其代理人以任何名义给予使用其药品的医疗机构的负责人、药品采购人员、医师等有关人员以财物或者其他利益。禁止医疗机构的负责人、药品采购人员、医师等有关人员以任何名义收受药品的生产企业、经营企业或者其代理人给予的财物或者其他利益。

5. 药品广告管理

《药品管理法》第五十九条至第六十二条对药品广告管理做了相应规定，简要概括如下：① 发布药品广告须经企业所在地省、自治区、直辖市人民政府药品监督管理部门批准，取得药品广告批准文号。② 处方药不得在大众传播媒介发布广告或者以其他方式进行以公众为对象的广告宣传。③ 药品广告的内容必须真实、合法，以国务院药品监督管理部门批准的说明书为准。④ 对于违反《药品管理法》和《广告法》的广告，应当向广告监督管理机关通报并提出处理建议，广告监督管理机关应当依法做出处理。

关于药品广告管理的详细内容，参见本书第九章第二节。

（六）药品监督

《药品管理法》第八章规定了药品监督管理部门和药品检验机构在药品管理工作中，所应负的责任、拥有的权利和义务，规定了药品监督管理部门行使行政强制措施和紧急控制措施的情形；设定了药品质量公告和对药品检验结果的申请复验及不良反应报告制度；明确了药品检验部门对药品生产、经营企业的业务指导关系。主要内容如下：

1. 药品监督管理部门的监督检查内容及有关义务

根据《药品管理法》第六十四条的规定，药品监督管理部门有权对以下事项实施监督检查：① 报经药品监督管理部门审批的药品研制；② 药品的生产活动；③ 药品的经营活动；④ 医疗机构使用药品的事项。药品监督管理部门实施监督检查的依据是包括《药品管理法》在内的有关法律、法规。药品监督管理部门在监督检查时必须依法行政，既要严格履行监督检查职责，不得失职，又不得超越法律、法规的规定行使权力。

药品监督管理部门在实施监督检查时的附随义务：① 出示证件的义务，药品监督管理部门进行监督检查时，必须向被检查者出示有关证明文件，以表明其行使监督检查权的合法主体资格和执行具体监督检查任务的合法依据；② 保密的义务，药品监督管理部门进行监督检查时，对监督检查中知悉的被检查人的技术秘密和业务秘密应当保密。

2. 关于药品质量抽查检验的规定

（1）药品质量抽查检验　药品监督管理部门根据监督检查的需要，可以对药品质量进行抽查检验。抽查检验应当按照规定抽样，并不得收取任何费用。

（2）公告抽查检验结果　国务院和省、自治区、直辖市人民政府的药品监督管理部门应当定期公告药品质量抽查检验的结果；公告不当的，必须在原公告范围内予以更正。

（3）药品检验结果的异议复验制度　当事人对药品检验机构的检验结果有异议的，可以自收到药品检验结果之日起七日内向原药品检验机构或者上一级药品监督管理部门设置或者确定的药品检验机构申请复验，也可以直接向国务院药品监督管理部门设置或者确定的药品检验机构申请复验。受理复验的药品检验机构必须在国务院药品监督管理部门规定的时间内作出复验结论。

3. 对可能危害人体健康的药品采取行政强制措施

药品监督管理部门对有证据证明可能危害人体健康的药品及其有关材料可以采取行政强制措施，手段包括查封和扣押。药品监督管理部门在采取上述查封、扣押的行政强制措施后，应在七日内作出行政处理决定；药品需要检验的，必须自检验报告书发出之日起十五日内作出行政处理决定。这样规定也有利于保护行政强制措施相对人的合法权益。

4. 对认证后企业实施跟踪检查的规定

要求药品监督管理部门对已经通过《药品生产质量管理规范》、《药品经营质量管理规范》认证，取得认证证书的药品生产、经营企业要进行认证后的跟踪检查，对药品生产企业、药品经营企业贯彻实施《药品生产质量管理规范》、《药品经营质量管理规范》的情况实施动态的监督管理。

5. 药品监督中的禁止性规定

（1）禁止药品流通中的地方保护主义　为了防止地方人民政府及其药品监督管理部门为了本地区的局部经济利益或其他目的滥用药品检验、审批权限，给非本地区药品生产企业设置不合理的行政壁垒。《药品管理法》明确规定，地方人民政府和药品监督管理部门不得以要求实施药品检验、审批等手段限制或者排斥非本地区药品生产企业依照本法规定生产的药品进入本地区。

（2）禁止药品监督管理者参与药品生产、经营活动　《药品管理法》第七十条针对该事项规定：① 药品监督管理部门及其设置的药品检验机构和确定的专业从事药品检验的机构不得参与药品生产经营活动，不得以其名义推荐或者监制、监销药品。② 药品监督管理部门及其设置的药品检验机构和确定的专业从事药品检验的机构的工作人员不得参与药品生产经营活动。

6. 国家实行药品不良反应报告制度

《药品管理法》第七十一条明确规定国家实行药品不良反应报告制度。① 药品不良反应报告制度的实施主体是药品生产企业、经营企业和医疗机构，报告药品不良反应是上述单位的法定义务。② 药品生产企业、经营企业和医疗机构发现可能与本单位生产、经营、使用药品有关的严重不良反应，必须及时向所在地省级药品监督管理部门和卫生行政部门报告。③ 药品不良反应报告制度的监督主体是国务院和省级药品监督管理部门、卫生行政部门及其药品不良反应监测中心。④ 国务院或省级药品监督管理部门对已确认发生严重不良反应的药品可以采取停止生产、销售和使用的紧急控制措施。

关于药品不良反应报告制度的详细内容，参见本书第四章第五节。

（七）法律责任

法律责任是国家对责任人违反法定义务，超越权利或者滥用权利的行为所作的否定性评价，是国家强制责任人做出一定行为或者不做出一定行为，恢复被破坏的法律关系和法律秩序的手段。修改后的《药品管理法》扩大了违法行为的打击范围，增加了为生产、销售假劣药品提供便利条件、不按照规定实施有关质量管理规范、未按照本法规定进口药品、出具虚假检验报告、违反药品价格管理等违法行为的处罚，针对各种违法行为，增加了撤销药品批准证明文件、禁止有关人员在一定年限内从事药品生产、经营的资格罚等处罚种类，并对生产、销售假劣药品等严重危害人体健康的违法行为加大了处罚力度。

《药品管理法》第九章所规定的法律责任主要涉及以下6个方面：

1. 对违反药品生产许可证、药品批准证明文件相关规定的处罚（见表3-6）

表3-6 对违反药品生产许可证、药品批准证明文件相关规定的处罚

违法情形	处罚	相关条款
未取得《药品生产许可证》、《药品经营许可证》或者《医疗机构制剂许可证》生产药品、经营药品	① 依法予以取缔，没收违法生产、销售的药品和违法所得，并处违法生产、销售的药品（包括已售出的和未售出的药品，下同）货值金额两倍以上五倍以下的罚款；② 构成犯罪的，依法追究刑事责任。	第七十二条
从无《药品生产许可证》的企业购进药品	① 责令改正，没收违法购进的药品，并处违法购进药品货值金额两倍以上五倍以下的罚款；② 有违法所得的，没收违法所得；③ 情节严重的，吊销《药品生产许可证》、《药品经营许可证》或者医疗机构执业许可证书。	第七十九条
伪造、变造、买卖、出租、出借许可证或者药品批准证明文件	① 没收违法所得，并处违法所得一倍以上三倍以下的罚款；② 没有违法所得的，处二万元以上十万元以下的罚款；③ 情节严重的，吊销卖方、出租方、出借方的《药品生产许可证》、《药品经营许可证》、《医疗机构制剂许可证》或者撤销药品批准证明文件；④ 构成犯罪的，依法追究刑事责任。	第八十一条
提供虚假的证明、文件资料、样品或者采取其他欺骗手段取得许可证或者药品批准证明文件	吊销《药品生产许可证》、《药品经营许可证》、《医疗机构制剂许可证》或者撤销药品批准证明文件，五年内不受理其申请，并处一万元以上三万元以下的罚款。	第八十二条

2. 对生产、销售假药、劣药行为、有关责任人和相关事项的处罚（见表3-7）

表3-7 对生产、销售假药、劣药行为、有关责任人及相关事项的处罚

违法行为	处罚	相关条款
生产、销售假药	① 没收违法生产、销售的药品和违法所得，并处违法生产、销售药品货值金额两倍以上五倍以下的罚款；② 有药品批准证明文件的予以撤销，并责令停产、停业整顿；③ 情节严重的，吊销《药品生产许可证》、《药品经营许可证》或者《医疗机构制剂许可证》；④ 构成犯罪的，依法追究刑事责任	第七十三条
生产、销售劣药	① 没收违法生产、销售的药品和违法所得，并处违法生产、销售药品货值金额一倍以上三倍以下的罚款；② 情节严重的，责令停产、停业整顿或者撤销药品批准证明文件、吊销《药品生产许可证》、《药品经营许可证》或者《医疗机构制剂许可证》；③ 构成犯罪的，依法追究刑事责任。	第七十四条

续表

违法行为	处罚	相关条款
有关责任人	① 从事生产、销售假药及生产、销售劣药情节严重的企业或者其他单位，其直接负责的主管人员和其他直接责任人员十年内不得从事药品生产、经营活动；② 对生产者专门用于生产假药、劣药的原辅材料、包装材料、生产设备，予以没收。	第七十五条
知道或者应当知道属于假劣药品而为其提供运输、保管、仓储等便利条件	① 没收全部运输、保管、仓储的收入，并处违法收入50%以上三倍以下的罚款；② 构成犯罪的，依法追究刑事责任。	第七十六条

相关知识 生产、销售假药罪

相关知识

药师考点

1. 无证生产、销售药品的处罚
2. 生产、销售假劣药的处罚及对有关人员的处罚
3. 未实施有关质量管理规范的处罚
4. 从非法渠道购进药品的处罚
5. 非法取得或使用药品相关许可证明文件行为的处罚

3. 对违反《药品管理法》药品价格和广告管理有关规定的处罚(见表3-8)

表3-8　对违反药品价格和广告管理有关规定的处罚

违法行为	处罚	相关条款
违反《药品管理法》关于药品价格管理的规定	依照《价格法》的规定处罚。	第八十八条
药品购销中违法行为	① 在药品购销中暗中给予、收受回扣的单位由工商行政管理部门处一万元以上二十万元以下的罚款，有违法所得的，予以没收；情节严重的，由工商行政管理部门吊销其营业执照，并通知药品监督管理部门，由药监部门吊销其许可证；构成犯罪的，依法追究刑事责任。②在药品购销中企业有关人员收受回扣或其他利益的依法给予处分，没收违法所得；构成犯罪的，依法追究刑事责任。③医疗机构的有关人员收受财物或者其他利益的，由卫生行政部门或者本单位给予处分，没收违法所得；对违法行为情节严重的执业医师，由卫生行政部门吊销其执业证书；构成犯罪的，依法追究刑事责任。	第八十九条 第九十条

续表

违法行为	处罚	相关条款
违反《药品管理法》有关药品广告的管理的规定	① 依照《广告法》的规定处罚,并由发给广告批准文号的药品监督管理部门撤销广告批准文号,一年内不受理该品种的广告审批申请;②构成犯罪的,依法追究刑事责任。	第九十一条

案例分析 “齐二药”亮菌甲素事件

2006 年 4 月 19 日,广州市中山大学附属第三医院(以下简称中山三院)感染科按广东省医疗机构药品集中招标中心的规定,开始改用齐齐哈尔第二制药有限公司(以下简称“齐二药”)生产的亮菌甲素注射液。4 月 24 日和 26 日,该院感染科三区先后出现 2 例急性肾衰竭患者。4 月 30 日下午,感染科二区也出现 6 例相同症状病人,引起医务人员警觉。5 月 1 日下午,医院组织专家会诊,高度怀疑患者发生的急性肾功能衰竭与药物不良反应有关,当即决定成立抢救小组,积极抢救患者。全院停用并封存可疑药物“齐二药”生产的亮菌甲素,并立即向有关行政主管部门报告。从 4 月 19 日开始使用至 5 月 1 日全院停用该药,共 64 例患者使用过该药,13 例死亡。5 月 9 日,国家食品药品监督管理局发出特急通知,决定暂停“齐二药”亮菌甲素注射液的生产,在全国范围内暂停销售和使用该药。

5 月 15 日,国家食品药品监督管理局通报了查处“齐二药”案的最新进展——“齐二药”购入的药用辅料丙二醇,经检验为二甘醇。系犯罪嫌疑人王某以江苏泰兴化工总厂名义用二甘醇假冒丙二醇销售给“齐二药”,“齐二药”违反 GMP 有关规定,将二甘醇辅料用于生产,含有二甘醇的亮菌甲素注射液是导致患者肾功能急性衰竭的直接原因。

5 月 20 日,黑龙江省食品药品监督管理局已作出拟吊销“齐二药”《药品生产许可证》的决定,并根据行政处罚法等规定向其发出了行政处罚听证告知书。齐齐哈尔第二制药有限公司法人代表、副厂长、技术厂长等涉案人员也已被公安机关刑事拘留,理赔工作拉开帷幕。

本次案件的处罚,涉及没收、查封、扣押假药;没收其违法所得 238 万元,并处货值金额 5 倍罚款 1 682 万元,罚没合计 1 920 万元;吊销“齐二药”《药品生产许可证》,撤销其 129 个药品批准文号;收回 GMP 证书。2008 年 4 月 29 日,广州市中级人民法院一审以重大责任事故罪宣判齐齐哈尔第二制药有限公司副总经理朱××有期徒刑 7 年,分别判处总经理尹××、副总经理郭××、化验室主任陈××、采购员钮××四人有期徒刑 4 年、4 年 6 个月、6 年、5 年 6 个月。广州市天河区法院 2008 年 6 月对该案作出民事赔偿责任审判决,判决“齐二药”承担最终赔偿责任,中山三院等其余三方被告承担连带责任,共需赔偿原告 3 508 247.46 元。

4. 对药品监督管理部门和药品检验机构及其人员违法行为的处罚(见表 3-9)

表 3-9　对药品监督管理部门和药品检验机构及其人员违法行为的处罚

违法行为	处罚	相关条款
药品检验机构出具虚假检验报告	① 构成犯罪的，依法追究刑事责任；② 不构成犯罪的，责令改正，给予警告，对单位并处三万元以上五万元以下的罚款；③ 对直接负责的主管人员和其他直接责任人员依法给予降级、撤职、开除的处分，并处三万元以下的罚款；④ 有违法所得的，没收违法所得；⑤ 情节严重的，撤销其检验资格。药品检验机构出具的检验结果不实，造成损失的，应当承担相应的赔偿责任。	第八十六条
药品监督管理部门对药品广告不依法履行审查职责，批准发布的广告有虚假或者违法内容	① 对直接负责的主管人员和其他直接责任人员依法给予行政处分；② 构成犯罪的，依法追究刑事责任。	第九十一条
药品监督管理部门对不符合条件的单位发给有关认证证书、许可证、进口药品注册证书、新药证书、药品批准文号	① 由其上级主管机关或者监察机关责令收回违法发给的证书、撤销药品批准证明文件，对直接负责的主管人员和其他直接责任人员依法给予行政处分；② 构成犯罪的，依法追究刑事责任。	第九十三条
药品监督管理部门或药品检验机构参与药品生产经营活动	① 由其上级机关或者监察机关责令改正，有违法收入的予以没收；② 情节严重的，对直接负责的主管人员和其他直接责任人员依法给予行政处分；③ 参与药品生产经营活动的工作人员依法给予其行政处分。	第九十四条
药品监督管理部门或药品检验机构违法收取检验费用	① 由政府有关部门责令退还，对直接负责的主管人员和其他直接责任人员给予行政处分；② 对情节严重的药品检验机构，撤销其检验资格。	第九十五条
药品监督管理部门及其人员失于监督检查致使已取得许可证的企业有制售假药、劣药的违法行为	① 对有失职、渎职行为的药监部门直接负责的主管人员和其他直接责任人员依法给予行政处分；② 构成犯罪的，依法追究刑事责任。	第九十六条
药品监督管理人员滥用职权、徇私舞弊、玩忽职守	① 构成犯罪的，依法追究刑事责任；② 尚不构成犯罪的，依法给予行政处分。	第九十八条

药品监督管理部门对下级药品监督管理部门违反《药品管理法》的行政行为，责令限期改正；逾期不改正的，有权予以改变或者撤销。

5. 对其他违反《药品管理法》的行为的处罚(见表 3-10)

表 3-10　对其他违反《药品管理法》的行为的处罚

违法行为	处罚	相关条款
未按照规定实施 GMP、GSP、GLP、GCP 的单位	① 给予警告，责令限期改正；② 逾期不改正的，责令停产、停业整顿，并处五千元以上二万元以下的罚款；③ 情节严重的，吊销许可证和药物临床试验机构的资格。	第七十八条

续表

违法行为	处罚	相关条款
药品进口未按照规定向口岸所在地的药品监督管理部门登记备案	① 给予警告，责令限期改正；② 逾期不改正的，撤销进口药品注册证书。	第八十条
医疗机构市售自配制剂	① 责令改正，没收违法销售的制剂，并处违法销售制剂货值金额一倍以上三倍以下的罚款；② 有违法所得的，没收违法所得。	第八十三条
药品经营企业违反药品购销记录和销售制度	① 责令改正，给予警告；② 情节严重的，吊销《药品经营许可证》。	第八十四条
药品标识不符合法律规定	① 责令改正，给予警告；② 情节严重的，撤销该药品的批准证明文件。	第八十五条

相关知识

相关知识 法律责任中涉及的相关术语

药品的生产企业、经营企业及医疗机构违反《药品管理法》规定，给药品使用者造成损害的，依法承担赔偿责任。

药师考点

1. 未按照规定实施《药品生产质量管理规范》的法律责任
2. 未按照规定实施《药品经营质量管理规范》的法律责任
3. 药品购销活动中暗中给予、收受回扣或者其他利益的法律责任
4. 药品购销活动中收受财物或者其他利益的法律责任
5. 违反药品标识管理规定的法律责任
6. 医疗机构向市场销售制剂的法律责任
7. 对违法行为进行行政处罚的管辖分工

（1）药品监督管理行政处罚实施按照国务院药品监督管理部门规定的职责分工；吊销《药品生产许可证》、《药品经营许可证》、《医疗机构制剂许可证》、医疗机构执业许可证书或者撤销药品批准证明文件的，由原发证、批准的部门决定。

（2）依照《药品管理法》被吊销《药品生产许可证》、《药品经营许可证》的，由药品监督管理部门通知工商行政管理部门办理变更或者注销登记。

（八）附则

附则，是指附在法律最后部分的说明性及补充性条文，是法律的重要组成部分，与法律的其他部分具有等同的效力。《药品管理法》附则的主要内容如下：

1. 对《药品管理法》中部分用语含义的规定

药品，是指用于预防、治疗、诊断人的疾病，有目的地调节人的生理机能并规定有适应证或

者功能主治、用法和用量的物质，包括中药材、中药饮片、中成药、化学原料药及其制剂、抗生素、生化药品、放射性药品、血清、疫苗、血液制品和诊断药品等。

辅料，是指生产药品和调配处方时所用的赋形剂和附加剂。

药品生产企业，是指生产药品的专营企业或者兼营企业。

药品经营企业，是指经营药品的专营企业或者兼营企业。

2. 其他有关管理办法的特殊规定

① 中药材的种植、采集和饲养的管理办法，由国务院另行制定。② 国家对预防性生物制品的流通实行特殊管理，具体办法由国务院制定。③ 中国人民解放军执行本法的具体办法，由国务院、中央军事委员会依据本法制定。

3. 关于《药品管理法》施行日期的规定

《药品管理法》第一百零四条规定："本法自 2001 年 12 月 1 日起施行"。

第二节　中华人民共和国药品管理法实施条例

一、《中华人民共和国药品管理法实施条例》概述

（一）《中华人民共和国药品管理法实施条例》的制定和实施

《药品管理法》作为药品监督管理的基本法律，原则性规定、授权国务院或国务院药品监督管理部门制定具体规定的条款较多，其所确立的各项制度需要有下位法的进一步明确规定才能得以正确实施。

为了贯彻实施《药品管理法》，国务院制定了《中华人民共和国药品管理法实施条例》（以下简称《实施条例》）。从《药品管理法》的立法原义出发，将法律确定下来的制度和措施进一步具体化，增强法律的操作性。

2002 年 8 月 4 日，《实施条例》由第 360 号国务院令公布，于 2002 年 9 月 15 日起施行。《实施条例》的颁布和施行，对全面贯彻执行《药品管理法》，加强药品监管，确保人民用药安全有效，保证用药人的合法权益起到了十分重要的作用。为了依法推进简政放权、放管结合、优化服务改革，国务院对取消和调整行政审批项目、价格改革和实施普遍性降费措施涉及的行政法规进行了清理。经过清理，国务院决定：对 66 部行政法规的部分条款予以修改。2016 年 1 月 13 日国务院第 119 次常务会议通过《国务院关于修改部分行政法规的决定》，2016 年 2 月 6 日，李克强总理签署第 666 号国务院令，发布了《国务院关于修改部分行政法规的决定》，对《实施条例》的部分条款进行了修改，删除了有关条款。本决定自公布之日起施行。

（二）《实施条例》的特点

《实施条例》依据《药品管理法》而制定，归纳起来，具有以下三个明显的特点：一是体例统一，《实施条例》的体例是严格以《药品管理法》的体例为基准的，与《药品管理法》的章节互相对应了；二是可操作性强，《实施条例》对《药品管理法》的有关规定进行了比较全面的具体化，其规定的内容更具有针对性和操作性，特别是对药品监督管理工作中的突出问题做出更明确的规

定；三是对《药品管理法》进行了必要的补充，《实施条例》根据《药品管理法》的立法宗旨和有关原则规定，针对药品监督管理工作的现实需要增加了一些新规定、新措施。

相关知识

相关知识 第666号国务院令对《实施条例》的修改内容

二、《中华人民共和国药品管理法实施条例》的主要内容

《实施条例》与《药品管理法》的章节相对应，分为10章共80条。主要内容概括如下：

1. 药品检验机构的设置和确定

《实施条例》第二条明确了药品检验机构设置和确定的原则：① 授权国务院药品监督管理部门和省、自治区、直辖市人民政府药品监督管理部门设置国家药品检验机构和省级药品检验机构。② 省以下药品检验机构的设置原则：由省、自治区、直辖市人民政府药品监督管理部门根据需要提出设置规划，报同级人民政府批准后设置。③ 药品检验机构确定的原则：只有国务院和省、自治区、直辖市人民政府药品监督管理部门方可确定符合条件的有关检验机构承担药品审批和监督检查所需的药品检验工作。

2. 对变更许可事项和换发许可证的规定

药品生产、经营企业变更《药品生产许可证》、《药品经营许可证》许可事项的，应当在许可事项发生变更30日前，向原发证机关申请变更登记；未经批准，不得变更许可事项。原发证机关应当自收到申请之日起15个工作日内作出决定。

《药品生产许可证》、《药品经营许可证》有效期为5年。有效期届满，需要继续生产、经营药品的，持证企业应当在许可证有效期届满前6个月，按照国务院药品监督管理部门的规定申请换发许可证。

3. 药品生产、经营企业GMP和GSP认证管理

《实施条例》对认证工作的组织实施在职责范围、实施方法和操作程序上做出了具体规定：

(1) 药品生产企业GMP认证 《实施条例》规定对药品生产企业的GMP认证实行两级认证。省级以上人民政府药品监督管理部门应当按照《药品生产质量管理规范》和国务院药品监督管理部门规定的实施办法和实施步骤，组织对药品生产企业的认证工作；符合《药品生产质量管理规范》的，发给认证证书。其中，生产注射剂、放射性药品和国务院药品监督管理部门规定的生物制品的药品生产企业的认证工作，由国务院药品监督管理部门负责。

新开办药品生产企业、药品生产企业新建药品生产车间或者新增生产剂型的，应当自取得药品生产证明文件或者经批准正式生产之日起30日内，按照规定向药品监督管理部门申请《药品生产质量管理规范》认证。认证合格的，发给认证证书。

在两级认证体制下，应当坚持权责统一的原则，明确谁认证、谁负责跟踪监督检查的责任。省级药品监督管理部门在权限范围内，依照法律、法规和国务院药品监督管理部门的要求开展认证工作。同时，应对辖区内所有已通过认证的药品生产企业加强日常监督检查，发现问题，依法予以查处。

国务院药品监督管理部门的职责包括① 统一组织全国GMP认证管理工作；② 直接负责注射剂、放射性药品及规定的生物制品等药品生产企业的认证工作；③ 统一对GMP检查员进行资

格认定和管理;④ 对省级药品监督管理部门的认证工作进行指导和监督。

（2）药品经营企业 GSP 认证　省、自治区、直辖市人民政府药品监督管理部门和设区的市级药品监督管理机构负责组织药品经营企业的认证工作。药品经营企业应当按照国务院药品监督管理部门规定的实施办法和实施步骤,通过省、自治区、直辖市人民政府药品监督管理部门或者设区的市级药品监督管理机构组织的《药品经营质量管理规范》的认证,取得认证证书。《药品经营质量管理规范》认证证书的格式由国务院药品监督管理部门统一规定。

新开办药品批发企业和药品零售企业,应当自取得《药品经营许可证》之日起 30 日内,向发给其《药品经营许可证》的药品监督管理部门或者药品监督管理机构申请《药品经营质量管理规范》认证。受理申请的药品监督管理部门或者药品监督管理机构应当自收到申请之日起 3 个月内,按照国务院药品监督管理部门的规定,组织对申请认证的药品批发企业或者药品零售企业是否符合《药品经营质量管理规范》进行认证;认证合格的,发给认证证书。

省级药品监督管理部门组织 GSP 认证工作,必须按规定从省局设立的 GSP 认证检查员库中随机抽取检查员组成检查组进行认证。GSP 认证检查员必须符合国务院药品监督管理部门规定的条件。

4. 关于委托生产药品的管理

《实施条例》第十条规定,接受委托生产药品的受托方必须是持有与其受托生产的药品相适应的《药品生产质量管理规范》认证证书的药品生产企业。

疫苗、血液制品和国务院药品监督管理部门规定的其他药品,不得委托生产。

5. 药品零售企业配备执业药师、药学技术人员的有关规定

国家实行处方药和非处方药分类管理制度。国家根据非处方药品的安全性,将非处方药分为甲类非处方药和乙类非处方药。

《实施条例》从深化药品流通体制改革和实施药品分类管理制度、保证人民用药安全出发,对经营处方药和甲类非处方药的药品零售企业配备执业药师做出了规定:经营处方药、甲类非处方药的药品零售企业,应当配备执业药师或者其他依法经资格认定的药学技术人员。

经营乙类非处方药的药品零售企业,应当配备经设区的市级药品监督管理机构或者省级药品监督管理部门直接设置的县级药品监督管理机构组织考核合格的业务人员。

6. 新药监测期管理

《实施条例》第三十四条规定,国务院药品监督管理部门根据保护公众健康的要求,可以对药品生产企业生产的新药品种设立不超过 5 年的监测期,在监测期内,不得批准其他企业生产和进口。

根据《与贸易有关的知识产权协定》(TRIPS)的规定,“在制定或修改其法律和法规时,各成员可采用对保护公共健康和营养,促进对其社会经济和技术发展至关重要部门的公共利益所必需的措施,只要此类措施与协定的规定相一致”。因此,设定监测期主要是为了公共利益所采取的措施,更好地对新上市的药品进行技术性监测,保护公众的健康,其依据是新药临床研究的安全性、有效性和质量可控性评价结果。《药品注册管理办法》中对有关新药监测期的管理做出了具体规定。

7. 对药品再注册的规定

药品再注册是指对药品批准证明文件有效期满后继续生产、进口的药品实施的审核、确认和登记审批过程。按照国际惯例,对已获准生产、上市的药品的资格经过一定时期进行再次确

认即药品再注册,是保障药品安全有效的重要监督管理手段。

根据《药品管理法》有关规定,《实施条例》第四十一条制定了有关药品再注册的规定:

① 国务院药品监督管理部门核发的药品批准文号、《进口药品注册证》、《医药产品注册证》的有效期为5年。有效期届满,需要继续生产或者进口的,应当在有效期届满前6个月申请再注册。

② 药品再注册时,应当按照国务院药品监督管理部门的规定报送相关资料。

③ 有效期届满,未申请再注册或者经审查不符合国务院药品监督管理部门关于再注册的规定的,注销其药品批准文号、《进口药品注册证》或者《医药产品注册证》。

④ 药品批准文号的再注册由省、自治区、直辖市人民政府药品监督管理部门审批,并报国务院药品监督管理部门备案;《进口药品注册证》、《医药产品注册证》的再注册由国务院药品监督管理部门审批。

药师考点

1. 药物非临床和临床研究的规定
2. 新药监测期的规定
3. 未披露的试验数据保护
4. 进口药品注册
5. 在销售前或进口时须按国家规定进行检验或审批的生物制品
6. 药品的再评价
7. 药品批准文号、《进口药品注册证》、《医药产品注册证》的有效期及药品再注册

8. 药品包装管理

《实施条例》关于药品包装的规定主要包括:

① 药品生产企业使用的直接接触药品的包装材料和容器须经国务院药品监督管理部门批准注册。其管理办法、产品目录和药用要求与标准,由国务院药品监督管理部门组织制定并公布。

② 生产中药饮片,应当选用与药品性质相适应的包装材料和容器;包装不符合规定的中药饮片,不得销售。中药饮片包装必须印有或者贴有标签。中药饮片的标签必须注明品名、规格、产地、生产企业、产品批号、生产日期,实施批准文号管理的中药饮片还必须注明药品批准文号。

③ 医疗机构配制制剂所使用的直接接触药品的包装材料和容器、制剂的标签和说明书应当符合《药品管理法》和《实施条例》的有关规定,并经省级药品监督管理部门批准。

④ 药品商品名称应当符合国务院药品监督管理部门的规定。

9. 对一些违法行为的认定和处罚

《实施条例》第九章法律责任对有关违法事项的认定和处罚做了相应规定,对一些违法行为明确规定依照《药品管理法》的相关条款进行处罚,详见表3-11。

表 3-11 《实施条例》中规定的依照《药品管理法》相关条款进行处罚的违法行为

违法行为	处罚认定	《药品管理法》相关条款
① 擅自在城乡集贸市场设点销售药品或者在城乡集贸市场设点销售的药品超出批准经营的药品范围;② 个人设置的门诊部、诊所等医疗机构向患者提供的药品超出规定的范围和品种;③ 药品生产、经营企业和医疗机构变更药品生产经营许可事项逾期不补办变更手续而被宣布其许可证无效但仍从事药品生产经营活动的	依照未取得许可证生产、经营药品应承担的法律责任进行处罚	第七十二条
① 擅自委托或者接受委托生产药品的委托方和受托方;② 医疗机构使用假药	依照生产、销售假药应承担的法律责任进行处罚	第七十三条
① 医疗机构使用劣药;② 生产没有国家药品标准的中药饮片,不符合省级药品监督管理部门制定的炮制规范的;③ 医疗机构不按照省级药品监督管理部门批准的标准配制制剂的	依照生产、销售劣药应承担的法律责任进行处罚	第七十四条
① 开办药品生产企业、药品生产企业新建药品生产车间、新增生产剂型,在规定时间内未通过 GMP 认证而进行药品生产;② 开办药品经营企业,在规定时间内未通过 GSP 认证而进行药品经营;③ 擅自进行临床试验的药物临床试验机构	依照未按规定实施 GMP、GSP、GLP、GCP 应承担的法律责任进行处罚	第七十八条
医疗机构未经批准擅自使用其他医疗机构配制的制剂	依照从无许可证企业购进药品应承担的责任进行处罚	第七十九条
药品生产、经营企业生产、经营的药品及医疗机构配制的制剂,其包装、标签、说明书违反《药品管理法》及《实施条例》规定的	依照《药品管理法》药品标识不符合规定进行处罚	第八十五条
篡改经批准的药品广告内容的	依照违反《药品管理法》有关药品广告的管理规定进行处罚	第九十一条

10. 药品监督管理部门派出机构的执法权限

《实施条例》规定,药品监督管理部门设置的派出机构,有权作出《药品管理法》和《实施条例》规定的警告、罚款、没收违法生产、销售的药品和违法所得的行政处罚。从目前全国药品监督管理机构组建的情况看,大部分的县都设置了作为市一级药品监督管理部门派出机构的药品监督管理分局。《实施条例》授权派出机构行使部分处罚权,确立了派出机构在法规授权范围内享有执法主体资格。

《实施条例》授权范围以外的行政处罚行为,如责令停产、停止整顿等,派出机构均不得以自己名义作出。

11. 六种违法行为从重处罚

根据《法实施条例》的规定,有下列行为之一的,由药品监督管理部门在《药品管理法》和

《实施条例》规定的处罚幅度内从重处罚：

① 以麻醉药品、精神药品、医疗用毒性药品、放射性药品冒充其他药品，或者以其他药品冒充上述药品的；

② 生产、销售以孕产妇、婴幼儿及儿童为主要使用对象的假药、劣药的；

③ 生产、销售的生物制品、血液制品属于假药、劣药的；

④ 生产、销售、使用假药、劣药，造成人员伤害后果的；

⑤ 生产、销售、使用假药、劣药，经处理后重犯的；

⑥ 拒绝、逃避监督检查，或者伪造、销毁、隐匿有关证据材料的，或者擅自动用查封、扣押物品的。

12. 有关用语的含义

《实施条例》第十章附则对有关用语的含义做了规定：

① 药品合格证明和其他标识，是指药品生产批准证明文件、药品检验报告书、药品的包装、标签和说明书。

② 医疗机构制剂，是指医疗机构根据本单位临床需要经批准而配制、自用的固定处方制剂。

③ 药品认证，是指药品监督管理部门对药品研制、生产、经营、使用单位实施相应质量管理规范进行检查、评价并决定是否发给相应认证证书的过程。

④ 药品经营方式，是指药品批发和药品零售。

⑤ 药品经营范围，是指经药品监督管理部门核准经营药品的品种类别。

⑥ 药品批发企业，是指将购进的药品销售给药品生产、经营企业和医疗机构的药品经营企业。

⑦ 药品零售企业，是指将购进的药品直接销售给消费者的药品经营企业。

第三节 国外药品管理的法律法规

一、美国的药事法规

美国当代的药事法律制度不断发展、进步，逐步趋于成熟和完善，形成国际上公认的科学的药品管理法律制度。世界上一些国家对药品管理的管理体制、法律法规等都或多或少地借鉴其科学规范的先进经验。关于药品的安全保障，美国自 20 世纪初以来主要有以下一些重要立法活动。

1. 《联邦食品和药品法》

1906 年，美国政府颁布了《联邦食品和药品法》(Federal Food and Drug Act of 1906)，即《纯净食品和药品法》(Pure Food and Drug Act)。这是美国最早的药品法。该法案主要针对当时掺假的食品、药品充溢市场的情况，明确规定禁止在州间贸易中进行掺假或冒牌的食品、饮料及药品的商贸活动。允许查封（或没收）违章产品和惩处犯罪来制止违法者。并引入美国药典(U. S. Pharmacopoeia, USP)和国家处方集(National Formulary, NF)作为药品的官方标准。1921

年，国会通过了 Sherley 修正案，取缔在药品标识上的欺骗性宣传。

2.《食品、药品和化妆品法案》

1937 年，美国发生“磺胺酏剂中毒事件”，最终导致 107 人丧生，其中多数是儿童。

“磺胺酏剂中毒事件”引起的灾难性教训，促使美国国会于 1938 年通过并颁布《食品、药品和化妆品法案》(Food, Drug and Cosmetic Act, FDCA)，取代原《联邦食品和药品法》。新法从法律上强调药品的安全性，授予 FDA 直接制约企业的权力：要求 1938 年后投放市场的所有新药产品在上市前必须向 FDA 申报新药申请，以证明其安全性；对于药品中必须使用的有害物质，制造商必须提供其安全耐受性指标。当老药品新剂型投放市场前，其处方、标签和广告均须经 FDA 审查批准。此外，该法还将化妆品和医疗器械的管理首次纳入法律管辖范围。

相关知识 《食品、药品和化妆品法案》简介

3.《德拉姆-汉弗莱修正案》

《德拉姆)-汉弗莱修正案》(Durham-Humphrey Amendment)，也叫《处方药修正案》。它是对《食品、药品和化妆品法》的第一次主要修正。它对流通医药市场上的处方药(prescription drugs)和非处方药(OTC)做了严格划分，并确定了区分处方药的三条依据：① 属于法规定义的易成瘾类药品；② 因药物毒性或其他潜在的有害后果，或使用方法使其成为不够安全类；③ 在新药申请时已被确定为处方药类。

该修正案规定处方药必须经医师同意，而 OTC 药品可供自选用药的消费者任意选购。任何药品在没有被指定为处方药之前，一般按 OTC 药品对待。处方药和 OTC 药品的严格区别从此由法律来监管，有效地扭转了以前的市场混乱局面，为 FDA 更有效地监督医药市场奠定了基础。此外，该修正案还减免了处方药对某些标签的要求，但要求在处方药品标签上注明凭处方销售。从此，“注意，联邦法律禁止无处方配药”(Caution, Federal law prohibits dispensing without prescription)的字样一直保留在处方药标签上，直到 1998 年才被处方药符号“Rx”取代。

4.《科夫沃-哈里斯修正案》

1962 年的《科夫沃-哈里斯修正案》(Kefauver-Harris Amendments)是 FDA 药品管理立法的又 个重要里程碑。

1961 年，欧洲发生了“反应停”(thalidomide)事件，导致了万名畸形婴儿。美国由于法律修正案对新药上市前安全监管措施的加强，“反应停”事件在美国基本未发生，但它产生的影响仍然促使美国对《食品、药品及化妆品法》进行修改。1962 年，美国国会通过《科夫沃-哈里斯修正案》，改写了有关条款，首次规定药品制造商在新药出厂上市前，不仅要向 FDA 提供安全性证明，而且还要提供产品药效证明材料，即保证药品的安全性和有效性。依据该修正案，美国随后淘汰了 412 种药品，责令 1 660 余种同类药品撤出市场。该修正案还明确提出了以下方面的管理要求：① 制药企业应执行药品生产管理规范(GMP)；② 处方药物必须接受 FDA 的监督；③ 建立药品广告的申请手续；④ 新药研究者在进行临床试验以前，要得到受试者的知情同意(informed consent)。

5.《罕见病药物法案》

一些治疗罕见疾病的药物(也称为孤稀药物)由于很难赢利，制药公司不愿投巨资去研究开

发。为了满足患者用药需要，美国针对管理中的现实情况，通过法律程序，支持制药企业研究开发罕见病药品。1983 年，美国国会通过《罕见病药物法案》(Orphan Drug Act)。该法案同意每年拨款 1 200 万美元作为临床研究基金，鼓励药品研究组织与制药公司将注意力集中在罕见病患者身上，开发罕见病药品。同时对罕见病药品的开发提供免征税收及贷款的优惠政策，享有专卖权。由此这个法案刺激了罕见病药品的研究开发，一旦批准了一种罕见病药品，其专卖权可给研制单位法律上为期 7 年的保护，以防止引入一种相同的竞争产品，保证市场供应的独立性，作为一把“保护伞”，该法案也成为许多公司有兴趣投资开发罕见病药品的关键所在。

6.《药品价格竞争和专利期恢复法》

1984 年的《药品价格竞争和专利期恢复法》(Drug Price Competition and Patent Term Restoration Act)主要为了增进制药工业的竞争和降低药价，以利于消费者。该法允许 FDA 不重复证明其安全性和有效性的研究就批准创新药物的仿制品的上市申请，加快低成本的仿制药物的上市。同时，生产创新药品的公司可以为其开发的新药申请长达 5 年的额外专利保护，以补偿品牌药品在研发和上市审批过程中所耽误的时间。

《药品价格竞争和专利期恢复法》简化了仿制药的审批程序，这样就大大地减少了仿制药的上市时间和企业的资金投入。这一针对仿制药申报的程序被称为“简化新药申请”(abbreviated new drug application，ANDA)。此外，法案中的 180 天首次仿制药的市场专营保护期条款和 30 个月专利诉讼遏止期条款对美国制药产业影响极为重大。这一法案的颁发为仿制药企业对品牌药专利进行挑战提供了法律依据，由此兴起了蓬勃发展的仿制药制造业。

7.《处方药销售法》

1987 年颁布的《处方药销售法》(Prescription Drug Marketing Act)禁止处方药从一般合法商业渠道的转移。国会发现，该类药品的转售会导致标示错误的、掺假的、药效减弱的和伪造的药品销售给公众。这项新的法律要求药品批发商由州特许；限制从其他国家再进口；禁止出售、交易或购买药物样品。

8.《植物药产品指南》

2004 年 6 月，FDA 正式发布针对植物药的指导文件《植物药产品指南》(Guidance for Industry：Botanical Drug Products)。其重要性在于为植物药临床试验的申请给予较宽松的要求，并作了详细指导。它表明了 FDA 有意将植物药从目前包罗万象的饮食补充品市场区分出来，调整标准，使植物药的使用更加安全，更为有效。

尽管该指南对植物药产品审批的具体要求上并没有特别规定，但对于 FDA 尚不成熟的植物药管理政策，尤其是 FDA 长期以来对植物药采取的漠视态度及不承认美国以外其他国家植物药使用的历史，该指南的颁布还是具有重要意义的。《植物药产品指南》可以看做是 FDA 将来对植物药新药发展和审批管理政策改革的新起点。

二、日本的药事法规

日本的法律法规分为三类：由日本议会批准通过的称法律；由日本政府内阁批准通过的称政令或法令；由厚生省大臣批准通过的称告示或省令。日本议会批准颁布的关于药品管理的法律有《药事法》、《药剂师法》、《麻醉药品控制法》、《阿片法》、《大麻控制法》和《兴奋剂控制法》等。

日本药事法规起源于 19 世纪，最早的法规是 1847 年制定的《医务工作条例》，该条例主要明确了调剂的原则，对医师调配药品作了规定。第二个法规是1889年制定的《医药条例》。第三个法规是1925年制定的《药剂师法》，它是从《医药条例》分离出来的，直至1943年发展成为旧《药事法》。1948年对其进一步修订，把有关化妆品、医疗用具的若干规定也包括了进去。1960年再一次修订，即为现行的《药事法》。

1962年在欧洲特别是西欧等国发生的"反应停"事件也使日本受害，发生了畸胎病例。日本厚生省在1967年采取了严格审批新药上市，实行药品再评议及制药企业有义务向国家管理当局提供药品副作用情报等措施，加强对药品管理。尽管如此，20世纪60年代在日本发生了"斯蒙(Smon)事件"，引起成千上万人患亚急性脊髓视神经炎，该病初期症状为剧烈腹痛，继而出现视神经障碍和运动麻痹等。开始认为是一种传染病，直到1970年才查出是因使用肠道感染药物喹诺仿(氯碘羟基喹啉，Vioform)所致，停止使用该药物后，发病率急剧下降，但因此而死亡人数达到约400人。"斯蒙事件"再一次给药品行政管理带来冲击，强化药事法建设再次引起日本各有关方面关注。1977年12月，厚生省药物局颁布了《药品副作用受害救济制度试行草案》。之后，业内人士普遍认为：不仅需要救济药品副作用的受害者，而且需要修改作为副作用受害事故的预防政策的《药事法》。同时，1978年8月，东京地方裁判所对于控告亚急性脊髓视神经炎一案的判决书上，也指出了《药事法》在确保药品安全性方面还有欠缺。

1978年7月，日本厚生省发表了《药事法》修改要点，于1979年8月作为政府提案向第88届国会提出，1979年9月7日国会通过《药事法》修订案，一年后开始施行。这次修订法案进一步明确药事管理的目的是确保药品的质量、有效性和安全性。

相关知识　日本《药事法》介绍

相关知识

此后，日本《药事法》又经数次修订。1983年的修订涉及国外制药企业申请药品生产及药品进口审批等事项。1993年的修订明确规定促进罕见病药物研发并对此类药物进行优先审查。

2002年7月，日本众议院通过了《药事法》的修订事宜。本次修订旨在加强药品的安全保障，完善药品上市后的监测制度，修改新药批准、许可制度，并从根本上修改了医疗器械的安全对策。修订后的《药事法》，加强生物制品的安全措施、研究者开展的临床试验和医疗机构不良反应报告等条款，自2003年7月30日起生效；与生产/销售批准制度、生产/销售企业、生产企业及医疗器械有关的条款自2005年4月1日起生效。

从2005年4月1日起，日本开始正式实施新的《药事法》，由此掀开了日本药品法制管理新的一页。新修订的《药事法》囊括了化学原料药及制剂、生物制品，针对药品的审批、许可等相关制度进行了较大的改动。最重要的修改是首次许可药品生产企业与销售企业可以不是同一实体，由此打开了药品对外委托加工的大门。同时，对进口药品的管理也做了相应调整。由于制造与销售的分离，新的《药事法》要求同一医药品的生产与销售双方须建立更完善的药品售后安全管理体系，企业将承担更大的市场责任。新的《药事法》的另一个改变是首次将"医疗用具"更名为"医疗器械"，对严重影响生命健康的医疗器械制定了更为严厉的管理措施，除此之外的其他医疗器械的管理相对旧的《药事法》则更为缓和。

2006年6月14日，对《药事法》进行部分修正的法案宣布，包括修订非处方药(OTC)销售制度及加强对非法毒品的管制。修正案规定，对非处方药的风险分级最迟于2007年4月1日执行。销售商注册检验和其他条款将分别于2008年和2009年实施。

日本《药事法》的立法目的是建立必要的规章以确保药品、类药品、化妆品和医疗器械的质量、有效性和安全性，同时采取相应措施促进基本卫生保健所需药物和医疗器械的研发，从而改善公众健康状况。

三、欧盟的药事法规

欧盟法的法律渊源，可以分为基础性法律（primary sources）和派生性法律（secondary sources）。前者主要包括欧盟的基础条约及后续条约。后者主要包括欧盟部长理事会（The Council of European Union）、欧洲议会（The European Parliament）和欧盟委员会（The European Commission）制定通过的条例（regulations）、指令（directives）、决定（decisions）及建议或意见（recommendation and opinions）。在欧盟法整个法律体系中，指令是最为独特的一种立法形式。指令虽然对各成员均有约束力，但对于实施指令的具体方式方法，各成员可以各不相同，只要能达到指令所要求的目标。指令是欧盟药品管理法规的主体，集中体现了欧盟对药品管理的主要原则和要求。

20世纪50年代末至60年代初的“反应停”事件使当时的欧洲共同体（简称欧共体）理事会意识到，药品作为一类特殊的商品，进行安全性评价极为重要。另一方面，成员国之间不同的法律规定，使得药品流通在欧共体内受到一定阻碍，直接影响了欧共体共同市场的建立和功能的发挥。因此，欧共体理事会认为必须采取措施逐步消除这些阻碍。1965年1月26日，欧共体理事会根据保证公众健康的原则颁布实施了65/65/EEC指令，对欧共体内药品的生产和流通进行了一系列规定。65/65/EEC指令最为重要的内容就是对药品的定义做出了界定，规定药品必须在上市前需经过成员国主管当局的批准方能上市销售，同时还首次规定了上市申请需要呈报的一系列文件、材料及产品概述。65/65/EEC指令是欧共体制定的第一个对药品上市许可的基本问题作出规定的法案，它开创了欧共体关于人用药品法律指令的先河，为后来不断完善的欧共体人用药品法律奠定了基础。在随后的几十年里，欧共体/欧盟颁布的一系列药品指令均围绕着此指令中确立的“使用安全、产品有效、品质可靠”三个标准制定。

1975年5月20日，关于药品的分析、毒理及临床标准和计划书的指令75/318/EEC正式颁布实施。为有效实施75/318/EEC指令，欧盟通过了75/319/EEC指令，对在欧共体的药品上市规定了相关的程序。

1989年5月3日，欧共体颁布了89/343/EEC指令，该指令不仅拓展了指令65/65/EEC、75/319/EEC的范围，还补充了关于放射性药品的规定。同年6月14日，欧共体再次扩展了指令65/65/EEC和75/319/EEC的范围，对人体血液制品的性质制定了特别规定。1992年3月31日，欧共体理事会颁布了四项与药品相关的指令，分别为关于人用药品批发分销的指令92/25/EEC，关于人用药品分类的指令92/26/EEC，关于人用药品说明书及标签的指令92/27/EEC，以及关于人用药品广告问题的指令92/28/EEC。同年9月22日，根据当时与药品相关的法律、法规、行政决定，欧共体理事会再次对指令65/65/EEC和75/319/EEC的相应条款进行了修订，并对顺势疗法药品作了补充规定。

2001年，欧洲议会及其理事会颁布了《关于人用药品的欧洲议会及其理事会指令》，即2001/83/EC指令。2001/83/EC指令作为一部里程碑式的指令，对从欧共体成立之初到2001年以前欧盟所有关于人用药品的各种指令进行了整理，并结合欧盟成员国在执行指令过程中的各种问题对原有的部分条款进行了修改和完善。2001/83/EC 指令代表了欧盟对药品相关问题的法律、法规的总体要求和关注方向及各成员国在执法实践中所积累的经验和关注要点。

2001/83/EC 指令正文由十四章构成,分别为定义、适用范围、上市许可、生产和进口、标识和说明书、药品的分类、药品批发、广告、药品监测、人类血液和血浆制品的特殊规定、监督和处罚、执行委员会、通则和附则。其内容涵盖了药品生产流通中的各个环节,对整个欧洲药品生产流通市场中的各种行为进行了要求与规范,并对在此之前颁布的诸多指令的部分内容予以修正。

2004 年 3 月 31 日,欧洲议会及其理事会通过了 2004/27/EC 人用药品指令。根据法令规定,所有欧盟 25 个成员国应在 2005 年 10 月 30 日之前将该指令规定纳入到本国法律中并加以实施。2004/27/EC 人用药品指令是在对 2001/83/EC 人用药品指令进行了修订的基础上出台的,同时它与 2004/28/EC 兽用药品指令和 2004/24/EC 传统草药指令一同成为欧盟新药品法规 EC No. 726/2004(取代原 EEC No. 2309/93)的重要补充。EC No. 726/2004 于 2005 年 11 月 20 日全面生效。

2004/27/EC 人用药品指令对目前欧盟人用药品监管构架进行了调整,其主要的变化包括:

(1) 新的审评程序 指令引入了一套新的上市许可程序——非集中审评程序(DP),它与原来的互认程序(MRP)并存。在 MRP 中,参照国(RMS)的药品上市许可证必须要通过其他成员国的认可。在 DP 中,RMS 准备药品审评报告,然后这份报告将报送其他成员国批准。如果没有问题,所有的成员国各自颁发本国的上市许可证。这是为了避免在 MRP 中经常出现的问题,即其他成员国常会拒绝接受参照国的上市许可。

(2) 统一数据独占期 指令统一了欧盟所有药物的数据独占期和上市独占期。每个新批准的药物将有八年的数据独占期并进而有两年的上市独占期,其间仿制药不得上市销售。如果在第一个八年中,药品增加了新的适应证,并且被认定“与现有治疗方法相比有显著的临床功效”,那么该药品可再享有一年的上市独占期。

(3) Bolar 条款 法令引入了 Bolar 排除条款。该条款允许在创新药品过了八年数据独占期并且在不侵犯原创者的专利权或者补充保护证明的前提下开发、申报和批准仿制药品。不过,仿制药品只有等到原创者两年上市独占期满后方可销售。

(4) 重新定义仿制药品 仿制药品被定义为,含有等质等量活性成分并且证明同创新药品有生物等效性的药品。成分中的所有盐、酯、异构体、化合物或衍生物需与创新药相同,除非它们在安全性和/或有效性上有显著的差别。

(5) 日落条款 如果一个药物在获得上市许可后的三年内没有在欧盟市场上销售,那么该药物的上市许可将被注销。获得各国药品审评批准的药物,其三年的期限从各国将指令纳入本国立法开始实施之日起计算(通过集中审评程序批准的药物从 2005 年 11 月 20 日起开始计算)。当制药公司将一种新批准的药物投放市场时要通知相关的药政当局。

(6) 公众数据库 根据指令,将建立一个公众可以登录的药物表单,所有通过上市许可的药物都将录入到该表单中。到 2008 年 4 月 30 日之前,欧盟委员会将向欧洲议会及其理事会报告该表单的运作情况。

(7) 药品标签和布莱叶盲文 自指令实施后批准的所有药物,其标签上的药品名称必须用布莱叶盲文标注。

(8) 药物警戒 指令规定药物上市申请中必须包括一份详细的药物警戒说明。如果相关,申请者还应提供计划实施的风险管理系统。如果需要,还应提供通告疑似不良反应的方式,无论该疑似不良反应事件发生在欧盟境内或者欧盟以外的国家。新法令还对申请上市许可的资料要求进行了修订,申请资料中必须包括药品对环境的潜在风险评估。

本章小结

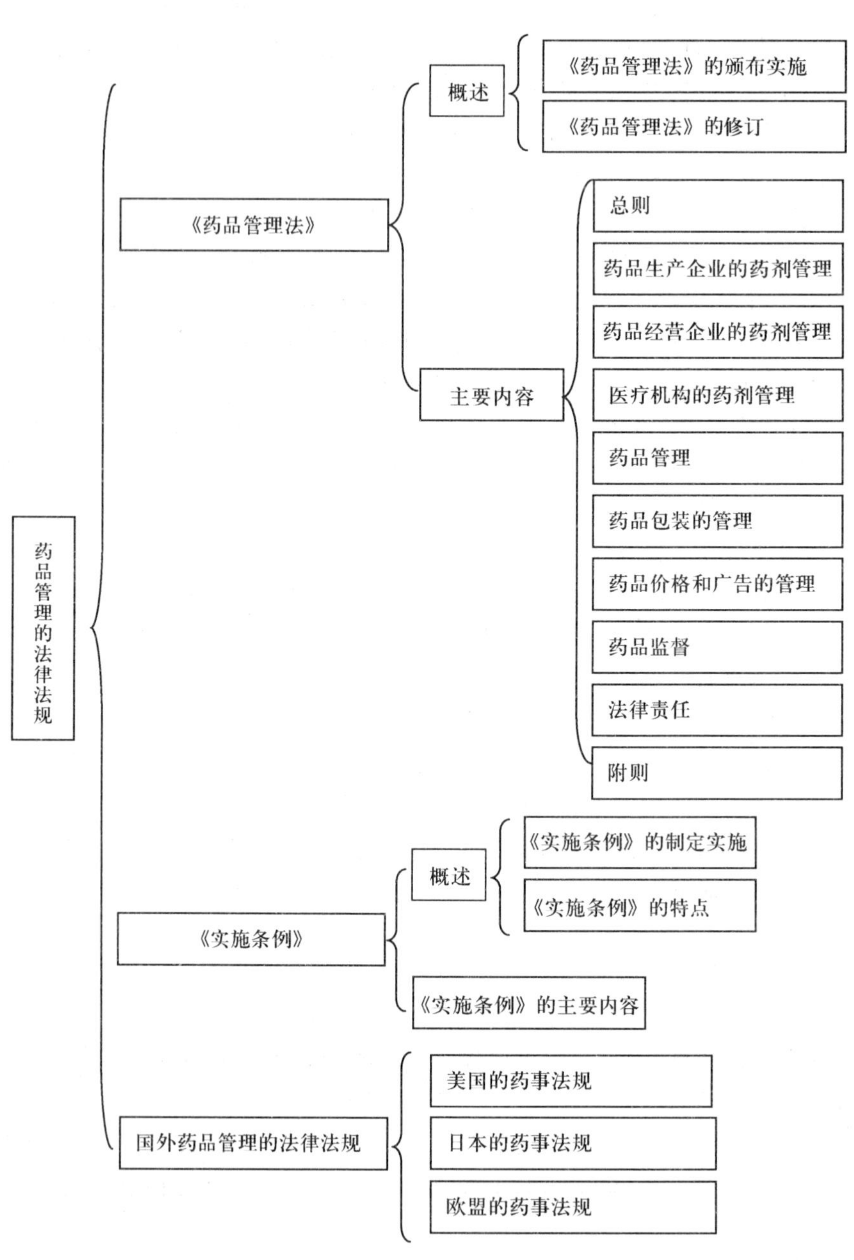

复习测试

一、A 型选择题(最佳选择题)

备选答案中只有一个最佳答案。

1.《药品管理法》适用于在中国境内从事( )

A. 药品研制、生产、经营、使用和广告的单位或个人

B. 药品研制、生产、经营、使用和监督管理的单位或个人

C. 药品研制、经营、使用、检验和监督管理的单位或个人

D. 药品研制、生产、经营、使用和检验的单位或个人

2. 从事生产、销售假药的企业,其直接负责的主管人员和其他直接责任人员不得从事药品生产、经营活动的期限为( )

A. 3 年内　　B. 5 年内

C. 8 年内　　D. 10 年内

3. 擅自委托生产药品或接受委托生产者按( )

A. 生产假药处罚　　B. 生产劣药处罚

C. 无证生产药品处罚　　D. 超范围生产药品处罚

4. 以下情形按假药论处的是( )

A. 被污染的药品

B. 超过有效期的药品

C. 直接接触药品的包装材料和容器未经批准的

D. 药品成分的含量不符合国家标准规定的药品

5.《药品管理法》规定,列入国家药品标准的药品名称为( )

A. 药品化学名称　　B. 药品商品名称

C. 药品通用名称　　D. 药品习用名称

6. 根据《药品管理法》的规定,对疗效不确、不良反应大或者其他原因危害人体健康的进口药品,应当( )

A. 按照假药予以处罚　　B. 按照劣药予以处罚

C. 撤销进口药品注册证　　D. 进行临床药学监测

二、X 型选择题(多项选择题)

每题的备选答案中有 2 个或 2 个以上的正确答案。少选或多选均不得分。

1. 下列哪些药品其标签必须印有规定的标志( )

A. 外用药品　　B. 非处方药

C. 处方药　　D. 特殊管理药品

2.《实施条例》规定不得委托生产的药品有( )

A. 血液制品　　B. 抗生素

C. 疫苗　　D. 中药饮片

E. 中成药

3. 对生产、销售假药的行政处罚措施有（　　）

A. 没收违法生产、销售的药品和违法所得

B. 并处违法生产、销售药品货值金额两倍以上五倍以下罚款

C. 有药品批准证明文件的予以撤销，并责令停产、停业整顿

D. 情节严重的，吊销《药品生产许可证》、《药品经营许可证》或者《医疗机构制剂许可证》

三、简答题

1. 简述开办药品生产企业必须具备的条件。

2. 简述《药品管理法》对假药的界定。

3. 简述生产、销售劣药应承担的法律责任。

4. 哪些药品实行政府定价或者政府指导价？

四、实例分析

2006 年 6 月 26 日，山西省阳泉市药品监督管理局执法人员在对某中医院进行监督检查时发现，该院于 2004 年 12 月 27 日从太原康乐医药经销部购进力弘、严利沙等药品。执法人员从国家食品药品监督管理总局网站查询，太原市没有太原康乐医药经销部这一药品批发企业，市局随即发函协查，证实太原康乐医药经销部已于 2002 年 1 月换发《药品经营许可证》时变更为零售企业，不具备批发资格。经现场检查，该中医院共购进力弘 490 支，销售价 23 元/支；严利沙 34 支，销售价 14 元/支，已全部使用完。

请问该案件应如何定性，并说明对该医院的处罚依据及具体的处罚办法。

（王　怡）

复习测试参考答案

第四章　药品监督管理

学习目标

学习目的

本章对国家药物政策、药品监督管理、处方药与非处方药分类管理制度、国家基本药物制度、药品不良反应报告制度和药品召回制度作了阐述，旨在使学生了解国家药物政策、药品监督管理及药事管理相关制度的主要内容，为今后从事相关工作和管理奠定基础。

学习要求

掌握：1. 国家药物政策的组成要素
2. 药品监督管理的性质与作用
3. 处方药/非处方药管理主要内容
4. 国家基本药物制度的概念及基本药物目录的遴选原则
5. 药品不良反应的含义和分类
6. 药品召回及其分类、分级

熟悉：1. 药品质量监督检验与国家药品标准
2. 药品不良反应报告和监测的主要内容
3. 药品主动召回与责令召回

了解：1. 国家药物政策的产生与发展
2. 制定国家基本药物目录的目的和意义
3. 药品分类管理的概况
4. 我国药品不良反应报告和监测管理

第一节　国家药物政策

一、国家药物政策的产生与发展

（一）国家药物政策的概念

1. 世界卫生组织关于国家药物政策的定义

国家药物政策（national drug policy，NDP），是指国家给医药界提出的目标、行动准则、工作策略与方法的指导性文件，以利于政府各部门及社会各界对国家医药工作的目标与策略有全面与一致的认识，便于协调行动，实现国家以最少的卫生资源投入，获得最大健康效果的目的。

2. 我国对国家药物政策的定义

国家药物政策是指国家为了充分利用有限的卫生资源，满足公众用药需求，结合国情而制定的一系列战略目标和行动准则，以及各种方针与制度，以利于政府各部门及社会各界对国家医药工作的目标、策略保持全面一致的认识，协调各方行动，逐步实施和实现这些目标。它是政府制定各项有关指导药品研制、生产、供应、使用及监督管理等方面的工作方针、原则、策略、计划和措施的总和。国家药物政策是国家卫生政策的一个组成部分，国家卫生政策的目标是实现人人享有基本医疗卫生服务。国家药物政策以这一基本目标为出发点，配合国家卫生政策制定相应的战略目标，满足大多数人对基本药物的需求，保证使用安全、有效、质量可靠的基本药物，促进医师和患者合理使用药品。

药品关系人民身体健康和生命安全，如何使公众能够获得安全、有效、质量可靠的药品并合理使用，是许多发展中国家共同面临的问题。许多国家的经验表明，在医药卫生领域针对单个问题的具体解决往往难以取得预期效果，不同政策的目标有时会不完全一致甚至彼此矛盾，不同方面的利益也经常会相互冲突。国家药物政策通过确定医药卫生目标、明确行动指导，避免由于对目标、责任、要求的认识和理解上的不一致，造成部门与部门、政策与政策、措施与措施间的一些矛盾，有利于协调一致，实现人人享有卫生保健的目标。

国家药物政策不是强制性的规定，但它明确提出了国家在医药领域的各项目标和行动原则，旨在使政府各部门及社会各界统一认识、协调行动，实现国家卫生政策的总体目标。国家药物政策的重要策略和措施可以通过国家立法制定相应的法规，以保证顺利贯彻实施。

（二）国家药物政策产生的背景

1975 年，第 28 届世界卫生大会首次提出了国家药物政策的概念。20 世纪 70 年代以来，世界逐渐步入和平发展时期。一些发达国家医药工业迅速发展，平均年增长速度高达 9.3%，但是药品浪费和医疗开支急剧上涨也开始成为困扰各国政府的难题；同时，在一些发展中国家还普遍存在缺医少药的现象，药品价格高居不下，劣质药品充斥市场，与公众日益增长的基本保健需求（或医疗需求）之间的矛盾日益加剧。世界各地的许多人因为买不到药品或价格过于昂贵，以及没有足够的机构或培训过的专业人员为他们开具处方而无法得到所需的药品。因此，为了满足公众日益增长的基本保健需求，药品保障的问题受到了各国政府的广泛关注。各国政府，包括许多发达国家和发展中国家，纷纷根据各国的不同情况制定和实施了国家药物政策。

在制定国家药物政策的初期，保证公众获得基本医疗所需的药品成为各国政府，尤其是发展中国家的迫切任务。许多国家克服了重重困难，加强了药品的生产与供应管理，解决了药品的可获得性问题。然而，由于当时的各国药物政策只注重了药品的生产与供应水平，相对忽视了药品的使用，药品进入市场后，由于管理不善，药品不能得到有效利用。世界卫生组织的资料表明，全球死于不合理用药的患者比例明显上升，引发了许多社会问题。因此，在世界卫生组织积极推广合理用药概念的基础上，各国从 20 世纪 80 年代起开始重视合理用药，并把它作为政府行为及国家药物政策的重要组成部分。

进入 21 世纪，联合国和世界卫生组织联合倡导“健康是社会发展的重要目标”，许多国家开始重视国家药物政策，不仅相继制定国家药物政策，而且得到了政府的大力支持和推行，在发展中不断赋予和拓展国家药物政策的内涵和外延。发达国家虽然在药品供应与资金上没有明显困难，但也十分关注药价控制、药费分担及合理用药，以提高药品的利用效率，研制更多的新药。

有数据显示，在世界卫生组织的积极推动与指导下，目前已经有 50 个发展中国家制定了国家药物政策，其中 30 个国家已经由政府批准执行。

（三）国家药物政策的总目标

国家药物政策的总目标是提高药品的可供性和可得性、费用的可承受性，实现药品质量的保证，以及满足与之相对应的药品安全、有效、经济使用的要求；关注以有限的资源获得最大的药品治疗效果，提升医药经济效益；提供医药企业就业岗位，适度发展本国制药工业，保证医药事业可持续发展。同时，还包括了保证罕见病用药品的研制、生产和供应，发展本国传统药品（中药）的研制、生产、销售、使用和推广等。总结起来，各国国家药物政策最基本的目标一般都包含三个方面：① 保证向患者以合理的价格供应基本药物；② 保证向公众提供安全、有效、质量可靠的药品；③ 保证医务人员与公众在药品使用实践中，共同促进合理用药。

由于国家药物政策的实施过程受到国家政治经济形势、政府对其重视程度等因素影响，其目标也因各国的社会体制差异而不同，但最基本的目标都体现了相同的理念，这些理念主要表现为① 实现药品的可获得性，确保基本药物的公平获得和费用的可承受性；② 实施药品的质量保证体制，确保所有药品的质量可靠、安全、有效；③ 推进药品的合理使用，确保药品得到合理使用，提高临床合理用药水平，体现以最少的投入获得最大的医疗效果。此外还包括发展本国制药工业、提高医药经济效益、保证医药事业的可持续发展，以及公众健康水平不断提高等理念。

相关知识　Objectives of a national drug policy

相关知识

二、国家药物政策的组成

国家药物政策是一个综合体系，主要由法规与监督、药品选择、价格合理、财政支持、供应系统、质量保证、合理用药、药物经济策略、人力资源开发、监测与评估和国际技术研究与合作等要素组成，各要素在实现政策总目标上都发挥着重要的作用。它们不仅服务于一个对应的特定目标，也为多个目标实现协调发展。国家药物政策包含的多方面要素，形成了一个完整的、在一定历史条件下的行动纲领。

（一）立法与监督的要素

立法与监督要素包括药品管理法律、法规与规章的制定与修订，药品监督管理部门依法对药品和涉药的企业、机构及部门进行有效的监督管理；实施药品上市的许可管理，鼓励研究创制新药，对创制的新药、治疗疑难危重疾病的新药和突发事件应急所需的药品实行特殊审批；实现药品生产、经营的准入制度，保证药品生产、经营质量管理规范的落实，开展药品上市后评价和药品不良反应的监测，提高药害事故的处置能力，做好药品品种的整顿和淘汰，实施处方药与非处方药的分类管理，进行处方监督管理与药品流通的监督管理等。

（二）药品选择和基本药物的要素

药品选择是根据临床治疗需要选择最适当的药品满足不同层次患者的需求。选择可根据多种因素决定，如疾病的种类，财政状况，人口、社会环境及对疾病的正确诊断等。药品选择应本着安全、有效、经济、优质的基本原则,遴选国家基本药物,以达到合理用药与保证药品供应的目的。

基本药物是能够满足大多数患者需求,个人和社会在经济上可以接受的药品。基本药物遴选应当充分考虑药品的安全性、有效性、经济性的最优化结合,它不仅提供了一个在国家层面上购买药品的依据,也为在卫生保健系统的不同层次上使用药品提出依据。国家的基本药物制度包括制定遴选原则和标准、实施药品遴选、制定基本药物目录、促进基本药物的推广与使用。

(三) 价格合理的要素

可承受的价格是确保药品可获得性的先决条件。为使药品的价格处于一个能够为大多数人所接受的水平上,需要在国家药物政策指导下进行多方利益的协调,建立规范的药品价格管理体系,及时调整国家药品价格政策,加强药品价格的日常管理:① 药品价格的监管。通过医疗机构对不同的药品采取分类采购的方式购进药品,减少或取消进销差率和降低药品税率,通过药品招投标降低药品生产、经营企业的药品价格,减少药品流通差价,使药品价格处于合理范围。② 非专利药价格的监管。鼓励仿制政策,提倡仿制药替代原研药,促进企业通过提高产品质量,参与竞争调整药品价格。③ 专利药品价格的监管。通过价格谈判、价格信息和价格竞争,以及运用参比价降低药品价格。此外,还可充分利用《与贸易有关的知识产权协定》(TRIPS 协议),进行强制许可、平行进口等方式提高药品价格的可接受性。

(四) 财政支持的要素

药品财政支持不仅是确保药品可获得性的一个重要因素,而且直接关系到贯彻落实国家药物政策是否可持续的问题。政府应当逐年提高国家在卫生总费用中投入的比例;通过公立医院改革和绩效考核,建立科学的公立医院医疗行为评价体系,减少不必要的政府财政支出;并且增加政府对基本医疗服务、重点疾病、贫困人口和困难人群的财政支持;同时,完善基本医疗保险的管理机制。

(五) 药品供应体系的要素

保障和规范药品的生产和供应,建立药品供应体系;制定恰当的生产计划和销售策略,完善紧急情况下的药品供应,建立药品采购机制,强化基层药品的批发和配送,引导药品有序流通与储存管理,提高药品的可获得性。

(六) 质量保证的要素

药品监管和质量保证体系是国家药物政策目标中药品质量的根本保证,同时也是药品可获得和合理用药的基本保障。国家应当建立一个高效的药品质量管理机制,规范对药品研究、生产、流通、使用全过程的监督管理,保证药品质量,保障用药安全,监控产品信息(包括药品说明书、药品广告宣传)的真实性、准确性,以及监测和报告药品的不良反应。

(七) 合理用药的要素

合理用药作为国家药物政策的目标与内容,提高合理用药水平是建立国家药物政策的主要目的之一。完备的法规体系是实施政策、保证合理使用药品的必要条件,政府在这一领域应当起主导作用。通过制定基本药物目录、标准操作规程和标准治疗指南,规范医师的处方用药行为,通过专业机构培训相关人员,提高用药水平,通过各种媒介向公众宣传合理用药知识,提高用药者的合理用药意识,逐步达到合理用药。合理用药包括客观使用药品的信息,完善医务人员合理用药的习惯,开展患者合理用药的健康教育。

（八）药物经济策略的要素

药物经济策略是应用经济学的原理和方法识别和分析疾病的治疗成本与测量和比较各种治疗结果的收益，促进临床合理用药，控制药品费用增长，为医师的用药提供参考，为基本医疗保险管理部门制定药品报销目录提供决策依据。在卫生经济资源比较有限的情况下，要求世界各国引入药物经济性评价的策略，评估各种药物治疗方案的经济合理性，在不违背有效性、安全性，用药的伦理道德及国家有关法律、规章的前提下，使用经济学较好的药品。

（九）人力资源的要素

国家药物政策的贯彻执行离不开高素质、专业型人才。人力资源的开发是实施国家药物政策的决定性因素，需要政策制定者、医生、药师、医疗辅助人员、经济学家和研究者等参加。人力资源包括卫生系统的培养机制，药学及相关人力资源开发计划，药学专业人员的教育与继续教育、培训与课程的计划及实施，建立全国协作网络等。特别是需要培养直接服务于患者的药学技术人员，开展面向全社会的健康教育和合理用药的指导。

（十）监测与评价的要素

国家药物政策需要有一整套完善的监测与评价系统，以评估药物政策实施的进程并对其做出适当调整。确保该项政策的正确、有效是国家药物政策的重要组成部分。监测和评价包括药物政策监测机构的建立，责任的落实，监测内容、程序、方法、指标、结果等的确定，以及对有关监测指标的定期评价和对监测与评价方面的研究等。虽然各国的国家药物政策有所不同，但总体内容和目标基本相同，因此，可以建立统一的监测指标对其进行管理，一般三至五年进行一次评价，评价结果及时反馈到政策执行过程以充分发挥作用。世界卫生组织的《国家药物政策法规监测指标》文件，已就有关监测指标作了充分阐述。

（十一）国际技术研究与合作的要素

在当今全球经济一体化的背景下，各国医药卫生政治体制、法律法规趋向协调一致。因此，加强国与国之间的广泛合作显得非常必要，以达到信息共享、人才合理使用，使有限的卫生资源得到最大限度的利用。国际技术合作与研究包括药品研究、生产、销售、使用和监管等环节的国际交流与技术合作。

第二节 药品监督管理

药品监督管理（supervision of drug）是药事管理的主要内容，也是国家药物政策的重要组成部分。国家通过制定药品监督法律法规，建立药品监督管理机构和体制，对药品依法实施监督管理。

一、药品监督管理的性质与作用

（一）药品监督管理的概念

药品监督管理是指国家行政主体根据法律授予的职权，依照法定的药品标准、法律、行政法规及规章，对从事药品研制、生产、经营、使用、广告等环节的机构（或组织）、个人等相对方的行为开展监督与检查的活动。药品监督管理的目的是实现国家对药学事业的有效管理，一是保证药品质量，保障人体用药安全，维护公众身体健康和用药的合法权益；二是规范药品研制、生产、经营、使用等环节的行为与秩序，保障企业、单位及个人从事药品领域活动的合法权益，促进健康发展，打击相关违法犯罪行为，维护国家药事管理法制的统一和权威。

（二）药品监督管理的性质

药品监督管理的目的是保证药品质量，维护公众的用药安全，其性质属于国家行政，是国家药品行政管理的重要组成部分。

药品监督管理具有法律性，是依据《药品管理法》依法管药的活动，体现了国家意志，由国家强制力作保障。违反、破坏这种法律规定的行为，则要受到法律追究。同时药品监督管理具有双重性，药品监督管理既包括依法享有国家行政权力的行政机构依法实施行政管理活动；同时也包括对监督主体本身行使行政权力的监督管理。

相关知识

相关知识 药品监督管理的原则

（三）药品监督管理的作用

1. 保证药品质量

药品是防治疾病不可缺少的物质，消费者对药品的质量难以依靠感官辨别。因此，不法分子以假药、劣药冒充合格药品；或者不具备生产、销售药品的基本条件而擅自生产、进口、销售、配制制剂，以牟取暴利，危害人们健康和生命，扰乱社会秩序，影响政府和医疗机构的威信。所以，政府必须加强对药品的监督管理，严惩生产销售假药、劣药和无证生产、销售药品，以及其他违反《药品管理法》的违法犯罪活动，才能保证药品质量，保证人们用药安全有效。

2. 促进新药研究开发

新药研制是一项投资多、风险大的高科技活动。新药的质量和数量，对防治疾病和发展医药经济均有重大影响。但若管理不善，导致毒性大、无效的药品上市，危害人们健康和生命。只有确定科学的新药审评标准，规范新药研制活动基本准则，严格审评新药程序，才能保证研究开发的新药更有效、更安全，才能促进药品发展。

3. 提高制药工业的竞争力

药品质量水平是制药企业生存竞争的基础。在药品生产过程中影响质量的因素很多，除技术因素、环境因素等以外，社会因素也很重要。社会因素主要反映在经济效益和社会效益发生矛盾时，只有政府加强药品监督管理，才能控制经济效益和社会效益这对矛盾，坚持质量第一，确保落实药品生产质量管理规范，提高制药企业的竞争力。

4. 规范药品市场，保证药品供应

药品市场较复杂，药品流通过程影响药品质量、药学服务质量的因素多而且较难控制。只有加强实施药品经营质量管理规范，净化药品流通市场，杜绝不正当竞争，打击扰乱药品市场秩序的违法犯罪活动，才能保证及时地给人们供应合格药品。

5. 为合理用药提供保证

20 世纪化学药物治疗发展起来后，带给人们很大好处的同时也产生危害人类的药害，合理用药问题已引起社会广泛重视。合理用药不仅要求医生科学、合理、正确处方，而且大量涉及药品质量和药师服务质量。为此,政府和药学行业协会不断强化对药学实践的监督管理,除药事法规中有关规定外,药学行业协会对保证合理用药制定了各种规范、规定,药品监督管理对防止药害及不合理用药引起的不良反应,起到积极作用,有效地保证人们用药安全、有效、经济、合理。

药师考点

药品监督管理的性质、原则与作用

二、药品质量监督检验

药品质量监督检验是药品质量监督管理的重要组成部分,质量监督必须采用检验手段,检验的目的是为了监督。如果检验技术不可靠,检验数据不真实,必然造成质量监督工作的失误和不公正。因此,国家必须依法加强药品质量监督检验的管理。

(一) 药品质量监督检验的性质

药品质量监督检验具有权威性、仲裁性和公正性。

1. 权威性

药品质量监督检验是代表国家对研制、生产、经营、使用的药品质量进行的检验,这种监督检验与药品生产检验、药品验收检验的性质不同,具有强制的权威性。

2. 仲裁性

药品监督检验是根据国家法律规定进行的检验,如果企业对检验结果提出异议,就需要在符合法律的前提下,对结果进行仲裁。

3. 公正性

药品监督检验具有第三方检验的公正性,因为它不涉及买卖双方的经济利益,不以营利为目的,具有公正立场。

(二) 药品质量监督检验机构

根据《药品管理法》及其他有关规定,药品检验所是执行国家对药品监督检验的法定性专业机构。国家依法设置的药品检验机构分为四级:① 中国食品药品检定研究院;② 省级药品检验所;③ 设区的市级药品检验所;④ 县级药品检验所。

各级药品检验机构受同级药品监督管理部门领导,属于直属事业单位,业务技术接受上一级药品检验所指导。

(三) 药品质量监督检验的类型

药品质量监督检验根据其目的和处理方法不同,可分为抽查性检验、指定检验、注册检验、进口药品检验、复验和委托检验六种类型。

1. 抽查性检验

抽查性检验(简称抽验)是由药品监督管理部门授权的药品检验机构,根据药品监督管理计划,对生产、经营、使用单位抽出的药品实施检验,旨在发现药品质量问题或倾向,指导并加强国家对药品质量的宏观控制,督促药品生产经营企业和医疗机构严格按照药品标准生产、经营和使用合格药品。抽查检验是一种强制性检验,不收取费用,抽验结果如判定为不合格,由药品监管部门定期发布在《药品质量检验公报》上。通常抽查检验还可以分为监督性抽验和评价性抽验两种。

2. 指定检验

某些药品在销售前或者进口时，国家指定药品检验机构进行的药品检验。《药品管理法》规定，国家药品监督管理部门对下列药品在销售前或者进口时，指定药品检验机构进行检验；检验不合格的，不得销售或者进口：① 国务院药品监督管理部门规定的生物制品；② 首次在中国销售的药品；③ 国务院规定的其他药品。这是一种强制性检验，简称为“批签发”。指定检验不同于抽查性检验，这是对一些存在安全性隐患需要加强管理的品种实施上市前的检验行为；而抽查性检验是对已出厂上市销售的药品进行的监督检验。

3. 注册检验

审批新药或仿制已有国家标准药品品种进行注册审批时的检验及审批进口药品所需进行的检验。药品注册检验同时还需要严格审查申报的全部研究资料。承担注册检验的药品检验机构应当在规定的时限内完成检验，出具药品注册检验报告，上报国家药品监管部门。

4. 进口药品检验

按照《药品进口管理办法》及相关规定，进口药品应由口岸药品检验所逐批进行抽查检验。国家设立口岸药品检验所，由口岸药品检验所检验。检验合格的，发放《进口药品通关单》，由海关验放。

5. 复验

药品被抽检者对药品检验机构的检验结果有异议的，应在《药品管理法》规定的时限内，向原药品检验机构或者上一级药品监督管理部门设置或确定的药品检验机构申请复验，也可以直接向国家药品监督管理部门设置或者确定的药品检验机构申请复验。这是公正判定、裁决有质量争议的药品，保护当事人的正当权益的举措。

6. 委托检验

公安、司法等部门涉案样品的送验；药品生产、经营企业和医疗机构因不具备检验技术和检验条件而委托药品检验所的药品检验均属于委托检验。前者也属于药品质量监督检验。

药师考点

1. 药品质量监督检验的性质
2. 药品质量监督检验的类型

三、国家药品标准

（一）国家药品标准的概念和制定原则

1. 国家药品标准的概念

药品标准是根据药物自身的理化性质与生物学特征，按照来源、处方、制法和运输、储藏等条件所制定的、用以检测药品质量是否达到用药要求并衡量其质量是否稳定均一的技术规定。

国家药品标准是为保证药品质量所制定的具有强制性的质量要求和指标、检验方法等的技术规定，是药品生产、经营（进口）、使用、检验和管理部门共同遵循的技术准则和法定依据。

2. 国家药品标准的制定原则

制定国家药品标准要尽可能反映药品的质量、生产技术水平和管理水平。一个国家的药品标准体现了这个国家的综合实力。

① 必须坚持质量第一，充分体现“使用安全、疗效可靠、质量可控、标准完善”的原则，既要结合国情，又要尽可能采用国外先进药典标准，使其能起到促进提高质量、择优发展的作用。

② 要从生产、经营、使用各个环节了解影响药品质量的因素，有针对性地规定检测项目，切实加强对药品内在质量的控制。

③ 检验方法的选择应根据“准确、灵敏、简便、快速”的原则，既要考虑实际条件，又要反映新技术的应用和发展。

④ 标准中各种限度的规定应密切结合实际，要能保证药品在生产、储存、销售和使用过程中的质量。

（二）国家药品标准的内容

药品标准的内容应该反映出在正常的原辅料与正常的条件下，通过药品标准的检查和检验证明该药品的质量符合要求，可供医疗、预防应用。药品标准的内容对于不同类型的药品有所区别。

1. 化学药品标准的内容

① 品名（中文名、汉语拼音名与英文名）；② 有机药物的结构式；③ 分子式与相对分子质量；④ 来源或有机药物的化学名称；⑤ 含量或效价规定；⑥ 处方；⑦ 制法；⑧ 性状；⑨ 鉴别；⑩ 检查；⑪ 含量测定或效价测定；⑫ 类别；⑬ 规格；⑭ 储藏；⑮ 制剂。

2. 中药标准的内容

（1）中药材标准的内容：① 品名（中文名、汉语拼音名与拉丁名）、科属、药用部分；② 性状；③ 鉴别；④ 检查；⑤ 含量测定；⑥ 炮制；⑦ 性味与归经；⑧ 功能与主治；⑨ 用法与用量；⑩ 储藏。

（2）中成药标准的内容：① 品名（中文名、汉语拼音名）；② 处方；③ 制法；④ 性状；⑤ 鉴别；⑥ 检查；⑦ 功能与主治；⑧ 用法与用量；⑨ 注意；⑩ 规格；⑪ 储藏。

3. 生物制品标准的内容

① 品名（中文名、汉语拼音名、英文名）；② 定义、组成及用途；③ 基本要求；④ 制造；⑤ 检定（原液、半成品、成品）；⑥ 保存运输及有效期；⑦ 使用说明（仅预防类含此项）。

（三）国家药品标准体系

我国国家药品标准是国家药品监督管理部门颁布的《中华人民共和国药典》（以下简称《中国药典》）和药品标准、药品注册标准；此外，《药品管理法》还规定，中药饮片必须按照国家药品标准炮制；国家药品标准没有规定的，必须按照省级药品监督管理部门制定的炮制规范炮制。省级药品监督管理部门制定的炮制规范应当报国家药品监督管理部门备案。国家药品监督管理部门组织国家药典委员会，负责国家药品标准的管理、制定和修订。

1. 中华人民共和国药典

《中华人民共和国药典》简称《中国药典》，译为 The Pharmacopoeia of the People's Republic of

China,英文简写为 ChP。《中国药典》是国家为保证药品质量、保护人民用药安全有效而制定的法典;是执行《药品管理法》,监督检验药品质量的技术法规;是我国药品生产、经营、使用和监督管理所必须遵循的法定依据。中华人民共和国成立后,我国政府非常重视药品标准的编纂修订工作,先后编纂颁布了 10 版《中国药典》,从 1985 年起,每隔 5 年修订一次《中国药典》,现在施行的《中国药典》是 2015 年版。

2015 年版《中国药典》共分为四部:一部为中药;二部为化学药品;三部为生物制品;四部为中药、化学药、生物制品三部分别收载的附录(包括凡例、制剂通则、分析方法指导原则、药用辅料等)。

相关知识

相关知识 2015 年版《中国药典》简介

相关知识

相关知识 历版《中国药典》品种收载情况

2. 局颁标准

未列入《中国药典》的其他药品标准,由国家药品监督管理部门另行成册颁布,称为局颁标准。药品局颁标准的收载范围:

① 国家药品监督管理部门批准的新药;

② 疗效肯定,但质量标准仍需进一步改进的药品;

③ 上版药典收载,而新版药典未收入,疗效肯定,国内仍然生产使用,需要统一标准的品种。

3. 注册标准

药品注册标准是国家药品监督管理部门批准给特定申请人的药品标准,对于申请人及接受申请人技术转让生产该药品的药品生产企业是法定的、强制性标准。不同企业的生产工艺和生产条件不同,药品质量标准也会不同,所以同一种药品国家批准给不同申请人的注册标准具有其合理性。注册标准不能低于《中国药典》和局颁标准。

注册标准的这些特点,决定了不能以一个企业的注册标准去监督检验另一个企业生产的同一种药品,而只能依据该企业的注册标准来监督检验该企业生产的药品。

4. 中药饮片炮制规范

目前,我国还不具备普遍核发中药材和中药饮片批准文号的条件,必须根据每个中药材品种的具体情况,分阶段分品种逐步实施,对于条件成熟的中药材和中药饮片品种,由国家药品监督管理部门会同国家中医药管理部门确定公布实施批准文号管理的品种目录,同时国内公布其国家药品标准。对于国家药品标准中没有规定的品种,由国家制定中药饮片炮制规范;有些具有地方特色的中药饮片由省级药品监督管理部门制定、修订炮制规范。省级药品监督管理部门制定、修订的炮制规范上报国家药品监督管理部门备案,以便国家药品监督管理部门全面掌握全国中药饮片炮制规范管理情况。

5. 省级药品监督管理部门审核批准的医疗机构制剂标准

我国医疗机构制剂的质量标准尚未实行国家统一管理。依据《医疗机构制剂注册管理办法

（试行）》的规定，目前医疗机构制剂的质量标准由省级药品监督管理部门审核批准。

药师考点

1. 药品标准分类和效力
2. 国家药品标准界定、类别
3. 药品标准的制定原则

第三节　处方药与非处方药分类管理制度

20世纪50~60年代，出于用药安全和对毒性、成瘾性药品销售、使用进行管理的需要，西方发达国家已开始将药品分为处方药和非处方药两类，即实行药品分类管理制度。1951年，美国正式对药品分类管理进行了立法；随后日本、德国等国家也都相继通过立法实行药品分类管理；20世纪80年代初，世界卫生组织开始向其他国家推行这一管理模式。目前，已有100多个国家和地区对药品实行了分类管理。

我国的药品分类管理制度自20世纪90年代建立以来，正在有计划有步骤地推行，并得到了不断的完善。

一、药品分类管理的概况

（一）药品分类管理的目的

药品分类管理的目的是有效地加强药品监督管理，保障人民用药安全、有效，合理利用医疗卫生与药品资源，推动基本医疗保险制度的建立，提高人们自我保健意识。药品分类是根据药品的安全性、有效性，依其品种、规格、适应证、剂量及给药途径等的不同，将药品分为处方药和非处方药，并做出相应的管理规定。

处方药和非处方药不是药品本质的属性，只是管理上的界定。非处方药比处方药具有较高的安全性，一般情况下不会引起药物依赖性、耐药性或耐受性，也不会造成体内蓄积中毒，不良反应发生率较低，但并非绝对的"保险药"。

（二）实施药品分类管理的意义

实行处方药与非处方药分类管理，其核心目的就是有效地加强对处方药的监督管理，防止消费者因自我行为不当导致滥用药物和危及健康。另一方面，通过规范对非处方药的管理，引导消费者科学、合理地进行自我保健。概括起来，药品分类管理的意义主要体现在以下三方面：① 有利于保障人民用药安全、有效，药品是特殊的商品，它有一个合理使用的问题，否则不仅浪费药品资源，还会给消费者带来许多不良反应，甚至危及生命。② 有利于医药卫生事业健康发展，推动医药卫生制度改革，增强人们自我保健、自我药疗意识，促进我国"人人享有初级卫生保健"目标的实现；为医药行业调整产品结构，促进医药工业发展提供良好机遇。③ 有利于逐步与国际上通行的药品管理模式接轨，有利于国际间合理用药的学术交流，提高用药水平。

（三）我国药品分类管理制度发展历程

1. 我国药品分类管理的状况

20 世纪 90 年代中期，在医药管理部门和有关协会、学会的调研和推动下，药品分类管理观念不断深入，逐渐为各方面所接受。在 1997 年 1 月 15 日中共中央、国务院下发的《关于卫生改革与发展的决定》中，国家做出了建立和完善药品分类管理制度的重要决策。1999 年 6 月 18 日和 1999 年 12 月 28 日，国家药品监督管理局分别颁布了《处方药与非处方药分类管理办法（试行）》和《处方药和非处方药流通管理暂行规定》对处方药和非处方药的生产、流通、使用等做出了详细要求，我国开始实行药品分类管理制度。此外 1999 年颁布的《药品流通监督管理办法（暂行）》也规定处方药、非处方药的零售依照《处方药与非处方药分类管理办法（试行）》的规定执行，没有医生处方不得向消费者出售处方药。

2004 年 3 月 16 日，国家食品药品监督管理局发布了《非处方药注册审批补充规定》，对非处方药的注册做出了专门规定。同年 4 月，又印发了《关于开展处方药与非处方药转换评价工作的通知》，决定从 2004 年开始开展处方药与非处方药转换评价工作，并对非处方药目录实行动态管理。

为进一步推动药品分类管理工作，2004 年 6 月，国家食品药品监督管理局发布了《实施处方药与非处方药分类管理 2004—2005 年工作规划》的通知，要求对零售药店分类管理，并计划进行《处方药与非处方药分类管理条例》的立法工作。

在非处方药遴选方面，自 1999 年国家对上市药品进行处方药与非处方药分类以来，国家遴选出的非处方药品种已占上市药品总数的 25%左右。

2. 有关处方药与非处方药分类管理法规

有关处方药与非处方药分类管理法规的颁布时间、发布单位及名称见表 4-1。

表 4-1 有关处方药与非处方药分类管理法规的颁布时间、发布单位及名称

颁布时间	发布单位	名称
1999.4	国家药品监督管理局、卫生部、劳动和社会保障部、中医药管理局、国家工商行政管理总局	关于我国实施处方药与非处方药分类管理若干意见的通知
1999.6	国家药品监督管理局（局令）	处方药与非处方药分类管理办法
1999.12	国家药品监督管理局（国药管市）	处方药与非处方药流通管理暂行规定
1999.6 至 2003.11	国家药品监督管理局（国药监安）	公布第 1~6 批国家非处方药目录
2001.1	国家药品监督管理局、国家工商总局	关于加强处方药广告审查管理工作的通知
2001.1	国家药品监督管理局市场监管司	关于停止受理大众媒介部分处方药广告有关品种的说明
2002.12	国家药品监督管理局（局令）	药品注册管理办法（试行）第八章非处方药的申报与审批
2004.3	SFDA（国食药监注）	非处方药注册审批补充规定
2004.4	SFDA（国食药监安）	关于开展处方药与非处方药转换评价工作的通知

续表

颁布时间	发布单位	名称
2004.5	SFDA（国食药监市）	关于加强流通领域处方药与非处方药分类管理工作的通知
2004.6	SFDA（国食药监市）	实施处方药与非处方药分类管理2004—2005年工作规划
2004.8	卫生部、中医药管理局	处方管理办法（试行）
2005.8	SFDA（国食药监安）	关于做好处方药与非处方药分类管理实施工作的通知
2007.2	卫生部（部令）	处方管理办法

（四）我国处方药与非处方药分类管理具体措施

1. 主管部门

国家食品药品监督管理总局负责处方药与非处方药分类管理办法的制定，负责非处方药目录的遴选、审批、发布和调整工作。

2. 遴选、公布国家非处方药目录

国家食品药品监督管理总局组织医学、药学专家，按照“安全有效、慎重从严、结合国情、中西药并重”的指导思想，以及“应用安全、疗效确切、质量稳定、使用方便”的原则遴选、审评非处方药目录。

1999年6月至2003年11月，国家食品药品监督管理局先后公布国家非处方药目录共4 064种，化学药品817种，中成药3 247种。其中56种药品属于“双跨药品”。

相关知识 双跨药品的解读

二、处方药的管理

（一）处方药的种类及特点

被列为处方药的药品一般是特殊管理的药品、由于药品的毒性或潜在影响使用不安全的药品、因使用方法的规定（如注射剂）、用新化合物制备的新药等。

国家食品药品监督管理总局目前尚未正式遴选、公布国家处方药目录，而是采用公布停止在大众媒体发布广告的处方药的方式，公布的处方药有粉针剂类；大输液类；抗生素类的抗感染药物。抗生素类处方药具体的品种包括β-内酰胺类、氨基糖苷类、四环素类、氯霉素类、大环内酯类、林可霉素类和其他抗生素类。

（二）处方药的特殊管理要求

（1）处方药只准在专业性医药报刊上进行广告宣传。

（2）处方药的包装或药品使用说明书上应印有“凭医师处方销售、购买和使用！”警示语或忠告语。

（3）销售处方药的零售药房应配备执业药师或其他依法经资格认定的药学技术人员，处方药与非处方药应分柜摆放，不得采用开架自选销售方式，处方药必须经执业医师或执业助理医师处方才能调配、销售。执业药师或者药师调配、销售处方药时，必须认真审查处方，不得自行更改处方和换用药品。对有配伍禁忌或超剂量处方，应当拒绝调配、销售。

（4）药品生产、批发企业不得以任何方式直接向患者推荐、销售处方药。

（5）零售药店对处方必须保存2年以上备查。

三、非处方药的管理

（一）非处方药的特点

（1）药品适应证可自我诊断、自我治疗，通常限于自身疾病；

（2）药品的毒性在公认的安全范围内，其效用-风险比值大；

（3）药品滥用、无用的潜在可能性小，药品作用不掩盖其他疾病，药品不致细菌耐药性；

（4）一般公众能理解药品标签的忠告性内容，使用无需医师监督和实验监测；

（5）药效、剂量具有稳定性；

（6）药品能减轻微疾病的初始症状或延缓疾病的发展。

（二）非处方药的遴选原则

（1）应用安全　根据文献和长期临床使用证实安全性大的药品；药物无潜在毒性；不易引起蓄积中毒，中药中重金属限量不超过国内或国外公认标准；基本无不良反应；不引起依赖性，无“三致”作用；抗肿瘤药、毒麻药、精神药物不能列入，个别用于复方制剂者例外；组方合理，无不良相互作用，中成药处方中无“十八反”、“十九畏”。

（2）疗效确切　药物作用针对性强，功能主治明确；不需经常调整剂量；连续使用不引起耐药性。

（3）质量稳定　质量可控，在规定条件下性质稳定。

（4）应用方便　用药时不需作特殊检查和试验；以口服、外用、吸入等剂型为主。

（三）非处方药的遴选分类

西药非处方药分类是参照《国家基本药物目录》，根据非处方药遴选原则与特点划分为解热、镇痛药，镇静助眠药，抗过敏药与抗眩晕药，抗酸药与胃黏膜保护药，助消化药，止泻药，胃动力药，缓泻药，胃肠解痉药，驱肠虫药，肝病辅助药，利胆药，调节水、电解质平衡药，感冒用药，镇咳药，祛痰药，平喘药，维生素与矿物质，皮肤科用药，五官科用药，妇科用药，以及避孕药23类。中成药非处方药分类是参考国家中医药管理局发布的《中医病症诊断疗效标准》，将其中符合非处方药遴选原则的38种病症归属为内科、外科、骨伤科、妇科、儿科、皮肤科和五官科7个治疗科。

（四）非处方药的特殊管理要求

（1）非处方药的包装必须印有专有标识。非处方药专有标识图案为椭圆形背景下的OTC三个英文字母，其颜色分为红色和绿色两种，红色用于甲类非处方药，绿色用于乙类非处方药。

（2）非处方药的包装、说明书上应有“请仔细阅读药品使用说明书并按药品说明书使用或在药师指导下购买和使用”警告语或忠告语。

（3）销售甲类非处方药的零售药房必须具有《药品经营许可证》；配备执业药师或其他依法

经资格认定的药学技术人员。乙类非处方药可以在零售药房销售，也可以在经地级市药品监督管理局批准的普通商业企业零售。普通商业企业销售乙类非处方药应设立专门货架或专柜。应有经市级药品监督管理局培训，持证上岗的销售人员。销售乙类非处方药不得采用有奖销售方式。

(4) 非处方药可以在大众媒介，也可以在专业性医药报刊进行广告宣传。

药师考点

1. 非处方药、处方药、“双跨”药品的界定和依据
2. 非处方药的分类和专有标识的管理
3. 非处方药的管理要求
4. 处方药的管理要求
5. 非处方药目录及目录的遴选、审批和发布

第四节　国家基本药物制度

国家基本药物制度是国家药物政策的一项重要内容，旨在加强国家对药品生产、经营、使用等环节的科学管理和宏观指导，合理配置药品资源，保证满足人民群众用药的基本要求，提高基本药物的可获得性。

一、国家基本药物制度的概念

（一）国家基本药物和国家基本药物制度的含义

(1) 国家基本药物(national essential drugs,NED)是适应基本医疗卫生需求，剂型适宜，价格合理，能够保障供应，公众可公平获得的药品。政府举办的基层医疗卫生机构全部配备和使用基本药物，其他各类医疗机构也都必须按规定使用基本药物。国家基本药物包括化学药品、生物制品、中成药和中药饮片。

类国家基本药物是从目前临床应用的各类药品中经过科学评价而遴选出的，在各药品中具有代表性的品种，其特点是疗效好，不良反应小，质量稳定，价格合理，使用方便等。列入基本药物的品种，国家要按需求保证生产和供应，并在此范围内制订基本医疗保险的用药目录。目的是既满足广大人民群众防病治病的基本需要，又使国家有限的卫生资源得到合理的利用，达到最佳的社会效益和经济效益。

(2) 国家基本药物制度(national essential drug system)是对基本药物的遴选、生产、流通、使用、定价、报销、监测评价等环节实施有效管理的制度，与公共卫生、医疗服务、医疗保障体系相衔接。

基本药物制度是一个适用于任何国家、各种医疗机构及相关机构的全球性的概念。它促进公平，并有助于确定卫生保健系统的重点。基本药物概念的核心是通过使用按照批准的临床准则认真筛选的限定数量的药品，从而使药品的供应更完善，处方更为合理，费用更低。大量数据

证明使用国家基本药物有助于改进卫生保健质量，大量节约药品费用。

相关知识

相关知识 世界卫生组织关于基本药物的有关概念

（二）世界卫生组织的作用

1975年，世界卫生大会提出“基本药物”和“国家药物政策”的概念，主要特征是安全、必需、有效、价廉。各国公共医疗保障体系都不可能为民众的所有药物开支付账，因此对所有上市的药品进行适当的遴选，编制出基本药物目录。1977年10月，世界卫生组织列出第一个基本药物示范目录。1978年，阿尔玛阿塔宣言把“提供基本药物”作为基本卫生保健的八个要素之一。世界卫生组织基本药物筛选和使用专家委员会规定，“基本药物是指满足人群重点卫生需求的药品”。按照疾病流行程度、药品功效和安全性的证据及相对成本-效益筛选出来的药品，在运转良好的医疗卫生系统中，应当随时能够保证有足够数量、适当剂型、质量可靠，价格也能被个人和社会接受的品种的供应。

截至1999年底，世界卫生组织的156个成员国有正式的国家基本药物目录，其中127个目录在以前的5年当中进行过修订。大多数目录与用于培训和指导的国家临床用药指导原则相联系。这些目录也作为公共领域药品供应、基本医疗保险的报销药品、药品捐赠和本国生产的指南。目前，全世界约有160个国家和地区拥有正式的基本药物目录。

二、制定国家基本药物目录的目的和意义

（一）制定基本药物目录的目的

推行制定国家基本药物制度，目的在于加强资源合理配置，保证满足社会公众的健康需求。通过各部门的协同配合，共同努力，以及社会各界特别是广大医药工作者的积极配合，使基本药物制度充分发挥应有的作用。

（二）制定基本药物目录的意义

1. 保障公众的用药权益

我国是一个人口众多的发展中国家，国家基本药物制度必须与我国现阶段的综合国力、人民生活水平和承受能力相适应。这就要求在推行国家基本药物概念的过程中，不断加强药品生产、供应与使用等各个环节的管理，确保人人公平享有安全、经济、有效的基本药物，保障人民健康。

2. 规范、合理用药

我国批准上市的中、西药已达万余种，其中治疗作用相似的药物往往有几种甚至几十种，使用时不但选药困难，而且选择随意性很大，以致药品不能得到合理应用。通过制定基本药物目录，不仅为医师选药缩小了范围，还将有利于监督、指导医师合理用药，极大地提高医师的治疗水平。

3. 促进医疗保健体制的改革

在确保卫生保健质量、维护人民身体健康、促进卫生事业发展的同时，许多国家都在进行医疗保险体制的改革，降低医疗总开支，改善服务，满足全体民众的医疗卫生需要。国外的许多实践表明，推行国家基本药物目录，提倡合理用药，可有效控制药品的消费，从根本上抑制药费的

过快增长。

4. 正确引导药物的研究与开发

推行国家基本药物目录可以引导科研机构及制药企业开发出一些符合基本药物条件，即临床必需、安全、有效、价格合理的新药。只有制订相应的鼓励、优惠政策，才能促进这些新药的研究与开发。

（三）我国制定基本药物目录的历程

我国政府历来十分重视人民的健康，积极响应世界卫生组织的倡导，大力推行基本药物制度。从 1979 年开始，卫生部、国家医药管理局就开始了基本药物的遴选工作，并于 1982 年 1 月下发了《国家基本药物（西药部分）》。1992 年 3 月，卫生部颁发了《制定国家基本药物的工作方案》，其中明确了我国基本药物的概念。1996 年卫生部、国家医药管理局、国家中医药管理局、解放军总后勤部联合印发了《国家基本药物（全部品种目录）》。从这一年开始，我国基本药物目录的修订进入了一个比较稳定的阶段，基本上是每两年进行一次调整。但当时只有目录，没有制度。

2009 年 8 月 18 日，《关于建立国家基本药物制度的实施意见》、《国家基本药物目录管理办法（暂行）》和《国家基本药物目录（基层医疗卫生机构配备使用部分）》（2009 版）同时发布，标志着我国建立国家基本药物制度工作正式实施。2013 年 3 月 13 日，《国家基本药物目录》（2012 年版）（卫生部令第 93 号）发布。2015 年 2 月 13 日，国家卫生和计划生育委员会等九部委（局）再次发布《国家基本药物目录管理办法》（国卫药政发[2015]52 号）。预计到 2020 年，将全面实施规范的、覆盖城乡的国家基本药物制度。

相关知识　我国历版《国家基本药物》发布时间和收载品种

相关知识

三、国家基本药物目录的遴选

（一）国家基本药物的来源

国家基本药物目录中的药品包括化学药品、生物制品、中成药和中药饮片。化学药品和生物制品主要依据临床药理学分类，中成药主要依据功能分类。化学药品和生物制品名称采用中文通用名称和英文国际非专利药名中表达化学成分的部分，剂型单列；中成药采用药品通用名称。

国家基本药物目录中的化学药品、生物制品、中成药，应当是《中国药典》收载的，国家食品药品监督管理部门、卫生部公布药品标准的品种。除急救、抢救用药外，独家生产品种纳入国家基本药物目录应当经过单独论证。

（二）遴选机构

国家成立基本药物工作委员会，负责协调解决制定和实施国家基本药物制度过程中各个环节的相关政策问题，确定国家基本药物制度框架，确定国家基本药物目录遴选和调整的原则、范围、程序和工作方案，审核国家基本药物目录，各有关部门在职责范围内做好国家基本药物遴选调整工作。委员会由国家卫生计划生育委员会、国家发展改革委员会、工业和信息化部、财政部、人力资源和社会保障部、商务部、国家食品药品监督管理总局、国家中医药管理局、中国人民解放军总后勤部卫生部组成。办公室设在国家卫生计划生育委员会,承担国家基本药物工作委员会的日常工作。

(三)遴选与排除原则

1. 遴选原则

国家基本药物遴选应当按照防治必需、安全有效、价格合理、使用方便、中西药并重、基本保障、临床首选和基层能够配备的原则,结合我国用药特点,参照国际经验,合理确定品种(剂型)和数量。

国家基本药物目录的制定应当与基本公共卫生服务体系、基本医疗服务体系、基本医疗保障体系相衔接。

2. 排除标准

(1)含有国家濒危野生动植物药材的;

(2)主要用于滋补保健作用,易滥用的;

(3)非临床治疗首选的;

(4)因严重不良反应,国家食品药品监管部门明确规定暂停生产、销售或使用的;

(5)违背国家法律、法规,或不符合伦理要求的;

(6)国家基本药物工作委员会规定的其他情况。

(四)遴选中必须遵循的具体规定

1. 调整品种和数量时所根据的因素

(1)我国基本医疗卫生需求和基本医疗保障水平变化;

(2)我国疾病谱变化;

(3)药品不良反应监测评价;

(4)国家基本药物应用情况监测和评估;

(5)已上市药品循证医学、药物经济学评价;

(6)国家基本药物工作委员会规定的其他情况。

2. 应当从国家基本药物目录中调出的品种

(1)药品标准被取消的;

(2)国家食品药品监管部门撤销其药品批准证明文件的;

(3)发生严重不良反应,经评估不宜再作为国家基本药物使用的;

(4)根据药物经济学评价,可被效用-风险比或成本-效益比更优的品种所替代的;

(5)国家基本药物工作委员会认为应当调出的其他情形。

四、国家基本药物制度的主要内容

(一)制定、发布和调整国家基本药物目录

在充分考虑我国现阶段基本国情和基本医疗保障制度保障能力的基础上,按照国家基本药物遴选原则,结合我国用药特点和基层医疗卫生机构配备的要求,参照国际经验,合理确定我国基本药物品种(剂型)和数量,并适时公布。

在保持数量相对稳定的基础上,实行国家基本药物目录动态调整管理。根据经济社会的发展、医疗保障水平、疾病谱变化、基本医疗卫生需求、科学技术进步等情况,不断优化基本药物品种、类别与结构比例。国家基本药物目录原则上每三年调整一次。必要时,国家基本药物工作委员会适时组织调整。

(二)规范基本药物的采购和供应

政府举办的医疗卫生机构使用的基本药物,由省级人民政府指定以政府为主导的药品集中采购机构,实行省级集中网上公开招标采购。由招标选择的药品生产企业、具有现代物流能力的药品经营企业或具备条件的其他企业统一配送。药品配送费用经招标确定。各地结合企业的产品质量、服务和保障能力,具体制定参与投标的基本药物生产、经营企业资格条件。药品招标采购要坚持“质量优先、价格合理”的原则,坚持全国统一市场,不同地区、不同所有制企业平等参与、公平竞争。充分依托现有资源,逐步形成全国基本药物集中采购信息网络。

药品生产、经营企业和医疗卫生机构按照《合同法》等规定,根据集中采购结果签订合同,履行药品购销合同规定的责任和义务。合同中应明确品种、规格、数量、价格、回款时间、履约方式和违约责任等内容。各级卫生行政部门要会同有关部门督促检查。

完善国家药品储备制度,确保临床必需、不可替代、用量不确定、企业不常生产的基本药物生产供应。

(三)建立基本药物优先和合理使用制度

医疗机构要按照《国家基本药物临床应用指南》和《国家基本药物处方集》,加强合理用药管理,确保规范使用基本药物。政府举办的基层医疗卫生机构配备使用的基本药物实行零差率销售。

患者凭处方可以到零售药店购买药物。零售药店必须按规定配备执业药师或其他依法经资格认定的药学技术人员为患者提供购药咨询和指导,对处方的合法性与合理性进行审核,依据处方正确调配、销售药品。

(四)加大基本医疗保险的报销力度

基本药物全部纳入基本医疗保障药品报销目录,报销比例明显高于非基本药物。

(五)加强基本药物质量安全监管

完善基本药物生产、配送质量规范,对基本药物定期进行质量抽检,并向社会及时公布抽检结果。加强和完善基本药物不良反应监测,建立健全药品安全预警和应急处置机制,完善药品召回管理制度,保证用药安全。

(六)加强基本药物制度绩效评估

统筹利用现有资源,完善基本药物采购、配送、使用、价格和报销信息管理系统,充分发挥行政监督、技术监督和社会监督的作用,对基本药物制度实施情况进行绩效评估,发布监测评估报告等相关信息,促进基本药物制度不断完善。

(七)加强合理用药舆论宣传

国家基本药物制度是一项全新的制度,要加强合理用药舆论宣传与教育引导工作,提高全民对基本药物的认知度和信赖度,营造良好社会氛围。

课堂互动

《中共中央 国务院关于深化医疗卫生体制改革的意见》于2009年4月7日发布，该意见提出建立健全药品供应保障体系，加快建立以国家基本药物制度为基础的药品供应保障体系，保障人民群众安全用药。

讨论：

(1) 我国现行的医改政策与国家基本药物制度有什么关系？

(2) 如何使国家基本药物目录发挥应有的作用？

药师考点

1. 基本药物和国家基本药物制度的界定
2. 制定国家基本药物目录的目的和意义
3. 基本药物管理部门及职能
4. 基本药物遴选原则和范围
5. 国家基本药物制度的主要内容

第五节 药品不良反应报告和监测管理制度

药品在治疗患者疾病，保障人体健康和促进人类社会发展过程中发挥着重要作用。但同时也具有高度的不确定性与风险性，常伴随出现与用药目的无关甚至相反的有害作用。根据世界卫生组织统计，全球每年住院患者中有10%~20%发生药品不良反应，其中5%因药品严重不良反应而死亡。1963年，世界卫生组织建议在世界范围内建立药品不良反应监测系统，并于1968年建立了国际药品监测合作中心。从20世纪60年代开始，世界各国纷纷建立上市后药品监测和药品不良反应监测报告制度。我国1984年颁布的《药品管理法》第48条规定，要经常考察本单位所生产、经营、使用的药品的质量、疗效和不良反应。卫生部药政局于1988年在北京、上海、广东、湖北和军队系统开展了药品不良反应监测试点工作。1989年，卫生部成立了药品不良反应监测中心。1998年，我国加入世界卫生组织国际药品监测合作中心，成为成员国。1999年11月25日，国家药品监督管理局和卫生部联合发布了《药品不良反应监测管理办法(试行)》。2001年2月28日，第九届全国人民代表大会常务委员会第二十次会议通过修订的《药品管理法》明确规定，国家实行药品不良反应报告制度。卫生部、国家食品药品监督管理局于2004年3月4日发布《药品不良反应报告和监测管理办法》，自发布之日起施行。2011年5月4日，卫生部发布了新的《药品不良反应报告和监测管理办法》(卫生部令第81号)，自2011年7月1日起施行。现行的管理办法增加了对严重药品不良反应、群体药品不良事件调查核实评价的要求，以及重点监测的要求，规定药品生产企业应当主动开展监测工作。

一、药品不良反应的含义和分类

（一）药品不良反应的有关含义

1. 药品不良反应的定义

（1）世界卫生组织国际药物监测合作中心的定义　药品不良反应是人们为了预防、治疗、诊断疾病，或为了调整生理功能，正常的使用药物而发生的一种有害的、非预期的反应。

（2）我国对药品不良反应的定义　《药品不良反应报告和监测管理办法》（卫生部令第81号）的定义：药品不良反应是指合格药品在正常用法用量下出现的与用药目的无关的有害反应。这个定义将不良反应限定为质量合格的药品，正常使用，与治疗目的无关的有害反应；排除了错误用药、超剂量或者滥用药品，以及病人不遵守医嘱而导致的不良反应或不良后果。

（3）严重药品不良反应　《药品不良反应报告和监测管理办法》（卫生部令第81号）的定义：严重药品不良反应是指因使用药品引起以下损害情形之一的反应：① 导致死亡；② 危及生命；③ 致癌、致畸、致出生缺陷；④ 导致显著的或者永久的人体伤残或者器官功能的损伤；⑤ 导致住院或者住院时间延长；⑥ 导致其他重要医学事件，如不进行治疗可能出现上述所列情况的。

（4）新的药品不良反应　《药品不良反应报告和监测管理办法》（卫生部令第81号）的定义：新的药品不良反应是指药品说明书中未载明的不良反应。说明书中已有描述，但不良反应发生的性质、程度、后果或者频率与说明书描述不一致或者更严重的，按照新的药品不良反应处理。

2. 与药品不良反应报告相关的定义

（1）药品不良反应报告和监测，是指药品不良反应的发现、报告、评价和控制的过程。

（2）药品群体不良事件，是指同一药品在使用过程中，在相对集中的时间、区域内，对一定数量人群的身体健康或者生命安全造成损害或者威胁，需要予以紧急处置的事件。

（3）药品重点监测，是指为进一步了解药品的临床使用和不良反应发生情况，研究不良反应的发生特征、严重程度和发生率等，开展的药品安全性监测活动。

（二）药品不良反应的分类

1. A型药品不良反应（量变型异常）

此类药品不良反应是由于药品本身的药理作用增强所致，常与剂量或合并用药有关。多数能预测，发生率较高而死亡率较低。临床上常见的副作用与毒性反应均属于此类。

2. B型药品不良反应（质变型异常）

此类药品不良反应是与药品的正常药理作用无关的异常反应。此类药品不良反应难预测，发生率低而死亡率高，临床上常见的变态反应属于此类。

3. C型药品不良反应

又称迟现型不良反应，此类药品不良反应发生率较高，非特异性，用药史复杂，潜伏期较长，难以预测，有些与致癌、致畸有关，发生的机制大多不清，有待进一步研究。

二、药品不良反应报告和监测的目的和意义

加强药品的上市后监管，及时、有效控制药品风险，保障公众用药安全，是药品不良反应报

告和监测的主要目的。药品不良反应报告和监测是各国药品管理法律规定建立的一项药品质量监督管理制度,目的在于防止药品对患者造成伤害,以及损失,保证公众用药安全,保障人民身体健康。

药品不良反应报告和监测能够弥补新药研制过程中的不足。非临床安全性评价是动物试验,药效反应或药物的代谢与人存在明显的差异,据文献报道,人体用药的不良反应与动物毒性研究结果的相关率仅为5%~15%,同时,临床实验也有很大的局限性,对于一个创新的药物来说,从Ⅰ期~Ⅳ期临床,上市前受试人数不过3 000例左右,临床上要监测一项不良反应的可能性(95%概率)时,所需病例数就要增加3倍。因此上市后不良反应监测是继续对药品安全性的考察。

药品不良反应报告和监测也能够正确指导合理用药,有效地避免或减轻潜在的药品不良反应,减轻患者经济负担。在医疗机构内,指导医生对药品不良反应的原因进行分析研究,提高医生合理用药水平,特别注意联合用药中药物相互作用引起的药品不良反应。药师通过观察用药过程中出现的异常情况,与医生共同分析药品不良反应发生因素,并与医生合作拟订合理的用药方案,促进临床药学的发展。

开展药品不良反应报告和监测,可以为修改标签和说明书,暂停生产、销售、使用和召回,以及注销批准证明文件等措施,整顿和淘汰药品提供依据;同时,还可以促进新药研制、合理用药,推动药品生产企业的顺利发展和临床药学研究和药物流行病学研究;以及有利于国际药品信息的交流,提高我国药品质量和药物治疗水平。

三、我国药品不良反应报告和监测管理

(一)我国药品不良反应监测机构及其主要职责

1. 药品不良反应监测的主管部门

国家药品监督管理部门主管全国药品不良反应报告和监测工作,地方各级药品监督管理部门主管本行政区域内的药品不良反应报告和监测工作。各级卫生行政部门负责本行政区域内医疗机构与实施药品不良反应报告制度有关的管理工作。

2. 药品不良反应监测的技术机构

国家药品不良反应监测中心负责全国药品不良反应报告和监测的技术工作,地方各级药品监督管理部门应当建立健全药品不良反应监测机构,负责本行政区域内药品不良反应报告和监测的技术工作。

3. 药品生产、经营企业和医疗机构

药品生产、经营企业和医疗机构应当建立药品不良反应报告和监测管理制度。药品生产企业应当设立专门机构并配备专职人员,药品经营企业和医疗机构应当设立或者指定机构并配备专(兼)职人员,承担本单位的药品不良反应报告和监测工作。从事药品不良反应报告和监测的工作人员应当具有医学、药学、流行病学或者统计学等相关专业知识,具备科学分析评价药品不良反应的能力。

(二)报告与处置

1. 基本要求

(1)药品生产、经营企业和医疗机构获知或者发现可能与用药有关的不良反应,应当通过

国家药品不良反应监测信息网络报告。报告内容应当真实、完整、准确。

（2）各级药品不良反应监测机构应当对本行政区域内的药品不良反应报告和监测资料进行评价和管理。

（3）药品生产、经营企业和医疗机构应当建立并保存药品不良反应报告和监测档案。

2. 个例药品不良反应

（1）药品生产、经营企业和医疗机构应当主动收集药品不良反应，获知或者发现药品不良反应后应当详细记录、分析和处理，填写《药品不良反应/事件报告表》并报告。

（2）新药监测期内的国产药品应当报告该药品的所有不良反应；其他国产药品，报告新的和严重的不良反应。进口药品自首次获准进口之日起 5 年内，报告该进口药品的所有不良反应；满 5 年的，报告新的和严重的不良反应。

（3）药品生产、经营企业和医疗机构发现或者获知新的、严重的药品不良反应应当在 15 日内报告，其中死亡病例须立即报告；其他药品不良反应应当在 30 日内报告。有随访信息的，应当及时报告。

（4）设区的市级、县级药品不良反应监测机构应当对收到的药品不良反应报告的真实性、完整性和准确性进行审核。严重药品不良反应报告的审核和评价应当自收到报告之日起 3 个工作日内完成，其他报告的审核和评价应当在 15 个工作日内完成。

（5）省级药品不良反应监测机构应当在收到下一级药品不良反应监测机构提交的严重药品不良反应评价意见之日起 7 个工作日内完成评价工作。

3. 药品群体不良事件

（1）药品生产、经营企业和医疗机构获知或者发现药品群体不良事件后，应当立即通过电话或者传真等方式报所在地的县级药品监督管理部门、卫生行政部门和药品不良反应监测机构，必要时可以越级报告；同时填写《药品群体不良事件基本信息表》，对每一病例还应当及时填写《药品不良反应/事件报告表》，通过国家药品不良反应监测信息网络报告。

（2）设区的市级、县级药品监督管理部门获知药品群体不良事件后，应当立即与同级卫生行政部门联合组织开展现场调查，并及时将调查结果逐级报至省级药品监督管理部门和卫生行政部门。

对全国范围内影响较大并造成严重后果的药品群体不良事件，国家药品监督管理部门应当与卫生部门联合开展相关调查工作。

（3）药品生产企业获知药品群体不良事件后应当立即开展调查，在 7 日内完成调查报告，报所在地省级药品监督管理部门和药品不良反应监测机构。

（4）药品监督管理部门可以采取暂停生产、销售、使用或者召回药品等控制措施。卫生行政部门应当采取措施积极组织救治患者。

4. 境外发生的严重药品不良反应

（1）进口药品和国产药品在境外发生的严重药品不良反应（包括自发报告系统收集的、上市后临床研究发现的、文献报道的），药品生产企业应当填写《境外发生的药品不良反应/事件报告表》，自获知之日起 30 日内报送国家药品不良反应监测中心。

（2）国家药品不良反应监测中心应当对收到的药品不良反应报告进行分析、评价，每半年向国家药品监督管理部门和卫生部门报告，发现提示药品可能存在安全隐患的信息应当及时报告。

（3）进口药品和国产药品在境外因药品不良反应被暂停销售、使用或者撤市的，药品生产企业应当在获知后 24 h 内书面报国家药品监督管理部门和国家药品不良反应监测中心。

5. 定期安全性更新报告

（1）药品生产企业应当对本企业生产药品的不良反应报告和监测资料进行定期汇总分析，汇总国内外安全性信息，进行风险和效益评估，撰写定期安全性更新报告。

（2）设立新药监测期的国产药品，应当自取得批准证明文件之日起每满 1 年提交一次定期安全性更新报告，直至首次再注册，之后每 5 年报告一次；其他国产药品，每 5 年报告一次。

首次进口的药品，自取得进口药品批准证明文件之日起每满 1 年提交一次定期安全性更新报告，直至首次再注册，之后每 5 年报告一次。

（3）国产药品的定期安全性更新报告向药品生产企业所在地省级药品不良反应监测机构提交。进口药品（包括进口分包装药品）的定期安全性更新报告向国家药品不良反应监测中心提交。

（三）药品重点监测

药品生产企业应当经常考察本企业生产药品的安全性，对新药监测期内的药品和首次进口 5 年内的药品，应当开展重点监测，并按要求对监测数据进行汇总、分析、评价和报告；对本企业生产的其他药品，应当根据安全性情况主动开展重点监测。

省级以上药品监督管理部门根据药品临床使用和不良反应监测情况，可以要求药品生产企业对特定药品进行重点监测；必要时，也可以直接组织药品不良反应监测机构、医疗机构和科研单位开展药品重点监测；同时，负责对药品生产企业开展的重点监测进行监督、检查，并对监测报告进行技术评价。

（四）评价与控制

药品生产企业应当对收集到的药品不良反应报告和监测资料进行分析、评价，并主动开展药品安全性研究；对已确认发生严重不良反应的药品，应当通过各种有效途径将药品不良反应、合理用药信息及时告知医务人员、患者和公众；采取修改标签和说明书，暂停生产、销售、使用和召回等措施，减少和防止药品不良反应的重复发生。对不良反应大的药品，应当主动申请注销其批准证明文件。

药品经营企业和医疗机构应当对收集到的药品不良反应报告和监测资料进行分析和评价，并采取有效措施减少和防止药品不良反应的重复发生。

省级药品不良反应监测机构应当每季度对收到的药品不良反应报告进行综合分析，提取需要关注的安全性信息，并进行评价，提出风险管理建议，及时报省级药品监督管理部门、卫生行政部门和国家药品不良反应监测中心。

国家药品不良反应监测中心应当每季度对收到的严重药品不良反应报告进行综合分析，提取需要关注的安全性信息，并进行评价，提出风险管理建议，及时报国家药品监督管理部门和卫生部。

药师考点

1. 药品不良反应及相关术语的界定和区分
2. 药品不良反应的分类
3. 药品不良反应报告主体、报告范围、监督主体
4. 个例药品不良反应的报告和处置
5. 药品群体不良事件的报告和处置
6. 定期安全性更新报告

第六节　药品召回制度

药品召回制度是一种科学的管理理念，召回的药品是存在安全隐患的药品，即发现有可能对健康带来危害的药品，及时地采取召回措施，可以有效地降低缺陷药品所导致的风险，更大限度地保障公众用药安全；还可以降低行政执法成本，简化由严重药品不良反应造成的复杂经济纠纷，降低可能发生的更大数额的赔偿；同时维护了企业的良好形象，召回了消费者的信赖，为广大消费者安全用药建立了一道保护屏障。

药品召回是国际惯例，也是阻止可能危及人体健康、存在安全隐患药品的有效手段之一，要确保药品召回的效果，除企业实施召回外，需要监管部门的指导和监督，也需要公众的参与。

相关知识　我国召回制度的发展沿革

一、药品召回及其分类、分级

（一）药品召回的含义

药品召回，是指药品生产企业（包括进口药品的境外制药厂商）按照规定的程序收回已上市销售的存在安全隐患的药品。此处安全隐患，是指由于研发、生产等原因可能使药品具有的危及人体健康和生命安全的不合理危险。已经确认为假药劣药的，不适用召回程序。

（二）药品召回的分类

药品召回主要分为主动召回和责令召回两类。

药品生产企业应当对收集的信息进行分析，对可能存在安全隐患的药品应主动召回；责令召回是指药品监督管理部门经过调查评估，认为存在安全隐患，药品生产企业应当召回药品而未主动召回的，应当责令药品生产企业召回药品。

（三）药品召回的分级

根据药品安全隐患的严重程度，药品召回分为三级。

（1）一级召回　使用该药品可能引起严重健康危害的；

（2）二级召回　使用该药品可能引起暂时的或者可逆的健康危害的；

（3）三级召回　使用该药品一般不会引起健康危害，但由于其他原因需要收回的。

二、药品主动召回

药品生产企业应当对收集的信息进行分析，对可能存在安全隐患的药品按照《药品召回管理办法》第十二条、第十三条的要求进行调查评估，发现药品存在安全隐患的，应当决定召回。进口药品的境外制药厂商在境外实施药品召回的，应当及时报告国家食品药品监督管理总局；在境内进行召回的，由进口单位按照《药品召回管理办法》的规定负责具体实施。

1. 召回时限

药品生产企业在作出药品召回决定后，应当制定召回计划并组织实施，一级召回在 24 h 内，二级召回在 48 h 内，三级召回在 72 h 内，通知到有关药品经营企业、使用单位停止销售和使用，同时向所在地省级药品监督管理部门报告。

省级药品监督管理部门应当将收到一级药品召回的调查评估报告和召回计划报告国家食品药品监督管理总局。

2. 调查评估报告内容

① 召回药品的具体情况，包括名称、批次等基本信息；② 实施召回的原因；③ 调查评估结果；④ 召回分级。

3. 召回计划的内容

① 药品生产销售情况及拟召回的数量；② 召回措施的具体内容，包括实施的组织、范围和时限等；③ 召回信息的公布途径与范围；④ 召回的预期效果；⑤ 药品召回后的处理措施；⑥ 联系人的姓名及联系方式。

4. 召回效果评价

药品生产企业在召回完成后，应当对召回效果进行评价，向所在地省、自治区、直辖市药品监督管理部门提交药品召回总结报告。

省级药品监督管理部门应当自收到总结报告之日起 10 日内对报告进行审查，并对召回效果进行评价，必要时组织专家进行审查和评价。审查和评价结论应当以书面形式通知药品生产企业。

经过审查和评价，认为召回不彻底或者需要采取更为有效的措施的，药品监督管理部门应当要求药品生产企业重新召回或者扩大召回范围。

三、药品责令召回

药品监督管理部门经过调查评估，认为存在《药品召回管理办法》第四条所称的安全隐患，药品生产企业应当召回药品而未主动召回的，应当责令药品生产企业召回药品。必要时，药品监督管理部门可以要求药品生产、经营企业和使用单位立即停止销售和使用该药品。

药品监督管理部门做出责令召回决定，应当将责令召回通知书送达药品生产企业，通知书包括以下内容：召回药品的具体情况，包括名称、批次等基本信息；实施召回的原因；调查评估结果；召回要求，包括范围和时限等。

药品生产企业在收到责令召回通知书后，应当按规定通知药品经营企业和使用单位，制定、提交召回计划、组织实施，并向药品监督管理部门报告药品召回的相关情况，进行召回药品的后续处理。

药品监督管理部门对药品生产企业提交的药品召回总结报告进行审查，并对召回效果进行评价。经过审查和评价，认为召回不彻底或者需要采取更为有效的措施的，药品监督管理部门可以要求药品生产企业重新召回或者扩大召回范围。

相关知识 国内首例“问题药品”召回在武汉破冰

相关知识

四、法律责任

药品监督管理部门确认药品生产企业因违反法律、法规、规章规定造成上市药品存在安全隐患，依法应当给予行政处罚，但该企业已经采取召回措施主动消除或者减轻危害后果的，依照《行政处罚法》的规定从轻或者减轻处罚；违法行为轻微并及时纠正，没有造成危害后果的，不予处罚。药品生产企业召回药品的，不免除其依法应当承担的其他法律责任。

1. 生产企业的法律责任

（1）生产企业未主动召回　药品生产企业违反《药品召回管理办法》规定，发现药品存在安全隐患而不主动召回药品的，责令召回药品，并处应召回药品货值金额 3 倍的罚款；造成严重后果的，由原发证部门撤销药品批准证明文件，直至吊销《药品生产许可证》。

（2）拒绝责令召回　药品生产企业拒绝召回药品的，处应召回药品货值金额 3 倍的罚款；造成严重后果的，由原发证部门撤销药品批准证明文件，直至吊销《药品生产许可证》。

（3）应予以警告，责令限期改正，并处 3 万元以下罚款的情况　药品生产企业未在规定时间内通知药品经营企业、使用单位停止销售和使用需召回药品的；未按照药品监督管理部门要求采取改正措施或者召回药品的；药品生产企业对召回药品的处理没有相应记录或未向药品生产企业所在地省、自治区、直辖市药品监督管理部门报告及必须销毁的药品未销毁的。

（4）应予以警告，责令限期改正，并处 2 万元以下罚款的情况　未按《药品召回管理办法》规定建立药品召回制度、药品质量保证体系与药品不良反应监测系统的；拒绝协助药品监督管理部门开展调查的；未按照《药品召回管理办法》规定提交药品召回的调查评估报告和召回计划、药品召回进展情况和总结报告的；变更召回计划，未报药品监督管理部门备案的。

2. 药品经营企业、使用单位的法律责任

（1）药品经营企业、使用单位发现其经营、使用的药品存在安全隐患，未停止销售或使用，也未通知药品生产企业或供货商，并向药品监督管理部门报告的，责令停止销售和使用，并处 1 000元以上 5 万元以下罚款；造成严重后果的，由原发证部门吊销《药品经营许可证》或者其他许可证。

（2）药品经营企业、使用单位拒绝配合药品生产企业或者药品监督管理部门开展有关药品安全隐患调查、拒绝协助药品生产企业召回药品的，予以警告，责令改正，可以并处 2 万元以下罚款。

药师考点

1. 药品召回和药品安全隐患的界定
2. 药品召回及其分类、分级
3. 主动召回和责令召回
4. 药品召回的监督管理

本章小结

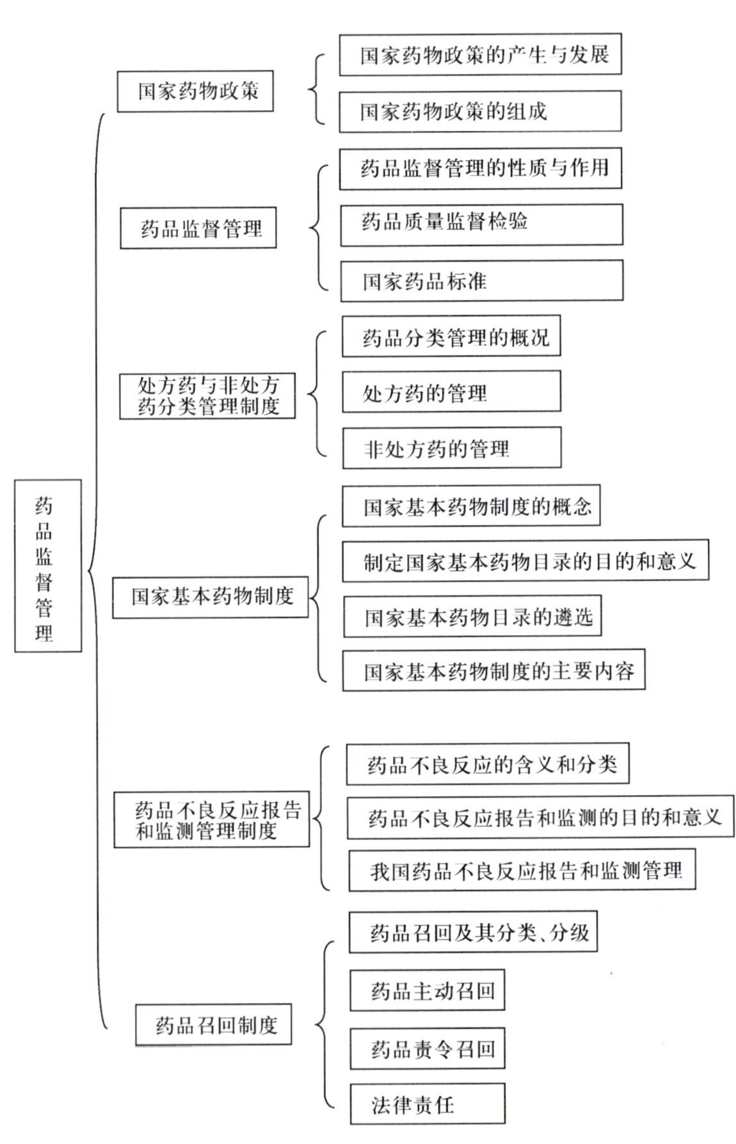

复习测试

一、A 型选择题(最佳选择题)

备选答案中只有一个最佳答案。

1. 某些药品在销售前或进口时必须经过政府指定的药品检验机构检验合格后,才准予销售或进口。这种检验是(   )

A. 抽查性检验　　B. 复验　　C. 指定检验　　D. 仲裁性检验

2. 下面关于药品分类管理的叙述,错误的是(   )

A. 处方药只准在专业性医药报刊上进行广告宣传

B. 非处方药可以在大众媒介,也可以在专业性医药报刊进行广告宣传

C. 处方药说明书上应印有"请仔细阅读药品使用说明书并按药品说明书使用或在药师指导下购买和使用"警告语或忠告语

D. 乙类非处方药可以在零售药房销售,也可以在经地级市药品监督管理局批准的普通商业企业零售

3. 全国药品不良反应监测工作的主管部门是(   )

A. 国家药品不良反应监测中心

B. 国家食品药品监督管理总局药品认证管理中心

C. 省、自治区、直辖市人民政府(食品)药品监督管理局

D. 国家食品药品监督管理总局

4. 关于药品不良反应报告和监测制度的叙述,错误的是(   )

A. 新药监测期内的药品应报告该药品发生的所有不良反应

B. 进口药品自首次获准进口之日起 5 年内,报告该进口药品发生的所有不良反应

C. 药品生产、经营企业和医疗卫生机构发现群体不良反应应于发现之日起 15 日内向所在地的省级药品不良反应监测中心报告

D. 对不良反应大或者其他原因危害人体健康的药品,应当撤销该药品批准证明文件,并予以公布

5. 对于药品召回制度的叙述,正确的是(   )

A. 药品召回是指药品生产企业(包括进口药品的境外制药厂商)按照规定的程序收回已上市销售的存在安全隐患的药品。已经确认为假药劣药的药品,也适用该程序

B. 药品召回主要分为主动召回和责令召回两类

C. 进口药品的境外制药厂商在境外实施药品召回的,无须报告国家食品药品监督管理局

D. 药品生产企业召回药品的,可免除其依法应当承担的法律责任

二、X 型选择题(多项选择题)

每题的备选答案中有 2 个或 2 个以上的正确答案。少选或多选均不得分。

1. 国家药物政策的最基本的目标包括(   )

A. 保证药品必须是安全有效的　　B. 实现药品的可获得性

C. 确保所有药品的质量可靠　　D. 推进药品的合理使用

2. 非处方药遴选原则包括（ ）

A. 应用安全 B. 疗效确切 C. 质量稳定 D. 应用方便

3. 药品质量监督检验的性质包括（ ）

A. 准确性 B. 权威性 C. 仲裁性 D. 公正性

三、简答题

1. 简述国家药物政策的总目标。

2. 简述实施药品分类管理的意义。

3. 制定国家基本药物目录的意义有哪些？

4. 什么是药品不良反应？为什么要对药品不良反应进行监测？

5. 简述药品召回的含义。

四、实例分析

澳大利亚的国家基本药物制度介绍

澳大利亚位于南半球的大洋洲，人口2 071万人（2006年），首都堪培拉。它是一个后起的发达国家，2005年其国内生产总值（GDP）全球排名第14位，在经济合作与发展组织（OECD）国家排名中位列第11位。澳大利亚政府各部门（公共福利、各州及各区政府）、卫生教育工作者、医务人员、医疗机构与供应商、医药企业、消费者和媒体等部门都充分认识到国家药物政策的重要性。

1. 澳大利亚国家基本药物制度的特点

（1）满足民众用药与相关服务的需要，获得最佳卫生保健成果，实现最佳经济效益。由于更为关注优良的医疗卫生效果而非卫生保健项目的投入，澳大利亚国家基本药物制度把人民的需要及为满足人民需要作为中心目标来提高相关各界的技能、经验和知识列为工作中的重中之重。

（2）及时获得所需的、个人及社会可承受其价格的药品。

（3）使药品符合质量、安全及疗效的标准。

（4）高质量地使用药品。

（5）明确制药企业的责任，并促进其可持续发展。

2. 保障措施

为实现上述目标，社会各界对其中每一项工作各自负有不同程度的责任，都要在所有相关的倡议中考虑这些中心目标。

（1）保障药品获得性的措施 为了保证药品的获得，努力使药品的价格不成为人们获得所需药品的障碍。在药品的供应过程中，调整现行的市场机制可以提高人们对重要药品的价格承受能力。例如，在“药品效益计划”中，通过补贴使人们容易获得某些处方药，医院供应给患者的药品也有价格补贴。值得注意的是，这些补贴不是没有代价的，它必须由全社会去承担。

为了在健康需要和财政规定的支付能力之间寻求平衡，各部门非常关注下列事项：

① 药品的财政与供应计划能使卫生医疗效果最佳化，并能反映投入资金的价值；

② 为达到投资应得的效益，所有部门都要充分承担责任；

③ 获得必需药品的费用，应以社会作为一个整体所能承担的费用为基础，在面对压力时，如

开发新的高价药品及澳大利亚老年人群适用的药品时,尤其要考虑这一点;

④ 获取药品的过程设置得越简单越好,这样才能使药品补贴及时、机制明确,防止不必要的行政障碍和耗费;

⑤ 药品的财政安排要避免各级政府间、其他出资人或其他不正当激励所导致的费用转嫁;

⑥ 有一个效率高且充分发挥作用的药品流通供应系统(包括物流人员、医院及零售企业);

⑦ 各部门之间支出费用和储备实现公平分配;

⑧ 利用药物经济学的评价结果,确定药品报销目录。

(2) 保障药品质量、安全和疗效的措施　主要措施如下:

① 澳大利亚通过合理的、透明的标准和程序对药品进行标准化监督与管理药品的质量、安全和疗效;

② 从规章制度上保证药品开发、生产、供应及调配都遵循适当的工作规范,出现的问题都能做出迅速、有效、妥当的处置;

③ 药品管制的水平要与社会中潜在的效益与风险相一致,并以适当的风险测评程序为基础;

④ 药品上市前测评主要针对药品的质量、安全性、疗效和及时可供性等内容;

⑤ 有一个有效的药品上市后监测系统(如药品的不良反应),以确保安全性评价的持续性;

⑥ 努力追求药品监管工作的地区及国际协调,减少重复和不必要的限制,以利于新的治疗方案能尽早为公众服务;

⑦ 药品监督人员与药品企业之间要保持积极的合作关系,要运用适当的共同监管的有效模式。

思考:澳大利亚国家基本药物制度对我国有什么启示?

(叶　桦)

复习测试参考答案

第五章　药品注册管理

学习目标

学习目的

本章概述了药物研发的趋势和基本特点；介绍了国内外药品注册管理的概况；阐述了药品注册的概念和分类，药物临床前研究和临床研究的有关内容；总结了《药物非临床研究质量管理规范》(GLP)和《药物临床试验质量管理规范》(GCP)的主要内容，各类药品的申报和审批，药品补充申请和再注册，以及药品注册检验、注册标准和有关知识产权问题的知识。旨在使学生对药品注册管理的发展、药品注册的概念和分类、药品申报和审批、药品补充申请和再注册，以及药物上市前研究等主要内容有较深入的了解，为今后的工作和进一步的学习奠定基础。

学习要求

掌握：1. 药品注册的概念及分类
2. 药物临床前研究和临床研究的主要内容
3. 药品审批管理的主要规定
4. 新药和仿制药的申报和审批程序
5. 进口药品注册管理

熟悉：1. GLP、GCP 的主要内容
2. 药品补充申请的申报和审批程序
3. 药品再注册
4. 药品注册检验和注册标准
5. 药品注册中的知识产权问题

了解：1. 药物研发的趋势及特点
2. 我国和国外药品注册管理的发展
3. 我国实施 GLP、GCP 的重要意义

第一节　药物研发与药品注册管理

药物研究与开发，是指药物从实验室发现到上市应用的整个过程，是一项综合利用各项科学和高新技术的系统工程。近年来，特别是化学合成研究成为全新化合物(NCE)发现的基础，新型筛选系统加快了化合物用于新药的筛选速度。计算机技术、现代合成技术、生物技术的应用及药物化学与分子生物学、遗传学、免疫学、酶学等学科的发展与相互渗透，为药物研究开发的成功奠定了科学基础。药物研究开发还涉及伦理、社会、管理、经济学等多个方面，需要多个

环节、多个方面的密切配合才能提高药物研究开发的效率。

一、药物研究与开发的特点

药物研究开发具有高投入、高风险、高技术的特点。随着科技进步，药物研究开发难度越来越大。现代药物研究开发涉及人才、市场、资金、技术、管理、政策、环境诸多因素，是一项多学科相互渗透、相互合作的技术密集型工程。现代新药研究涉及人体试验，必须严格遵守人体医学研究的伦理原则和相关的法律法规。药物研究与开发的特点主要体现在以下几方面。

（一）多学科协同配合

药物研究的实质是研究某种物质对生命过程的影响和控制。因此，药物研究需要化学、生物学、医学、药学等多门学科的科学家、技术人员协同配合。一个国家新药研究开发水平与该国整体科学技术水平密切相关。

（二）药物研究开发的难度日益增大

一方面，目前已知的化学药物作用于人体的靶点及其机制都已基本研究清楚，并已经有相应药物开发出来。而对于药物作用机制不清楚的疾病还需要大量的基础研究以了解其发生发展的过程及主要作用因子，因此全新的化学或生物药物研究开发难度很大。另一方面，人们对自身健康、对患者的保护意识不断加强。药品注册审批日益严格，创新药物的开发步履逐渐艰难。创新药物从研发到上市的产业链是一个漫长且复杂的过程，同时伴随着高风险、高投入。平均每 5 000~10 000 个化学或生物分子中可筛选出 250 个先导化合物进入临床前研究阶段，其中 5 个可以进入临床研究阶段，最终仅有 1 个被批准上市，这一过程通常要经历 10~15 年的时间。更加值得一提的是，近几年新药研发成本上升，平均研发成本的年增长率达 8.5%，而新药产出却严重不足（见图 5-1）。2014 年 11 月 18 日，塔夫茨大学药物研发研究中心（Tuffs CSDD）发布最新研究结果：目前开发一个新药的平均成本为 25.58 亿美元，其中每个上市药物的平均研发开支为 13.95 亿美元，同等时期由于临床试验失败、研发时间长导致的投资损失费用为 11.63 亿美元。

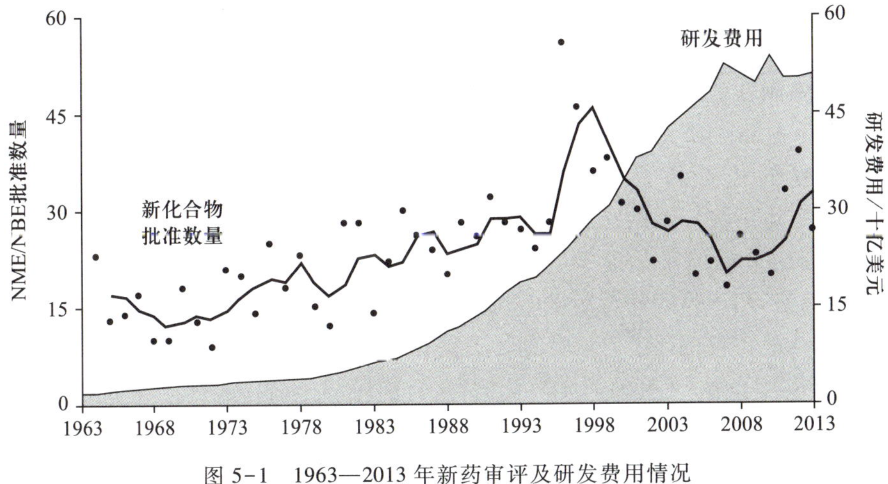

图 5-1　1963—2013 年新药审评及研发费用情况

数据来源：塔夫茨大学药物研发研究中心（Tuffs CSDD），cost of developing a new drug

（三）药物研发的全球化趋势

1. 药物研发基地向新兴市场转移

新兴市场的医药市场高速发展，包括阿根廷、巴西、中国、埃及、印度、印度尼西亚和墨西哥等17个国家。巴西、中国和印度等新兴国家经济体发展迅速，吸引研发活动和投资行为的转移。2010年和2011年，巴西和中国市场增长都超过20%。相比之下，同期欧洲市场增长仅为1.8%和2.6%，美国为3.3%和3.6%。各国纷纷通过在新兴市场设立研发中心、与合同研究组织（CRO）合作等方式，将药品部分研发工作的地点向新兴市场转移。由此导致欧洲研发地点数量减少，亚洲研发地点增多。2001—2006年，跨国制药企业在欧洲开设2个研发地点，关闭18个；在美国开设6个研发地点，关闭5个；在亚洲开设14个研发地点，关闭1个。

相关知识

相关知识 合同研究组织（contract research organization，CRO）的含义

2. 发展中国家参与国际药物研发的水平和能力不断增强

为了降低新药研发的风险，许多印度医药企业选择了自主研发与合作研发相结合的策略，积极承接外包的同时，还在海外设立研发机构等来充分利用外部的资源和智慧。

一方面，通过与跨国医药企业合作在本国建立研发中心来实现优势互补，这样，印度医药企业既可充分利用这些公司雄厚的经济实力和研发实力，大大降低新药研发中的风险；又能快速吸收合作伙伴的技术经验，提升自身的实力。例如，Ranbanxy公司就借助自身在化学合成、化合物修饰方面的技术优势与罗氏等公司开展合作，积极介入治疗艾滋病和心血管等疾病药物的研发。

另一方面，一些印度医药企业还走出国门，通过借助原料药和非专利药出口建立的国际网络在海外组建研发机构，这就为印度医药企业充分利用国际金融资本和智力资本，及时观察吸收最新技术动态搭建了平台。据统计，印度医药企业目前已在美国、欧洲等60多个国家建立了新药研发机构。

3. 发达国家利用技术性贸易壁垒影响全球药物研发的标准和要求

技术性贸易壁垒（technical barriers to trade，TBT）是指商品进出口国以维护国家安全或保护人类健康和安全、保护动植物的生命和健康、保护生态环境或以防止欺诈行为、保证产品质量为由而采取的一些强制性或非强制性的技术性法规、标准及合格性评定而形成的贸易障碍。技术性贸易壁垒由技术标准与法规、合格评定程序、包装和标签要求、产品检疫、检验制度、信息技术壁垒及绿色技术壁垒（是指为了保护环境而直接或间接采取的限制甚至禁止贸易的措施）构成，其中在国际贸易中运用最广泛的是技术标准。

2005年12月由美国国家标准学会（ANSI）核准发布《美国标准战略》（USSS），是2000年《美国国家标准战略》（NSS）的修订版本。在战略原则中，USSS特别添加了“技术援助”原则，向发展中国家提供制定和应用标准上的援助。美国标准体系以私营为主，反映了美国利用标准战略推进美国标准的国际化。《美国药典》（USP）是目前世界上唯一一部由非政府机构出版的法定药品标准汇编，现已在131个国家销售，一些没有法定药典的国家通常都采用USP。美国药典委员会在美国食品药品管理局（FDA）的支持下，已经于2006年10月份推出了全球“USP认证计划”。

（四）新药带来的巨额利润

研发成功的新药，在给人类防治疾病带来新手段的同时，也给创制的企业带来巨额利润。近年来全球销售额较大的药物见表 5-1。

表 5-1 2015 年全球药品销售额排名前 15 位的药品 （单位：亿美元）

药品	公司	适用证/用途	销售额
阿达木单抗(Humira)	AbbVie	自身免疫疾病	140.12
哈维尼(Harvoni)	Gilead	慢性丙肝	138.64
依那西普(Enbrel)	Amgen/辉瑞	自身免疫疾病	86.97①
英夫利昔单抗(Remicade)	强生/MSD	自身免疫疾病	83.55②
甘精胰岛素(Lantus)	赛诺菲	糖尿病	71.84
利妥昔单抗(MabThrea/Rituxan)	罗氏	肿瘤、自身免疫疾病	68.97
贝伐珠单抗(Avastin)	罗氏	实体瘤	64.83
曲妥珠单抗(Herceptin)	罗氏	HER+乳腺癌	64.00
肺炎球菌疫苗(Prevnar)	辉瑞	肺炎	62.45
来那度胺(Revlimid)	Celgene	多发性骨髓瘤	58.01
氯替卡松/沙美特罗(Seretide/Advair)	GSK	COPD	56.32
索非布韦(Sovaldi)	Gilead	慢性丙肝	52.76
瑞舒伐他汀(Crestor)	阿斯利康	降血脂	50.17
普瑞巴林(Lyrica)	辉瑞	镇痛	48.39
聚乙二醇非格司亭(Neulasta)	Amgen	肿瘤化疗	47.15

注：① 辉瑞 33.33 亿美元；② 默沙东 17.94 亿美元。

（五）药物研发的商业利益与科研道德之间的博弈

药物研发可以带来巨额商业利益，制药企业追求利益最大化的目标与科研道德之间应该达到一种平衡。在商业利益与科研道德之间，药物研发单位一直在进行利益博弈。历史证明，抛开商业利益枉谈科研道德是不切实际的，只有通过法律法规的干预，才能达到商业利益与科研道德的平衡。美国等国家均出现过因为追求商业利益，企业在药物研发过程中弄虚作假的现象。最典型的是 1989 年美国仿制药丑闻，所涉企业和 FDA 官员均受到法律的严惩。近年来国内药品研制不规范甚至研制造假、资料造假等行为也时有发生，已经给国家药品安全带来隐患。我国新的《药品注册管理办法》规定，申请人在申报资料中造假的，将受到资格罚、经济罚和名誉罚，并强化了对资料真实性核查及生产现场检查的要求，防止资料造假，抽取的样品从“静态”变为“动态”，确保样品的真实性和代表性，调整了新药生产申请中技术审评和复核检验的程序设置，确保上市药品与所审评药品的一致性。

二、我国药品注册管理概况

（一）我国药品注册管理的历史发展

我国药品注册管理历史，大致经历了六个发展阶段。

第一阶段：1963 年 10 月 25 号，由卫生部、化工部、商业部颁发《关于药品管理的若干规定》。要求对药品实施审批制度。1965 年，卫生部、化工部发布的《药品新产品管理办法》（试行）成为我国第一个单行的新药管理规章。

第二阶段："文化大革命"期间，全民大搞中草药运动，兴办药厂，药品审批处于混乱状况。

第三阶段：1978 年，国务院发布《药政管理条例》，规定新药由省、自治区、直辖市卫生厅（局）和医药管理局组织鉴定后审批。同年，卫生部和国家医药管理总局联合发布了《新药管理办法》（试行），对新药的定义、分类、研究、临床、鉴定、审批、生产和管理做了全面规定。在这一时期，新药基本上由各省卫生厅（局）审批，仅有麻醉药品、放射性药品、避孕药和中药人工合成品等少数新药由卫生部审批。1982 年，全国以省、自治区、直辖市为单位，统一实施药品生产批准文号管理制度，对过去批准生产的药品重新换发批准文号。

第四阶段：1984 年，全国第六届人民代表大会七次会议审议通过《药品管理法》，使得我国的药品注册管理制度第一次用法律的形式固定下来。根据《药品管理法》的规定，1985 年 7 月 1 日，卫生部颁布并实施了《新药审批办法》，规定了新药审批的程序、审评的内容，组建了药品审评中心，具体实施新药审评工作。根据《药品管理法》的规定，各省、自治区、直辖市卫生厅（局）可以组织药品审评委员会，对企业申请生产地方药品标准、仿制国家食品药品标准的药品进行审批。而新药则由国务院卫生行政部门审批。

第五阶段：1998 年 4 月，国家药品监督管理局（SDA）成立以来，修订了一系列的药品注册管理行政规章，修订后的《新药审批办法》自 1999 年 5 月 1 日开始实施。1999 年，国家药品监督管理局陆续修订发布了一系列药品注册及管理的法律法规，如《新生物制品审批办法》、《新药保护和技术转让的规定》、《进口药品管理办法》、《仿制药品审批办法》、《药品研究和申报注册违规处理办法》、《药物非临床研究质量管理规范》和《药物临床试验质量管理规范》等，明确药品的注册审批集中由国家药品监督管理局统一管理，我国药品注册管理的法规体系日益健全并与国际接轨。国家药品监督管理局还制定了二十多个类别药物临床研究指导原则、四十多个中医病症临床研究指导原则等一系列技术指标，建立了一批临床药理基地，组建了药品审评委员会。

第六阶段：药品审评审批改革阶段。近年来，我国医药产业快速发展，药品医疗器械质量和标准不断提高，较好地满足了公众用药需要。与此同时，药品医疗器械审评审批中存在的问题也日益突出，如注册申请资料质量不高，审评过程中需要多次补充完善，严重影响审评审批效率；仿制药重复建设、重复申请，市场恶性竞争，部分仿制药质量与国际先进水平存在较大差距；临床急需新药的上市审批时间过长，药品研发机构和科研人员不能申请药品注册，影响药品创新的积极性。2015 年 8 月，国务院发布《关于改革药品医疗器械审评审批制度的意见》，提出了提高药品审评审批的标准，推进仿制药质量和疗效的一致性评价，实施药品上市许可持有人制度的试点，简化药品审评的程序，加快药品审评的速度，提高药品审评的效力等制度建议。

（二）我国药品注册管理的现状

2001 年 3 月，修订的《药品管理法》正式实施；2002 年，国家药品监督管理局颁布了《药品注册管理办法》（试行），构筑了我国药品注册管理的基本法律框架。该办法于 2002 年 12 月 1 日起施行。在新的药品注册管理规定中，新药的概念定位为“未曾在中国境内上市销售的药品”，缩小了原《新药审批办法》中新药概念的范围；取消了与《专利法》不接轨的原行政保护；增加了按 TRIPS 有关条文制定的，对含有新化合物新药未披露数据的保护，和基于保护公众健康而设置的监测期等；并增加了对执法主体执法程序和时限的要求。

2005 年，为了适应《行政许可法》的有关要求，对《药品注册管理办法》进行了修订，并对在执行过程中亟待完善的问题做了进一步的明确。2007 年 7 月 10 日，国家食品药品监督管理局再次修订颁布了新的《药品注册管理办法》，于 2007 年 10 月 1 日施行。新办法的核心是要保证药品质量，鼓励新药创新，使药品研发领域的低水平重复现象得到有效遏制，合理调配产业资源，调整产业结构。修订的《药品注册管理办法》主要针对药品注册审批环节存在的问题进行了调整，如药品注册与监督管理脱节、一些申报单位的研究资料不规范，其中甚至出现了弄虚作假的严重问题，药品的安全性难以保证，审评审批标准偏低，导致了企业创制新药的积极性不强，监督制约不到位，审评审批权力配置不合理，程序不够严密，过程不够透明等。

相关知识　2007 年修订的《药品注册管理办法》对药品注册申请作出的规定

相关知识

三、国外药品注册管理概况

由于药品是一种特殊商品，和人们的身体健康、生命安全关系密切，同时，历史上一些国家在使用化学药品中发生的一系列危害人类健康造成致残、致死、致畸等严重后果的药害事件，迫使各国政府对新药的审批采取慎重的态度并逐渐以立法的形式进行严格的管理。大体看来，20 世纪国外药品注册管理经历了三个阶段。

（一）20 世纪上半叶美国开始重视新药安全性管理

20 世纪前，各国有关药品管理的法律、法令多侧重于对假药、劣药、毒药的管理。20 世纪初化学药品问世后，新药数量急剧增多，当初的管理多为申请注册、产品抽验等，世界范围内基本无药品注册管理制度。应该说，国家对原料药及其制剂的注册管理，是人们与“药害”作斗争的过程中发展起来的。在美国，研究人员在安全性试验中发现食品中常用色素和防腐剂具有明显毒性，促成了 1906 年美国第一部医药管理法案《纯净食品和药品法》的颁布，主要是针对各州间药品贸易中禁止掺假和贴假标签的规定，但基本没有明确的药品注册管理制度。1937 年，美国发生了磺胺酏剂事件，造成 107 人死亡。此次事件再度证明药品上市前必须经过安全性审查，公众要求对药品法律进行修改和补充的呼声也越来越高，迫使美国国会于 1938 年 6 月通过了《食品、药品和化妆品法》（Food，Drugs and Cosmetic Act，简称 FDCA），要求新药上市前必须提供安全性研究资料，进行安全性评价。由于该法只强调药品应安全无毒，没有强调有效，后来又导致一大批疗效不确切的药品充斥市场。而其他国家尚未注意新药管理，“药害”事件仍层出不穷。20 世纪 50 年代，法国上市有机锡的胶囊剂 Stalinon，短时间内有千余人服用，造成 217 人中毒、102 人死亡，事后发现主要是中枢神经毒性。

相关知识

相关知识 磺胺酏剂事件

（二）20世纪60年代药品注册进入法制化管理

1. “反应停事件”促进药品管理法制化

20世纪60年代以来，世界范围内出现了许多“药害”事件，其中最著名的，就是震惊世界的“反应停事件”。反应停，化学名为沙利度胺，该药最早于1956年在德意志联邦共和国上市，主要治疗妊娠呕吐反应，临床疗效明显，因此迅速流行于欧洲、亚洲（以日本为主）、北美洲、拉丁美洲的17个国家，美国由于种种原因并未批准该药在美国上市，只有少数患者从国外自己购买了少量药品。到1960年左右，上述国家突然发现许多新生儿的上肢、下肢特别短小，甚至没有臂部和腿部，手脚直接连在身体上，其形状酷似“海豹”。部分新生儿还伴有心脏和消化道畸形、多发性神经炎等。大量的流行病学调查和大量的动物试验证明这种“海豹肢畸形”是由于患儿的母亲在妊娠期间服用沙利度胺所引起的。“海豹肢畸形”患儿在日本大约有1 000名，在德意志联邦共和国大约有8 000名，全世界46个国家超过1万人。

“反应停事件”震惊了世界，使人们认识到对新药上市销售前的评价和审批工作的必要性，也促进了各国政府将新药审批注册纳入法制化管理的轨道，许多国家为此重新修订了药品法。例如，美国1962年批准的《科夫沃-哈里斯修正案》，授权FDA不仅对新药上市前需要证明其安全和有效，而且市场上已有的药品也必须通过同样严格的科学检验。要求企业在药品上市前必须向FDA提供证明其安全性和有效性的双重证据，并对新药审批作出详细的规定。日本、英国等修订的药品法也都对新药管理作出详细规定。由于药品国际贸易的发展，各国新药管理更趋一致，也更为严格。

2. 药品注册相关管理规定的发展

“反应停事件”使得药品的安全性成为社会关注的焦点，同时也促使各国政府意识到药品安全性评价的重要性。1972年，新西兰最先进行《药物非临床研究质量管理规范》（GLP）立法，规定化学品的非临床研究必须遵守GLP。1973年，丹麦也进行了类似的立法。1978年，美国FDA颁布了GLP法规，自1979年生效。从20世纪80年代到20世纪90年代，许多国家如澳大利亚、奥地利、比利时、加拿大、法国、德国等纷纷制定了自己的GLP，其原则与美国制定的GLP基本一致。其中一些国家还签订了双边备忘录，相互承认对方GLP条件下的非临床研究实验数据。

《药物临床试验质量管理规范》（GCP）是临床试验全过程的标准规定，包括方案设计、组织、实施、监察、稽查、记录、分析总结和报告。20世纪60年代的“反应停事件”也使得人们对必须加强新药临床试验的管理有了进一步的认识，同时促使各国政府开始重视对新药临床试验的法规管理。美国FDA首先实施了临床研究者指导原则，后来经过多年来对新药临床研究程序的修改，逐渐形成了美国的GCP。其他国家的药品监督管理部门也纷纷仿效美国，制定并颁布了GCP。1992年，欧盟颁发了GCP指南；1994年，世界卫生组织也颁布了GCP指南，希望能够成为其所有成员国都能够遵守的共同标准。迄今，世界上的大多数国家，如美国、日本、澳大利亚、加拿大、英国等，都已制定并实施GCP。自1995年起所有欧盟的成员国均将GCP纳入本地的法律之中。在这些国家，如果不遵守GCP的条款，药品评审部门将拒绝接受制药公司为新药注册提交的临床数据，理由是这些数据的可靠性值得怀疑。

（三）21 世纪以来药品注册管理的进展

1. 药品注册的国际协调

各国新药审批注册法规内容大体一致，但是在具体技术指标上有所差别。为了促进新药审评工作的标准化、规范化发展，以及药品注册管理规范的国际协调和融合，1989 年美国、日本、欧盟三方六个单位（欧洲联盟、欧洲制药工业协会联合会、美国 FDA、美国药物研究和生产联合会、日本厚生省及日本制药工业协会）组成人用药品注册技术要求国际协调会议（International Conference on Harmonization of Technical Requirements for Registration of Pharmaceuticals for Human Use，ICH）。

ICH 旨在规范成员国范围内的药品注册程序，具体职能如下：① 协调在欧盟、美国和日本注册产品的技术要求中存在的不同点，创造注册部门与制药部门对话的场所，以便更及时将新药推向市场，使患者得到及时治疗；② 监测和更新已协调一致的文件，最大程度的共享 ICH 成员国的研究开发数据；③ 随着新技术进展和新治疗方法的应用，选择一些课题及时协调，以避免今后技术文件产生的分歧；④ 推动新技术新方法替代现有文件的技术和方法，在不影响安全性的情况下，节省受试患者、动物和其他资源；⑤ 鼓励已协调技术文件的分发、交流和应用，以达到共同标准的贯彻。

ICH 协调活动在全球药品注册管理中发挥着重要的作用。目前，ICH 制订的药品技术指南基本上被国际认可，在安全、有效、质量方面具有很强的影响力。随着全球不断关注 ICH，ICH 指南被广泛应用，因此，ICH 有关药品安全性和质量可控性管理的技术要求，在一定意义上代表着全球在该领域的广泛共识和发展方向。其中，通用技术文件（CTD）的有效实施，就是此种影响的具体表现。ICH 规定，在组织内一个国家做的试验或其他资料，即 CTD，在别的 ICH 成员国也可以使用。例如，欧盟一个制药厂商在欧盟申报的新药，到美国就不用再重复做试验了，这样就大大降低了新药研制成本，使新药真正成为国际上通用的产品。另外，CTD 科学的结构和规范大大提高了药品注册程序的审评效率，为医药行业节省了更多资源。现在越来越多的非 ICH 国家也开始参与到 ICH 中来。

除 ICH 外，海湾合作组织、东盟 10 国也有自己的协调组织；此外，南美贸易共同体下有一个关于药品注册的协调组织；澳大利亚和新西兰两国也有一套通用的药品注册管理制度。

2. 药物经济学、循证医学研究在药品注册中逐渐得到重视

由于新药开发的投入、周期、风险日益增加，上市新药价格越来越贵，老百姓和医疗保险机构很难承受，一些价格昂贵的 NCEs 药效还不及已上市的药品。为此澳大利亚、加拿大等国将药物经济学研究列为新药申报必须提交的资料。其他国家许多制药公司开展了药物经济学研究，作为申报、开发市场的重要基础。

在药品注册管理中，循证医学的应用越来越受到重视。应用循证医学，可以对上市前药品进行随机、对照、多中心试验（Ⅱ期、Ⅲ期临床试验），也可对上市后药物进行临床有效性、安全性、经济性和适用性进行综合评价，即循证药物评价（EBDE）。尤其对于传统药物，循证医学和循证药物评价的评价结果，可以作为对其进行再评价的有益补充。循证医学强调证据的可靠性，尤其强调随机对照试验（RCT）的结果，认为 RCT 能够有效阻止无效治疗的滥用，并肯定有效治疗的价值。在治疗方面，国际公认大样本随机对照试验（RCT）和 RCT 的系统评价（systematic review，SR 或 Meta 分析）结果是证明某种疗法的有效性和安全性最可靠的依据。

第二节 药品注册的概念与分类

一、药品注册的相关概念

（一）药品注册

药品注册(registration of drug)是指国家食品药品监督管理总局根据药品注册申请人的申请,依照法定程序,对拟上市销售药品的安全性、有效性和质量可控性等进行审查,并决定是否同意其申请的审批过程。

（二）药品注册申请人

药品注册申请人(以下简称申请人),是指提出药品注册申请并承担相应法律责任的机构。

境内申请人应当是在中国境内合法登记并能独立承担民事责任的机构,境外申请人应当是境外合法制药厂商。境外申请人办理进口药品注册,应当由其驻中国境内的办事机构或者由其委托的中国境内代理机构办理。

（三）药品注册申请

药品注册申请包括新药申请、仿制药申请、进口药品申请及其补充申请和再注册申请。境内申请人申请药品注册按照新药申请、仿制药申请的程序和要求办理,境外申请人申请进口药品注册按照进口药品申请的程序和要求办理。

(1) 新药申请,是指未曾在中国境内上市销售的药品的注册申请。对已上市药品改变剂型、改变给药途径、增加新适应证的药品注册按照新药申请的程序申报。

(2) 仿制药申请,是指生产与原研药具有相同的活性成分、剂型、给药途径和治疗作用的药品的注册申请。

(3) 进口药品申请,是指境外生产的药品在中国境内上市销售的注册申请。

(4) 补充申请,是指新药申请、仿制药申请或者进口药品申请经批准后,改变、增加或者取消原批准事项或者内容的注册申请。

(5) 再注册申请,是指药品批准证明文件有效期满后申请人拟继续生产或者进口该药品的注册申请。

相关知识

相关知识 创新药、改良型新药和仿制药

二、药品注册的分类

药品按其来源和标准分为新药、仿制药和进口药;按种类分为中药、化学药品和生物制品;按创新程度分为创新药、me-too 药、改变剂型或给药途径、增加适应证,或工艺改进的药品等。药品品种范畴差别很大,对其研究的内容、技术要求和审评重点也各不相同。为了保证药品研究质量,同时又能提高新药研制的投入和产出的效率,我国采用药品注册进行分类审批管理的办法。《药品注册管理办法》附件中将药品按照化学药品、中药和天然药物、生物制品分别进行分类,对各类药品申请注册时应提交的研究资料分门别类作出规定,见表 5-2。

表 5-2 药品注册分类

药品注册的分类		内部分类
化学药品		1. 境内外均未上市的创新药。指含有新的结构明确的、具有药理作用的化合物，且具有临床价值的药品 2. 境内外均未上市的改良型新药。指在已知活性成分的基础上，对其结构、剂型、处方工艺、给药途径、适应证等进行优化，且具有明显临床优势的药品 3. 境内申请人仿制境外上市但境内未上市原研药品的药品。该类药品应与原研药品的质量和疗效一致。原研药品指境内外首个获准上市，且具有完整和充分的安全性、有效性数据作为上市依据的药品 4. 境内申请人仿制已在境内上市原研药品的药品。该类药品应与原研药品的质量和疗效一致 5. 境外上市的药品申请在境内上市
中药和天然药物		1. 未在国内上市销售的从植物、动物、矿物等物质中提取的有效成分及其制剂 2. 新发现的药材及其制剂 3. 新的中药材代用品 4. 药材新的药用部位及其制剂 5. 未在国内上市销售的从植物、动物、矿物等物质中提取的有效部位及其制剂 6. 未在国内上市销售的中药、天然药物复方制剂 7. 改变国内已上市销售中药、天然药物给药途径的制剂 8. 改变国内已上市销售中药、天然药物剂型的制剂 9. 中药、天然药物仿制药 其中 1~6 类的品种为新药，7、8 类按新药申请程序申报
生物制品	治疗用生物制品	1. 未在国内外上市销售的生物制品 2. 单克隆抗体 3. 基因治疗、体细胞治疗及其制品 4. 变态反应原制品 5. 由人、动物的组织或者体液提取的，或者通过发酵制备的具有生物活性的多组分制品 6. 由已上市销售生物制品组成新的复方制品 7. 已在国外上市销售但尚未在国内上市销售的生物制品 8. 含未经批准菌种制备的微生态制品 9. 与已上市销售制品结构不完全相同且国内外均未上市销售的制品（包括氨基酸位点突变、缺失，因表达系统不同而产生、消除或者改变翻译后修饰，对产物进行化学修饰等） 10. 与已上市销售制品制备方法不同的制品（如采用不同表达体系、宿主细胞等） 11. 首次采用 DNA 重组技术制备的制品（如以重组技术替代合成技术、生物组织提取或者发酵技术等） 12. 国内外尚未上市销售的由非注射途径改为注射途径给药，或者由局部用药改为全身给药的制品 13. 改变已上市销售制品的剂型但不改变给药途径的生物制品 14. 改变给药途径的生物制品（不包括 12 项） 15. 已有国家药品标准的生物制品 其中第 1~14 类为新生物制品

续表

药品注册的分类		内部分类
生物制品	预防用生物制品	1. 未在国内外上市销售的疫苗 2. DNA 疫苗 3. 已上市销售疫苗变更新的佐剂,偶合疫苗变更新的载体 4. 由非纯化或全细胞(细菌、病毒等)疫苗改为纯化或者组分疫苗 5. 采用未经国内批准的菌毒种生产的疫苗(流感疫苗、钩端螺旋体疫苗等除外) 6. 已在国外上市销售但未在国内上市销售的疫苗 7. 采用国内已上市销售的疫苗制备的结合疫苗或者联合疫苗 8. 与已上市销售疫苗保护性抗原谱不同的重组疫苗 9. 更换其他已批准表达体系或者已批准细胞基质生产的疫苗;采用新工艺制备并且实验室研究资料证明产品安全性和有效性明显提高的疫苗 10. 改变灭活剂(方法)或者脱毒剂(方法)的疫苗 11. 改变给药途径的疫苗 12. 改变国内已上市销售疫苗的剂型,但不改变给药途径的疫苗 13. 改变免疫剂量或者免疫程序的疫苗 14. 扩大使用人群(增加年龄组)的疫苗 15. 有国家药品标准的疫苗 其中第 1~14 类为新生物制品

根据 2015 年 11 月 4 日第十二届全国人民代表大会常务委员会第十七次会议审议通过的《关于授权国务院在部分地方开展药品上市许可持有人制度试点和有关问题的决定》,国家食品药品监督管理总局制定了化学药品注册分类工作改革方案,对化学药品注册分类类别进行调整,2016 年 3 月 4 日公布并开始实施。

药师考点

1. 药品注册和药品注册申请的界定
2. 药品注册管理机构
3. 化学药品注册分类

第三节 药品的上市前研究

按照《药品注册管理办法》的规定,新药的研究开发程序可分为临床前研究和临床研究两个阶段。为了保证新药研制单位申报资料和试验结论的科学、公正、真实、可靠,药物非临床安全性评价研究机构实行备案制,药物临床试验机构实行资格认定,并分别执行《药物非临床研究质量管理规范》(GLP)和《药物临床试验质量管理规范》(GCP);同时,对新药的评审采取专家库制度,增加了相关专业和专家数量,使之更具广泛性、代表性、权威性,保证了评审工作的透明度和公正性。这些都体现了药品注册管理的重大改革和进步。

一、药物的临床前研究

（一）临床前研究的内容

为申请药品注册而进行的药物临床前研究，包括药物的合成工艺、提取方法、理化性质及纯度、剂型选择、处方筛选、制备工艺、检验方法、质量指标、稳定性、药理、毒理、动物药代动力学研究等。中药制剂还包括原药材的来源、加工及炮制等的研究。生物制品还包括菌毒种、细胞株、生物组织等起始原材料的来源、质量标准、保存条件、生物学特征、遗传稳定性及免疫学的研究等。

根据药品注册申报资料要求，临床前研究可概括为以下 3 方面。

(1) 文献研究　包括药品名称，证明性文件，立题目的与依据，对主要研究成果的总结和评价，药品说明书及包装和标签设计样稿等。

(2) 药学研究　包括原料药生产工艺研究，制剂处方及工艺研究，确证化学结构或者组分的试验，质量研究工作，药品标准及起草说明，样品检验，原料药和辅料的质量标准和检验，药物稳定性研究及直接接触药品的包装材料和容器的选择依据和质量标准等。

(3) 药理毒理研究　包括主要药效学试验，一般药理试验，急性毒性试验，长期毒性试验，过敏性（局部、全身和光敏毒性）、溶血性和局部（血管、皮肤、黏膜、肌肉等）刺激性试验，致突变试验，生殖毒性试验，致癌试验，依赖性试验，以及非临床药代动力学试验等。

（二）《药物非临床研究质量管理规范》的主要内容

《药物非临床研究质量管理规范》(GLP）是关于药品非临床研究中实验设计、操作、记录、报告、监督等一系列行为和实验室条件的规范。为了提高药物非临床研究的质量，确保实验资料的真实性、完整性和可靠性，保障人民用药安全，2003 年 6 月 4 日，国家药品监督管理局局务会审议通过修订后的《药物非临床研究质量管理规范》，自 2003 年 9 月 1 日起施行。

1. 对组织机构和人员的要求

非临床安全性评价研究机构应建立完善的组织管理体系，配备机构负责人、质量保证部门负责人和相应的工作人员。非临床安全性评价研究机构负责人应具备医学、药学或其他相关专业本科以上学历及相应的业务素质和工作能力。非临床安全性评价研究机构应设立独立的质量保证部门，其人员数量根据非临床安全性评价研究机构的规模而定。每项研究工作也必须聘任专题负责人。

2. 实验设施的要求

应根据所从事的非临床研究的需要，建立相应的实验设施。各种实验设施应保持清洁卫生，运转正常；各类设施布局应合理，防止交叉污染；环境条件及其调控应符合不同设施的要求。

应具备设计合理、配置适当的动物饲养设施，并能根据需要调控温度、湿度、空气洁净度、通风和照明等环境条件。同时，还需要具备动物用品的存放设备及供试品和对照品的处置设施。

此外，应根据工作需要设立相应的实验室；使用有生物危害性的动物、微生物、放射性等材料应设立专门实验室，并应符合国家有关管理规定。

3. 对仪器设备和实验材料的要求

应根据研究工作的需要配备相应的仪器设备，放置地点合理，并有专人负责保管，定期进行检查、清洁保养、测试和校正，确保仪器设备的性能稳定可靠。

实验室内应备有相应仪器设备保养、校正及使用方法的标准操作规程。对仪器设备的使用、检查、测试、校正及故障修理，应详细记录日期、有关情况及操作人员的姓名等。

动物的饲料和饮水应定期检验，确保其符合营养和卫生标准。影响实验结果的污染因素应低于规定的限度，检验结果应作为原始资料保存。

4. 对标准操作规程的要求

需要制定的标准操作规程主要包括以下方面：标准操作规程的编辑和管理；质量保证程序；供试品和对照品的接收、标识、保存、处理、配制、领用及取样分析；动物房和实验室的准备及环境因素的调控；实验设施和仪器设备的维护、保养、校正、使用和管理；计算机系统的操作和管理；实验动物的运输、检疫、编号及饲养管理；实验动物的观察记录及实验操作；各种实验样品的采集、各种指标的检查和测定等操作技术；濒死或已死亡动物的检查处理；动物的尸检、组织病理学检查；实验标本的采集、编号和检验；各种实验数据的管理和处理；工作人员的健康检查制度；动物尸体及其他废弃物的处理；需要制定标准操作规程的其他工作。

标准操作规程经质量保证部门签字确认和机构负责人批准后生效。研究过程中任何偏离标准操作规程的操作，都应经专题负责人批准，并加以记录。标准操作规程的改动，应经质量保证部门负责人确认，机构负责人书面批准。

5. 对研究工作实施的要求

专题负责人应制订实验方案，经质量保证部门审查，机构负责人批准后方可执行，批准日期作为实验的起始日期。接受委托的研究，实验方案应经委托单位认可。

研究过程中需要修改实验方案时，应经质量保证部门审查，机构负责人批准。变更的内容、理由及日期，应记入档案，并与原实验方案一起保存。所有数据的记录应做到及时、直接、准确、清楚和不易消除，并应注明记录日期，记录者签名。记录的数据需要修改时，应保持原记录清楚可辨，并注明修改的理由及修改日期，修改者签名。

专题负责人全面负责研究专题的运行管理。参加实验的工作人员，应严格执行实验方案和相应的标准操作规程，发现异常现象时应及时向专题负责人报告。

研究工作结束后，专题负责人应及时写出总结报告，签名或盖章后交质量保证部门负责人审查和签署意见，机构负责人批准。批准日期作为实验结束日期。总结报告经机构负责人签字后，需要修改或补充时，有关人员应详细说明修改或补充的内容、理由和日期，经专题负责人认可，并经质量保证部门负责人审查和机构负责人批准。

6. 对资料档案的要求

研究工作结束后，专题负责人应将实验方案、标本、原始资料、文字记录和总结报告的原件、与实验有关的各种书面文件、质量保证部门的检查报告等按标准操作规程的要求整理交资料档案室，并按标准操作规程的要求编号归档。资料档案室应有专人负责，按标准操作规程的要求进行管理。

实验方案、标本、原始资料、文字记录、总结报告及其他资料的保存期，应在药物上市后至少五年。质量容易变化的标本，如组织器官、电镜标本、血液涂片等的保存期，应以能够进行质量评价为时限。

7. 对监督检查的规定

国家食品药品监督管理总局负责组织实施对非临床安全性评价研究机构的检查。

凡为在中华人民共和国申请药品注册而进行的非临床研究,都应接受药品监督管理部门的监督检查。

(三)药物非临床研究质量管理规范认证

2003 年 8 月,国家药品监督管理局发布了《药物非临床研究质量管理规范检查办法(试行)》,自 2003 年 10 月 1 日起,对药物非临床安全性评价研究机构进行 GLP 认证,并根据 GLP 检查工作进展,逐步要求为药品申报注册而进行的药物非临床安全性评价研究必须在符合 GLP 要求的机构中进行。

为进一步推进药物非临床研究实施 GLP,从源头上提高药物研究水平,保证药物研究质量,2006 年 11 月,国家食品药品监督管理局发布《关于推进实施〈药物非临床研究质量管理规范〉的通知》,规定自 2007 年 1 月 1 日起,未在国内上市销售的化学原料药及其制剂、生物制品;未在国内上市销售的从植物、动物、矿物等物质中提取的有效成分、有效部位及其制剂和从中药、天然药物中提取的有效成分及其制剂;中药注射剂的新药非临床安全性评价研究必须在经过 GLP 认证,符合 GLP 要求的实验室进行。否则,其药品注册申请将不予受理。

二、药物的临床研究

药物的临床研究包括临床试验和生物等效性试验,这些试验必须经过国家食品药品监督管理总局批准,并执行《药物临床试验质量管理规范》(GCP)。

(一)临床试验的分期

申请新药注册,应当进行临床试验。对申请已有国家标准的药品注册,一般不需要进行临床试验;需要进行临床试验的,化学药品一般进行生物等效性试验;需要用工艺和标准控制药品质量的药品,应当进行临床试验。在补充申请中,已上市药品生产工艺等有重大变化或者中药增加新的功能主治的,应当进行临床试验。

临床试验分为Ⅰ、Ⅱ、Ⅲ、Ⅳ期。新药在上市前,应当进行Ⅰ、Ⅱ、Ⅲ期临床试验。临床试验的质量和结论是对新药是否安全、有效的最关键、最权威的评价。

Ⅰ期临床试验:初步的临床药理学及人体安全性评价试验。观察人体对于新药的耐受程度和药代动力学,为制定给药方案提供依据。试验病例数 20~30 例。

Ⅱ期临床试验:治疗作用初步评价阶段。其目的是初步评价药物对目标适应证患者的治疗作用和安全性,也包括为Ⅲ期临床试验研究设计和给药剂量方案的确定提供依据。此阶段的研究设计可以根据具体的研究目的,采用多种形式,包括随机盲法对照临床试验。试验病例数不少于 100 例。

Ⅲ期临床试验:治疗作用确证阶段。其目的是进一步验证药物对目标适应证患者的治疗作用和安全性,评价利益与风险关系,最终为药物注册申请的审查提供充分的依据。试验一般应为具有足够样本量的随机盲法对照试验。试验病例数不少于 300 例。

Ⅳ期临床试验:新药上市后由申请人进行的应用研究阶段。其目的是考察在广泛使用条件下的药物的疗效和不良反应、评价在普通或者特殊人群中使用的利益与风险关系及改进给药剂量等。

生物等效性试验，是指用生物利用度研究的方法，以药代动力学参数为指标，比较同一种药物的相同或者不同剂型的制剂，在相同的试验条件下，其活性成分吸收程度和速度有无统计学差异的人体试验。试验病例数不少于 2 000 例。生物利用度试验的病例数为 18~24 例。

相关知识

相关知识 仿制药一致性评价

（二）《药物临床试验质量管理规范》的主要内容

药品临床试验，指任何在人体（患者或健康志愿者）进行药物的系统性研究，以证实或揭示试验药物的作用、不良反应及/或试验药物的吸收、分布、代谢和排泄，目的是确定试验药物的疗效与安全性。

《药物临床试验质量管理规范》（GCP）是临床试验全过程的标准规定，包括方案设计、组织、实施、监察、稽查、记录、分析总结和报告。为了保证药物临床试验过程规范，结果科学可靠，保护受试者的权益并保障其安全，2003 年 6 月 4 日国家食品药品监督管理局发布了《药物临床试验质量管理规范》，自 2003 年 9 月 1 日起施行。

1. 临床试验前的准备与必要条件

进行药物临床试验必须有充分的科学依据。在进行人体试验前，必须周密考虑该试验的目的及要解决的问题，应权衡对受试者和公众健康预期的受益及风险，预期的受益应超过可能出现的损害。选择临床试验方法必须符合科学和伦理要求。

临床试验用药品应当由申办者准备和提供。进行临床试验前，申办者必须提供试验药物的临床前研究资料，包括处方组成、制造工艺和质量检验结果。临床试验药物的制备，应当符合《药品生产质量管理规范》。

药物临床试验机构的设施与条件应满足安全有效地进行临床试验的需要。所有研究者都应具备承担该项临床试验的专业特长、资格和能力，并经过培训。临床试验开始前，研究者和申办者应就试验方案、试验的监察、稽查和标准操作规程及试验中的职责分工等达成书面协议。试验方案应由研究者与申办者共同商定并签字，报伦理委员会审批后实施。

2. 受试者权益保障的要求

在药物临床试验的过程中，必须对受试者的个人权益给予充分的保障，并确保试验的科学性和可靠性。受试者的权益、安全和健康必须高于对科学和社会利益的考虑。伦理委员会与知情同意书是保障受试者权益的主要措施。

为确保临床试验中受试者的权益，须成立独立的伦理委员会，并向国家食品药品监督管理总局备案。伦理委员会应有从事医药相关专业人员、非医药专业人员、法律专家及来自其他单位的人员，至少由五人组成，并有不同性别的委员。伦理委员会的组成和工作不应受任何参与试验者的影响。

试验方案需经伦理委员会审议同意并签署批准意见后方可实施。在试验进行期间，试验方案的任何修改均应经伦理委员会批准；试验中发生严重不良事件，应及时向伦理委员会报告。伦理委员会应从保障受试者权益的角度严格按下列各项审议试验方案。

研究者或其指定的代表必须向受试者说明有关临床试验的详细情况。并且须经充分和详细解释试验的情况后，方可获得知情同意书。

3. 研究者的职责

研究者必须详细阅读和了解试验方案的内容，并严格按照方案执行。研究者应获得所在医疗机构或主管单位的同意，保证有充分的时间在方案规定的期限内负责和完成临床试验。研究者须向参加临床试验的所有工作人员说明有关试验的资料、规定和职责，确保有足够数量并符合试验方案的受试者进入临床试验。

研究者应向受试者说明经伦理委员会同意的有关试验的详细情况，并取得知情同意书。在临床试验过程中如发生严重不良事件，研究者应立即对受试者采取适当的治疗措施，同时报告药品监督管理部门、卫生行政部门、申办者和伦理委员会，并在报告上签名及注明日期。

研究者应接受申办者派遣的监察员或稽查员的监察和稽查及药品监督管理部门的稽查和视察，确保临床试验的质量。临床试验完成后，研究者必须写出总结报告，签名并注明日期后送申办者。

研究者中止一项临床试验时，必须通知受试者、申办者、伦理委员会和药品监督管理部门，并阐明理由。

4. 申办者的职责

申办者负责发起、申请、组织、监察和稽查临床试验，并提供试验经费。

申办者负责选择临床试验的机构和研究者，认可其资格及条件以保证试验的完成，并提供研究者手册，其内容包括试验药物的化学、药学、毒理学、药理学和临床的（包括以前的和正在进行的试验）资料和数据。申办者在获得国家食品药品监督管理总局批准并取得伦理委员会批准后方可按方案组织临床试验。

申办者、研究者共同设计临床试验方案，并签署双方同意的试验方案及合同。如果研究者不遵从已批准的方案或有关法规进行临床试验，申办者应指出以求纠正，如情况严重或坚持不改，则应终止研究者参加临床试验并向药品监督管理部门报告。

申办者任命合格的监察员，同时应建立对临床试验的质量控制和质量保证系统，可组织对临床试验的稽查以保证质量。发生严重不良事件时，申办者应与研究者共同研究，采取必要的措施以保证受试者的安全和权益，并及时向药品监督管理部门和卫生行政部门报告，同时向涉及同一药物的临床试验的其他研究者通报。

此外，申办者负责向国家食品药品监督管理总局递交试验的总结报告。申办者中止一项临床试验前，须通知研究者、伦理委员会和国家食品药品监督管理总局，并述明理由。

5. 监察员的职责

监察员是申办者与研究者之间的主要联系人。监察员应有适当的医学、药学或相关专业学历，并经过必要的训练，熟悉药品管理有关法规，熟悉有关试验药物的临床前和临床方面的信息及临床试验方案及其相关的文件。

此外，监察员还应遵循标准操作规程，督促临床试验的进行，以保证临床试验按方案执行。其监察工作的目的在于保证临床试验中受试者的权益受到保障，试验记录与报告的数据准确、完整无误，保证试验遵循已批准的方案和有关法规。

6. 试验用药品的管理

临床试验用药品不得销售。

申办者负责对临床试验用药品作适当的包装与标签，并标明为临床试验专用。在双盲临床试验中，试验药物与对照药品或安慰剂在外形、气味、包装、标签和其他特征上均应一致。

试验用药品的使用由研究者负责，研究者必须保证所有试验用药品仅用于该临床试验的受试者，其剂量与用法应遵照试验方案，剩余的试验用药品退回申办者，上述过程需由专人负责并记录在案，试验用药品须有专人管理。研究者不得把试验用药品转交任何非临床试验参加者。

7. 质量保证的相关要求

申办者及研究者均应履行各自职责，并严格遵循临床试验方案，采用标准操作规程，以保证临床试验的质量控制和质量保证系统的实施。

药品监督管理部门、申办者可委托稽查人员对临床试验相关活动和文件进行系统性检查，以评价试验是否按照试验方案、标准操作规程及相关法规要求进行，试验数据是否及时、真实、准确、完整地记录。稽查应由不直接涉及该临床试验的人员执行。

药品监督管理部门应对研究者与申办者在实施试验中各自的任务与执行状况进行视察。参加临床试验的医疗机构和实验室的有关资料及文件（包括病历）均应接受药品监督管理部门的视察。

8. 多中心试验的相关规定

多中心试验是由多位研究者按同一试验方案在不同地点和单位同时进行的临床试验。各中心同期开始与结束试验。多中心试验由一位主要研究者总负责，并作为临床试验各中心间的协调研究者。

多中心试验应当根据参加试验的中心数目和试验的要求，以及对试验用药品的了解程度建立管理系统，协调研究者负责整个试验的实施。

多中心试验的计划和组织实施要考虑以下各点：① 试验方案由各中心的主要研究者与申办者共同讨论认定，由伦理委员会批准后执行；② 在临床试验开始时及进行的中期应组织研究者会议；③ 各中心同期进行临床试验；④ 各中心临床试验样本大小及中心间的分配应符合统计分析的要求；⑤ 保证在不同中心以相同程序管理试验用药品，包括分发和储藏；⑥ 根据同一试验方案培训参加该试验的研究者；⑦ 建立标准化的评价方法，试验中所采用的实验室和临床评价方法均应有统一的质量控制，实验室检查也可由中心实验室进行；⑧ 数据资料应集中管理与分析，应建立数据传递、管理、核查与查询程序；⑨ 保证各试验中心研究者遵从试验方案，包括在违背方案时终止其参加试验。

境外申请人在我国进行国际多中心药物临床研究应遵守以下规定：① 临床试验用药物应当是已在境外注册的药品或者已进入Ⅱ期或者Ⅲ期临床试验的药物；国家食品药品监督管理总局不受理境外申请人提出的尚未在境外注册的预防用疫苗类药物的国际多中心药物临床试验申请。② 国家食品药品监督管理总局在批准进行国际多中心药物临床试验的同时，可以要求申请人在我国首先进行Ⅰ期临床试验。③ 在我国进行国际多中心药物临床试验时，在任何国家发现与该药物有关的严重不良反应和非预期不良反应，申请人应当按照有关规定及时报告国家食品药品监督管理总局。④ 临床试验结束后，申请人应当将完整的临床试验报告报送国家食品药品监督管理总局。⑤ 国际多中心药物临床试验取得的数据用于在我国进行药品注册申请的，应当符合有关临床试验的规定并提交国际多中心临床试验的全部研究资料。

9. 临床研究中严重不良事件的处理

临床研究过程中发生严重不良事件的，研究者应当在 24 小时内报告有关省、自治区、直辖市药品监督管理局和国家食品药品监督管理总局，通知申请人，并及时向伦理委员会报告。

临床研究中出现大范围、非预期的不良反应或者严重不良事件时，或者有证据证明临床研究用药物存在严重质量问题时，国家食品药品监督管理总局或者省、自治区、直辖市药品监督管理局可以采取紧急控制措施，责令暂停或者终止临床研究，申请人和临床研究单位必须立即停止临床研究。

10. 与 GCP 相关的其他规定

病历作为临床试验的原始文件，应完整保存。病例报告表中的数据应来自原始文件并与原始文件一致。同时，为保护受试者隐私，病例报告表上不应出现受试者的姓名。研究者应按受试者的代码确认其身份并记录。

临床试验中的资料均须按规定保存及管理。研究者应保存临床试验资料至临床试验终止后五年。申办者应保存临床试验资料至试验药物被批准上市后五年。

临床试验中受试者分配必须按试验设计确定的随机分配方案进行，每名受试者的处理分组编码应作为盲底由申办者和研究者分别保存。设盲试验应在方案中规定揭盲的条件和执行揭盲的程序，并配有相应处理编码的应急信件。

此外，临床试验资料的统计分析过程及其结果的表达必须采用规范的统计学方法。临床试验各阶段均需有生物统计学专业人员参与。临床试验方案中需有统计分析计划，并在正式统计分析前加以确认和细化。对于遗漏、未用或多余的资料须加以说明，临床试验的统计报告必须与临床试验总结报告相符。

相关知识　GCP 相关名词

相关知识

药师考点

1. 药物临床试验的分期和目的
2. 《药物非临床研究质量管理规范》和《药物临床试验质量管理规范》的基本要求

第四节　药品的申报和审批

一、新药的申报和审批

（一）新药临床试验申请与审批

申请人完成临床前研究后，应当填写《药品注册申请表》，向所在地省级药品监督管理部门如实报送有关资料。省级药品监督管理部门应当对申报资料进行形式审查，符合要求的，出具《药品注册申请受理通知书》。省级药品监督管理部门应当自受理申请之日起 5 日内组织对药物研制情况及原始资料进行现场核查，对申报资料进行初步审查，提出审查意见。申请注册的药品属于生物制品的，还需抽取 3 个生产批号的检验用样品，并向药品检验所发出注册检验通知。

省级药品监督管理部门应当在规定的时限内将审查意见、核查报告及申报资料送交国家食品药品监督管理总局药品审评中心，并通知申请人。接到注册检验通知的药品检验所应当按申请人申报的药品标准对样品进行检验，对申报的药品标准进行复核，并在规定的时间内将药品注册检验报告送交国家食品药品监督管理总局药品审评中心，并抄送申请人。

国家食品药品监督管理总局药品审评中心收到申报资料后，应在规定的时间内组织药学、医学及其他技术人员对申报资料进行技术审评，必要时可以要求申请人补充资料，并说明理由。完成技术审评后，提出技术审评意见，连同有关资料报送国家食品药品监督管理总局。

国家食品药品监督管理总局依据技术审评意见作出审批决定。符合规定的，发给《药物临床试验批件》；不符合规定的，发给《审批意见通知件》，并说明理由。

新药临床试验申请与审批程序见图 5-2。

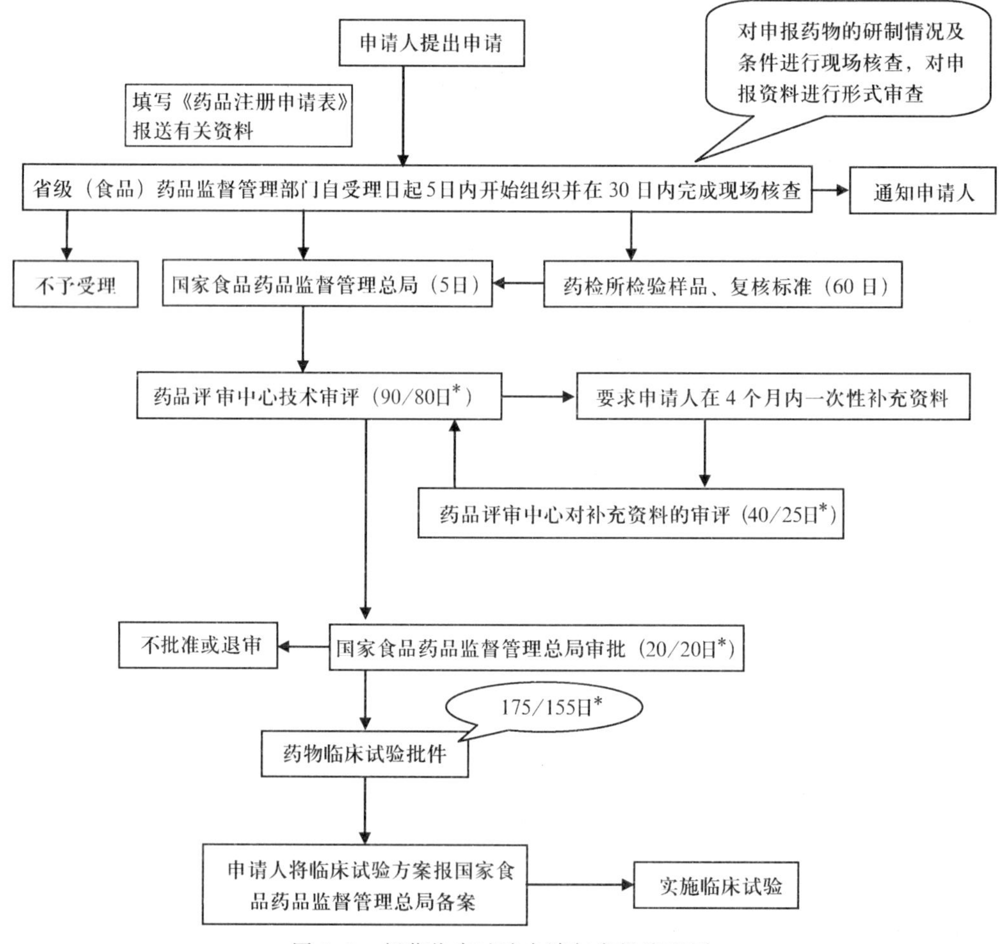

图 5-2　新药临床试验申请与审批流程图

* 斜线前为一般审批时限，斜线后为特殊审批时限，均为工作日。

（二）新药生产申请与审批

申请人完成药物临床试验后，应当填写《药品注册申请表》，向所在地省级药品监督管理部门报送申请生产的申报资料，并同时向中国食品药品检定研究院报送制备标准品的原材料及有关标准物质的研究资料。省级药品监督管理部门应当对申报资料进行形式审查，符合要求的，出具药品注册申请受理通知书，省级药品监督管理部门应当自受理申请之日起 5 日内组织对临床试验情况及有关原始资料进行现场核查，对申报资料进行初步审查，提出审查意见。除生物制品外的其他药品，还需抽取 3 批样品，向药品检验所发出标准复核的通知。

省级药品监督管理部门应当在规定的时限内将审查意见、核查报告及申报资料送交国家食品药品监督管理总局药品审评中心，并通知申请人。药品检验所应对申报的药品标准进行复核，并在规定的时间内将复核意见送交国家食品药品监督管理总局药品审评中心，同时抄送通知其复核的省级药品监督管理部门和申请人。

国家食品药品监督管理总局药品审评中心收到申报资料后，应当在规定的时间内组织药学、医学及其他技术人员对申报资料进行审评，必要时可以要求申请人补充资料，并说明理由。经审评符合规定的，国家食品药品监督管理总局药品审评中心通知申请人申请生产现场检查，并告知国家食品药品监督管理总局药品认证管理中心；经审评不符合规定的，国家食品药品监督管理总局药品审评中心将审评意见和有关资料报送国家食品药品监督管理总局，国家食品药品监督管理总局依据技术审评意见，作出不予批准的决定，发给《审批意见通知件》，并说明理由。

申请人应当自收到生产现场检查通知之日起 6 个月内向国家食品药品监督管理总局药品认证管理中心提出现场检查的申请。国家食品药品监督管理总局药品认证管理中心在收到生产现场检查的申请后，应当在 30 日内组织对样品批量生产过程等进行现场检查，确认核定的生产工艺的可行性，同时抽取 1 批样品（生物制品抽取 3 批样品），送进行该药品标准复核的药品检验所检验，并在完成现场检查后 10 日内将生产现场检查报告送交国家食品药品监督管理总局药品审评中心。

药品检验所应当依据核定的药品标准对抽取的样品进行检验，并在规定的时间内将药品注册检验报告送交国家食品药品监督管理总局药品审评中心，同时抄送相关省级药品监督管理部门和申请人。国家食品药品监督管理总局药品审评中心依据技术审评意见、样品生产现场检查报告和样品检验结果，形成综合意见，连同有关资料报送国家食品药品监督管理总局。

国家食品药品监督管理总局依据综合意见，作出审批决定。符合规定的，发给新药证书，申请人已持有《药品生产许可证》并具备生产条件的，同时发给药品批准文号；不符合规定的，发给《审批意见通知件》，并说明理由。改变剂型但不改变给药途径，以及增加新适应证的注册申请获得批准后不发给新药证书；靶向制剂、缓释制剂、控释制剂等特殊剂型除外。

新药证书号的格式为：国药证字 H（Z、S）+4 位年号+4 位顺序号，其中 H 代表化学药品，Z 代表中药，S 代表生物制品。

药品批准文号的格式为：国药准（试）字 H（Z、S、J）+4 位年号+4 位顺序号，其中 H 代表化学药品，Z 代表中药，S 代表生物制品，J 代表进口药品分包装。

新药生产申请与审批流程见图 5-3。

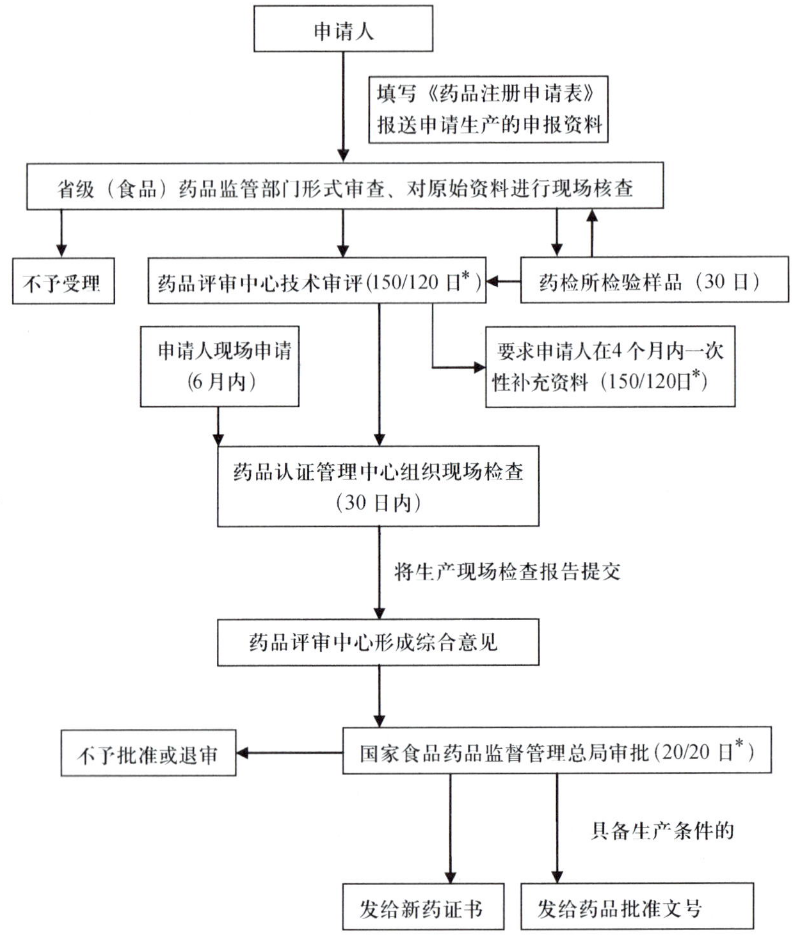

图 5-3 新药生产申请与审批流程图

* 斜线前为一般审批时限，斜线后为特殊审批时限，均为工作日。

（三）新药审批的其他有关规定

1. 特殊审批的新药

国家食品药品监督管理总局对下列新药申请可以实行特殊审批：

（1）未在国内上市销售的从植物、动物、矿物等物质中提取的有效成分及其制剂，新发现的药材及其制剂；

（2）未在国内外获准上市的化学原料药及其制剂、生物制品；

（3）用于治疗艾滋病、恶性肿瘤、罕见病等疾病且具有明显临床治疗优势的新药；

（4）治疗尚无有效治疗手段的疾病的新药。

符合前面规定的药品，申请人在药品注册过程中可以提出特殊审批的申请，由国家食品药品监督管理总局药品审评中心组织专家会议讨论确定是否实行特殊审批。

相关知识 药品优先审评审批

2. 联合申报

多个单位联合研制的新药，应当由其中的一个单位申请注册，其他单位不得重复申请；需要联合申请注册的，应当共同署名作为该新药的申请人。新药申请获得批准后每个品种只能由一个单位生产，同一品种的不同规格不得分由不同单位生产。

3. 补充资料的规定

药品注册申报资料应当一次性提交，药品注册过程中，申请人不得自行补充新的技术资料，进入特殊审批程序的注册申请或者涉及药品安全性的新发现，以及按要求补充资料的除外。申请人认为必须补充新的技术资料的，应当撤回其药品注册申请，资料补充完毕后重新申报。

4. 新药审批期间的注册分类和技术要求

在新药审批期间，新药的注册分类和技术要求不因相同的活性成分的制剂在国外获准上市而发生变化，不因国内药品生产企业申报的相同活性成分的制剂在我国获准上市而发生变化。

5. 样品管理

新药申请所需的样品，应当在取得《药品生产质量管理规范》认证证书的车间生产；新开办药品生产企业、药品生产企业新建药品生产车间或者新增生产剂型的，其样品的生产过程必须符合《药品生产质量管理规范》的要求。

6. 技术转让的有关规定

药品批准文号或新药证书的持有者进行该药品的生产技术转让或者具备生产条件后申请该药品生产，按补充申请的程序申报，且应依据批准的生产工艺和质量标准进行生产现场检查。

7. 其他规定

对已上市药品改变剂型但不改变给药途径的注册申请，应当采用新技术以提高药品的质量和安全性，且与原剂型比较有明显的临床应用优势。改变剂型但不改变给药途径，以及增加新适应证的注册申请，应当由具备生产条件的企业申请，批准后不发给新药证书；靶向制剂、缓释制剂、控制制剂等特殊剂型除外。

(四) 新药监测期管理

国家食品药品监督管理总局根据保护公众健康的要求，可以对批准生产的新药设立监测期，对该新药的安全性继续进行监测。监测期内的新药，国家食品药品监督管理总局不批准其他企业生产和进口。新药的监测期自该新药批准生产之日起计算，不超过 5 年。对于不同新药，根据其现有的安全性研究资料、境内外研究状况，确定不同的监测期限。

新药进入监测期之日起，不再受理其他申请人的同品种注册申请。已经受理但尚未批准进行药物临床试验的其他申请人同品种申请予以退回。监测期内的新药，药品生产企业应当经常考察生产工艺、质量、稳定性、疗效及不良反应等情况，每年向所在地省级药品监督管理局报告。药品生产企业不按规定履行新药监测期责任的，省级药品监督管理局应当责令其改正。设立监测期的新药从批准之日起 2 年内没有生产的，国家食品药品监督管理总局可以批准其他药品生产企业生产该新药的申请，并继续进行监测。

二、仿制药的申报和审批

（一）仿制药品注册的含义

仿制药是与原研药具有相同的活性成分、剂型、给药途径和治疗作用的药品。国务院《关于改革药品医疗器械审评审批制度的意见》提出简化药品审批程序，将仿制药生物等效性试验由审批改为备案。

（二）申请人条件

申请仿制药的申请人应当是持有《药品生产许可证》、《药品生产质量管理规范认证证书》的药品生产企业。所申请的药品应当与《药品生产许可证》和《药品生产质量管理规范认证证书》中载明的生产范围一致。

（三）仿制药申报和审批程序（除生物等效性试验外）

申请仿制药注册，应当填写《药品注册申请表》，向所在地省、自治区、直辖市药品监督管理部门报送有关资料和生产现场检查申请。省级药品监督管理部门对申报资料进行形式审查，符合要求的，出具《药品注册申请受理通知书》；不符合要求的，出具《药品注册申请不予受理通知书》，并说明理由。已申请中药品种保护的，自中药品种保护申请受理之日起至作出行政决定期间，暂停受理同品种的仿制药申请。省级药品监督管理部门应当自受理申请之日起 5 日内组织对研制情况和原始资料进行现场核查，并应当根据申请人提供的生产工艺和质量标准组织进行生产现场检查，现场抽取连续生产的 3 批样品，送药品检验所检验。

省级药品监督管理部门应当在规定的时限内对申报资料进行审查，提出审查意见。符合规定的，将审查意见、核查报告、生产现场检查报告及申报资料送交国家食品药品监督管理总局药品审评中心，同时通知申请人；不符合规定的，发给《审批意见通知件》，并说明理由，同时通知药品检验所停止该药品的注册检验。药品检验所应当对抽取的样品进行检验，并在规定的时间内将药品注册检验报告送交国家食品药品监督管理总局药品审评中心，同时抄送通知其检验的省级药品监督管理部门和申请人。

国家食品药品监督管理总局药品审评中心应当在规定的时间内组织药学、医学及其他技术人员对审查意见和申报资料进行审核，必要时可以要求申请人补充资料，并说明理由。国家食品药品监督管理总局药品审评中心依据技术审评意见、样品生产现场检查报告和样品检验结果，形成综合意见，连同相关资料报送国家食品药品监督管理总局，国家食品药品监督管理总局依据综合意见，做出审批决定。符合规定的，发给药品批准文号或者《药物临床试验批件》；不符合规定的，发给《审批意见通知件》，并说明理由。申请人完成临床试验后，应当向国家食品药品监督管理总局药品审评中心报送临床试验资料。

国家食品药品监督管理总局依据技术意见，发给药品批准文号或者《审批意见通知件》。已确认存在安全性问题的上市药品，国家食品药品监督管理总局可以决定暂停受理和审批其仿制药申请。

（四）样品要求

样品应当在取得《药品生产质量管理规范认证证书》的车间生产；新开办药品生产企业、药品生产企业新建药品生产车间或者新增生产剂型的，其样品生产过程应当符合《药品生产质量管理规范》的要求。

三、非处方药的申报与审批

非处方药，是指由国家食品药品监督管理总局公布的，不需要凭执业医师和执业助理医师处方，消费者可以自行判断、购买和使用的药品。

申请注册的药品属于以下情形的，可以同时申请为非处方药：经国家食品药品监督管理总局确定的非处方药改变剂型，但不改变适应证或者功能主治、给药剂量以及给药途径的药品；使用国家食品药品监督管理总局确定的非处方药活性成分组成的新的复方制剂。

不能按照非处方药申请注册的药品，经广泛的临床应用后，方可申请转换为非处方药。非处方药改变剂型，但不改变给药途径的，且其制剂符合非处方药的要求的，一般不需进行临床试验，但口服固体制剂应当进行生物等效性试验。使用国家食品药品监督管理总局确定的非处方药活性成分组成新的复方制剂，应当说明其处方依据，必要时应当进行临床试验。

非处方药的说明书用语应当科学、易懂，便于消费者自行判断、选择和使用该药品，并必须经国家食品药品监督管理总局核准。非处方药的包装必须印有国家规定的非处方药专有标识。经国家食品药品监督管理总局批准的非处方药，在使用中发现不适合继续作为非处方药的，国家食品药品监督管理总局可以将其转换为处方药。

课堂互动

国务院办公厅《关于开展仿制药质量和疗效一致性评价的意见》(国办发[2016]8 号)，要求对化学药品新注册分类实施前批准上市的仿制药，凡未按照与原研药品质量和疗效一致原则审批的，均须开展一致性评价。《国家基本药物目录》(2012 年版)中 2007 年 10 月 1 日前批准上市的化学药品仿制药口服固体制剂，应在 2018 年底前完成一致性评价，其中需开展临床有效性试验和存在特殊情形的品种，应在 2021 年底前完成一致性评价；逾期未完成的，不予再注册。

讨论：仿制药仿制的是“产品”还是“药品标准”？

四、进口药品的注册管理

(一) 进口药品注册的含义

进口药品注册是指境外制药厂商生产的药品在我国境内上市销售的注册申请，包括香港、澳门、台湾地区生产的药品申请到内地销售。

(二) 申请进口的药品的要求

(1) 申请进口的药品，必须获得境外制药厂商所在生产国家或者地区的上市许可；未在生产国家或者地区获得上市许可，经国家食品药品监督管理总局确认该药品安全、有效而且临床需要的，可以批准进口。

(2) 申请进口的药品应当符合所在国家或者地区《药品生产质量管理规范》及我国《药品生产质量管理规范》的要求。

(3) 申请进口的药品制剂，必须提供直接接触药品包装材料和容器合法来源的证明文件，提供用于生产该制剂的原料药和辅料合法来源的证明文件。原料药和辅料尚未取得国家食品药品监督管理总局的批准，则应当报送有关的生产工艺、质量标准和检验方法等研究资料。

（三）申请进口药品注册的程序

申请进口药品注册，应当填写《药品注册申请表》，报送有关资料和样品，提供相关证明文件，向国家食品药品监督管理总局提出申请。国家食品药品监督管理总局对申报资料进行形式审查，符合要求的，出具《药品注册申请受理通知书》，并通知中国药品生物制品检定所组织对 3 个生产批号的样品进行注册检验；不符合要求的，出具《药品注册申请不予受理通知书》，并说明理由。国家食品药品监督管理总局可以组织对其研制和生产情况进行现场检查，并抽取样品。

中国药品生物制品检定所收到资料和样品后，应当在 5 日内组织进行注册检验。承担进口药品注册检验的药品检验所在收到资料、样品和有关标准物质后，应当在 60 日内完成注册检验并将药品注册检验报告报送中国药品生物制品检定所。特殊药品和疫苗类制品的样品检验和药品标准复核应当在 90 日内完成。中国药品生物制品检定所接到药品注册检验报告和已经复核的进口药品标准后，应当在 20 日内组织专家进行技术审查，必要时可以根据审查意见进行再复核。中国药品生物制品检定所完成进口药品注册检验后，应当将复核的药品标准、药品注册检验报告和复核意见送交国家食品药品监督管理总局药品审评中心，并抄送申请人。国家食品药品监督管理总局药品审评中心应当在规定的时间内组织药学、医学及其他技术人员对申报资料进行审评，必要时可以要求申请人补充资料，并说明理由。

国家食品药品监督管理总局药品审评中心依据技术审评意见和样品检验结果等，形成综合意见，连同相关资料报送国家食品药品监督管理总局，国家食品药品监督管理总局依据综合意见，做出审批决定。符合规定的，发给《药物临床试验批件》；不符合规定的，发给《审批意见通知件》，并说明理由。

临床试验获得批准后，申请人应当按照有关要求进行试验。临床试验结束后，申请人应当填写《药品注册申请表》，按照规定报送临床试验资料及其他变更和补充的资料，并详细说明依据和理由，提供相关证明文件。

国家食品药品监督管理总局药品审评中心应当在规定的时间内组织药学、医学及其他技术人员对报送的临床试验等资料进行全面审评，必要时可以要求申请人补充资料，并说明理由。

国家食品药品监督管理总局依据综合意见，做出审批决定。符合规定的，发给《进口药品注册证》。中国香港、澳门和台湾地区的制药厂商申请注册的药品，参照进口药品注册申请的程序办理，符合要求的，发给《医药产品注册证》；不符合要求的，发给《审批意见通知件》，并说明理由。

《进口药品注册证》证号的格式为：H(Z、S)+4 位年号+4 位顺序号；《医药产品注册证》证号的格式为：H(Z、S)C+4 位年号+4 位顺序号，其中 H 代表化学药品，Z 代表中药，S 代表生物制品。对于境内分包装用大包装规格的注册证，其证号在原注册证号前加字母 B。

（四）进口药品分包装的申报与审批

1. 进口药品分包装的含义

进口药品分包装，是指药品已在境外完成最终制剂生产过程，在境内由大包装规格改为小包装规格，或者对已完成内包装的药品进行外包装、放置说明书、粘贴标签等。

2. 申请进行进口药品分包装的要求

① 该药品已经取得《进口药品注册证》或者《医药产品注册证》；② 该药品应当是中国境内

尚未生产的品种，或者虽有生产但是不能满足临床需要的品种；③ 同一制药厂商的同一品种应当由一个药品生产企业分包装，分包装的期限不得超过《进口药品注册证》或者《医药产品注册证》的有效期；④ 除片剂、胶囊外，分包装的其他剂型应当已在境外完成内包装；⑤ 接受分包装的药品生产企业，应当持有《药品生产许可证》。进口裸片、胶囊申请在国内分包装的，接受分包装的药品生产企业还应当持有与分包装的剂型相一致的《药品生产质量管理规范》认证证书；⑥ 申请进口药品分包装，应当在该药品《进口药品注册证》或者《医药产品注册证》的有效期届满 1 年前提出。

3. 分包装申请

（1）境外制药厂商应当与境内药品生产企业签订进口药品分包装合同，填写《药品补充申请表》。接受分包装的药品生产企业向所在地省级药品监督管理部门提出申请，提交由委托方填写的《药品补充申请表》，报送有关资料和样品。省级药品监督管理部门对申报资料进行形式审查后，符合要求的，出具《药品注册申请受理通知书》；不符合要求的，出具《药品注册申请不予受理通知书》，并说明理由。

（2）省级药品监督管理部门提出审核意见后，将申报资料和审核意见报送国家食品药品监督管理总局审批，同时通知申请人。

（3）国家食品药品监督管理总局对报送的资料进行审查，符合规定的，发给《药品补充申请批件》和药品批准文号；不符合规定的，发给《审批意见通知件》，并说明理由。

4. 对进口分包装药品的有关规定

（1）进口分包装的药品应当执行进口药品注册标准。

（2）进口分包装药品的说明书和标签必须与进口药品的说明书和标签一致，并且应当标注分包装药品的批准文号和分包装药品生产企业的名称。

（3）境外大包装制剂的进口检验按照国家食品药品监督管理总局的有关规定执行。包装后的产品检验与进口检验执行同一药品标准。

（4）提供药品的境外制药厂商应对包装后的药品质量负责，出现质量问题的，国家食品药品监督管理总局可以撤销分包装药品的批准文号，必要时依照《药品管理法》第四十二条的规定，撤销该药品的《进口药品注册证》或者《医药产品注册证》。

（5）接受境外制药厂商的委托，采用其提供的制剂和包装材料在境内进行药品包装，但不在境内销售使用的，由进行包装的境内药品生产企业向所在地省级药品监督管理局提出申请，经批准后方可进行包装，并向国家食品药品监督管理总局备案，但不发给药品批准文号。

五、药品补充申请的申报与审批及再注册

（一）药品补充申请的申报与审批

变更研制新药、生产药品和进口药品已获批准证明文件及其附件中载明事项的，应当提出补充申请。申请人应当参照相关技术指导原则，评估其变更对药品安全性、有效性和质量可控性的影响，并进行相应的技术研究工作。

1. 申报

申请人应当填写《药品补充申请表》，向所在地省级药品监督管理部门报送有关资料和说明。省级药品监督管理部门对申报资料进行形式审查，符合要求的，出具《药品注册申请受理通

知书》;不符合要求的,出具《药品注册申请不予受理通知书》,并说明理由。

进口药品的补充申请,申请人应当向国家食品药品监督管理总局报送有关资料和说明,提交生产国家或者地区药品管理机构批准变更的文件。国家食品药品监督管理总局对申报资料进行形式审查,符合要求的,出具《药品注册申请受理通知书》;不符合要求的,出具《药品注册申请不予受理通知书》,并说明理由。

2. 审批

修改药品注册标准、变更药品处方中已有药用要求的辅料、改变影响药品质量的生产工艺等的补充申请,由省级药品监督管理部门提出审核意见后,报送国家食品药品监督管理总局审批,同时通知申请人。修改药品注册标准的补充申请,必要时由药品检验所进行标准复核。

改变国内药品生产企业名称、改变国内生产药品的有效期、国内药品生产企业内部改变药品生产场地等的补充申请,由省级药品监督管理部门受理并审批,符合规定的,发给《药品补充申请批件》,并报送国家食品药品监督管理总局备案;不符合规定的,发给《审批意见通知件》,并说明理由。

按规定变更药品包装标签、根据国家食品药品监督管理总局的要求修改说明书等的补充申请,报省级药品监督管理部门备案。

进口药品的补充申请,由国家食品药品监督管理总局审批。其中,改变进口药品制剂所用原料药的产地、变更进口药品外观但不改变药品标准、根据国家药品标准或国家食品药品监督管理总局的要求修改进口药说明书、补充完善进口药说明书的安全性内容、按规定变更进口药品包装标签、改变注册代理机构的补充申请,由国家食品药品监督管理总局备案。

3. 药品补充申请注册管理的其他规定

(1) 对改变药品生产场地、持有新药证书申请药品批准文号等的补充申请,省级药品监督管理部门应当组织对试制现场进行核查,抽取检验用样品,并通知药品检验所进行样品检验。

(2) 修改药品注册标准的补充申请,药品检验所在必要时应当进行标准复核。

(3) 需要换发药品批准证明文件的,原药品批准证明文件由国家食品药品监督管理总局予以注销;需要增发药品批准证明文件的,原药品批准证明文件继续有效。

(4) 药品补充申请批准证明文件的有效期与原批准证明文件相同,有效期满应一并再申请。

(二) 再注册

国家食品药品监督管理总局核发的药品批准文号、《进口药品注册证》或者《医药产品注册证》的有效期为5年。有效期届满,需要继续生产或者进口的,申请人应当在有效期届满前6个月申请再注册。

1. 药品再注册的申请和审批程序

药品再注册申请由药品批准文号的持有者向省级药品监督管理部门提出,按照规定填写《药品再注册申请表》,并提供有关申报资料。省级药品监督管理部门对申报资料进行审查,符合要求的,予以受理,出具《药品再注册申请受理通知书》;不符合要求的,出具《药品再注册申请不予受理通知书》,并说明理由。省级药品监督管理部门应当自受理申请之日起6个月内对药品再注册申请进行审查,作出是否予以再注册的决定,并将决定报国家食品药品监督管理总局。

进口药品的再注册申请由国家食品药品监督总局受理，并在6个月内完成审查，符合规定的，予以再注册。

2. 不予再注册的情形和规定

(1) 有效期届满前未提出再注册申请的；

(2) 未达到国家食品药品监督管理总局批准上市时提出的有关要求的；

(3) 未按照要求完成Ⅳ期临床试验的；

(4) 未按照规定进行药品不良反应监测的；

(5) 经国家食品药品监督管理总局再评价属于疗效不确、不良反应大或者其他原因危害人体健康的；

(6) 按照《药品管理法》的规定应当撤销药品批准证明文件的；

(7) 不具备《药品管理法》规定的生产条件的；

(8) 未按规定履行监测期责任的；

(9) 其他不符合有关规定的情形。

国家食品药品监督管理总局收到省、自治区、直辖市药品监督管理部门意见后，经审查不符合药品再注册规定的，发出不予再注册的通知，并说明理由。对不予再注册的品种，除因法定事由被撤销药品批准证明文件的外，在有效期届满时，注销其药品批准文号、《进口药品注册证》或者《医药产品注册证》。

药师考点

1. 药品优先审评审批的规定
2. 药品不予再注册的情形和规定
3. 药品批准文号的格式，《进口药品注册证》、《医药产品注册证》证号的格式

第五节 药品注册管理的其他规定

一、药品注册检验

( ) 药品注册检验的相关概念

药品注册检验，包括样品检验和药品标准复核。

样品检验，是指药品检验所按照申请人申报或者国家食品药品监督管理总局核定的药品标准对样品进行的检验。

药品标准复核，是指药品检验所对申报的药品标准中检验方法的可行性、科学性、设定的项目和指标能否控制药品质量等进行的实验室检验和审核工作。

(二) 药品注册检验的主体

药品注册检验由中国食品药品检定研究院或者省、自治区、直辖市药品检验所承担。进口

药品的注册检验由中国药品生物制品检定所组织实施。

1. 下列药品的注册检验由中国食品药品检定研究院或者国家食品药品监督管理总局指定的药品检验所承担

（1）未在国内上市销售的从植物、动物、矿物等物质中提取的有效成分及其制剂，新发现的药材及其制剂；未在国内外获准上市的化学原料药及其制剂、生物制品。

（2）生物制品、放射性药品。

（3）国家食品药品监督管理总局规定的其他药品。

2. 药品注册检验的相关要求

从事药品注册检验的药品检验所，应当按照药品检验所实验室质量管理规范和国家计量认证的要求，配备与药品注册检验任务相适应的人员和设备，符合药品注册检验的质量保证体系和技术要求。

申请人应当提供药品注册检验所需要的有关资料、报送样品或者配合抽取检验用样品、提供检验用标准物质。报送或者抽取的样品量应当为检验用量的 3 倍；生物制品的注册检验还应当提供相应批次的制造检定记录。

药品检验所进行新药标准复核时，除进行样品检验外，还应当根据药物的研究数据、国内外同类产品的药品标准和国家有关要求，对药物的药品标准、检验项目等提出复核意见。

对获准进入特殊审批程序的药品，药品检验所应当优先安排样品检验和药品标准复核。

要求申请人重新制订药品标准的，申请人不得委托提出原复核意见的药品检验所进行该项药品标准的研究工作；该药品检验所不得接受此项委托。

3. 药品注册检验的时限要求

药品注册检验的时限要求见表 5-3。

表 5-3 药品注册检验的时限

药品注册检验种类	检验的时限
样品检验	30 日
样品检验同时进行样品检验和标准复核	60 日
特殊药品和疫苗类制品的样品检验	60 日
特殊药品和疫苗类制品的样品检验同时进行样品检验和标准复核	90 日

按照《药品注册管理办法》第三十六条的规定由药品检验所进行临床试验用样品检验的，包括疫苗类制品、血液制品、国家食品药品监督管理总局规定的其他生物制品，应当按照样品检验的时间完成。

二、药品注册标准

（一）药品注册标准

国家药品标准，是指国家食品药品监督管理总局颁布的《中国药典》、药品注册标准和其他药品标准，其内容包括质量指标、检验方法及生产工艺等技术要求。

药品注册标准，是指国家食品药品监督管理总局批准给申请人特定药品的标准，生产该药品的药品生产企业必须执行该注册标准。药品注册标准不得低于《中国药典》的规定。

药品注册标准的项目及其检验方法的设定,应当符合《中国药典》的基本要求、国家食品药品监督管理总局发布的技术指导原则及国家药品标准编写原则。

申请人应当在原料的质量和生产工艺稳定的前提下,选取有代表性的样品进行标准的研究工作。

(二) 药品标准物质

药品标准物质,是指供药品标准中物理和化学测试及生物方法试验用,具有确定特性量值,用于校准设备、评价测量方法或者给供试药品赋值的物质,包括标准品、对照品、对照药材和参考品。

中国药品生物制品检定所负责标定国家药品标准物质。中国药品生物制品检定所可以组织有关的省、自治区、直辖市药品检验所、药品研究机构或者药品生产企业协作标定国家药品标准物质。

中国药品生物制品检定所负责对标定的标准物质从原材料选择、制备方法、标定方法、标定结果、定值准确性、量值溯源、稳定性及分装与包装条件等资料进行全面技术审核,并作出可否作为国家药品标准物质的结论。

三、药品注册中的知识产权问题

《药品注册管理办法》中相关知识产权规定如下:

1. 专利问题

随着药品专利制度的实施,药品知识产权保护的需求在逐步加大。在2002年以前,药品专利保护问题均在专利保护制度中予以规定,在药品管理的一系列法律、法规中,均没有涉及药品专利问题。

2002年10月颁布的《药品注册管理办法(试行)》首次对药品注册审批工作中的专利相关问题作出了规定,并于2005年、2007年分别进行了修订,现行的《药品注册管理办法》就药品专利规定了以下内容:

(1) 专利申请人应当对其申请注册的药物或者使用的处方、工艺、用途等,提供申请人或者他人在我国的专利及其权属状态的说明;他人在我国存在专利的,申请人应当提交对他人的专利不构成侵权的声明。对申请人提交的说明或者声明,药品监督管理部门应当在行政机关网站予以公示。

药品注册过程中发生专利权纠纷的,按照有关专利的法律法规解决。

(2) 对他人已获得我国专利权的药品,申请人可以在该药品专利期届满前2年内提出注册申请。国家食品药品监督管理总局予以审查,符合规定的,在专利期满后核发药品批准文号、《进口药品注册证》或者《医药产品注册证》。

2. 试验数据保护问题

《药品管理法实施条例》第三十五条对“数据保护”制度加以规定。

(1) 国家对获得生产或者销售含有新型化学成分药品许可的生产者或者销售者提交的自行取得且未披露的试验数据和其他数据实施保护,任何人不得对该未披露的试验数据和其他数据进行不正当的商业利用。

(2) 自药品生产者或者销售者获得生产、销售新型化学成分药品的许可证明文件之日起6年内,对其他申请人未经已获得许可的申请人同意,使用前款数据申请生产、销售新型化学成分药品许可的,药品监督管理部门不予许可;但是,其他申请人提交自行取得数据的除外。

除下列情形外,药品监督管理部门不得披露本条第一款规定的数据:

(1) 公共利益需要;

(2) 已采取措施确保该类数据不会被不正当地进行商业利用。

《药品注册管理办法》规定,对获得生产或者销售含有新型化学成分药品许可的生产者或者销售者提交的自行取得且未披露的试验数据和其他数据,国家食品药品监督管理总局自批准该许可之日起6年内,对未经已获得许可的申请人同意,使用其未披露数据的申请不予批准;但是申请人提交自行取得数据的除外。

四、法律责任

根据《药品管理法》、《行政许可法》、《药品注册管理办法》等规定,对药品注册中的违法行为,由药品监督管理部门及相关部门依法给予行政处罚。

(一) 药品监督管理部门及其工作人员违法的法律责任

(1) 药品监督管理部门及其工作人员违反《药品注册管理办法》的规定,有下列情形之一的,由其上级行政机关或者监察机关责令改正;情节严重的,对直接负责的主管人员和其他直接责任人员依法给予行政处分:① 对符合法定条件的药品注册申请不予受理的;② 不在受理场所公示依法应当公示的材料的;③ 在受理、审评、审批过程中,未向申请人、利害关系人履行法定告知义务的;④ 申请人提交的申报资料不齐全、不符合法定形式,不一次告知申请人必须补正的全部内容的;⑤ 未依法说明不受理或者不批准药品注册申请理由的;⑥ 依法应当举行听证而不举行听证的。

(2) 药品监督管理部门及其工作人员在药品注册过程中索取或者收受他人财物或者谋取其他利益,构成犯罪的,依法追究刑事责任;尚不构成犯罪的,依法给予行政处分。

(3) 药品监督管理部门在药品注册过程中有下列情形之一的,由其上级行政机关或者监察机关责令改正,对直接负责的主管人员和其他直接责任人员依法给予行政处分;构成犯罪的,依法追究刑事责任:① 对不符合法定条件的申请作出准予注册决定或者超越法定职权作出准予注册决定的;② 对符合法定条件的申请作出不予注册决定或者不在法定期限内作出准予注册决定的;③ 违反《药品注册管理办法》第九条的规定未履行保密义务的。

(4) 药品检验所在承担药品审批所需要的检验工作时,出具虚假检验报告的,依照《药品管理法》第八十六条的规定处罚。

(5) 药品监督管理部门擅自收费或者不按照法定项目和标准收费的,由其上级行政机关或者监察机关责令退还非法收取的费用;对直接负责的主管人员和其他直接责任人员依法给予行政处分。

(6) 在药品注册中未按照规定实施《药物非临床研究质量管理规范》或者《药物临床试验质量管理规范》的,依照《药品管理法》第七十八条的规定处罚。

(二) 药品注册申请人违法的法律责任

(1) 申请人在申报临床试验时,报送虚假药品注册申报资料和样品的,药品监督管理部门不予受理或者对该申报药品的临床试验不予批准,对申请人给予警告,1年内不受理该申请人提出的该药物临床试验申请;已批准进行临床试验的,撤销批准该药物临床试验的批件,并处1万元以上3万元以下罚款,3年内不受理该申请人提出的该药物临床试验申请。

药品监督管理部门对报送虚假资料和样品的申请人建立不良行为记录,并予以公布。

（2）申请药品生产或者进口时，申请人报送虚假药品注册申报资料和样品的，国家食品药品监督管理总局对该申请不予受理或者不予批准，对申请人给予警告，1 年内不受理其申请；已批准生产或者进口的，撤销药品批准证明文件，5 年内不受理其申请，并处 1 万元以上 3 万元以下罚款。

（3）根据《药品注册管理办法》第二十七条的规定，需要进行药物重复试验，申请人拒绝的，国家食品药品监督管理总局对其予以警告并责令改正，申请人拒不改正的，不予批准其申请。

（4）具有下列情形之一的，由国家食品药品监督管理总局注销药品批准文号，并予以公布：① 批准证明文件的有效期未满，申请人自行提出注销药品批准文号的；② 按照《药品注册管理办法》第一百二十六条的规定不予再注册的；③《药品生产许可证》被依法吊销或者缴销的；④ 按照《药品管理法》第四十二条和《药品管理法实施条例》第四十一条的规定，对不良反应大或者其他原因危害人体健康的药品，撤销批准证明文件的；⑤ 依法作出撤销药品批准证明文件的行政处罚决定的；⑥ 其他依法应当撤销或者撤回药品批准证明文件的情形。

本章小结

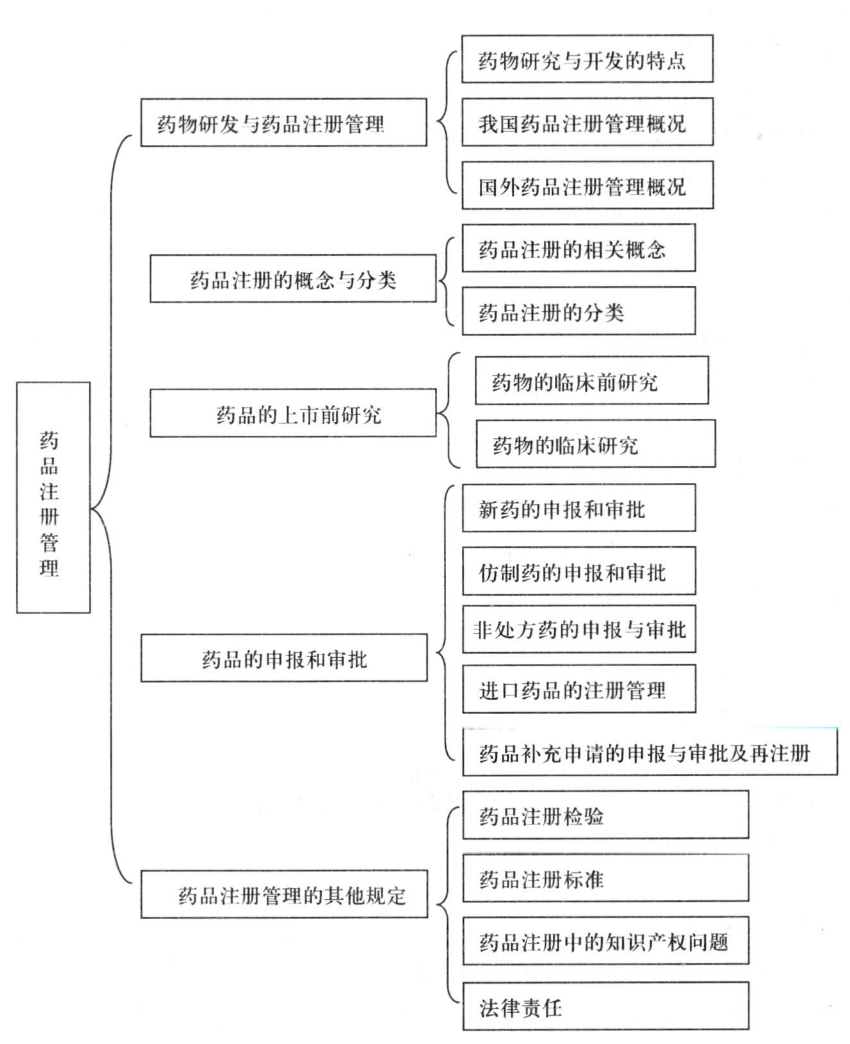

复 习 测 试

一、A 型选择题(最佳选择题)

备选答案中只有一个最佳答案。

1. 药品注册是指国家食品药品监督管理总局根据药品注册申请人的申请,依照法定程序(　　)

A. 对拟上市销售的药品的安全性、有效性等进行审查,并决定是否同意其申请的审批过程

B. 对上市销售的药品的安全性、有效性、质量可控性等进行审查,并决定是否同意其申请的审批过程

C. 对拟上市销售的药品的安全性、有效性、质量可控性等进行审查,并决定是否同意其申请的审批过程

D. 对拟上市销售的药品的安全性、有效性、质量可控性等进行审查的过程

2. Ⅲ期临床试验是(　　)

A. 治疗作用初步评价阶段

B. 新药上市后由申请人进行的应用研究阶段

C. 初步的临床药理学及人体安全性评价试验

D. 治疗作用确证阶段

3. 化学药品批准文号的格式为(　　)

A. 国药准字 H+4 位年号+4 位顺序号

B. 国药准字 Z+4 位年号+4 位顺序号

C. 国药证字 H+4 位年号+4 位顺序号

D. 国药证字 Z+4 位年号+4 位顺序号

4. 列入国家药品标准的药品名称为(　　)

A. 药品的化学名　　B. 药品的商品名

C. 药品的通用名　　D. 药品的专利名

5. 申请仿制药品注册的申请人必须有(　　)

A.《药品生产许可证》

B. GMP 认证证书

C. 营业执照和 GMP 认证证书

D.《药品生产许可证》和 GMP 认证证书

二、X 型选择题(多项选择题)

每题的备选答案中有 2 个或 2 个以上的正确答案。少选或多选均不得分。

1. 药物临床前研究包括(　　)

A. 药物的合成工艺　　B. 处方筛选

C. 人体安全性评价试验　　D. 剂型选择

2.《药品注册管理办法》对新药监测期的规定,正确的是(　　)

A. 根据新药的安全性研究资料、境内外研究状况,确定不同的监测期限

B. 新药进入监测期之日起,不再受理其他申请人的同品种注册申请

C. 监测期内的新药,国家食品药品监督管理总局不批准其他企业生产和进口

D. 国家药品监督管理局根据保护公众健康的要求,可以对批准生产的新药设立监测期

3. 化学药品的名称包括(　　)

A. 通用名　　B. 化学名　　C. 英文名　　D. 拉丁名

三、简答题

1. 药品注册申请的类别有哪些?

2. 实行特殊审批的新药有哪些?

3. 药品再注册的申请和审批程序有哪些?

4. 新药临床试验可分为几期?比较各期试验的侧重点和目的的异同。

5. 临床研究中出现严重不良事件时,研究者和药品监督管理部门分别应如何处理?

四、实例分析

案例1:2007年7月10日,国家食品药品监督管理局发布《药品注册管理办法》(国家食品药品监督管理局令第28号),规定自2007年10月1日起施行。为了解决一度出现的突击申报、资料造假等药品研制环节中的问题,国家食品药品监督管理局采取了一些措施,经过一年半整治,到2007年底,国家食品药品监督管理局监督企业主动撤回了近8 000个申请,坚决纠正了药品研制中的不规范和弄虚作假行为。同时,由于药品审评环节仍积压了约2.5万个申报件,严重妨碍了注册工作的正常开展。为此,国家食品药品监督管理局组织力量,开展了过渡期品种的集中审评工作。经过一年的努力,2.5万个申报件中,审评结论为批准的约有9 200件,约占总数的37%;结论为不批准的约有1.53万件,约占总数的61%。

案例2:2009年2月12日,国家食品药品监督管理局发布《2008年药品注册情况通报》。《通报》指出,2008年国家食品药品监督管理局共受理药品注册申请3 413件,与2006年和2007年同期相比分别下降75%和18%,主要是由于仿制药申请和简单改剂型等申请数量的大幅度下降,其中仿制药申请分别同比下降了85%和46%。这在一定程度上反映出注册申报数量开始趋于正常,注册申请人更加趋于理性和药品研发秩序逐步好转。2008年,国家食品药品监督管理局共批准新药临床申请434件,其中有52种属于新化合物;批准新药生产申请165件,涉及119种药品,其中包括1类新药5个;批准仿制药生产申请1 502件,涉及614种药品;批准药品进口申请99件,涉及83种药品。(以上数据均未统计原料药。)

问题:

1.《药品注册管理办法》发布前,企业在药品注册申请方面存在哪些问题?试解释之。

2. 与2006年和2007年相比,2008年国家食品药品监督管理局受理的药品注册申请数量均出现下降,请结合《药品注册管理办法》具体条款的变化,解释之。

(杨　悦)

复习测试参考答案

第六章 药品生产管理

学习目标

学习目的

本章从药品生产与药品生产企业、质量管理、药品生产监督管理、《药品生产质量管理规范》(GMP)、《药品生产质量管理规范》(GMP)认证五个方面对药品生产监督管理进行阐述。旨在使学生掌握药品生产质量管理规范及其认证的基本要求,国家对开办药品生产企业的条件要求,对药品生产企业的监督管理内容;熟悉药品生产企业的性质、特征,药品生产许可证管理及委托生产管理;了解药品生产企业的工作流程、内容,为今后步入社会、走向生产岗位奠定基础。

学习要求

掌握:1. 药品生产企业的开办条件、申请与审批程序
2. 我国 GMP 主要内容
3. GMP 认证与检查的基本要求

熟悉:1. 药品生产、药品生产企业的概念
2. 药品生产许可证管理、委托生产管理

了解:1. 质量管理的发展历程
2. 国外药品生产质量管理规范

药品生产监督管理的核心内容是药品生产质量管理。药品的质量都是生产过程中形成的,因此药品生产过程的监督管理对于保证药品质量、维护人民身体健康至关重要。

本章将从药品生产与药品生产企业、质量管理、药品生产监督管理、《药品生产质量管理规范》、《药品生产质量管理规范》认证五个方面对药品生产监督管理进行阐述。

第一节 药品生产与药品生产企业

一、药品生产

(一) 药品生产

药品生产(drug production)是指将原料按照一定工艺加工或制备成符合国家标准的供医疗用的医药产品的过程。世界卫生组织(WHO)的《药品生产质量管理规范》将药品生产定义为原辅料的采购,产品的加工,质量控制,质量评价,储存和运输及有关控制的所有作业的总称。该定义融入了质量控制和评价的内涵,强调了全过程控制的管理要求。

相关知识 药品生产的分类

（二）药品生产的特点

药品生产属工业生产，具有一般工业生产的共性，同时由于药品的首要特征是生命关联性，因而药品生产更关注质量管理。

1. 产品标准化、管理规范化

药品生产质量要求严格。每一种药品都制定有质量标准及管理药品质量的制度和方法，将药品生产企业的生产经营活动置于国家的严格规范的监督管理之下。

2. 生产技术水平要求高

制药业本身就是技术密集型行业，生产对象的复杂性和多样性，加之产品质量要求高，决定了药品生产的机械化、自动化程度高，设施设备往往又有特殊要求。对任何可能影响药品质量或污染药品的因素都要有预防和控制的技术手段。

3. 环境卫生、工艺卫生、人员卫生要求严格

药品生产企业内外环境有严格的卫生要求，厂区环境（空气、水源、地面）的卫生状况、生产车间（空气处理系统、设备、生产介质）的洁净程度、生产人员的卫生意识都会对药品质量产生较大影响，因此要求厂房、路面、运输及生产人员、设备、药品的包装物等均不得对药品造成污染。

4. 药品生产实行全面质量管理

药品从原料到成品，其生产过程严肃而复杂，涉及诸多技术细节和操作标准，任何环节都不容疏忽，否则便可能会生产出不符合质量标准的药品，危害公众健康。因此，在药品生产过程中，必须进行全面质量管理与控制，保证药品安全有效。

二、药品生产企业

（一）药品生产企业的定义

药品生产企业（drug manufacturer）是指生产药品的专营企业或兼营企业，也称制药企业或药厂。药品生产企业是应用现代科学技术自主地进行药品的生产经营活动、实行独立核算、自负盈亏的具有法人资格的经济实体。

（二）药品生产企业的分类

药品生产企业根据企业所属的经济部门，属于工业企业；根据企业使用的技术装备及生产力要素所占比例，属于技术密集型企业；根据企业在法律上的主体资格，属于法人企业。

药品生产企业根据经济所有制类型不同可分为国有企业，集体所有制企业，私营企业，股份制企业，联营企业，港、澳、台投资企业，股份合作企业，外商投资企业；根据企业规模不同，可分为大型企业、中型企业和小型企业；根据企业内部结构不同可分为单厂企业、多厂企业和联合企业。

药品生产企业根据所生产的产品本源不同可分为化学药品生产企业（包括原料药和制剂），中药饮品生产企业，中药制剂生产企业，生化制药企业，生物制品制药企业和医用卫生材料生产企业等。

药品生产企业根据所生产的产品的市场角度不同可分为处方药生产企业，非处方药生产企业，以及两者兼有的生产企业。

药品生产企业根据所生产产品的知识产权的角度不同可分为通用名药品生产企业（仿制药

品生产企业),专利药品生产企业及两者兼有的药品生产企业。

(三)药品生产企业的特征

1. 药品生产企业是技术密集型兼资本密集型企业

制药行业是以高技术含量和创新性为主要特征的行业,最大的特点是对专利的高度依赖性和发达国家专利药品的高度垄断性。制药行业的技术壁垒高,药品生产企业的生产经营需要具有专业知识的管理人员及技术人员,因此,药品生产企业属于技术密集型企业。

制药行业的持续发展需要新药研究作保障,新药研究是投入大、周期长、难度高的系统工程,需要高额的经费投入,药品生产企业的建设和运营也需要大量的资金保障,因此,药品生产企业同时也是资本密集型企业。

2. 药品生产企业属于流程型制造企业

药品生产企业从其制造方式上讲,属于流程型制造企业,按照产品剂型设置车间,按产品的工艺流程特点设定不同流水线,各流水线分设工段、岗位,生产连续性强,流程规范性高。

3. 药品生产企业兼顾社会效益和经济效益

药品防治疾病的使用价值要求药品生产企业担负着为人类健康服务的社会职责,为保证公众对药品的获得,即便是微利或无利润的产品,也要安排生产销售。同时追求经济效益也是包括药品生产企业在内的各类组织共同的目标,因此需要对药品生产要素的投入进行科学合理的设计,以求用最小的投入获取最大的产出,以最低的成本获取最高的效益。

4. 药品生产企业机会风险并存

新药研发能力是药品生产企业核心竞争力的表现,新药品种储备是企业未来增长的保证,而新药的研究过程是一个复杂、长期而又充满挑战的过程,在研发的每一环节都存在着失败的风险,即使一个最有希望的新药研究,也有可能中途夭折。而新药研究开发一旦获得技术和商业上的成功,依赖专利制度通常会得到丰厚的回报、极大的收益。因而,药品生产企业是高风险和高收益并存的企业。

5. 药品生产企业质量管理与环境保护相结合

药品生产企业既要注重质量管理,也要重视环境保护,在申请《药品生产质量管理规范》认证的同时,必须通过当地环境保护评估和消防设施达标评估,否则企业不能参加认证。药品生产过程中应尽量降低对环境的污染,节约资源,实现生产绿色化、生态化和可持续发展。

第二节 药品生产监督管理

药品与公众的健康和生命息息相关,保证药品质量是国家、社会、企业共同的责任。药品生产企业的监督管理是药品监督管理部门对药品生产企业遵守药品管理相关法律、规章、国家药品标准的情况的监督,对药品生产企业的药品质量体系、质量管理进行监督。

相关知识

相关知识 与药品生产企业管理相关的主要法律、法规

我国对药品的生产企业实行前置性管理,行业准入门槛较高,《药品管理法》、《药品管理法

实施条例》和《药品生产监督管理办法》均对开办药品生产企业的基本条件和审批程序、核发《药品生产许可证》应遵循的原则做出明确规定。

一、开办药品生产企业的条件

《药品管理法》与《药品生产监督管理办法》规定，开办药品生产企业，除应当符合国家制定的药品行业发展规划和产业政策外，还应当符合以下条件：① 具有依法经过资格认定的药学技术人员、工程技术人员及相应的技术工人，企业法定代表人或者企业负责人、质量负责人无《药品管理法》第七十五条规定的情形；② 具有与其药品生产相适应的厂房、设施和卫生环境；③ 具有能对所生产药品进行质量管理和质量检验的机构、人员及必要的仪器设备；④ 具有保证药品质量的规章制度。

国家有关法律、法规对生产麻醉药品、精神药品、医疗用毒性药品、放射性药品和药品类易制毒化学品等另有规定的，依照其规定。

（一）具有依法经过资格认定的药学技术人员、工程技术人员及相应的技术工人

人员是药品生产的首要条件，是药品生产质量管理中最关键、最根本的因素。药品生产企业药学技术人员的数量是衡量该企业制药水平和潜在力量的重要指标。具备掌握药学科学知识和技能的药学技术人员是开办药品生产企业必不可少的条件。为保证药品生产企业开展全面质量管理，必须配备一定数量的与药品生产相适应的具有专业知识、生产经验及组织能力的管理人员和高级、中级各专业工程技术人员，以及有一定技能、素质较高、责任心强的技术工人，这些人员在药品生产过程中起着主导作用。

《药品管理法》第七十五条规定：从事生产、销售假药及生产、销售劣药情节严重的企业或者其他单位的直接负责的主管人员和其他直接责任人员 10 年内不得从事药品生产、经营活动。

（二）具有与其药品生产相适应的厂房、设施和卫生环境

药品生产企业的厂房、设施与设备是生产药品必须具备的“硬件”条件，厂房方面的厂址选择、厂区及厂房的设计不仅直接影响工程建设投资和建设速度，而且还决定着将来的产品数量、质量和企业的经济效益。

药品厂房建造必须依据有关的法律规范、技术规范或标准，应符合工艺要求及空气净化级别、合理布局等；厂区的地面、路面及运输等不应对药品的生产造成污染；厂区功能设施应配套，并有辅助建筑设施、动力输送系统及处理设施等；应有适当的照明、温湿度和通风，确保生产和储存的药品质量及相关设备性能不会直接或间接地受到影响；卫生条件方面应空气清新，远离污染排放源，场地、水质符合要求等。总之，既要防止药品在生产过程中受交叉污染，也必须保证生产操作人员的健康，更要保证避免或降低对社会环境的污染。

（三）具有能对所生产药品进行质量管理和质量检验的机构、人员及必要的仪器设备

能够对所生产的药品进行质量管理和质量检验是国家对药品生产企业生产药品的最基本的要求。其目的在于防止事故，尽一切可能将差错消灭在药品制造完成以前。药品生产企业必须对生产药品的原辅材料、中间产品、环境状况、空气洁净度等级、水质情况等都要进行测试和监控，同时药品出厂前必须进行质量检验，符合法定标准后方可出厂销售；为此，开办药品生产企业必须建立能够实施质量管理和质量检验机构，由企业负责人直接领导，对产品质量负责，对药品生产中的质量管理方面所出现的问题能够做出正确的判断和处理。才能保证上市药品的质量符合国家标准。

（四）具有保证药品质量的规章制度

开办药品生产企业要建立健全规章制度，加强药品生产科学管理，使之真正起到保证药品质量的关键作用，从而体现硬件与软件建设二者之间的辩证统一关系。

开办药品生产企业必须重视和加强生产全过程的管理，要制订药品质量管理（包括技术标准、产品标准和卫生标准、管理标准等）及各项规章制度，如工艺规程、验证规程及物料管理、留样管理等制度，并保证企业有关员工对各项制度、标准程序有正确一致的理解。与此同时，在实施中要及时、正确地记录执行情况且保存完整的执行记录，同时要加强日常监督检查，以求实效。从而保证药品生产经营活动的全过程规范化运作。

二、开办药品生产企业的申请与审批

《药品管理法》第七条规定："开办药品生产企业，须经企业所在地省、自治区、直辖市人民政府药品监督管理部门批准并发给《药品生产许可证》。无《药品生产许可证》的，不得生产药品。"

（一）开办药品生产企业的申请

依据《药品生产监督管理办法》规定，新开办药品生产企业的申请人或药品生产企业将部分生产车间分立，形成独立药品生产企业的申请人，应当向拟办企业所在地省级食品药品监督管理部门提出申请，并提交相应材料，申请人应当对其申请材料全部内容的真实性负责。

新开办药品生产企业、药品生产企业新建药品生产车间或者新增生产剂型的，应当自取得药品生产证明文件或者经批准正式生产之日起 30 日内，按照国家药品监督管理部门的规定向相应的食品药品监督管理部门申请《药品生产质量管理规范》认证。

（二）开办药品生产企业的审批

1. 审批机构

国家药品监督管理部门主管全国药品生产监督管理，省级食品药品监督管理部门负责本行政区域内药品生产企业（车间）的审批和药品生产的监督管理。

2. 审批程序

省级食品药品监督管理部门收到申请后，应对申报资料的完整性和真实性进行形式审查，出据加盖本部门受理专用印章并注明日期的《受理通知书》或《不予受理通知书》。

申请材料齐全、经审查符合规定的，予以批准，并自书面批准决定做出之日起 10 个工作日内核发《药品生产许可证》；不符合规定的，作出不予批准的书面决定，并说明理由，同时告知申请人享有依法申请行政复议或者提起行政诉讼的权利。

相关知识

相关知识 申请开办药品生产企业需要提交的资料

（三）药品生产许可证及其管理

《药品生产许可证》是药品生产企业生产药品的资格证明，是对药品生产企业生产能力、生产条件的要求和认可，是药品安全、有效、质量可控的证明。无许可证的企业不得生产药品。

1.《药品生产许可证》由国家药品监督管理部门统一印制

《药品生产许可证》分正本和副本，正本、副本具有同等法律效力，有效期为5年。任何单位或者个人不得伪造、变造、买卖、出租、出借《药品生产许可证》。

2.《药品生产许可证》载明的项目

许可证编号、企业名称、法定代表人、企业负责人、企业类型、注册地址、生产地址、生产范围、发证机关、发证日期和有效期限等项目。

3.《药品生产许可证》的管理

(1) 管理机构　省级食品药品监督管理部门负责《药品生产许可证》核发、换发、变更、补发、吊销、撤销、缴销、注销等工作，在办理完工作后报国家药品监督管理部门备案。

(2) 变更管理　《药品生产许可证》的变更分为许可事项变更和登记事项变更。未经批准，不得擅自变更。变更后，原发证机关应当在《药品生产许可证》副本上记录变更的内容和时间，并按照变更后的内容重新核发《药品生产许可证》正本，变更后的《药品生产许可证》有效期不变。

许可事项变更是指企业负责人、生产范围、生产地址的变更。登记事项变更是指企业名称、法定代表人、注册地址、企业类型等项目的变更。

(3) 换发许可证管理　《药品生产许可证》有效期届满或遗失的向原发证机关申请换发《药品生产许可证》。

有效期届满，需要继续生产药品的，药品生产企业应当在有效期届满前6个月，申请换发《药品生产许可证》。

原发证机关结合企业遵守法律法规、《药品生产质量管理规范》和质量体系运行情况，按照关于药品生产企业开办的程序和要求进行审查，在《药品生产许可证》有效期届满前作出是否准予其换证的决定。符合规定准予换证的，收回原证，换发新证；不符合规定的，作出不予换证的书面决定，并说明理由，同时告知申请人享有依法申请行政复议或者提起行政诉讼的权利；逾期未作出决定的，视为同意换证，并予补办相应手续。

遗失《药品生产许可证》的，药品生产企业应当立即申请补发，并在原发证机关指定的媒体上登载遗失声明；原发证机关在企业登载遗失声明之日起满1个月后，按照原核准事项在10个工作日内补发《药品生产许可证》。

(4) 缴销管理　药品生产企业终止生产药品或者关闭的，由原发证机关缴销《药品生产许可证》。

药师考点

1.《药品生产许可证》的内容

2.《药品生产许可证》的变更

3.《药品生产许可证》换发、撤销

三、药品委托生产管理

为规范药品委托生产、确保药品质量安全，2014年8月14日，国家食品药品监督管理总局制定并发布《药品委托生产监督管理规定》。

药品委托生产,是指药品生产企业(以下称委托方)在因技术改造暂不具备生产条件和能力或产能不足暂不能保障市场供应的情况下,将其持有药品批准文号的药品委托其他药品生产企业(以下称受托方)全部生产的行为,不包括部分工序的委托加工行为。

(一)委托生产的审批、监管部门

国家食品药品监督管理总局负责对全国药品委托生产审批和监督管理进行指导和监督检查。各省级食品药品监督管理局负责药品委托生产的审批和监督管理。

(二)委托生产的条件和要求

(1)委托方和受托方均应是持有与委托生产药品相适应的《药品生产质量管理规范》认证证书的药品生产企业。委托方应当取得委托生产药品的批准文号。

(2)委托生产药品的双方应当签订书面合同,内容应当包括质量协议,明确双方的权利与义务,并具体规定双方在药品委托生产管理、质量控制等方面的质量责任及相关的技术事项,且应当符合国家有关药品管理的法律法规。

(3)委托方负责委托生产药品的质量,对受托方的生产条件、技术水平和质量管理情况进行详细考查,向受托方提供委托生产药品的技术和质量文件,确认受托方具有受托生产的条件和能力。

(4)受托方应当严格执行质量协议,有效控制生产过程,确保委托生产药品及其生产符合注册和《药品生产质量管理规范》的要求。

(三)委托生产的药品管理

委托生产药品的质量标准应当执行国家药品标准,其药品名称、剂型、规格、处方、生产工艺、原料药来源、直接接触药品的包装材料和容器、包装规格、标签、说明书和批准文号等应当与委托方持有的药品批准证明文件的内容相同。在委托生产的药品包装、标签和说明书上,应当标明委托方企业名称和注册地址、受托方企业名称和生产地址。

麻醉药品、精神药品、药品类易制毒化学品及其复方制剂、医疗用毒性药品、生物制品、多组分生化药品、中药注射剂和原料药不得委托生产。国家食品药品监督管理总局可以根据监督管理工作需要调整不得委托生产的药品。放射性药品的委托生产按照有关法律法规规定办理。

(四)委托生产的申请与审批

(1)对于委托方和受托方在同一省、自治区、直辖市的,由委托方向所在地省级食品药品监督管理局提出申请。委托方应当填写《药品委托生产申请表》,并提交申请材料。委托方所在地省级食品药品监督管理局组织对药品委托生产的申报资料进行审查。对于首次申请,应当组织对受托生产现场进行检查;对于延续申请,必要时,也可以组织检查。生产现场检查的重点是考核受托方的生产条件、技术水平和质量管理情况及受托生产的药品处方、生产工艺、质量标准与委托方的一致性。经审查符合规定的,应当予以批准,并向委托方发放《药品委托生产批件》;不符合规定的,书面通知委托方并说明理由。

(2)对于委托方和受托方不在同一省、自治区、直辖市的,委托方应当首先将《药品委托生产申请表》连同申请材料报受托方所在地省级食品药品监督管理局审查。受托方所在地省级食品药品监督管理局对药品委托生产的申报资料进行审查,并结合日常监管情况出具审查意见。经审查同意后,方可申报,进而由委托方所在地省级食品药品监督管理局负责继续审查。生产现场检查由委托方所在地省级食品药品监督管理局联合受托方所在地省级食品药品监督管理局组织开展。

(3)《药品委托生产批件》载明的内容应当与委托生产双方的《药品生产许可证》、《药品生产质量管理规范》认证证书及委托生产药品批准证明文件载明的相关内容一致。《药品委托生产批件》有效期不得超过 3 年。有效期届满需要继续委托生产的,委托方应当在有效期届满 3 个月前,办理延续手续。

药师考点

1. 药品委托生产的界定

2. 药品委托生产品种限制

四、药品生产的监督检查

(一) 监督管理机构的职责

国家食品药品监督管理总局可以直接对药品生产企业进行监督检查,并对省级食品药品监督管理部门的监督检查工作及《药品生产质量管理规范》认证通过的生产企业的实施及认证情况进行监督和抽查。

省级食品药品监督管理部门负责本行政区域内药品生产企业的监督检查工作,应当建立实施监督检查的运行机制和管理制度,明确设区的市级食品药品监督管理部门和县级食品药品监督管理部门(机构)的监督检查职责。

县级以上地方食品药品监督管理部门(机构)应当在法律、法规、规章赋予的权限内,建立本行政区域内药品生产企业的监管档案。监管档案包括药品生产许可、生产监督检查、产品质量监督抽查、不良行为记录和投诉举报等内容。

(二) 药品生产企业的责任

(1) 药品生产企业质量负责人、生产负责人发生变更的,应当在变更后 15 日内将变更人员简历及学历证明等有关情况报所在地省级食品药品监督管理部门备案。

(2) 药品生产企业的关键生产设施等条件与现状发生变化的,应当自发生变化 30 日内报所在地省级食品药品监督管理部门备案,省级食品药品监督管理部门根据需要进行检查。

(3) 药品生产企业发生重大药品质量事故的,必须立即报告所在地省级食品药品监督管理部门和有关部门,省级食品药品监督管理部门应当在 24 h 内报告国家药品监督管理部门。

(三) 监督检查的内容及要求

监督检查内容为药品生产企业执行有关法律、法规及实施《药品生产质量管理规范》的情况,监督检查包括《药品生产许可证》换发的现场检查、《药品生产质量管理规范》跟踪检查、日常监督检查等。

各级食品药品监督管理部门组织监督检查时,应当制订检查方案,明确检查标准,如实记录现场检查情况,检查结果应当以书面形式告知被检查单位。需要整改的应当提出整改内容及整改期限,并实施跟踪检查。

食品药品监督管理部门实施监督检查,不得妨碍药品生产企业的正常生产活动,不得索取或者收受药品生产企业的财物,不得谋取其他利益。

在进行监督检查时，食品药品监督管理部门应当指派两名以上检查人员，检查人员应当向被检查单位出示执法证明文件。食品药品监督管理部门工作人员对知悉的企业技术秘密和业务秘密应当保密。

监督检查完成后，食品药品监督管理部门在《药品生产许可证》副本上载明检查情况。主要记载以下内容：① 检查结论；② 生产的药品是否发生重大质量事故，是否有不合格药品受到药品质量公报通告；③ 药品生产企业是否有违法生产行为，及其查处情况。

第三节 质量管理概述

药品质量是制药企业管理的核心，是企业的生命线。药品质量是衡量一个国家制药工业水平的重要标志，是药品在国际市场竞争力的保证。

一、质量、质量管理和药品质量

（一）质量的概念

2000 年 ISO9000:2000《质量管理体系——基础和术语》中“质量”（quality）的定义为一组固有特性满足要求的程度。

固有特性是产品、过程、体系的一部分，是事物本身所具有的特性，如产品价格、产品的所有者是人为赋予的特征，不在产品质量的范畴中。要求既来自于外部的顾客、供应商，也包含企业自身，要兼顾三方的利益，更重要的是满足顾客和社会的需求。

质量的概念是动态的、变化的、发展的；它随着时间、地点、使用对象的不同而不同，随着社会的发展、技术的进步而不断更新和丰富。

（二）质量管理相关术语

（1）质量管理（quality management）是指“在质量方面指挥和控制组织的协调活动。通常包括质量策划、质量控制、质量保证和质量改进。”对制药企业的质量管理就是围绕着使医药产品质量能满足质量要求，而开展的策划、组织、计划、实施、检查和监督、审核等所有管理活动的总和。由组织的最高管理者领导，组织全体人员参与并承担义务。

（2）质量控制（quality control，QC）致力于满足质量要求。药品质量控制的一般顺序：① 明确质量要求；② 编制标准文件（生产管理文件、质量管理文件）；③ 实施规范或控制计划；④ 按判断标准（药典、产品的注册标准）进行监督和评价。质量控制的范围涉及产品质量形成全过程的各个环节。

（3）质量保证（quality assurance，QA）致力于提供质量要求得到满足的信任。质量保证的关键是信任，内部保证是向组织管理者提供信任，外部保证是向顾客或他方提供信任。

药品生产企业的质量保证包括供应商审计，生产过程的质量监督，生产记录、质量记录审核，工艺、设备、环境及质量控制活动的验证等。

（4）质量改进（quality improvement）致力于增强满足质量要求的能力。质量改进贯穿于全部与质量有关的活动。质量改进内容主要有产品改进或开发；人员素质的提高，以减少差错，提高效益；寻求体系所有相互关联或相互作用的要素更佳组合，以提高体系的有效性；寻求最佳方法,充分利用资源,以优化过程。

(5)质量管理体系(quality management system,QMS)是指在质量方面指挥和控制组织的管理体系。

质量管理体系是建立质量方针和质量目标,并实现这些目标的一组相互关联或相互作用的要素的集合。质量管理体系也将影响质量的技术、管理、人员和资源等因素都综合在一起,使之为一个共同目的,即在质量方针指引下,为达到质量目标而互相配合,努力工作。

(三)药品质量

药品的法律定义规定了药品必须满足的需求,即功能有效性(effectiveness)、使用安全性(safety)、质量稳定性(stability)和产品均一性(uniformity)。药品的质量特性所包括的有效性、安全性、稳定性、均一性都是药品的固有特性。药品生产过程的各个环节、各个方面、各个要素对药品的质量有直接的、重要的影响。

药品质量的形成经过药品研究、药品生产、药品经营及使用阶段,各阶段相对独立,又密切相关,每一阶段都有独特的内容和特点。因此,药品的质量管理是一个复杂的体系,一项系统工程。

二、质量管理的发展历程

质量管理这门科学从20世纪20年代出现以来,至今有90多年历史,这个过程经历了质量检验、统计质量管理和全面质量管理发展阶段。

(一)质量检验阶段

20世纪前,产品质量基本依靠操作者个人技艺和经验来保证。生产工人既是加工者又是检验者,称为"操作者的质量管理"。到20世纪初,科学管理奠基人泰罗提出了计划设计、生产操作、检查监督分开的主张,即"三权分立",将质量管理的责任由操作者转移到工长,故称为"工长的质量管理"。后来,成立专门的检验部门,设立专职检验员按照技术标准,通过严格的检验程序对成品进行全数检查,将合格品与不合格品分开,来控制产品质量,称为"检验员的质量管理"。然而,这种质量管理只是"事后检验",作为把关性质至今仍在使用,但无法在生产中起到预防、控制作用。

(二)统计质量管理阶段

20世纪20年代,一些统计学家着手研究用统计方法来代替单纯用检验方法控制产品的质量。第二次世界大战中,为了解决军用品质量差、废品多的问题,美国工程师休哈特(W A Shewhart),将概率论和数理统计应用于质量管理中,发明了"质量控制图",提出了统计过程控制理论,利用统计技术对过程中的各个阶段进行监控,控制成品和半成品的关键参数,发现过程异常,及时警告,从而达到保证产品质量的目的。道奇(H F Dodge)和罗米格(H G Romig)提出抽样检验法,解决了全数检验和破坏性检验的难题。

统计质量管理除进行成品检验把关外,还注意采用数理统计方法控制生产过程,事先发现和预防不合格品的生产,着重于生产过程和最终产品质量的控制,使企业从原来的以事后检验为主转变为过程监控的预防控制。然而统计质量管理也有其局限性,如过分强调质量控制的统计方法,主要依靠专家和技术人员,忽视组织管理,难以调动广大工人参与质量管理的积极性,这在一定程度上限制了质量管理统计方法的普及推广。

（三）全面质量管理阶段

20 世纪 60 年代初，美国的费根鲍姆和朱兰提出了全面质量管理的概念。全面质量管理（total quality management，TQM）是以质量为中心，建立在全员参与基础上的一种管理方法，目的在于通过让顾客满意和本组织所有成员及社会受益而达到长期成功。全面质量管理是集质量管理思想、理念、手段、方法于一体的综合体系，已成为当今社会的现代质量管理方式。

全面质量管理的特点是“三全一多”，三全即“全员”、“全过程”、“全面”的质量管理。“全员”就是要求企业的全体人员都参加到质量管理工作中来；“全过程”是指质量管理不仅限于生产过程，而是贯穿于产品质量的产生、形成和实现的过程；“全面”是指产品或服务的质量是由工作质量、工序质量、信息质量、人员质量、系统质量、目标质量和企业质量等构成。包括人员、机器、材料、方法、测量、环境等方面，企业的质量管理活动必须对质量、价格和服务进行综合考虑，而不仅仅是只考虑质量。“一多”是指科学的、方法灵活多样的质量管理。

从质量检验到统计质量管理，进而向全面质量管理的发展，无论是质量管理理论或实践，都是一个“质”的飞跃过程。为质量管理标准化的发展，奠定了理论和实践的基础。

三、ISO9000 族国际质量标准

（一）国际标准化组织

国际标准化组织（International Standardization Organization，ISO），成立于 1947 年，是世界上最大的具有民间性质的标准化机构。ISO 组织总部设在瑞士的日内瓦。

国际标准化组织按专业性质下设专业技术委员会（Technical Committee，TC），负责起草各种标准，各 TC 又根据工作需要设若干分技术委员会（Sub Committee，SC）和工作组（Working Group，WG）。

ISO 的宗旨是在世界范围内促进标准化工作的开展，以利于国际物质交流和互助，并扩大在知识、科学、技术和经济方面的合作。主要活动包括制订国际标准，协调世界范围内的标准化工作，组织各成员国和技术委员会进行情报交流，以及与其他国际性组织进行合作，共同研究有关标准化问题。

（二）ISO9000 族国际标准的发展

1980 年，ISO 成立了第 176 技术委员会（TC176）即质量管理和质量保证标准化技术委员会，专门负责和制定质量管理和质量保证方面的国际标准。TC176 在总结世界各国全面质量管理经验的基础上，通过协调各国质量标准的差异，于 1986 年颁布了 ISO8402《质量——术语》，于 1987 年发布了 ISO9000《质量管理和质量保证标准——选择和使用指南》、ISO9001《质量体系——设计、开发、生产、安装和服务的质量保证模式》、ISO9002《质量体系——生产和安装的质量保证模式》、ISO9003《质量体系——最终检验和试验的质量保证模式》和 ISO9004《质量管理和质量体系要素——指南》，共六项国际标准。通称为 ISO9000 族国际标准或 1987 版 ISO9000 族国际标准。

1990 年，ISO/TC176 开始对 1987 版系列标准进行修订，于 1994 年完成了对标准第一阶段的修订工作。ISO 发布了 1994 年版 ISO8402、ISO9000-1、ISO9001、ISO9002、ISO9003 和 ISO9004-1 标准，并陆续制定发布了十项指南性国际标准，统称为 1994 年版 ISO9000 族国际标准。随后，ISO/TC176 又启动了修订战略第二阶段的工作。在广泛征求标准使用者意见、了解顾客对标准

修订的要求、比较多种修订方案基础上，提出了质量管理八项原则，作为2000版ISO9000族国际标准的设计思想；同时，根据广大标准使用者的要求，研究了ISO9000族国际标准和ISO14000族环境管理体系标准的相容性问题。2000年12月，ISO正式发布2000版ISO9000族国际标准。2000年版最大的特点是所提出的要求具有高度的概括性和通用性。在全球范围内得到广泛应用，对推动组织的质量管理工作和促进国际贸易的发展起到积极作用，使ISO9000从产品质量认证跨入到过程质量的时代。

自从1987年ISO9000族国际标准问世以来，全世界已有100多个国家和地区正在积极推行ISO9000族国际标准。ISO9000族国际标准的发布和实行，标志着质量管理走向标准化的世界高度，使质量管理和质量保证的术语、概念、原则、方法和程序都统一在国际标准上，世界上不同国家、不同企业之间的经贸往来、技术合作、经验交流、合作生产和质量体系互认等方面有了统一的标准和共同遵守的规范。

四、现代质量管理的八项原则

ISO9000:2000提出八项质量管理原则，它是组织成功地实施质量管理，达到预期效果的指南。八项质量管理原则为高层领导管理者指导组织、改进业绩、获得持续成功提供了管理框架，阐明了组织必须依存于顾客才能立足于社会并不断发展的条件。

（1）以顾客为关注焦点　组织依存于顾客。因此，组织应当理解顾客当前和未来的需求，满足顾客要求并争取超越顾客期望。

药品是用于预防、治疗、诊断人的疾病的物质，药品的需求必然与疾病谱的变化相关，与顾客（包括药品的使用者和药品的指导者）的用药目的、用药习惯等相关，制药企业应认识不同顾客对药品需求的特殊性，动态地聚焦顾客的需求变化，研究如何满足顾客的需求。

（2）领导作用　领导者确立组织统一的宗旨及方向。一个优秀的领导者应当创造并保持使员工能充分参与实现组织目标的内部环境。

制药企业领导人必须直接负责企业的质量管理，必须指导、检查、参与质量管理工作，对企业的内外质量环境进行考核评审，为企业的未来描绘清晰的远景；为员工提供工作所需的培训和资源，兼顾所有相关方的需求与期望，从而激励员工自觉为实现既定目标而努力工作。

（3）全员参与　各级人员都是组织之本，只有全体人员的充分参与，才能使他们的才干为组织带来收益。

“全员参与”要求从企业最高管理者至普通员工全员参与管理，这种参与不仅仅是质量管理人员，企业的每一个员工对产品的质量都应负有一定的责任。将个人责任制与企业产品质量联系在一起，使员工勇于参与企业的持续改进，促进企业全面质量管理水平的提高，保证企业产品的质量。

（4）过程方法　将活动和相关资源作为过程进行管理，更高效地得到期望的结果。

制药企业全面质量管理所管理的过程是产品设计过程、原材料的加工生产过程、生产制造过程，一个过程的输出将成为下一个过程的输入；药品生产所需的原材料、设备、设施、人员、技术、方法等必须进行检验、检测、审批、检查、评审等。系统中各个环节、各个要素相互联系、影响，要从整体的角度来协调和控制。忽视任何环节、任何要素都将影响药品质量管理系统的正常运行。对于药品质量管理的各环节、各要素的管理、控制和决策，都必须有最优化的目标和要求，包括可持续发展等。

(5) 管理的系统方法　系统方法可包括系统分析、系统工程和系统管理，是将相互关联的过程作为系统加以识别、理解和管理，有助于组织提高实现目标的有效性和效率。

药品生产质量管理是一个系统工程，是综合运用药学、工程学、管理学及相关的科学理论和技术手段，对生产中影响药品质量的各种因素，如人（操作者、管理者）、机（设施、设备）、料（原料、辅料、包装材料、半成品、成品）、法（工艺、检测方法）、环（厂区、厂房、车间环境）、资（资金）等，进行具体的规范控制，进行合理配置和优化组合，通过计划、组织、控制、协调、激励等管理职能，保证按预定的目标，实现优质、高效、低耗、均衡、安全、文明的生产。

(6) 持续改进　持续改进总体业绩应当是组织的一个永恒目标。

持续改进是企业生存和发展的需要，要把产品、过程和体系的持续改进，作为组织内部每个成员的目标。不断地实施产品创新、管理创新和技术创新，努力提高各项工作的效率，确保不断增强组织的竞争力，把持续质量改进制度化，定期对员工进行评价、考核并奖励；在组织内应用始终如一的方法来持续改进组织的业绩，以质量求生存，向管理要效益。

(7) 基于事实的决策方法　有效决策是建立在数据和信息分析的基础上。制药企业质量管理要求一切有据可查，没有记录就等于没有发生，批生产记录、批包装记录、批检验记录、批销售记录应及时填写、内容真实、数据完整，并对数据和信息进行分析、判断做出决策。同时，药品质量必须建立信息反馈系统，要有可追溯性，如药品不良反应监控、药品上市后的再评价、《药品生产质量管理规范》的认证等。没有健全的信息反馈机制，药品质量管理系统也就无法正常可靠地运行。

(8) 与供方互利的关系　组织与供方是相互依存的，互利的关系可增强双方创造价值的能力。

制药企业应以客户的需求和期望为导向，还应当考虑组织自身利益，提供原材料等的供方利益，将本企业和供方作为一个利益的共同体。在加强对供方质量管理体系审计的同时，加强与供方的信息沟通，开展共同的开发与改进活动，依靠利益的纽带，以顾客为关注焦点，改进双方的质量管理体系或水平，从而生产出高质量的产品，达到为双方创造价值的目的。

质量管理八项基本原则间的关系：最高管理者（领导作用）充分发挥员工的积极性（员工参与），处理好相关方的关系（与供方互利的关系），运用控制论的三个方法（系统方法、过程方法、基于事实的决策方法），最终目的是满足顾客要求（以顾客为关注焦点），达到使组织持续改进的目标（持续改进）。质量管理八项基本原则之间的关系见图 6-1。

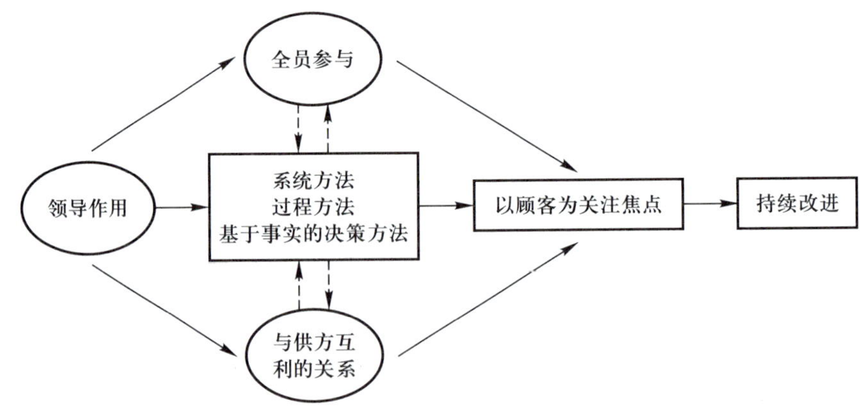

图 6-1　质量管理八项基本原则之间的关系

第四节　药品生产质量管理规范

《药品生产质量管理规范》(Good Practice in the Manufacturing and Quality Control of Drugs,或称为 Good Manufacturing Practice for drugs,英文简称 GMP)是在药品生产全过程实施质量管理,是药品生产和质量管理的基本准则。

一、药品 GMP 的产生与发展

(一)国际 GMP 的产生与发展

1962 年之前,样品检验结果是判定药品质量的唯一法定依据,按要求检验合格即判合格,但美国食品药品监督管理局发现,被抽检样品的结果不能真实地反映药品实际质量状况,检验合格的药品出厂后,也可能因质量问题而危及患者的健康。正是由于重大的药害事件作为催生剂而诞生了 GMP。

20 世纪初,美国社会上出现的食品和药品生产的不良行径被新闻界曝光,导致美国《联邦食品和药品法》在 1906 年诞生;1937 年磺胺酏剂事件导致 300 多人肾衰竭,107 人死亡,促进了美国在 1938 年颁布《食品、药品和化妆品法案》(FDCA);20 世纪 50 年代后期,“反应停”事件,先后在 28 个国家发现海豹肢畸形胎儿 12 000 余例,更是促使美国于 1962 年对 FDCA 进行修改。根据 FDCA 修正案的要求,美国国会于 1963 年颁布了世界上第一部 GMP,GMP 是医药实践经验、教训的总结和人类智慧的结晶。1969 年,世界卫生组织第 22 届世界卫生大会建议各成员国实行药品 GMP 制度;1971 年,英国颁布药品 GMP;1973 年,日本制药工业协会提出了自己的 GMP;1977 年第 28 届世界卫生大会时,WHO 再次向成员国推荐 GMP,并确定为 WHO 的法规。

从世界上第一部 GMP 问世以来,目前已有 100 多个国家和地区实行了 GMP 制度,纵观 GMP 发展的历史,可以说经历了三个不同阶段:一是认识、接受和实施这一新的科学的管理制度;二是在 GMP 制度的基础上,增加验证的概念;三是引入风险控制概念,将质量风险管理系统放在了与生产质量管理规范同等重要的位置。

(二)我国 GMP 推行过程

我国的医药行业在吸取了国际先进 GMP 经验的基础上,于 20 世纪 80 年代开始了相关资料的准备和草案起草工作。1982 年,由中国医药工业公司率先发布了《药品生产管理规范》,开始在一些药品生产企业中试行。1985 年,国家医药管理局对其进行了修订,定名为《药品生产质量管理规范》,在行业内推荐实施。1986 年,在广泛征求意见的基础上,中国医药工业公司、中国化学制药工业协会还制定了《GMP 实施指南》,GMP 制度在化学医药企业全面推开。中国药材公司于 1986 年制定了《中成药生产管理规范》。这些规范在推动我国实施 GMP 制度方面,发挥了积极作用。

1984 年,《中华人民共和国药品管理法》出台,根据相关条款规定,卫生部开始 GMP 的起草工作,经过五次修改,1988 年卫生部以行政规章的形式出台了我国第一个具有法律效力的

GMP,要求企业遵照执行。1992 年,卫生部根据我国制药企业的发展状况,并结合国际先进经验对 GMP 进行了修订,将 GMP 与《GMP 实施细则》合并。此版 GMP 的章节与内容较前一版均做了大幅度的调整,可操作性更强。1998 年,随着我国药品监督管理体制的调整变化,国家药品监督管理局对 1992 年版 GMP 进行了再次修订,并于 1999 年 8 月 1 日起正式实施。

随着经济的发展和社会的进步,世界卫生组织及欧美等国家和地区药品 GMP 的技术标准得到很大的提升,新的理念和要求不断更新和涌现,我国现行的 GMP 需要与时俱进,以适应国际药品 GMP 发展趋势。2010 年 10 月,经 5 年修订、两次公开征求意见,卫生部审议通过了《药品生产质量管理规范(2010 年修订)》。

二、药品生产质量管理规范概述

(一) 实施 GMP 的重要意义

1. 实施 GMP 是医药产品进入国际市场的先决条件

GMP 是世界各国对药品生产全过程监督管理普遍采用的法定技术规范,是国际贸易药品质量保证体制不可分割的一部分,只有通过 GMP 认证才是符合社会质量管理国际化、标准化、动态管理的发展趋势的。实施 GMP 是国际市场准入的先决条件。

2. 实施 GMP 是制药企业生存和发展的必由之路

GMP 是药品生产和质量管理的基本准则,是药品生产及质量管理所必须遵循的原则,已成为国家对药品生产质量管理的最基本要求。实施 GMP 能有效提高企业的整体水平,提高产品市场竞争力。

3. 实施 GMP 是制药企业对社会公众用药安全负责的具体体现

在药品生产全过程实施 GMP,是保证生产出质量合格的药品的一整套系统的、科学的管理规范,采用新技术、新设备,有助于企业管理现代化,可以促进企业强化质量管理,提高产品质量,确保人民用药的安全有效。

(二) GMP 的指导思想

药品质量至关重要,药品质量形成于生产过程,且药品的质量检验具有破坏性(经检验的药品不再具有使用价值、发挥其应有的作用),实现药品在生产过程中的质量控制与保证的关键在于有效的预防。任何药品的质量是生产出来的,而不是检验出来的,因此,必须对影响药品生产质量的因素加强管理,保证所生产的药品不混杂、无污染、均匀一致,再经取样检验分析合格。这样的药品其质量才有真正、切实的保证。

(三) GMP 的类型

目前世界上 GMP 分为以下三类:① 国际组织或地区颁布的 GMP,如 WHO 的 GMP、欧盟 GMP 等;② 国家权力机构颁布的 GMP,如我国食品药品监督管理部门、美国 FDA、英国卫生和社会保障部、日本厚生省等政府机关制定的 GMP;③ 制药组织或企业制定的 GMP,如美国制药工业联合会制定的 GMP、瑞典工业协会等制定的 GMP。

一般来说,国家权力机构颁布的 GMP 是具有法律效力的,其他组织颁布的 GMP 只作为建议性的规定,不具有法律效力。

相关知识　2010年版GMP修订的主要特点

三、我国药品生产质量管理规范的主要内容

GMP的覆盖面是所有的药品及所有的药品生产企业。它强调药品生产和质量管理的法律责任。我国现行的GMP是2010年版，于2011年3月正式生效，共14章，共313条，包括总则、质量管理、机构与人员、厂房与设施、设备、物料与产品、确认与验证、文件管理、生产管理、质量控制与质量保证、委托生产与委托检验、产品发运与召回、自检和附则。GMP的附录共5部分，分为无菌药品、原料药、生物制品、血液制品、中药制剂，是对GMP中原则性规定的补充规定。

（一）总则

阐述了制定GMP的依据是《中华人民共和国药品管理法》、《中华人民共和国药品管理法实施条例》。GMP作为质量管理体系的一部分，是药品生产管理和质量控制的基本要求，旨在最大限度地降低药品生产过程中污染、交叉污染及混淆、差错等风险，确保持续稳定地生产出符合预定用途和注册要求的药品，企业应当严格执行GMP。

（二）质量管理

1. 质量管理原则

企业应当建立符合药品质量管理要求的质量目标，将药品注册的有关安全、有效和质量可控的所有要求系统地贯彻到药品生产、控制及产品放行、储存、发运的全过程中，确保所生产的药品符合预定用途和注册要求。

企业应当配备足够的、符合要求的人员、厂房、设施和设备，为实现质量目标提供必要的条件。

2. 质量保证

质量保证是质量管理体系的一部分。企业必须建立质量保证系统，同时建立完整的文件体系，以保证系统有效运行。质量保证系统应当确保药品的设计与研发体现GMP的要求；生产管理和质量控制活动符合GMP的要求；管理职责明确；采购和使用的原辅料和包装材料正确无误；中间产品得到有效控制；确认、验证的实施；严格按照规程进行生产、检查、检验和复核；每批产品经质量受权人批准后方可放行；在储存、发运各种操作过程中有保证药品质量的适当措施；按照自检操作规程，定期检查评估质量保证系统的有效性和适用性。

相关知识　药品生产企业质量管理的基本要求

相关知识

3. 质量控制

质量控制包括相应的组织机构、文件系统及取样、检验等，确保物料或产品在放行前完成必要的检验，确认其质量符合要求。

质量控制的基本要求包括应当配备适当的设施、设备、仪器和经过培训的人员，有效、可靠地完成所有质量控制的相关活动；应当有批准的操作规程，用于原辅料、包装材料、中间产品、待包装产品和成品的取样、检查、检验及产品的稳定性考察，必要时进行环境监测，以确保符合GMP的要求；由经授权的人员按照规定的方法对原辅料、包装材料、中间产品、待包装产品和成品取样；检验方法应当经过验证或确认；取样、检查、检验应当有记录，偏差应当经过调查并记录；物料、中间产品、待包装产品和成品必须按照质量标准进行检查和检验，并有记录；物料和最终包装的成品应当有足够的留样，以备必要的检查或检验；除最终包装容器过大的成品外，成品的留样包装应当与最终包装相同。

4. 质量风险管理

质量风险管理是在整个产品生命周期中采用前瞻或回顾的方式，对质量风险进行评估、控制、沟通、审核的系统过程。应当根据科学知识及经验对质量风险进行评估，以保证产品质量。质量风险管理过程所采用的方法、措施、形式及形成的文件应当与存在风险的级别相适应。

（三）机构与人员

企业应当建立与药品生产相适应的管理机构，并有组织机构图。企业应当设立独立的质量管理部门，履行质量保证和质量控制的职责。

企业应当配备足够数量并具有适当资质（含学历、培训和实践经验）的管理和操作人员，应当明确规定每个部门和每个岗位的职责。岗位职责不得遗漏，交叉的职责应当有明确规定。每个人所承担的职责不应过多。

所有人员应当明确并理解自己的职责，熟悉与其职责相关的要求，并接受必要的培训，包括岗前培训和继续教育培训。

1. 关键人员

关键人员应当为企业的全职人员，至少应当包括企业负责人、生产管理负责人、质量管理负责人和质量受权人，并且强调关键人员的基本要求和职责（见表 6-1）。

表 6-1 药品生产企业关键人员的基本要求

关键人员	教育经历要求	工作经验要求	知识培训要求
企业负责人	医药或相关专业大专以上学历	有药品生产和质量管理经验	
生产管理负责人	药学或相关专业本科学历（或中级专业技术职称或执业药师资格）	具有至少 3 年从事药品生产和质量管理的实践经验，其中至少有 1 年的药品生产管理经验	接受过与所生产产品相关的专业知识培训
质量管理负责人	药学或相关专业本科学历（或中级专业技术职称或执业药师资格）	具有至少 5 年从事药品生产和质量管理的实践经验，其中至少 1 年的药品质量管理经验	接受过与所生产产品相关的专业知识培训
质量受权人	应当至少具有药学或相关专业本科学历（或中级专业技术职称或执业药师资格）	具有至少 5 年从事药品生产和质量管理的实践经验，从事过药品生产过程控制和质量检验工作	具有必要的专业理论知识，经过与产品放行有关的培训

企业负责人是药品质量的主要责任人，全面负责企业日常管理。为确保企业实现质量目标并按照 GMP 要求生产药品，企业负责人应当负责提供必要的资源，合理计划、组织和协调，保证质量管理部门独立履行其职责。

质量管理负责人和生产管理负责人不得互相兼任。质量管理负责人和质量受权人可以兼任。应当制定操作规程确保质量受权人独立履行职责,不受企业负责人和其他人员的干扰。

相关知识　质量受权人

相关知识

2. 培训

企业应当指定部门或专人负责培训管理工作,应当有经生产管理负责人或质量管理负责人审核或批准的培训方案或计划,培训记录应当予以保存。与药品生产、质量有关的所有人员都应当经过培训,培训的内容应当与岗位的要求相适应。除进行 GMP 理论和实践的培训外,还应当有相关法规、相应岗位的职责、技能的培训,并定期评估培训的实际效果。高风险操作区(如高活性、高毒性、传染性、高致敏性物料的生产区)的工作人员应当接受专门的培训。

3. 人员卫生

所有人员都应当接受卫生要求的培训,企业应当建立人员卫生操作规程,最大限度地降低人员对药品生产造成污染的风险。

企业应当对人员健康进行管理,并建立健康档案。直接接触药品的生产人员上岗前应当接受健康检查,以后每年至少进行一次健康检查。

企业应当采取适当措施,避免体表有伤口、患有传染病或其他可能污染药品疾病的人员从事直接接触药品的生产。操作人员应当避免裸手直接接触药品、与药品直接接触的包装材料和设备表面。

任何进入生产区的人员均应当按照规定更衣。工作服的选材、式样及穿戴方式应当与所从事的工作和空气洁净度级别要求相适应。进入洁净生产区的人员不得化妆和佩戴饰物。

(四) 厂房与设施

GMP 强调厂房设施的设计和布局的合理性,并按生产区、仓储区、质量控制区和辅助区分别细化要求。

1. 原则

厂房的选址、设计、布局、建造、改造和维护必须符合药品生产要求,应当能够最大限度地避免污染、交叉污染、混淆和差错,便于清洁、操作和维护。企业生产、行政、生活和辅助区的总体布局应当合理,不得互相妨碍;厂区和厂房内的人流、物流走向应当合理。

2. 生产区

厂房、生产设施和设备应当根据所生产药品的特性、工艺流程及相应洁净度级别要求合理设计、布局和使用。

生产特殊性质的药品,如高致敏性药品(如青霉素类)或生物制品(如卡介苗或其他用活性微生物制备而成的药品),必须采用专用和独立的厂房、生产设施和设备。青霉素类药品产尘量大的操作区域应当保持相对负压,排至室外的废气应当经过净化处理并符合要求,排风口应当远离其他空气净化系统的进风口;生产 β-内酰胺类药品、性激素类避孕药品必须使用专用设施(如独立的空气净化系统)和设备,并与其他药品生产区严格分开;生产某些激素类、细胞毒性类、高活性化学药品应当使用专用设施（如独立的空气净化系统）和设备；特殊情况下，如采取特别防护措施并经过必要的验证，上述药品制剂则可通过阶段性生产方式共用同一生产设施和设备。

生产区和储存区应当有足够的空间，确保有序地存放设备、物料、中间产品、待包装产品和成品，避免不同产品或物料的混淆、交叉污染，避免生产或质量控制操作发生遗漏或差错。

应当根据药品品种、生产操作要求及外部环境状况等配置空调净化系统，使生产区有效通风，并有温度、湿度控制和空气净化过滤，保证药品的生产环境符合要求。

洁净区与非洁净区之间、不同级别洁净区之间的压差应当不低于 10 Pa。必要时，相同洁净度级别的不同功能区域（操作间）之间也应当保持适当的压差梯度。

口服液体和固体制剂、腔道用药（含直肠用药）、表皮外用药品等非无菌制剂生产的暴露工序区域及其直接接触药品的包装材料最终处理的暴露工序区域，应当参照“无菌药品”附录中 D 级洁净区的要求设置，企业可根据产品的标准和特性对该区域采取适当的微生物监控措施。

3. 仓储区

仓储区应当有足够的空间，确保有序存放待验、合格、不合格、退货或召回的原辅料、包装材料、中间产品、待包装产品和成品等各类物料和产品。不合格、退货或召回的物料或产品应当隔离存放。

仓储区的设计和建造应当确保良好的仓储条件，并有通风和照明设施。仓储区应当能够满足物料或产品的储存条件（如温湿度、避光）和安全储存的要求，并进行检查和监控。

通常应当有单独的物料取样区。取样区的空气洁净度级别应当与生产要求一致。如在其他区域或采用其他方式取样，应当能够防止污染或交叉污染。

4. 质量控制区

质量控制实验室通常应当与生产区分开。生物检定、微生物和放射性同位素的实验室还应当彼此分开。实验室的设计应当确保其适用于预定的用途，并能够避免混淆和交叉污染，应当有足够的区域用于样品处置、留样和稳定性考察样品的存放及记录的保存。必要时，应当设置专门的仪器室，使灵敏度高的仪器免受静电、震动、潮湿或其他外界因素的干扰。处理生物样品或放射性样品等特殊物品的实验室应当符合国家的有关要求。实验动物房应当与其他区域严格分开，其设计、建造应当符合国家有关规定，并设有独立的空气处理设施及动物的专用通道。

5. 洁净区

洁净区分为 A、B、C、D 四个级别。A 级，也称高风险操作区，如灌装区、放置胶塞桶和与无菌制剂直接接触的敞口包装容器的区域及无菌装配或连接操作的区域。B 级，指无菌配制和灌装等高风险操作 A 级洁净区所处的背景区域。C 级和 D 级，指无菌药品生产过程中重要程度较低操作步骤的洁净区。

各洁净级别的空气悬浮粒子的标准规定如表 6-2 所示，微生物监测动态标准如表 6-3 所示。不同洁净区域适合不同的操作，详见表 6-4。

表 6-2 不同洁净级别空气悬浮粒子标准

洁净级别	悬浮粒子最大允许数/m^{-3}			
	静态		动态	
	≥0.5 μm	≥5.0 μm	≥0.5 μm	≥5.0 μm
A 级	3 520	20	3 520	20
B 级	3 520	29	352 000	2 900
C 级	352 000	2 900	3 520 000	29 000
D 级	3 520 000	29 000	不作规定	不作规定

表 6-3 不同洁净级别的微生物监测动态标准

洁净级别	浮游菌/m^{-3}	沉降菌(φ90 mm)/$(4\ h)^{-1}$	表面微生物	
			接触(φ55 mm)/碟$^{-1}$	5 指手套/手套$^{-1}$
A 级	<1	<1	<1	<1
B 级	10	5	5	5
C 级	100	50	25	不作规定
D 级	200	100	50	不作规定

表 6-4 不同洁净级别适合的生产操作

洁净级别	生产操作
最终灭菌产品生产操作示例	
C 级背景下的局部 A 级	高污染风险的产品灌装(或灌封)
C 级	① 产品灌装(或灌封); ② 高污染风险产品的配制和过滤; ③ 眼用制剂、无菌软膏剂、无菌混悬剂等的配制、灌装(或灌封); ④ 直接接触药品的包装材料和器具最终清洗后的处理。
D 级	① 轧盖; ② 灌装前物料的准备; ③ 产品配制(指浓配或采用密闭系统的配制)和过滤; ④ 直接接触药品的包装材料和器具的最终清洗。

续表

洁净级别	生产操作
	非最终灭菌产品的无菌生产操作示例
B级背景下的A级	① 处于未完全密封状态下产品的操作和转运,如产品灌装(或灌封)、分装、压塞、轧盖等; ② 灌装前无法除菌过滤的药液或产品的配制; ③ 直接接触药品的包装材料、器具灭菌后的装配及处于未完全密封状态下的转运和存放; ④ 无菌原料药的粉碎、过筛、混合、分装。
B级	① 处于未完全密封状态下的产品置于完全密封容器内的转运; ② 直接接触药品的包装材料、器具灭菌后处于密闭容器内的转运和存放。
C级	① 灌装前可除菌过滤的药液或产品的配制; ② 产品的过滤。
D级	直接接触药品的包装材料、器具的最终清洗、装配或包装、灭菌。
	非无菌原料药生产操作示例
D级	精制、干燥、粉碎、包装等生产操作的暴露环境。
	生物制品生产操作示例
B级背景下的局部A级	① 上文(无菌药品的生产)中非最终灭菌产品规定的各工序; ② 灌装前不经除菌过滤的制品的配制、合并等。
C级	体外免疫诊断试剂的阳性血清的分装、抗原与抗体的分装。
D级	① 原料血浆的合并、组分分离、分装前的巴氏消毒; ② 口服制剂其发酵培养密闭系统环境(暴露部分需无菌操作); ③ 酶联免疫吸附试剂等体外免疫试剂的配液、分装、干燥、内包装。

(五)设备

设备的设计、选型、安装、改造和维护必须符合预定用途,应当尽可能降低产生污染、交叉污染、混淆和差错的风险,便于操作、清洁、维护,以及必要时进行的消毒或灭菌。应当建立设备使用、清洁、维护和维修的操作规程,并保存相应的操作记录。应当建立并保存设备采购、安装、确认的文件和记录。

另外,GMP对设备的设计和安装、维护和维修、使用和清洁、校准,以及制药用水等都有具体的规定。

(六)物料与产品

1. 原则

药品生产所用的原辅料、与药品直接接触的包装材料应当符合相应的质量标准。药品上直接印字所用油墨应当符合食用标准要求。原辅料、与药品直接接触的包装材料和印刷包装材料的接收应当有操作规程,所有到货物料均应当检查,以确保与订单一致,并确认供应商经质量管理部门批准。每次接收均应当有记录。

2. 原辅料、中间产品和待包装产品

仓储区内的原辅料应当有适当的标识。只有经质量管理部门批准放行并在有效期或复验期内的原辅料方可使用。原辅料应当按照有效期或复验期储存。储存期内,如发现对质量有不良影响的特殊情况,应当进行复验。

中间产品和待包装产品应当在适当的条件下储存,并应有明确的标识。

3. 包装材料

与药品直接接触的包装材料和印刷包装材料的管理和控制要求与原辅料相同。

应当建立印刷包装材料设计、审核、批准的操作规程,确保印刷包装材料印制的内容与食品药品监督管理部门核准的一致,并建立专门的文档,保存经签名批准的印刷包装材料原版实样。每批或每次发放的与药品直接接触的包装材料或印刷包装材料,均应当有识别标志,标明所用产品的名称和批号。过期或废弃的印刷包装材料应当予以销毁并记录。

(七)确认与验证

确认(qualification)是证明厂房、设施、设备能正确运行并可达到预期结果的一系列活动。验证(validation)是证明任何操作规程(或方法)、生产工艺或系统能够达到预期结果的一系列活动。企业应当确定需要进行的确认或验证工作,以证明有关操作的关键要素能够得到有效控制。确认或验证的范围和程度应当经过风险评估来确定。

企业的厂房、设施、设备和检验仪器应当经过确认,应当采用经过验证的生产工艺、操作规程和检验方法进行生产、操作和检验,并保持持续的验证状态。采用新的生产处方或生产工艺前,应当验证其常规生产的适用性。生产工艺在使用规定的原辅料和设备条件下,应当能够始终生产出符合预定用途和注册要求的产品。当影响产品质量的主要因素,如原辅料、与药品直接接触的包装材料、生产设备、生产环境(或厂房)、生产工艺和检验方法等发生变更时,应当进行确认或验证。必要时,还应当经食品药品监督管理部门批准。

相关知识 验证的重要作用

相关知识

(八)文件管理

1. 原则

文件是质量保证系统的基本要素。企业必须有内容正确的书面质量标准、生产处方和工艺规程、操作规程及记录等文件。文件的起草、修订、审核、批准、替换或撤销、复制、保管和销毁等应当按照操作规程管理,并有相应的文件分发、撤销、复制、销毁记录。

与 GMP 有关的每项活动均应当有记录,以保证产品生产、质量控制和质量保证等活动可以追溯。此外,每批药品应当有批记录,包括批生产记录、批包装记录、批检验记录和药品放行审核记录等与本批产品有关的记录。批记录应当由质量管理部门负责管理,至少保存至药品有效期后一年。

2. 质量标准与工艺规程

物料和成品应当有经批准的现行质量标准;必要时,中间产品或待包装产品也应当有质量标准。

每种药品的每个生产批量均应当有经企业批准的工艺规程,不同药品规格的每种包装形式均应当有各自的包装操作要求。工艺规程的制定应当以注册批准的工艺为依据。

3. 批生产记录与批包装记录

每批产品均应当有相应的批生产记录，可追溯该批产品的生产历史及与质量有关的情况。

每批产品或每批中部分产品的包装，都应当有批包装记录，以便追溯该批产品包装操作及与质量有关的情况。

（九）生产管理

所有药品的生产和包装均应当按照批准的工艺规程和操作规程进行操作并做相关记录，以确保药品达到规定的质量标准，并符合药品生产许可和注册批准的要求。应当建立划分产品生产批次的操作规程，应当建立编制药品批号和确定生产日期的操作规程，每批药品均应当编制唯一的批号。每批产品应当检查产量和物料平衡，确保物料平衡符合设定的限度。

生产开始前应当进行检查，确保设备和工作场所没有上批遗留的产品、文件或与本批产品生产无关的物料，设备处于已清洁及待用状态。检查结果应当有记录。生产过程中应当尽可能采取措施，防止污染和交叉污染。每次生产结束后应当进行清场，确保设备和工作场所没有遗留与本次生产有关的物料、产品和文件。下次生产开始前，应当对前次清场情况进行确认。

案例分析 “甲氨蝶呤”案

1. 案情描述

2007 年 7 月至 8 月，国家药品不良反应监测中心分别接到上海、广西、北京、安徽、河北和河南等地的报告，反映部分医院在使用上海华联制药厂的鞘内注射用甲氨蝶呤和阿糖胞苷后，一些白血病患者出现行走困难等神经损害症状。卫生部和国家食品药品监督管理局联合成立工作组，与上海市卫生和药监部门，共同对上海华联制药厂有关药品的生产、储存、使用等各个环节存在的问题开展深入调查，并暂停生产、销售和使用该厂所有批号的注射用甲氨蝶呤和阿糖胞苷。

联合调查组专家在上海华联制药厂的现场调查中发现，在生产甲氨蝶呤和阿糖胞苷前，该生产线还生产过硫酸长春新碱注射液。在此前报告的所有引起患者不良反应的问题批号甲氨蝶呤和阿糖胞苷中，均混入了微量的硫酸长春新碱。原因是华联制药厂在生产过程中，现场操作人员将硫酸长春新碱尾液，混于注射用甲氨蝶呤及阿糖胞苷的药品中，导致了多个批次的药品被污染。

该事件属于重大药品生产质量责任事故。2007 年 12 月，国家食品药品监督管理局吊销了该制药厂的《药品生产许可证》，并没收违法所得。该企业有关责任人被公安部门刑事拘留。

2. 问题讨论

（1）上海华联制药厂的生产过程是否符合 GMP 的基本要求？

（2）如何防范药品生产过程中的混淆和污染？

（3）应当采取什么措施对药品生产进行监督管理？

3. 案例分析

（1）上海华联制药厂的生产过程不符合 GMP 对药品生产过程、质量控制、质量管理等的基本要求，致使硫酸长春新碱尾液混入甲氨蝶呤和阿糖胞苷的生产线，导致药害事件。

(2) GMP 要求,药品生产过程中应采取措施,防止污染和交叉污染。如在分隔的区域内生产不同品种的药品;采用阶段性生产方式;采用经过验证或已知有效的清洁和去污染操作规程进行设备清洁;生产结束后进行清场,确保设备和工作场所没有遗留与本次生产有关的物料、产品和文件。下次生产开始前,对前次清场情况进行确认等。

(3) 药品生产企业应当严格按照《药品管理法》及《实施条例》、《药品生产监督管理办法》、GMP 等政策法规的具体要求实施药品生产,药品监督管理部门应当对药品生产进行监督管理,并实施跟踪检查,保证药品质量安全。

包装操作规程应当规定降低污染和交叉污染、混淆或差错风险的措施。包装开始前应当进行检查,确保工作场所、包装生产线、印刷机及其他设备已处于清洁或待用状态,无上批遗留的产品、文件或与本批产品包装无关的物料。检查结果应当有记录。包装结束时,已打印批号的剩余包装材料应当由专人负责全部计数销毁,并有记录。

药师考点

药品批次的划分原则

(十) 质量控制与质量保证

1. 质量控制实验室管理

质量控制实验室的人员、设施、设备应当与产品性质和生产规模相适应。负责人、检验人员都有相应的资质要求。

2. 物料和产品放行

分别建立物料和产品批准放行的操作规程,明确批准放行的标准、职责,并有相应的记录。

3. 持续稳定性考察

持续稳定性考察的目的是在有效期内监控已上市药品的质量,以发现药品与生产相关的稳定性问题(如杂质含量或溶出度特性的变化),并确定药品能够在标示的储存条件下,符合质量标准的各项要求。

4. 变更控制

企业应当建立变更控制系统,对所有影响药品质量的变更进行评估和管理。需要经食品药品监督管理部门批准的变更应当在得到批准后方可实施。

5. 偏差处理

企业各部门负责人应当确保所有人员正确执行生产工艺、质量标准、检验方法和操作规程,防止偏差的产生。另外,企业应当建立偏差处理的操作规程,规定偏差的报告、记录、调查、处理及所采取的纠正措施,并有相应的记录。

6. 纠正措施和预防措施

企业应当建立纠正措施和预防措施系统,对投诉、召回、偏差、自检或外部检查结果、工艺性能和质量监测趋势等进行调查并采取纠正和预防措施。

7. 供应商的评估和批准

质量管理部门应当对所有生产用物料的供应商进行质量评估，会同有关部门对主要物料供应商（尤其是生产商）的质量体系进行现场质量审计，并对质量评估不符合要求的供应商行使否决权。

8. 产品质量回顾分析

应当按照操作规程，每年对所有生产的药品按品种进行产品质量回顾分析，以确认工艺稳定可靠，以及原辅料、成品现行质量标准的适用性，及时发现不良趋势，确定产品及工艺改进的方向。

9. 投诉与不良反应报告

药品生产企业应当建立药品不良反应报告和监测管理制度，设立专门机构并配备专职人员负责管理。企业应当主动收集药品不良反应，对不良反应应当详细记录、评价、调查和处理，及时采取措施控制可能存在的风险，并按照要求向食品药品监督管理部门报告。

（十一）委托生产与委托检验

委托生产和委托检验的所有活动，均应符合 GMP 和药品注册、安全监管的要求。从技术管理角度提出委托生产和委托检验的基本控制原则，对委托方和受托方双方责任、技术事项作出规范。委托生产和委托检验管理的要点是委托合同。委托方与受托方之间签订的合同应当详细规定各自的产品生产和控制职责。

（十二）产品发运与召回

每批产品均应当有发运记录。根据发运记录，应当能够追查每批产品的销售情况，必要时应当能够及时全部追回，发运记录内容应当包括产品名称、规格、批号、数量、收货单位和地址、联系方式、发货日期和运输方式等。发运记录应当至少保存至药品有效期后一年。

企业应当建立产品召回系统，必要时可迅速、有效地从市场召回任何一批存在安全隐患的产品；应当制定召回操作规程，确保召回工作的有效性。

（十三）自检

质量管理部门应当定期组织对企业进行自检，自检是促使企业各职能部门更有效地执行 GMP 的重要手段。企业必须明确自检的程序、范围与频率、自检人员的要求、自检的主旨与实施、自检的文件化要求、自检的纠正措施与预防控制措施要求等。

（十四）附则

GMP 为药品生产质量管理的基本要求。其主要术语的含义如下：

（1）操作规程　经批准用来指导设备操作、维护与清洁、验证、环境控制、取样和检验等药品生产活动的通用性文件，也称标准操作规程。

（2）产品　包括药品的中间产品、待包装产品和成品。

（3）工艺规程　为生产特定数量的成品而制定的一个或一套文件，包括生产处方、生产操作要求和包装操作要求，规定原辅料和包装材料的数量、工艺参数和条件、加工说明（包括中间控制）和注意事项等内容。

（4）洁净区　需要对环境中尘粒及微生物数量进行控制的房间（区域），其建筑结构、装备及其使用应当能够减少该区域内污染物的引入、产生和滞留。

（5）批　经一个或若干加工过程生产的、具有预期均一质量和特性的一定数量的原辅料、包装材料或成品。

(6) 批号 用于识别一个特定批的具有唯一性的数字和(或)字母的组合。

(7) 物料 指原料、辅料和包装材料等。

四、国外药品生产质量管理规范介绍

(一) 美国的 GMP

美国食品药品管理局的 CGMP(Current Good Manufacturing Practice Of US FDA)又称为动态 GMP,是较为完善、内容较详细、标准最高的 GMP。美国要求,凡是向美国出口药品的制药企业及在美国境内生产药品的制药企业,都要符合美国 GMP 要求。GMP 的原则性条款都包含在联邦法规中的质量系统法规 CFR210 和 211 部分中。

美国于 1963 年颁布了世界上第一部 GMP,于 1979 年颁布 GMP 修正版,增加了“验证”的新概念,于 1987 年又颁布了第三版 GMP。1991 年,美国率先发布原料药 GMP;于 1996 年修订版增补了成品 CGMP 有关生产、质量控制及文件管理方面的要求;此后,FDA 根据质量风险管理的要求,将 CGMP 与欧盟的 GMP 及 FDA 的其他法规——21CFR820(质量系统法规)加以比较、修订、补充、完善,实行动态管理。2015 年 2 月,美国 FDA 网站公布了 2014 版 21CFR 210&211。

FDA 制订了许多技术性和阐述基本要求、基本原理的指南,作为 CGMP 法规配套文件和具体执行标准。FDA 每年公布一次指南清单包括药品评价与研发、生物药品评价与研发等,2004 年公布了 174 个指南。这也反映了 FDA 对药品 GMP 管理的系统性。

CGMP 管理体系的基本特点为垂直领导、专职检查员、药品 GMP 检查与注册相结合和媒体监督等。

(二) 日本的 GMP

1973 年,日本制药工业协会提出行业的 GMP;1974 年,日本政府颁布 GMP,进行指导推行;1980 年,日本政府决定实施药品 GMP。1988 年,日本政府制定了原料药 GMP,于 1990 年正式实施。日本将 GMP 内容分为软件和硬件两部分,《关于药厂建筑物及设施条例》是硬件要求,《关于药品生产及质量管理条例》是软件要求,这是它的显著特点。

在药品认证体制上,由原来的生产许可认证体制,改为上市批准体制,新体制更注重上市后的安全责任,日本 GMP 不仅适用于日本本土的企业,也适用于产品进入日本市场的境外生产企业。

(三) WHO 的 GMP

1969 年,WHO 第 22 届世界卫生大会(WHA)提议将《世界卫生组织国际贸易药品质量认证办法》列入大会决议,并建议各成员国的药品生产采用 GMP 制度,以确保药品质量和参加国际贸易药品质量签证体制(Certification Scheme On the Quality Of Pharmaceutical Products Moving in International Commerce)。1975 年 11 月,WHO 正式颁布 GMP。1977 年,WHO 第 28 届世界卫生大会再次向成员国推荐 GMP,并确定为 WHO 的法规。WHO 的 GMP 的公布是药品 GMP 标准国际化的体现,许多国家注意到国际化带来的直接结果是文件和体系的相似性、通用性,因此直接采用 WHO 的 GMP 而不去另行制订本国的药品 GMP。

WHO 的 GMP 属于国际药品贸易的技术框架文件,也是国际合作体系的一种形式,其法定地位取决于所在国家的态度和具体情况,如果承认并同意 WHO 的协议办法,则在双方的贸易中可不进行药品 GMP 检查,反之,则可能需要药品 GMP 检查。

(四) 欧盟的 GMP

1970 年,欧洲自由贸易区为了解决欧洲自由贸易联盟国家之间药品贸易中的非关税壁垒,促进会员国之间的药品贸易,在“关于药品生产的现场检查的互认协定”的主题下成立了药品检查条约组织(PIC)。协定包括十项简单的 GMP 基本准则,PIC 最初目标是检查的互认、GMP 要求的协调、统一的检查体系、检查员的培训、信息交流和相互信任等。

1992 年公布了欧洲共同体药品生产管理规范新版本(EU GMP),该版本可取代欧洲经济共同体各国家的 GMP。

1995 年成立了以协作方案方式构成的药品检查合作计划组织(PIC Scheme,PIC/S)。PIC 与 PIC/S 共同合作,PIC/S 的建立再次体现了药品 GMP 发展国际化的趋势。PIC/S 每年组织各国药品 GMP 检查员交流,共同探讨药品 GMP 检查中的技术标准问题,并将探讨的成果编写成推荐的药品 GMP 指南文件。WHO 采纳了很多 PIC/S 推荐的指南文件,这也是 EU GMP 与 WHO GMP 的指南文件非常相似的原因。

2003 年 10 月 8 日,欧盟委员会 2003/94/EC 号指令阐述了人用药品及临床研究用药 GMP 的原则及指南方针(principles and guidelines),并按此指令制定了欧盟 GMP 主体文件,以及 19 个 GMP 附件,均属强制执行。

2008 年 2 月 15 日,欧盟又发布了 GMP 修订稿,新修订中增加了质量风险管理的要求。

(五) 英国的 GMP

英国的 GMP 因书面为橙色,被称为“橙色指南”,1971 年发行第一版,1977 年发行第二版,1983 年发行第三版,1992 年欧共体 GMP 取代了英国的 GMP。

“实验室管理”是今日 GLP 的创始,“药品销售管理”是今日 GSP 的创始。“无菌药品生产与管理”则率先列出“洁净级别要求”。

(六) 人用药品注册技术要求国际协调会的原料药 GMP

人用药品注册技术要求国际协调会(ICH)是由美国、日本和欧盟三方的政府药品注册部门和制药行业在 1990 年发起的,包括欧盟、欧洲制药工业协会联合会、日本厚生省、日本制药工业协会、美国 FDA、美国药物研究和生产联合会六方。ICH 专家工作组就药品的安全性、有效性、质量和综合学科制定了协调文件,其中关于质量(包括稳定性、验证、杂志和规格等)现已制定 12 个文件,以“Q”表示,最著名的就是 Q7a——原料药的 GMP 指南。ICH Q7 已按照国际惯例列入美国、日本和欧盟的药事管理法规中,因此其影响也越来越显著。

第五节 药品生产企业 GMP 认证

质量认证是对产品质量、企业质量保证能力实施第三方评价的一种活动,可以分为产品质量认证和质量体系认证两类。

药品 GMP 认证(certification)是食品药品监督管理部门依法对药品生产企业药品生产质量管理进行监督检查的一种手段,是对药品生产企业实施药品 GMP 情况的检查、评价并决定是否发给认证证书的监督管理过程。药品 GMP 认证是确保药品质量稳定性、安全性和有效性的一种科学的、先进的管理手段。

一、GMP 认证检查的依据、机构和检查人员

（一）GMP 认证检查的依据

1.《中华人民共和国药品管理法》（主席令第 27 号）

2.《中华人民共和国药品管理法实施条例》（国务院令第 360 号）

3.《药品生产质量管理规范（2010 年修订）》（卫生部令第 79 号）

4.《药品生产质量管理规范认证管理办法》（国食药监安[2011]365 号）

5.《药品 GMP 认证检查评定标准》（国食药监安[2007]648 号）

（二）GMP 认证检查的机构

GMP 认证检查的机构为国家食品药品监督管理总局和省级食品药品监督管理部门。省级以上食品药品监督管理部门设立的药品认证检查机构承担药品 GMP 认证申请的技术审查、现场检查和结果评定等工作。负责药品 GMP 认证工作的药品认证检查机构应建立和完善质量管理体系，确保药品 GMP 认证工作质量。

相关知识 2010 年版药品 GMP 认证工作进展

相关知识

1. 国家食品药品监督管理总局的主要职责

① 主管全国药品 GMP 认证管理工作；② 负责 GMP 认证检查评定标准的制定、修订工作；③ 负责进口药品 GMP 境外检查和国家或地区间药品 GMP 检查的协调工作；④ 负责对药品认证检查机构质量管理体系进行评估。

2. 省级食品药品监督管理部门的主要职责

① 负责本辖区内药品生产企业的药品 GMP 认证工作；② 负责本行政区域内药品 GMP 认证日常监督管理及跟踪检查工作；③ 国家食品药品监督管理总局委托开展的药品 GMP 检查工作。

相关知识 2016 年 GMP 认证工作下放至各省进行

相关知识

（三）GMP 认证检查员

1. GMP 认证检查员须具备的条件

① 遵纪守法、廉洁正派、坚持原则、实事求是；② 熟悉、掌握并正确执行国家相关法律、法规和监督实施 GMP 的有关规定；③ 从事药品监督管理工作人员；④ 具有药学或相关专业大学以上学历或中级以上职称，具有 5 年以上药品监督管理实践经验或药品生产质量管理实践经验；⑤ 身体健康，能胜任现场检查工作，无传染病。

2. 资格认定

药品 GMP 认证检查员由所在单位推荐；省级食品药品监督管理部门审查；国家药品监督管理部门进行资格认定，经国家药品监督管理部门培训、考核合格的人员，颁发国家药品 GMP 认证检查员证，有效期 5 年。国家药品监督管理部门对检查员进行年审，不合格者，予以解聘。另外，国家药品监督管理部门根据药品 GMP 认证工作需要，可临时聘任有关方面专家。

3. 检查组人员的选派

现场检查实行组长负责制，检查组一般由不少于 3 名药品 GMP 检查员组成，承担对药品生

产企业的药品 GMP 认证现场检查、跟踪检查等工作。

GMP 检查员从药品 GMP 检查员库中随机选取，并应遵循回避原则。检查员应熟悉和了解相应专业知识，必要时可聘请有关专家参加现场检查。

申请企业所在地省级食品药品监督管理部门应选派一名药品监督管理工作人员作为观察员参与现场检查，并负责协调和联络与药品 GMP 现场检查有关的工作。

二、GMP 认证的申请和审批

（一）申请

新开办药品生产企业或药品生产企业新增生产范围、新建车间的，应当按照《药品管理法实施条例》的规定申请药品 GMP 认证。已取得药品 GMP 证书的药品生产企业应在证书有效期届满前 6 个月，重新申请药品 GMP 认证。药品生产企业改建、扩建车间或生产线的，应重新申请药品 GMP 认证。

申请药品 GMP 认证的生产企业，应按规定填写《药品 GMP 认证申请书》，并报送相关资料。

（二）审查

省级以上食品药品监督管理部门对药品 GMP 申请书及相关资料进行形式审查，申请材料齐全、符合法定形式的予以受理；未按规定提交申请资料的，以及申请资料不齐全或者不符合法定形式的，当场或者在 5 日内一次性书面告知申请人需要补正的内容。

药品认证检查机构对申请资料进行技术审查，需要补充资料的，应当书面通知申请企业。申请企业应按通知要求，在规定时限内完成补充资料，逾期未报的，其认证申请予以终止。技术审查工作时限为自受理之日起 20 个工作日。需补充资料的，工作时限按实际顺延。

（三）现场检查

药品认证检查机构完成申报资料技术审查后，应当制定现场检查工作方案，并组织实施现场检查。制订工作方案及实施现场检查工作时限为 40 个工作日。

药品认证检查机构应在现场检查前通知申请企业。现场检查时间一般为 3～5 天，可根据具体情况适当调整。

现场检查开始时，检查组应向申请企业出示药品 GMP 检查员证或其他证明文件，确认检查范围，告知检查纪律、注意事项及企业权利，确定企业陪同人员。

申请企业在检查过程中应及时提供检查所需的相关资料。检查组应严格按照现场检查方案实施检查，检查员应如实做好检查记录。检查方案如需变更的，应报经派出检查组的药品认证检查机构批准。

现场检查结束后，检查组应对现场检查情况进行分析汇总，并客观、公平、公正地对检查中发现的缺陷进行风险评定。

现场检查报告应附检查员记录及相关资料，并由检查组成员签字。检查组应在检查工作结束后 10 个工作日内，将现场检查报告、检查员记录及相关资料报送药品认证检查机构。

相关知识

相关知识 现场检查缺陷的风险评定

（四）审批与发证

药品认证检查机构完成综合评定后，应将评定结果予以公示，公示期为 10 个工作日。对公示内容无异议或对异议已有调查结果的，药品认证检查机构应将检查结果报同级食品药品监督管理部门，由食品药品监督管理部门进行审批。

经食品药品监督管理部门审批，符合药品 GMP 要求的，向申请企业发放药品 GMP 证书；不符合药品 GMP 要求的，认证检查不予通过，食品药品监督管理部门以《药品 GMP 认证审批意见》方式通知申请企业。行政审批工作时限为 20 个工作日。

（五）药品 GMP 证书管理

药品 GMP 证书载明的内容应与企业药品生产许可证明文件所载明相关内容相一致。企业名称、生产地址名称变更但未发生实质性变化的，可以药品生产许可证明文件为凭证，企业无需申请药品 GMP 证书的变更。药品 GMP 证书的有效期是 5 年。

药品 GMP 证书有效期内，与质量管理体系相关的组织结构、关键人员等如发生变化的，企业应自发生变化之日起 30 日内，按照有关规定向原发证机关进行备案。其变更后的组织结构和关键人员等应能够保证质量管理体系有效运行并符合要求。原发证机关应对企业备案情况进行审查，必要时应进行现场核查。如经审查不符合要求的，原发证机关应要求企业限期改正。

有下列情况之一的，由食品药品监督管理部门收回药品 GMP 证书：① 企业（车间）不符合药品 GMP 要求的；② 企业因违反药品管理法规被责令停产整顿的；③ 其他需要收回的。

食品药品监督管理部门收回企业药品 GMP 证书时，应要求企业改正。企业完成改正后，应将改正情况向食品药品监督管理部门报告，经食品药品监督管理部门现场检查，对符合药品 GMP 要求的，发回原药品 GMP 证书。

有下列情况之一的，由原发证机关注销药品 GMP 证书：① 企业《药品生产许可证》依法被撤销、撤回，或者依法被吊销的；② 企业被依法撤销、注销生产许可范围的；③ 企业药品 GMP 证书有效期届满未延续的；④ 其他应注销药品 GMP 证书的。

三、GMP 认证的监督检查

（一）认证检查

认证检查是针对制药企业的全面检查；其检查的结果主要用于评定制药企业是否达到 GMP 要求，某种程度上应该是确认生产企业是否具备 GMP 条件的资格审查。

（二）跟踪检查

跟踪检查是食品药品监督管理部门对取得药品 GMP 证书的药品生产企业实施检查。药品 GMP 证书有效期内至少进行一次跟踪检查。

省级食品药品监督管理部门负责对本辖区内企业进行跟踪检查，跟踪检查情况应及时报国家食品药品监督管理总局。

1. 跟踪检查的要求

制订年度跟踪检查计划，组织跟踪检查时，应制定检查方案，现场检查时要有检查记录，检查结束后，被检查企业不符合药品 GMP 认证检查评定标准的，收回相应剂型的药品 GMP 证书，并予以公告。

2. 跟踪检查的重点

① 上次认证不合格项目的整改情况；② 生产和质量负责人是否有变动、有关变更的备案情况、变更后人员是否符合要求，技术人员队伍是否符合要求、是否稳定，员工的培训情况；③ 生产车间和生产设备的使用维护情况；④ 空气净化系统、工艺用水系统的使用维护情况；⑤ 认证以来所生产药品的批次、批量情况；⑥ 认证以来所生产药品批次的检验情况，特别是委托检验的每

个批次的检验情况；⑦ 药品生产质量问题的整改情况；⑧ 是否有委托生产或接受委托生产情况；⑨ 再验证情况；⑩ 省级食品药品监督管理部门对企业违反《药品管理法》、《药品生产监督管理办法》及其他法律法规事项的处理意见或结果。

3. 跟踪检查的方式

① 有因检查，针对某种原因的监督检查，如有过不良记录，接到举报及怀疑有问题；② 随机检查，无特定原因的监督检查；③ 飞行检查，食品药品监督管理部门针对行政相对人开展的不预先告知的监督检查，具有突击性、独立性、高效性等特点。飞行检查在调查问题、管控风险、震慑违法行为等方面发挥了重要作用。

相关知识

相关知识 药品飞行检查

本章小结

- 药品生产管理
  - 药品生产与药品生产企业
    - 药品生产
    - 药品生产企业
  - 药品生产监督管理
    - 开办药品生产企业的条件
    - 开办药品生产企业的申请与审批
    - 药品委托生产管理
    - 药品生产的监督检查
  - 质量管理概述
    - 质量、质量管理和药品质量
    - 质量管理的发展历程
    - ISO9000 族国际质量标准
    - 现代质量管理的八项原则
  - 药品生产质量管理规范
    - 药品 GMP 的产生与发展
    - 药品生产质量管理规范概述
    - 我国药品生产质量管理规范的主要内容
    - 国外药品生产质量管理规范介绍
  - 药品生产企业 GMP 认证
    - GMP 认证检查的依据、机构和检查人员
    - GMP 认证的申请和审批
    - GMP 认证的监督检查

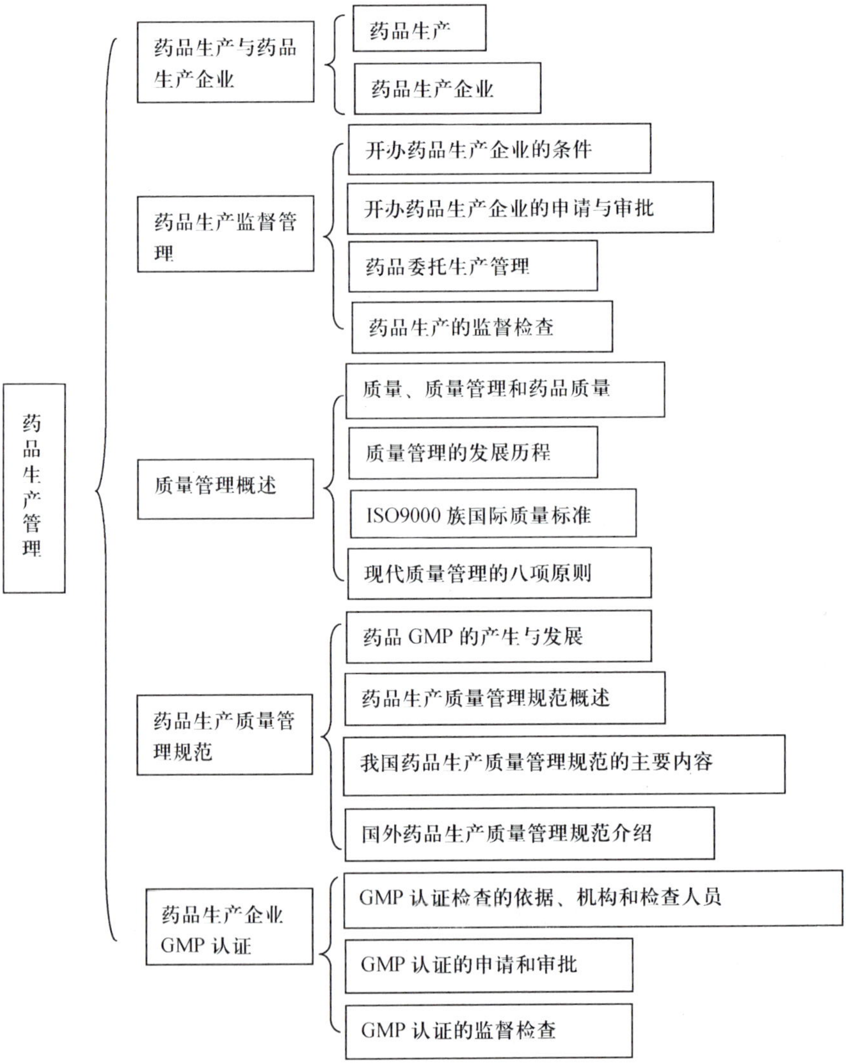

复习测试

一、A 型选择题(最佳选择题)

备选答案中只有一个最佳答案。

1.《药品生产许可证》的审批主体是(　　)

A. 国家药品监督管理部门　　B. 省级药品监督管理部门

C. 市级药品监督管理部门　　D. 县级药品监督管理部门

2. 依据《药品生产质量管理规范》(2010 年修订)"批的划分原则",划分粉针剂为一批的条件是(　　)

A. 一批无菌原料药在同一连续生产周期生产的均质产品

B. 同一批配制的药液使用同一台冻干设备在同一生产周期内生产的均质产品

C. 同一配制罐最终一次配制所生产的均质产品

D. 在一定时间间隔内生产的在规定限度内的均质产品

3.《药品生产质量管理规范》对机构与人员严格要求,下列关于关键人员的说法正确的是(　　)

A. 质量管理负责人和生产管理负责人可以兼任

B. 质量受权人和生产管理负责人可以兼任

C. 质量管理负责人和质量受权人可以兼任

D. 质量受权人不可以独立履行职责

4. 药品 GMP 证书的有效期是(　　)年

A. 2　　B. 3　　C. 4　　D. 5

二、X 型选择题(多项选择题)

每题的备选答案中有 2 个或 2 个以上的正确答案。少选或多选均不得分。

1.《药品生产质量管理规范》规定的药品生产企业的关键人员包括(　　)

A. 质量受权人　　B. 企业负责人　　C. 生产管理负责人　　D. 质量管理负责人

2.《药品生产质量管理规范》规定的药品生产企业厂房洁净区包括(　　)

A. A 级和 B 级区　　B. 高风险产品区

C. 特殊产品区　　D. C 级和 D 级区

3. 药品生产企业不可以委托其他药品生产企业生产的产品有(　　)

A. 麻醉药品　　B. 原料药　　C. 精神药品　　D. 中药注射剂

4. 物料包括(　　)

A. 外包装材料　　B. 原料

C. 辅料　　D. 与药品直接接触的包装材料

三、简答题

1. 简述开办药品生产企业的条件。

2. 药品生产企业关键人员的职责有哪些?

3. 简述无菌药品和原料药品批次的划分原则。

4. 简述实施 GMP 的重要意义。
5. 简述申请 GMP 认证的条件。

（朱　虹，刘兰茹）

复习测试参考答案

第七章　药品经营管理

学习目标

学习目的

本章介绍药品经营许可管理、药品流通监督管理、互联网药品交易管理、药品经营质量管理的主要内容，旨在使学生了解药品经营活动的特点，熟悉药品经营管理的政策法规，并具备运用法学思维解决药品经营中实际问题的能力。

学习要求

掌握：1. 药品经营许可管理
　　2. 药品流通监督管理
　　3. 药品批发企业质量管理
　　4. 药品零售企业质量管理
　　5. 互联网药品交易服务的管理

熟悉：1. 药品经营的概念及其特点
　　2. GSP 认证管理
　　3. 互联网药品交易服务的概念与分类

了解：1. 互联网药品交易管理
　　2. 互联网药品交易服务的资质条件

第一节　药品经营企业管理

一、药品经营的概念及其特点

1. 药品经营的概念

经营属于商品经济的范畴，它随商品经济的产生而产生，随商品经济的发展而发展。在商品经济条件下，社会生产过程是直接生产过程与流通过程的统一。商品生产者不仅需要通过生产过程把物质产品生产出来，形成商品的使用价值和价值，而且还要进入市场，经过流通过程把商品销售出去，转移到消费者手中，这时商品的使用价值和价值才能实现。生产过程中消耗掉的物化劳动和活劳动才能得到补偿，再生产过程才能继续进行。因此，商品经济越发展，市场经营越重要。

药品经营是指专门从事药品经营活动的独立的经济部门，根据医药经济发展内在要求和市场供求规律，将药品生产企业生产出来的药品，通过采购、储存、运输、销售等经营活动，供应给医疗机构、消费者，完成药品从生产领域向消费领域的转移，从而满足居民防病治病、康复保健和防疫救灾的用药要求，实现药品的使用价值，以达到经济效益的过程。

2. 药品经营的特点

药品作为特殊商品，经营活动的特点主要体现为专业性、法制性和综合性。

（1）专业性 药品经营企业经营的品种多、规格多、数量大、流动性大，参与药品流通的机构人员多，其过程较一般商品复杂。由于药品采购、储存、运输、销售的过程中，易出差错和产生污染，所以对药品经营企业提出了严格的要求。必须具备符合《药品经营质量管理规范》（GSP）的经营场所、仓储设施、运输条件及一系列质量保证的管理制度，同时必须配备具有依法经过资格认定的药学技术人员，确保药品在流通过程中的质量。

（2）法制性 药品经营企业必须依法经营，确保人民用药安全、有效、合理。2001 年 12 月 1 日起实施的《中华人民共和国药品管理法》和 2002 年 9 月 15 日起施行《中华人民共和国药品管理法实施条例》，对药品的经营管理等作出了具体规定。国家药品监督管理部门还制定了一系列有关药品经营管理的法规及规范性文件，主要有《药品经营质量管理规范》（2013 年）、《关于发布药品经营质量管理规范冷藏、冷冻药品的储存与运输管理等 5 个附录的公告》（2013 年）、《关于印发药品经营质量管理规范认证管理办法的通知》（2003 年）、《药品流通监督管理办法》（2007 年）、《药品经营许可管理办法》（2004 年）、《互联网药品信息服务管理办法》（2004 年）和《互联网药品交易服务审批暂行规定》（2005 年）等。此外，药品经营企业还要遵守价格管理政策、税务管理政策等。

（3）综合性 药品经营企业开展经营活动，除了药品的采购、储存、运输、销售，还要同金融、医院药房、社会药房等各行业及医师、药师、患者等联系。既有专业技术性工作又有事务性工作，企业需要处理好经济效益和社会效益之间的关系。

二、药品经营许可管理

国家对药品经营企业实行行政许可管理，无《药品经营许可证》的，不得经营药品。国家食品药品监督管理局发布了《药品经营许可证管理办法》，并于 2004 年 4 月 1 日起施行。《药品经营许可证管理办法》对药品经营许可证的发证、换证、变更及监督管理工作提出了具体规定。

1. 药品批发、零售企业的设置标准

开办药品经营企业的应具备以下条件：① 具有依法经过资格认定的药学技术人员；② 具有与所经营药品相适应的营业场所、设备、仓储设施、卫生环境；③ 具有与所经营药品相适应的质量管理机构或者人员；④ 具有保证所经营药品质量的规章制度；⑤ 遵循合理布局和方便群众购药的原则。

但药品批发、零售企业的具体设置标准有所不同，见表 7-1。

2. 药品经营企业经营范围

药品经营范围指经药品监督管理部门核准经营药品的品种类别，分为四大类：① 麻醉药品、精神药品、医疗用毒性药品；② 生物制品；③ 中药材、中药饮片、中成药；④ 化学原料药及其制剂、抗生素原料药及其制剂、生化药品。

从事药品零售的，应先核定经营类别，确定申办人经营处方药或非处方药、乙类非处方药的资格，并在经营范围中予以明确，再核定具体经营范围。

表 7-1 药品批发、零售企业的设置标准比较

药品批发企业	药品零售企业
① 具有保证所经营药品质量的规章制度 ② 具有与经营规模相适应的一定数量的执业药师；质量管理负责人具有大学本科以上学历，且必须是执业药师 ③ 具有能够保证药品储存质量要求的、与其经营品种和规模相适应的常温库、阴凉库、冷库 ④ 具有独立的计算机管理信息系统，能覆盖企业内药品的购进、储存、销售及经营和质量控制的全过程 ⑤ 能全面记录企业经营管理及实施 GSP 方面的信息 ⑥ 具有符合 GSP 对药品营业场所及辅助、办公用房，以及仓库管理、仓库内药品质量安全保障和进出库、在库储存与养护方面的条件	① 具有保证所经营药品质量的规章制度 ② 具有依法经过资格认定的药学技术人员；经营处方药、甲类非处方药的药品零售企业，必须配有执业药师或者其他依法经过资格认定的药学技术人员；质量负责人应有一年以上（含一年）药品经营质量管理工作经验 ③ 具有与所经营药品相适应的营业场所、设备、仓储设施及卫生环境；在超市等其他商业企业内设立零售药店的，必须具有独立的区域 ④ 具有能够配备满足当地消费者所需药品的能力，并能保证 24 h 供应

3. 药品经营许可的审批

开办药品批发企业，须经企业所在地省、自治区、直辖市药品监督管理部门批准并发给《药品经营许可证》。

开办药品零售企业，须经企业所在地县级以上地方药品监督管理部门批准并发给《药品经营许可证》。

4. 药品经营许可证管理

（1）《药品经营许可证》应当载明的内容 《药品经营许可证》应当载明企业名称、法定代表人或企业负责人姓名、经营方式、经营范围、注册地址、仓库地址、《药品经营许可证》证号、流水号 、发证机关、发证日期和有效期限等。

（2）《药品经营许可证》的版本和效力 《药品经营许可证》包括正本、副本，具有同等法律效力；《药品经营许可证》由国家食品药品监督管理总局统一制定。

（3）药品经营许可证的变更 《药品经营许可证》变更分为许可事项变更和登记事项变更。许可事项变更是指经营方式、经营范围、注册地址、仓库地址（包括增减仓库）、企业法定代表人或负责人及质量负责人的变更。登记事项变更是指上述事项以外的其他事项的变更。

药品经营企业依法变更药品经营许可证的许可事项或登记事项变更后，重新核发药品经营许可证正本，变更后的药品经营许可证有效期不变，并依法向工商行政管理部门办理企业注册登记的变更手续。

（4）药品经营许可证的换发 《药品经营许可证》的有效期为 5 年，有效期届满，需要继续经营药品的，持证企业应在有效期届满前 6 个月内，向原发证机关申请换发许可证。

（5）药品监督管理部门对持证企业监督检查 监督检查的内容包括① 企业名称、经营地址、仓库地址、企业法定代表人（企业负责人）、质量负责人、经营方式、经营范围、分支机构等重要事项的执行和变动情况；② 企业经营设施设备及仓储条件变动情况；③ 企业实施《药品经营质量管理规范》情况；④ 发证机关需要审查的其他有关事项。

监督检查采用书面检查、现场检查、书面检查与现场检查相结合的方式，《药品经营许可证》

换证工作当年，监督检查和换证审查工作可一并进行。① 书面检查，发证机关可以要求持证企业报送《药品经营许可证》相关材料，通过核查有关材料，履行监督职责。② 必须进行现场检查的企业包括上一年度新开办的企业；上一年度检查中存在问题的企业；因违反有关法律、法规，受到行政处罚的企业；发证机关认为需要进行现场检查的企业。

（6）注销《药品经营许可证》的情形 ①《药品经营许可证》有效期届满未换证的；② 药品经营企业终止经营药品或者关闭的；③《药品经营许可证》被依法撤销、撤回、吊销、收回、缴销或者宣布无效的；④ 不可抗力导致《药品经营许可证》的许可事项无法实施的；⑤ 法律、法规规定的应当注销行政许可的其他情形。

5. 无证经营药品的法律责任

（1）无证经营药品的行政责任 未取得《药品经营许可证》经营药品的，依法予以取缔，没收违法销售的药品和违法所得，并处违法销售的药品（包括已售出的和未售出的药品，下同）货值金额 2 倍以上 5 倍以下的罚款；构成犯罪的，依法追究刑事责任。

（2）无证经营药品的刑事责任 违反国家规定，有下列非法经营行为之一，扰乱市场秩序，情节严重的，处 5 年以下有期徒刑或者拘役，并处或者单处违法所得 1 倍以上 5 倍以下罚金；情节特别严重的，处 5 年以上有期徒刑，并处违法所得 1 倍以上 5 倍以下罚金或者没收财产：① 未经许可经营法律、行政法规规定的专营、专卖物品或者其他限制买卖的物品的；② 买卖进出口许可证、进出口原产地证明及其他法律、行政法规规定的经营许可证或者批准文件的；③ 未经国家有关主管部门批准，非法经营证券、期货或者保险业务的；④ 其他严重扰乱市场秩序的非法经营行为。

案例分析

1. 案情描述

2014 年 6 月上旬，上海市浦东新区市场监督管理局根据举报线索，在多次暗访排查的基础上，联合公安部门，对位于浦东新区川某镇的仓库进行了突击检查。当场查获甲硝唑、氯化钠注射液等药品和一次性使用输液器等医疗器械共计 38 个品种 2 600 余箱，货值金额 57 万余元。经查，现场环境脏乱，无温湿度调控设施，大输液、抗生素、一次性输液器等大量药品、医疗器械直接着地堆放，部分破损药液已渗透到外包装纸箱。

该仓库承租人孙某供述上述药品、医疗器械是从河北、浙江等地的生产企业购进，但无法提供药品、医疗器械经营许可证。上海市浦东新区市场监督管理局执法人员当场对涉嫌违法经营的药品、医疗器械采取了查封扣押措施，并将案件移送上海市公安局浦东分局，现公安部门已对孙某采取了刑事拘留措施。

2. 问题讨论

（1）孙某的行为如何定性？

（2）孙某违法经营药品的行为如何处罚？

3. 案例分析

孙某没有药品、医疗器械经营许可证经营药品、医疗器械，属于无证经营，涉案种类多、涉案金额大，应追究其行政责任和刑事责任。

> 药师考点
> 1. 药品经营的概念及其特点
> 2. 开办药品经营企业应具备的条件
> 3. 药品经营企业经营范围

三、药品批发和零售企业

1. 药品批发企业

药品批发企业是指将购进的药品销售给药品生产企业、药品经营企业和医疗机构的药品经营企业。

截止到2015年11月，根据国家食品药品监督管理总局公布的2015年度食品药品监督管理统计年报数据，我国共有药品批发企业13 508家。根据商务部统计的数据，2014年百强药品批发企业的主营业务收入起点为11.76亿元。

2. 药品零售企业

药品零售企业是指将购进的药品直接销售给消费者的药品经营企业。

截止到2015年11月，根据国家食品药品监督管理总局公布的2015年度食品药品监督管理统计年报的数据，我国共有药品零售企业药店453 038家。根据商务部统计的数据，2015年百强药品零售企业入围的销售额起点为4.21亿元。

四、药品流通的监督管理

为了规范药品流通秩序、整顿治理药品流通渠道，国家药品监督管理局发布了《药品流通监督管理办法》，自2007年5月1日起开始施行。为了加强处方药、非处方药的流通管理，保障人民用药安全、有效、方便、及时，国家食品药品监督管理局发布了《处方药与非处方药流通管理暂行规定》，自2000年1月1日起开始实施。

1. 药品生产、经营企业对其购销人员的管理责任

(1) 药品生产、经营企业对其药品购销行为负责，对其销售人员或设立的办事机构以本企业名义从事的药品购销行为承担法律责任。

(2) 药品生产、经营企业应当加强对药品销售人员的管理，并对其销售行为作出具体规定。

(3) 药品生产、经营企业应当对其购销人员进行药品相关的法律、法规和专业知识培训，建立培训档案，培训档案中应当记录培训时间、地点、内容及接受培训的人员。

2. 药品生产、经营企业销售药品应当提供的资料

(1) 加盖本企业原印章的《药品生产许可证》或《药品经营许可证》和营业执照的复印件；

(2) 加盖本企业原印章的所销售药品的批准证明文件复印件；

(3) 销售进口药品的，按照国家有关规定提供相关证明文件。

药品生产企业、药品批发企业派出销售人员销售药品的，还应当提供加盖本企业原印章的授权书原件。授权书原件应当载明授权销售的品种、地域、期限，注明销售人员的身份证号码，并加盖本企业原印章和企业法定代表人印章(或者签名)。销售人员应当出示授权书原件及本

人身份证原件,供药品采购方核实。

3. 药品销售凭证的内容及保存期限

(1) 药品生产企业、药品批发企业销售药品时,应当开具标明供货单位名称、药品名称、生产厂商、批号、数量、价格和规格等内容的销售凭证。

(2) 药品零售企业销售药品时,应当开具标明药品名称、生产厂商、数量、价格、批号和规格等内容的销售凭证。

(3) 药品生产、经营企业的销售凭证,应当保存至超过药品有效期1年,但不得少于3年。

4. 药品生产、经营企业不得从事的经营活动

(1) 药品生产、经营企业知道或者应当知道他人从事无证生产、经营药品行为的,不得为其提供药品。

(2) 药品生产、经营企业不得为他人以本企业的名义经营药品提供场所,或者资质证明文件,或者票据等便利条件。

(3) 药品生产、经营企业不得在经药品监督管理部门核准的地址以外的场所储存或者现货销售药品。

(4) 药品生产、经营企业不得以展示会、博览会、交易会、订货会、产品宣传会等方式现货销售药品。

(5) 药品生产、经营企业不得以搭售、买药品赠药品、买商品赠药品等方式向公众赠送处方药或者甲类非处方药。

(6) 药品生产、经营企业不得采用邮售、互联网交易等方式直接向公众销售处方药。

(7) 药品生产企业只能销售本企业生产的药品,不得销售本企业受委托生产的或者他人生产的药品。

(8) 药品经营企业不得购进和销售医疗机构配制的制剂。

(9) 未经药品监督管理部门审核同意,药品经营企业不得改变经营方式。

(10) 药品经营企业不得超出《药品经营许可证》许可的经营范围经营药品。

5. 处方药与非处方药流通管理

(1) 处方药必须凭执业医师或执业助理医师处方销售、购买和使用。执业药师或药师必须对医师处方进行审核,签字后依据处方正确调配、销售药品。对处方不得擅自更改和代用。对有配伍禁忌和超剂量的处方,应当拒绝调配、销售,必要时,经处方医师更正或重新签字,方可调配、销售。零售药店对处方必须留存2年以上备查。

(2) 甲类非处方药、乙类非处方药可不凭医师处方销售、购买和使用,但患者可以在执业药师的指导下购买和使用;执业药师或药师对患者选购非处方药提供用药指导或提出寻求医生治疗的建议。

(3) 处方药不得采用开架自选销售方式,处方药、非处方药不得采用有奖销售、附赠药品或礼品销售等销售方式。

药师考点

1. 药品生产、经营企业不得从事的经营活动

2. 处方药与非处方药流通管理规定

第二节　药品经营质量管理

一、药品经营质量管理规范概述

《药品经营质量管理规范》(Good Supply Practice,GSP)是药品经营管理和质量控制的基本准则,要求企业在药品采购、储存、销售、运输等环节采取有效的质量控制措施,确保药品质量。药品经营企业应当严格执行GSP,药品生产企业销售药品、药品流通过程中其他涉及储存与运输药品的,也应当符合GSP相关要求。我国2013版GSP对药品批发企业、零售企业的质量管理分别作了详细的阐述和解释。与2000年版GSP对比,2013版GSP借鉴了国外药品流通管理的先进经验,引入了供应链管理理念,增加了计算机信息化管理、仓储温湿度自动监测、药品冷链管理等新的管理要求,反映了当今医药流通行业发展的最新管理水准,体现了国际药品流通规范的最新理念。

同时,针对企业信息化管理、药品储运温湿度自动监测、药品验收管理、药品冷链物流管理、零售连锁管理等具体要求,国家食品药品监督管理总局发布了《冷藏、冷冻药品的储存与运输管理》、《药品经营企业计算机系统》、《温湿度自动监测》、《药品收货与验收》与《验证管理》等五个GSP附录,作为正文的附加条款,与正文条款具有同等效力。

另外,2016年3月,国家食品药品监督管理总局对《药品经营质量管理规范》中有关药品经营企业执行药品电子监管规定与落实企业追溯主体责任的相关规定作相应修改完善,将药品电子监管系统调整为药品追溯体系,强调以药品生产经营企业为责任主体,建立药品追溯体系。

二、药品批发企业质量管理

(一)药品批发企业的组织机构与质量管理职责

1. 企业负责人、质量负责人质量管理的职责

(1) 企业负责人质量管理的职责　药品批发企业负责人是药品质量的主要责任人,全面负责企业日常管理,负责提供必要的条件,保证质量管理部门和质量管理人员有效履行职责,确保企业实现质量目标并按照GSP要求经营药品。

(2) 质量负责人质量管理的职责　药品批发企业质量负责人应当由高层管理人员担任,全面负责药品质量管理工作,独立履行职责,在企业内部对药品质量管理具有裁决权。

2. 质量管理部门及其职责

药品批发企业应当设立质量管理部门,有效开展质量管理工作。质量管理部门的职责不得由其他部门及人员履行。质量管理部门应当履行以下职责:

(1) 督促相关部门和岗位人员执行药品管理的法律法规及GSP;

(2) 组织制订质量管理体系文件,并指导、监督文件的执行;

(3) 负责对供货单位和购货单位的合法性、购进药品的合法性及供货单位销售人员、购货单位采购人员的合法资格进行审核,并根据审核内容的变化进行动态管理;

(4) 负责质量信息的收集和管理,并建立药品质量档案;

(5) 负责药品的验收,指导并监督药品采购、储存、养护、销售、退货、运输等环节的质量管理工作;

(6) 负责不合格药品的确认,对不合格药品的处理过程实施监督;

(7) 负责药品质量投诉和质量事故的调查、处理及报告;

(8) 负责假劣药品的报告;

(9) 负责药品质量查询;

(10) 负责指导设定计算机系统质量控制功能;

(11) 负责计算机系统操作权限的审核和质量管理基础数据的建立及更新;

(12) 组织验证、校准相关设施设备;

(13) 负责药品召回的管理;

(14) 负责药品不良反应的报告;

(15) 组织质量管理体系的内审和风险评估;

(16) 组织对药品供货单位及购货单位质量管理体系和服务质量的考察和评价;

(17) 组织对被委托运输的承运方运输条件和质量保障能力的审查;

(18) 协助开展质量管理教育和培训;

(19) 其他应当由质量管理部门履行的职责。

(二) 药品批发企业的人员管理

1. 药品批发企业人员资质

药品批发企业各类人员资质见表 7-2。

表 7-2 药品批发企业人员资质

人员	学历	职称/资格	其他
① 企业负责人	大学专科以上学历	或者中级以上专业技术职称	经过基本的药学专业知识培训,熟悉有关药品管理的法律、法规及GSP
② 质量负责人	大学本科以上学历	执业药师资格	3 年以上药品经营质量管理工作经历;在质量管理工作中具备正确判断和保障实施的能力
③ 质量管理部门负责人		执业药师资格	3 年以上药品经营质量管理工作经历;能独立解决经营过程中的质量问题
④ 质量管理人员	药学中专或者医学、生物学、化学等相关专业大学专科以上学历	或者药学初级以上专业技术职称	
⑤ 验收、养护人员	药学或者医学、生物学、化学等相关专业中专以上学历	或者药学初级以上专业技术职称	

续表

人员	学历	职称/资格	其他
⑥ 中药材、中药饮片验收人员	中药学专业中专以上学历	或者中药学中级以上专业技术职称	
⑦ 中药材、中药饮片养护人员	中药学专业中专以上学历	或者中药学初级以上专业技术职称	
⑧ 直接收购地产中药材验收人员		中药学中级以上专业技术职称	
⑨ 疫苗质量管理和验收工作人员	预防医学、药学、微生物学或者医学等专业本科以上学历	中级以上专业技术职称	3 年以上从事疫苗管理或者技术工作经历
⑩ 采购人员	药学或者医学、生物学、化学等相关专业中专以上学历		
⑪ 销售、储存人员	高中以上文化程度		

2. 质量管理、验收人员在岗、专职要求

药品批发企业从事质量管理、验收工作的人员应当在职在岗，不得兼职其他业务工作。

3. 岗前培训、继续培训和特殊岗位培训的要求

药品批发企业应当对各岗位人员进行与其职责和工作内容相关的岗前培训和继续培训。培训内容应当包括相关法律、法规、药品专业知识及技能、质量管理制度、职责及岗位操作规程等。企业应当按照培训管理制度制定年度培训计划并开展培训，使相关人员能正确理解并履行职责。培训工作应当做好记录并建立档案。

药品批发企业从事特殊管理的药品和冷藏、冷冻药品的储存、运输等工作的人员，应当接受相关法律、法规和专业知识培训并经考核合格后方可上岗。

4. 直接接触药品岗位人员的健康检查

药品批发企业质量管理、验收、养护、储存等直接接触药品岗位的人员应当进行岗前及年度健康检查，并建立健康档案。

患有传染病或者其他可能污染药品的疾病的，不得从事直接接触药品的工作。身体条件不符合相应岗位特定要求的，不得从事相关工作。

（三）药品批发企业的质量管理体系文件

质量管理体系文件应当符合企业实际，包括质量管理制度、部门及岗位职责、操作规程、档案、报告、记录和凭证等。

1. 质量管理制度的内容

（1）质量管理体系内审的规定；

（2）质量否决权的规定；

（3）质量管理文件的管理；

（4）质量信息的管理；

(5) 供货单位、购货单位、供货单位销售人员及购货单位采购人员等资格审核的规定；

(6) 药品采购、收货、验收、储存、养护、销售、出库、运输的管理；

(7) 特殊管理药品的规定；

(8) 药品有效期的管理；

(9) 不合格药品、药品销毁的管理；

(10) 药品退货的管理；

(11) 药品召回的管理；

(12) 质量查询的管理；

(13) 质量事故、质量投诉的管理；

(14) 药品不良反应报告的规定；

(15) 环境卫生、人员健康的规定；

(16) 质量方面的教育、培训及考核的规定；

(17) 设施设备保管和维护的管理；

(18) 设施设备验证和校准的管理；

(19) 记录和凭证的管理；

(20) 计算机系统的管理。

2. 记录、凭证的建立和要求

药品批发企业应当建立药品采购、验收、养护、销售、出库复核、销后退回和购进退出、运输、储运温湿度监测、不合格药品处理等相关记录，做到真实、完整、准确、有效和可追溯。书面记录及凭证应当及时填写，并做到字迹清晰，不得随意涂改，不得撕毁。更改记录的，应当注明理由、日期并签名，保持原有信息清晰可辨。

记录及凭证应当至少保存 5 年。

疫苗、特殊管理药品的记录及凭证按相关规定保存。

3. 电子记录数据的要求

通过计算机系统记录数据时，有关人员应当按照操作规程，通过授权及密码登录后方可进行数据的录入或者复核；数据的更改应当经质量管理部门审核并在其监督下进行，更改过程应当留有记录。

(四) 药品批发企业的设施与设备

1. 库房总的要求

库房的选址、设计、布局、建造、改造和维护应当符合药品储存的要求，防止药品的污染、交叉污染、混淆和差错。

2. 库房的条件

库房的规模及条件应当满足药品的合理、安全储存，便于开展储存作业：

(1) 库房内外环境整洁，无污染源，库区地面硬化或者绿化；

(2) 库房内墙、顶光洁，地面平整，门窗结构严密；

(3) 库房有可靠的安全防护措施，能够对无关人员进入实行可控管理，防止药品被盗、替换或者混入假药；

(4) 有防止室外装卸、搬运、接收、发运等作业受异常天气影响的措施。

3. 库房应当配备的设施设备

库房应当配备以下设施设备：

（1）药品与地面之间有效隔离的设备；

（2）避光、通风、防潮、防虫、防鼠等设备；

（3）有效调控温湿度及室内外空气交换的设备；

（4）自动监测、记录库房温湿度的设备；

（5）符合储存作业要求的照明设备；

（6）用于零货拣选、拼箱发货操作及复核的作业区域和设备；

（7）包装物料的存放场所；

（8）验收、发货、退货的专用场所；

（9）不合格药品专用存放场所；

（10）经营特殊管理药品的，有符合国家规定的储存设施；

（11）经营中药材、中药饮片的，应当有专用的库房和养护工作场所，直接收购地产中药材的应当设置中药样品室（柜）。

4. 经营和运输冷藏、冷冻药品的设施设备要求

经营冷藏、冷冻药品的，应当配备以下设施设备：

（1）与其经营规模和品种相适应的冷库，经营疫苗的应当配备两个以上独立冷库；

（2）用于冷库温度自动监测、显示、记录、调控、报警的设备；

（3）冷库制冷设备的备用发电机组或者双回路供电系统；

（4）对有特殊低温要求的药品，应当配备符合其储存要求的设施设备；

（5）冷藏车及车载冷藏箱或者保温箱等设备。

（五）药品批发企业的校准与验证

1. 验证范围

药品批发企业应当对计量器具、温湿度监测设备等定期进行校准或者检定。药品批发企业应当对冷库、储运温湿度监测系统及冷藏运输等设施设备进行使用前验证、定期验证及停用时间超过规定时限的验证。

2. 验证的要求

药品批发企业应当根据相关验证管理制度，形成验证控制文件，包括验证方案、报告、评价、偏差处理和预防措施等。验证应当按照预先确定和批准的方案实施，验证报告应当经过审核和批准，验证文件应当存档。

（六）药品批发企业的计算机系统

药品批发企业应当建立能够符合经营全过程管理及质量控制要求的计算机系统，实现药品质量可追溯。

企业计算机系统应当符合以下要求：

（1）有支持系统正常运行的服务器和终端机；

（2）有安全、稳定的网络环境，有固定接入互联网的方式和安全可靠的信息平台；

（3）有实现部门之间、岗位之间信息传输和数据共享的局域网；

（4）有药品经营业务票据生成、打印和管理功能；

(5) 有符合 GSP 要求及药品批发企业管理实际需要的应用软件和相关数据库。

计算机系统运行中涉及药品批发企业经营和管理的数据应当采用安全、可靠的方式储存并按日备份,备份数据应当存放在安全场所,记录类数据的保存时限应当至少为 5 年。

(七) 药品批发企业的采购

1. 采购活动的要求

药品批发企业采购活动应当符合以下要求:

(1) 确定供货单位的合法资格;

(2) 确定所购入药品的合法性;

(3) 核实供货单位销售人员的合法资格;

(4) 与供货单位签订质量保证协议。

2. 首营企业、首营品种的审核

采购中涉及的首营企业、首营品种,采购部门应当填写相关申请表格,经过质量管理部门和企业质量负责人的审核批准。必要时应当组织实地考察,对供货单位质量管理体系进行评价。

对首营企业的审核,应当查验加盖其公章原印章的以下资料,确认真实、有效:

(1)《药品生产许可证》或者《药品经营许可证》复印件;

(2) 营业执照及其年检证明复印件;

(3)《药品生产质量管理规范》认证证书或者《药品经营质量管理规范》认证证书复印件;

(4) 相关印章、随货同行单(票)样式;

(5) 开户户名、开户银行及账号;

(6)《税务登记证》和《组织机构代码证》复印件。

采购首营品种应当审核药品的合法性,索取加盖供货单位公章原印章的药品生产或者进口批准证明文件复印件并予以审核,审核无误的方可采购。

3. 核实、留存供货单位销售人员的资料

企业应当核实、留存供货单位销售人员以下资料:

(1) 加盖供货单位公章原印章的销售人员身份证复印件;

(2) 加盖供货单位公章原印章和法定代表人印章或者签名的授权书,授权书应当载明被授权人姓名、身份证号码,以及授权销售的品种、地域、期限;

(3) 供货单位及供货品种相关资料。

4. 质量保证协议

药品批发企业与供货单位签订的质量保证协议至少包括以下内容:

(1) 明确双方质量责任;

(2) 供货单位应当提供符合规定的资料且对其真实性、有效性负责;

(3) 供货单位应当按照国家规定开具发票;

(4) 药品质量符合药品标准等有关要求;

(5) 药品包装、标签、说明书符合有关规定;

(6) 药品运输的质量保证及责任;

(7) 质量保证协议的有效期限。

（八）药品批发企业的收货与验收

1. 收货要求

药品批发企业应当按照规定的程序和要求对到货药品逐批进行收货、验收，防止不合格药品入库。药品到货时，收货人员应当核实运输方式是否符合要求，并对照随货同行单（票）和采购记录核对药品，做到票、账、货相符。

冷藏、冷冻药品到货时，药品批发企业应当对其运输方式及运输过程的温度记录、运输时间等质量控制状况进行重点检查并记录。不符合温度要求的应当拒收。

对符合收货要求的药品，药品批发企业应当按品种特性要求放于相应待验区域，或者设置状态标志，通知验收。冷藏、冷冻药品应当在冷库内待验。

2. 验收与抽样

（1）检验报告书查验　药品批发企业验收药品应当按照药品批号查验同批号的检验报告书。供货单位为批发企业的，检验报告书应当加盖其质量管理专用章原印章。检验报告书的传递和保存可以采用电子数据形式，但应当保证其合法性和有效性。

（2）药品抽样　药品批发企业应当按照验收规定，对每次到货药品进行逐批抽样验收，抽取的样品应当具有代表性。同一批号的药品应当至少检查一个最小包装，但生产企业有特殊质量控制要求或者打开最小包装可能影响药品质量的，可不打开最小包装；破损、污染、渗液、封条损坏等包装异常及零货、拼箱的，应当开箱检查至最小包装；外包装及封签完整的原料药、实施批签发管理的生物制品，可不开箱检查。

（3）药品验收　验收人员应当对抽样药品的外观、包装、标签、说明书及相关的证明文件等逐一进行检查、核对；验收结束后，应当将抽取的完好样品放回原包装箱，加封并标示。

（4）验收记录　验收药品应当做好验收记录，包括药品的通用名称、剂型、规格、批准文号、批号、生产日期、有效期、生产厂商、供货单位、到货数量、到货日期、验收合格数量、验收结果等内容。验收人员应当在验收记录上签署姓名和验收日期。

中药材验收记录应当包括品名、产地、供货单位、到货数量、验收合格数量等内容。中药饮片验收记录应当包括品名、规格、批号、产地、生产日期、生产厂商、供货单位、到货数量、验收合格数量等内容，实施批准文号管理的中药饮片还应当记录批准文号。

验收不合格的还应当注明不合格事项及处置措施。

3. 入库和库存记录

药品批发企业应当建立库存记录，验收合格的药品应当及时入库登记；验收不合格的，不得入库，并由质量管理部门处理。

（九）药品批发企业的储存与养护

1. 药品储存要求

（1）按包装标示的温度要求储存药品，包装上没有标示具体温度的，按照《中国药典》规定的储藏要求进行储存；

（2）储存药品相对湿度为 35%～75%；

（3）在人工作业的库房储存药品，按质量状态实行色标管理，合格药品为绿色，不合格药品为红色，待确定药品为黄色；

（4）储存药品应当按照要求采取避光、遮光、通风、防潮、防虫、防鼠等措施；

(5) 搬运和堆码药品应当严格按照外包装标示要求规范操作，堆码高度符合包装图示要求，避免损坏药品包装；

(6) 药品按批号堆码，不同批号的药品不得混垛，垛间距不小于 5 cm，与库房内墙、顶、温度调控设备及管道等设施间距不小于 30 cm，与地面间距不小于 10 cm；

(7) 药品与非药品、外用药与其他药品分开存放，中药材和中药饮片分库存放；

(8) 特殊管理的药品应当按照国家有关规定储存；

(9) 拆除外包装的零货药品应当集中存放；

(10) 储存药品的货架、托盘等设施设备应当保持清洁，无破损和杂物堆放；

(11) 未经批准的人员不得进入储存作业区，储存作业区内的人员不得有影响药品质量和安全的行为；

(12) 药品储存作业区内不得存放与储存管理无关的物品。

2. 药品养护管理

药品批发企业养护人员应当根据库房条件、外部环境、药品质量特性等对药品进行养护，主要内容如下：

(1) 指导和督促储存人员对药品进行合理储存与作业；

(2) 检查并改善储存条件、防护措施、卫生环境；

(3) 对库房温湿度进行有效监测、调控；

(4) 按照养护计划对库存药品的外观、包装等质量状况进行检查，并建立养护记录，对储存条件有特殊要求的或者有效期较短的品种应当进行重点养护；

(5) 发现有问题的药品应当及时在计算机系统中锁定和记录，并通知质量管理部门处理；

(6) 对中药材和中药饮片应当按其特性采取有效方法进行养护并记录，所采取的养护方法不得对药品造成污染；

(7) 定期汇总、分析养护信息。

3. 药品破损导致泄漏的处理

药品因破损而导致液体、气体、粉末泄漏时，药品批发企业应当迅速采取安全处理措施，防止对储存环境和其他药品造成污染。

4. 质量可疑药品的应对措施

药品批发企业对质量可疑的药品应当立即采取停售措施，并在计算机系统中锁定，同时报告质量管理部门确认。对存在质量问题的药品应当采取以下措施：

(1) 存放于标志明显的专用场所，并有效隔离，不得销售；

(2) 怀疑为假药的，及时报告药品监督管理部门；

(3) 属于特殊管理的药品，按照国家有关规定处理；

(4) 不合格药品的处理过程应当有完整的手续和记录；

(5) 对不合格药品应当查明并分析原因，及时采取预防措施。

(十) 药品批发企业的销售

1. 对购货单位的审核要求

药品批发企业应当将药品销售给合法的购货单位，并对购货单位的证明文件、采购人员及提货人员的身份证明进行核实，保证药品销售流向真实、合法。药品批发企业应当严格审核购货单位的生产范围、经营范围或者诊疗范围，并按照相应的范围销售药品。

2. 销售记录的内容

销售人员应当做好药品销售记录。销售记录应当包括药品的通用名称、规格、剂型、批号、有效期、生产厂商、购货单位、销售数量、单价、金额、销售日期等内容。进行药品直调的，应当建立专门的销售记录。

中药材销售记录应当包括品名、规格、产地、购货单位、销售数量、单价、金额、销售日期等内容；中药饮片销售记录应当包括品名、规格、批号、产地、生产厂商、购货单位、销售数量、单价、金额、销售日期等内容。

（十一）药品批发企业的出库

1. 出库复核

出库时应当对照销售记录进行复核。发现以下情况不得出库，并报告质量管理部门处理：

（1）药品包装出现破损、污染、封口不牢、衬垫不实、封条损坏等问题；

（2）包装内有异常响动或者液体渗漏；

（3）标签脱落、字迹模糊不清或者标识内容与实物不符；

（4）药品已超过有效期；

（5）其他异常情况的药品。

2. 出库记录

药品出库复核应当建立记录，包括购货单位、药品的通用名称、剂型、规格、数量、批号、有效期、生产厂商、出库日期、质量状况和复核人员等内容。

（十二）药品批发企业的运输与配送

1. 运输药品的要求

药品批发企业应当按照质量管理制度的要求，严格执行运输操作规程，并采取有效措施保证运输过程中的药品质量与安全。药品批发企业运输药品，应当根据药品的包装、质量特性并针对车况、道路、天气等因素，选用适宜的运输工具，采取相应措施防止出现破损、污染等问题。药品批发企业发运药品时，应当检查运输工具，发现运输条件不符合规定的，不得发运。运输药品过程中，运载工具应当保持密闭。药品批发企业应当严格按照外包装标示的要求搬运、装卸药品。

2. 具有特殊温度要求的药品运输

药品批发企业应当根据药品的温度控制要求，在运输过程中采取必要的保温或者冷藏、冷冻措施。运输过程中，药品不得直接接触冰袋、冰排等蓄冷剂，防止对药品质量造成影响。在冷藏、冷冻药品运输途中，应当实时监测并记录冷藏车、冷藏箱或者保温箱内的温度数据。药品批发企业应当制定冷藏、冷冻药品运输应急预案，对运输途中可能发生的设备故障、异常天气影响、交通拥堵等突发事件，能够采取相应的应对措施。

3. 委托运输的要求

委托其他单位运输药品的，应当对承运方运输药品的质量保障能力进行审计，索取运输车辆的相关资料，符合 GSP 运输设施设备条件和要求的方可委托。

委托运输药品应当与承运方签订运输协议，明确药品质量责任、遵守运输操作规程和在途时限等内容。

委托运输药品应当有记录，实现运输过程的质量追溯。记录至少包括发货时间、发货地址、收货单位、收货地址、货单号、药品件数、运输方式、委托经办人和承运单位，采用车辆运输的还应当载明车牌号，并留存驾驶人员的驾驶证复印件。记录应当至少保存 5 年。

已装车的药品应当及时发运并尽快送达。委托运输的，应当要求并监督承运方严格履行委托运输协议，防止因在途时间过长影响药品质量。

（十三）药品批发企业的投诉管理及应对

药品批发企业应当按照质量管理制度的要求，制定投诉管理操作规程，内容包括投诉渠道及方式、档案记录、调查与评估、处理措施、反馈和事后跟踪等。应当配备专职或者兼职人员负责售后投诉管理，对投诉的质量问题查明原因，采取有效措施及时处理和反馈，并做好记录，必要时应当通知供货单位及药品生产企业。应当及时将投诉及处理结果等信息记入档案，以便查询和跟踪。

药品批发企业发现已售出药品有严重质量问题，应当立即通知购货单位停售、追回并做好记录，同时向食品药品监督管理部门报告。应当协助药品生产企业履行召回义务，按照召回计划的要求及时传达、反馈药品召回信息，控制和收回存在安全隐患的药品，并建立药品召回记录。质量管理部门应当配备专职或者兼职人员，按照国家有关规定承担药品不良反应监测和报告工作。

药师考点

1. 药品批发企业的组织机构与质量管理职责
2. 经营和运输冷藏、冷冻药品的设施设备要求
3. 药品批发企业的收货与验收
4. 药品批发企业的储存与养护
5. 药品批发企业的运输与配送

三、药品零售企业质量管理

（一）药品零售企业的质量管理与职责

1. 经营条件

药品零售企业应当具有与其经营范围和规模相适应的经营条件，包括组织机构、人员、设施设备、质量管理文件，并按照规定设置计算机系统。

2. 企业负责人的职责

药品零售企业负责人是药品质量的主要责任人，负责企业日常管理，负责提供必要的条件，保证质量管理部门和质量管理人员有效履行职责，确保企业按照 GSP 要求经营药品。

3. 质量管理部门或人员的职责

药品零售企业应当设置质量管理部门或者配备质量管理人员，履行以下职责：

（1）督促相关部门和岗位人员执行药品管理的法律、法规及 GSP；

（2）组织制订质量管理文件，并指导、监督文件的执行；

（3）负责对供货单位及其销售人员资格证明的审核；

（4）负责对所采购药品合法性的审核；

（5）负责药品的验收，指导并监督药品采购、储存、陈列、销售等环节的质量管理工作；

（6）负责药品质量查询及质量信息管理；

（7）负责药品质量投诉和质量事故的调查、处理及报告；

（8）负责对不合格药品的确认及处理；

（9）负责假劣药品的报告；

（10）负责药品不良反应的报告；

（11）开展药品质量管理教育和培训；

（12）负责计算机系统操作权限的审核、控制及质量管理基础数据的维护；

（13）负责组织计量器具的校准及检定工作；

（14）指导并监督药学服务工作；

（15）其他应当由质量管理部门或者质量管理人员履行的职责。

（二）药品零售企业的人员管理

1. 药品零售企业人员的资质

药品零售企业各类人员资质见表 7-3。

表 7-3　药品零售企业人员资质

人员	学历	职称/资格	其他
① 企业法定代表人		执业药师资格	
② 企业负责人		执业药师资格	
③ 质量管理、验收、采购人员	药学或者医学、生物学、化学等相关专业学历	或者药学专业技术职称	
④ 中药饮片质量管理、验收、采购人员	中药学中专以上学历	或者中药学专业初级以上专业技术职称	
⑤ 营业员	高中以上文化程度		或者符合省级药品监督管理部门规定的条件
⑥ 中药饮片调剂人员	中药学中专以上学历	或者中药调剂员资格	
⑦ 处方审核人员		执业药师资格	

2. 岗前培训、继续培训和特殊岗位培训的要求

药品零售企业各岗位人员应当接受相关法律、法规及药品专业知识与技能的岗前培训和继续培训，以符合 GSP 要求。应当按照培训管理制度制定年度培训计划并开展培训，使相关人员能正确理解并履行职责。培训工作应当做好记录并建立档案。应当为销售特殊管理的药品、国家有专门管理要求的药品、冷藏药品的人员接受相应培训提供条件，使其掌握相关法律、法规和专业知识。

3. 直接接触药品岗位人员的健康检查

药品零售企业应当对直接接触药品岗位的人员进行岗前及年度健康检查，并建立健康档案。患有传染病或者其他可能污染药品的疾病的，不得从事直接接触药品的工作。

（三）药品零售企业的文件

药品零售企业应当按照有关法律、法规及 GSP 规定，制定符合企业实际的质量管理文件。

文件包括质量管理制度、岗位职责、操作规程、档案、记录和凭证等，并对质量管理文件定期审核、及时修订。

1. 质量管理制度的内容

药品零售质量管理制度应当包括以下内容：

（1）药品采购、验收、陈列、销售等环节的管理，设置库房的还应当包括储存、养护的管理；

（2）供货单位和采购品种的审核；

（3）处方药销售的管理；

（4）药品拆零的管理；

（5）特殊管理的药品和国家有专门管理要求的药品的管理；

（6）记录和凭证的管理；

（7）收集和查询质量信息的管理；

（8）质量事故、质量投诉的管理；

（9）中药饮片处方审核、调配、核对的管理；

（10）药品有效期的管理；

（11）不合格药品、药品销毁的管理；

（12）环境卫生、人员健康的规定；

（13）提供用药咨询、指导合理用药等药学服务的管理；

（14）人员培训及考核的规定；

（15）药品不良反应报告的规定；

（16）计算机系统的管理。

2. 药品零售操作规程的内容

药品零售操作规程应当包括：

（1）药品采购、验收、销售；

（2）处方审核、调配、核对；

（3）中药饮片处方审核、调配、核对；

（4）药品拆零销售；

（5）特殊管理的药品和国家有专门管理要求的药品的销售；

（6）营业场所药品陈列及检查；

（7）营业场所冷藏药品的存放；

（8）计算机系统的操作和管理；

（9）设置库房的还应当包括储存和养护的操作规程。

3. 记录、凭证的建立和保存

药品零售企业应当建立药品采购、验收、销售、陈列检查、温湿度监测、不合格药品处理等相关记录，做到真实、完整、准确、有效和可追溯。记录及相关凭证应当至少保存 5 年。

4. 电子记录数据的要求

通过计算机系统记录数据时，相关岗位人员应当按照操作规程，通过授权及密码登录计算机系统，进行数据的录入，保证数据原始、真实、准确、安全和可追溯。电子记录数据应当以安全、可靠方式定期备份。

（四）药品零售企业的设施与设备

1. 营业场所的条件和设备

药品零售企业的营业场所应当与其药品经营范围、经营规模相适应，并与药品储存、办公、生活辅助及其他区域分开。营业场所应当具有相应设施或者采取其他有效措施，避免药品受室外环境的影响，并做到宽敞、明亮、整洁、卫生。营业场所应当有以下营业设备：

（1）货架和柜台；

（2）监测、调控温度的设备；

（3）经营中药饮片的，有存放饮片和处方调配的设备；

（4）经营冷藏药品的，有专用冷藏设备；

（5）经营第二类精神药品、毒性中药品种和罂粟壳的，有符合安全规定的专用存放设备；

（6）药品拆零销售所需的调配工具、包装用品。

2. 计算机管理的要求

药品零售企业应当建立能够符合经营和质量管理要求的计算机系统。

3. 库房及其设施设备的要求

药品零售企业设置库房的，应当做到库房内墙、顶光洁，地面平整，门窗结构严密；有可靠的安全防护、防盗等措施。药品零售企业仓库应当有以下设施设备：

（1）药品与地面之间有效隔离的设备；

（2）避光、通风、防潮、防虫、防鼠等设备；

（3）有效监测和调控温湿度的设备；

（4）符合储存作业要求的照明设备；

（5）验收专用场所；

（6）不合格药品专用存放场所；

（7）经营冷藏药品的，有与其经营品种及经营规模相适应的专用设备；

（8）储存中药饮片应当设立专用库房。

（五）药品零售企业的采购与验收

1. 采购活动的要求

药品零售企业采购药品，应当符合药品批发企业采购药品的要求。

2. 收货、验收与抽样

（1）收货　药品到货时，收货人员应当按采购记录，对照供货单位的随货同行单（票）核实药品实物，做到票、账、货相符。

（2）验收　药品零售企业应当按规定的程序和要求对到货药品逐批进行验收，并做好验收记录。验收记录要求同药品批发企业，冷藏药品检查要求同药品批发企业，药品检验报告书查验要求同药品批发企业。

（3）抽样　验收抽取的样品应当具有代表性。

（六）药品零售企业的陈列与储存

1. 药品陈列的要求

（1）按剂型、用途及储存要求分类陈列，并设置醒目标志，类别标签字迹清晰、放置准确。

(2) 药品放置于货架(柜),摆放整齐有序,避免阳光直射。

(3) 处方药、非处方药分区陈列,并有处方药、非处方药专用标识。

(4) 处方药不得采用开架自选的方式陈列和销售。

(5) 外用药与其他药品分开摆放。

(6) 拆零销售的药品集中存放于拆零专柜或者专区。

(7) 第二类精神药品、毒性中药品种和罂粟壳不得陈列。

(8) 冷藏药品放置在冷藏设备中,按规定对温度进行监测和记录,并保证存放温度符合要求。

(9) 中药饮片柜斗谱的书写应当正名正字;装斗前应当复核,防止错斗、串斗;应当定期清斗,防止饮片生虫、发霉、变质;不同批号的饮片装斗前应当清斗并记录。

(10) 经营非药品应当设置专区,与药品区域明显隔离,并有醒目标志。

2. 药品检查和处理

药品零售企业应当定期对陈列、存放的药品进行检查,重点检查拆零药品和易变质、近效期、摆放时间较长的药品及中药饮片。发现有质量疑问的药品应当及时撤柜,停止销售,由质量管理人员确认和处理,并保留相关记录。

3. 效期管理

药品零售企业应当对药品的有效期进行跟踪管理,防止近效期药品售出后可能发生的过期使用。

4. 储存和养护管理

药品零售企业设置库房的,库房的药品储存与养护管理应当符合药品批发企业储存与养护的规定。

(七) 药品零售企业的销售管理

1. 挂牌明示的规定

药品零售企业应当在营业场所的显著位置悬挂《药品经营许可证》、营业执照、执业药师注册证等。营业人员应当佩戴有照片、姓名、岗位等内容的工作牌,是执业药师和药学技术人员的,工作牌还应当标明执业资格或者药学专业技术职称。在岗执业的执业药师应当挂牌明示。

2. 销售药品的要求

药品零售企业销售药品应当符合以下要求:

(1) 处方经执业药师审核后方可调配;对处方所列药品不得擅自更改或者代用,对有配伍禁忌或者超剂量的处方,应当拒绝调配,但经处方医师更正或者重新签字确认的,可以调配;调配处方后经过核对方可销售。

(2) 处方审核、调配、核对人员应当在处方上签字或者盖章,并按照有关规定保存处方或者其复印件。

(3) 销售近效期药品应当向顾客告知有效期。

(4) 销售中药饮片做到计量准确,并告知煎服方法及注意事项;提供中药饮片代煎服务,应当符合国家有关规定。

3. 销售凭证和记录

药品零售企业销售药品应当开具销售凭证,内容包括药品名称、生产厂商、数量、价格、批号、规格等，并做好销售记录。

4. 药品拆零销售

（1）负责拆零销售的人员经过专门培训；

（2）拆零的工作台及工具保持清洁、卫生，防止交叉污染；

（3）做好拆零销售记录，内容包括拆零起始日期、药品的通用名称、规格、批号、生产厂商、有效期、销售数量、销售日期、分拆及复核人员等；

（4）拆零销售应当使用洁净、卫生的包装，包装上注明药品名称、规格、数量、用法、用量、批号、有效期及药店名称等内容；

（5）提供药品说明书原件或者复印件；

（6）拆零销售期间，保留原包装和说明书。

（八）药品零售企业的售后管理

除药品质量原因外，药品一经售出，不得退换。

药品零售企业应当在营业场所公布药品监督管理部门的监督电话，设置顾客意见簿，及时处理顾客对药品质量的投诉。

四、GSP 认证管理

2003 年 4 月，国家药品监督管理部门正式颁布施行《药品经营质量管理规范认证管理办法》，规定了 GSP 认证的具体问题。2014 年 2 月 25 日，为规范《药品经营质量管理规范》检查工作，国家药品监督管理部门制定了《药品经营质量管理规范现场检查指导原则》。

1. GSP 认证的概念

GSP 认证是药品监督管理部门依法对药品经营企业的经营质量进行监督检查的一种手段，是对药品经营企业实施《药品经营质量管理规范》的情况进行检查、评价并决定是否发给认证证书的监督管理过程。药品经营企业必须按照《药品经营质量管理规范》经营药品。药品监督管理部门按照规定对药品经营企业是否符合《药品经营质量管理规范》的要求进行认证；对认证合格的，发给认证证书。

2. GSP 认证的药品经营企业应符合的条件

（1）具有依法领取的《药品经营许可证》和《企业法人营业执照》或《营业执照》；

（2）企业经过内部评审，基本符合《药品经营质量管理规范》及其实施细则规定的条件和要求；

（3）在申请认证前 12 个月内，企业没有因违规经营造成的经销假劣药品问题。

3. GSP 认证的申请与审批

药品批发企业应将认证申请书及资料报所在地设区的市级药品监督管理机构或者省、自治区、直辖市药品监督管理部门直接设置的县级药品监督管理机构进行初审；初审部门完成初审，初审合格的将其认证申请书和资料移送省、自治区、直辖市药品监督管理部门审查；对同意受理的认证申请，省、自治区、直辖市药品监督管理部门组织审查，对认证合格的企业，颁发《药品经营质量管理规范认证证书》。GSP 认证的结果判定标准见表 7-4。

表 7-4 GSP 认证的结果判定标准

检查项目			结果判定
严重缺陷项目	主要缺陷项目	一般缺陷项目	
0	0	≤20%	通过检查
0	0	20%～30%	限期整改后复核检查
0	<10%	<20%	
≥1%			不通过检查
0	≥10%		
0	<10%	≥20%	
0	0	≥30%	

注：缺陷项目比例数=对应的缺陷项目中不符合项目数/（对应缺陷项目总数-对应缺陷检查项目合理缺陷项目数）×100%。

《药品经营质量管理规范认证证书》有效期为 5 年。

新开办药品经营企业，应当自取得《药品经营许可证》之日起 30 日内，申请《药品经营质量管理规范》认证。对撤销认证证书及认证证书过期失效的企业，如再次申请认证，需在撤销证书和证书失效之日 6 个月后方可提出。

4. 申请 GSP 认证报送的资料

（1）《药品经营许可证》和营业执照复印件；

（2）企业实施《药品经营质量管理规范》情况的自查报告；

（3）企业非违规经销假劣药品问题的说明及有效的证明文件；

（4）企业负责人员和质量管理人员情况表，企业药品验收、养护人员情况表；

（5）企业经营场所、仓储、验收养护等设施、设备情况表；

（6）企业所属非法人分支机构情况表；

（7）企业药品经营质量管理制度目录；

（8）企业质量管理组织、机构的设置与职能框图；

（9）企业经营场所和仓库的平面布局图。

5. GSP 检查形式

（1）跟踪检查　药品监督管理部门按照认证现场检查的方法和程序进行跟踪检查。省、自治区、直辖市药品监督管理部门应在企业认证合格后 24 个月内，组织对其认证的药品经营企业进行一次跟踪检查，检查企业质量管理的运行状况和认证检查中出现问题的整改情况。

（2）日常抽查　日常抽查的结果应记录在案。设区的市级药品监督管理机构或者省、自治区、直辖市药品监督管理部门直接设置的县级药品监督管理机构应结合日常监督管理工作，定期对辖区内认证合格企业进行一定比例的抽查，检查企业是否能按照《药品经营质量管理规范》的规定从事药品经营活动。

（3）专项检查　专项检查的结果记录在案；在认证证书有效期内，如果改变了经营规模和经营范围，或在经营场所、经营条件等方面及零售连锁门店数量上发生了变化，药品监督管理部门组织进行专项检查。

相关知识　撤销 GSP 认证证书的公告

药师考点

1. 药品零售企业的质量管理与职责
2. 药品零售企业的人员管理
3. 药品零售企业的文件
4. 药品零售企业的设施与设备
5. 药品零售企业的采购与验收
6. 药品零售企业的陈列与储存
7. 药品零售企业的销售管理
8. GSP 认证管理

第三节　互联网药品交易管理

为了加强药品监督管理、规范互联网药品交易，2005 年 9 月 29 日，国家食品药品监督管理局发布了《互联网药品交易服务审批暂行规定》，于 2005 年 12 月 1 日起施行。

一、互联网药品交易服务的概念与分类

1. 互联网药品交易服务的概念

互联网药品交易服务，是指通过互联网提供药品（包括医疗器械、直接接触药品的包装材料和容器）交易服务的电子商务活动。

截止到 2016 年 4 月 19 日，根据 CFDA 官网的数据，我国共有 617 家互联网药品交易服务企业具有合法资格，其中网上药店 456 家。

2. 互联网药品交易服务的分类及审批机构

（1）为药品生产企业、药品经营企业和医疗机构之间的互联网药品交易提供服务　由国家食品药品监督管理总局审批。

（2）药品生产企业、药品批发企业通过自身网站与本企业成员之外的其他企业进行的互联网药品交易　由省、自治区、直辖市食品药品监督管理部门对本行政区域内通过自身网站与本企业成员之外的其他企业进行互联网药品交易的药品生产企业、药品批发企业进行审批。

（3）药品连锁零售企业向个人消费者提供的互联网药品交易服务　由省、自治区、直辖市食品药品监督管理部门审批。向个人消费者提供互联网药品交易服务的企业习惯称为网上药店。

3.《互联网药品交易服务机构资格证书》管理

从事互联网药品交易服务的企业必须经过审查验收并取得《互联网药品交易服务机构资格证书》。《互联网药品交易服务机构资格证书》由国家食品药品监督管理总局统一印制，有效期 5 年。

提供互联网药品交易服务的企业必须在其网站首页显著位置标明互联网药品交易服务机

构资格证书号码。

二、互联网药品交易服务的资质条件

1. 为药品生产企业、药品经营企业和医疗机构之间的互联网药品交易提供服务应当具备的条件

(1) 依法设立的企业法人;

(2) 提供互联网药品交易服务的网站已获得从事互联网药品信息服务的资格;

(3) 拥有与开展业务相适应的场所、设施、设备,并具备自我管理和维护的能力;

(4) 具有健全的网络与交易安全保障措施及完整的管理制度;

(5) 具有完整保存交易记录的能力、设施和设备;

(6) 具备网上查询、生成订单、电子合同、网上支付等交易服务功能;

(7) 具有保证上网交易资料和信息的合法性、真实性的完善的管理制度、设备与技术措施;

(8) 具有保证网络正常运营和日常维护的计算机专业技术人员,具有健全的企业内部管理机构和技术保障机构;

(9) 具有药学或者相关专业本科学历,熟悉药品、医疗器械相关法规的专职专业人员组成的审核部门负责网上交易的审查工作。

2. 药品生产企业、药品批发企业通过自身网站与本企业成员之外的其他企业进行的互联网药品交易应当具备的条件

(1) 提供互联网药品交易服务的网站已获得从事互联网药品信息服务的资格;

(2) 具有与开展业务相适应的场所、设施、设备,并具备自我管理和维护的能力;

(3) 具有健全的管理机构,具备网络与交易安全保障措施及完整的管理制度;

(4) 具有完整保存交易记录的设施、设备;

(5) 具备网上查询、生成订单、电子合同等基本交易服务功能;

(6) 具有保证网上交易的资料和信息的合法性、真实性的完善管理制度、设施、设备与技术措施。

3. 药品连锁零售企业向个人消费者提供的互联网药品交易服务应当具备的条件

(1) 依法设立的药品零售连锁企业;

(2) 提供互联网药品交易服务的网站已获得从事互联网药品信息服务的资格;

(3) 具有健全的网络与交易安全保障措施及完整的管理制度;

(4) 具有完整保存交易记录的能力、设施和设备;

(5) 具备网上咨询、网上查询、生成订单、电子合同等基本交易服务功能;

(6) 对上网交易的品种有完整的管理制度与措施;

(7) 具有与上网交易的品种相适应的药品配送系统;

(8) 具有执业药师负责网上实时咨询,并有保存完整咨询内容的设施、设备及相关管理制度;

(9) 从事医疗器械交易服务,应当配备拥有医疗器械相关专业学历、熟悉医疗器械相关法规的专职专业人员。

三、互联网药品交易服务的管理

1. 审核资格和合法性

提供互联网药品交易服务的企业必须严格审核参与互联网药品交易的药品生产企业、药品经营企业、医疗机构从事药品交易的资格及其交易药品的合法性。

2. 首次上网交易的审核

对首次上网交易的药品生产企业、药品经营企业、医疗机构及提供互联网药品交易服务的企业必须索取、审核交易各方的资格证明文件和药品批准证明文件并进行备案。

3. 网上交易药品的限制

（1）通过自身网站与本企业成员之外的其他企业进行互联网药品交易的药品生产企业和药品批发企业只能交易本企业生产或者本企业经营的药品，不得利用自身网站提供其他互联网药品交易服务。

（2）向个人消费者提供互联网药品交易服务的企业只能在网上销售本企业经营的非处方药，不得向其他企业或者医疗机构销售药品。

（3）在互联网上进行药品交易的药品生产企业、药品经营企业和医疗机构必须通过经食品药品监督管理部门和电信业务主管部门审核同意的互联网药品交易服务企业进行交易。参与互联网药品交易的医疗机构只能购买药品，不得上网销售药品。

药师考点

1. 互联网药品交易服务的概念与分类
2. 互联网药品交易服务的资质条件
3. 互联网药品交易服务的管理

相关知识 打击网上非法售药

本章小结

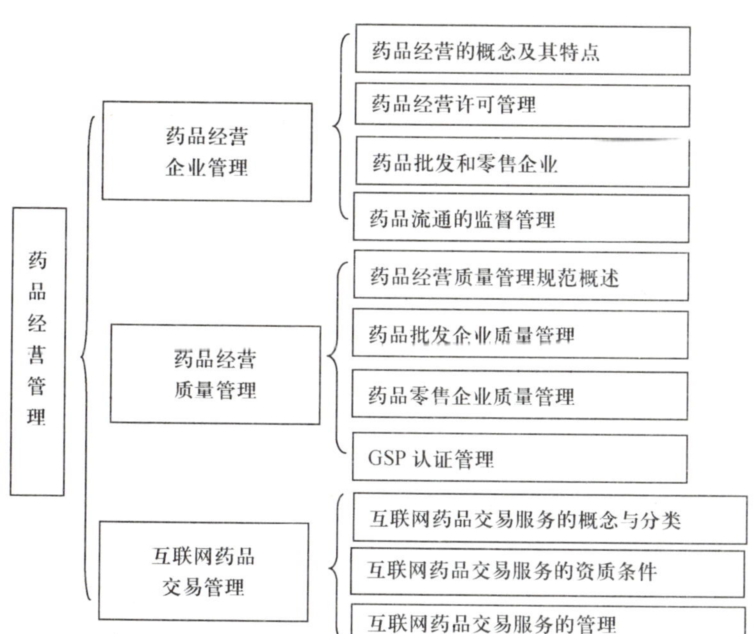

复习测试

一、A 型选择题(最佳选择题)

备选答案中只有一个最佳答案。

1. 开办药品经营企业的必备条件不包括(　　)

A. 具有依法经过资格认定的药学技术人员

B. 具有与所经营药品相适应的营业场所、设备、仓储设施、卫生环境

C. 具有能对所经营药品进行质量检验的机构或人员

D. 具有与所经营药品相适应的质量管理机构或人员

2. 由原发证机关注销《药品经营许可证》的情形不包括(　　)

A. 药品经营企业未通过《药品经营质量管理规范》认证的

B.《药品经营许可证》被依法宣布无效的

C.《药品经营许可证》有效期届满未换证的

D. 药品经营企业终止经营药品的

3. 药品批发企业储存药品的库房相对湿度的控制范围是(　　)

A. 30%~70%

B. 35%~70%

C. 35%~75%

D. 45%~75%

4. 药品批发企业在人工作业的库房储存药品，按质量状态实行色标管理，待确定的药品为(　　)

A. 红色

B. 绿色

C. 橙色

D. 黄色

5. 对于药品批发企业的 GSP 认证申请，GSP 认证管理的初审部门完成初审后，应当将初审合格的 GSP 认证申请书和资料移送(　　)

A. 国家药品监督管理部门审查

B. 省级药品监督管理部门审查

C. 省级药品监督管理部门药品认证中心审查

D. 国家药品监督管理部门药品认证中心审查

二、X 型选择题(多项选择题)

每题的备选答案中有 2 个或 2 个以上的正确答案。少选或多选均不得分。

1. 药品经营企业的经营范围有(　　)

A. 麻醉药品、精神药品、医疗用毒性药品

B. 放射性药品

C. 生物制品

D. 中药材、中药饮片、中成药

2.《药品经营许可证》许可事项变更包括(　　)

A. 企业执业药师变更

B. 注册地址变更

C. 仓库地址变更

D. 质量负责人变更

3. 某药品批发企业在员工请假需要调班时,不得由其他岗位人员代为履行职责的岗位有(　　)

A. 质量管理岗位

B. 质量验收岗位

C. 处方审核岗位

D. 处方调配岗位

4. 药品零售企业的下列经营行为,不符合规定的有(　　)

A. 执业药师不在岗时,停止向患者销售处方药

B. 在“广交会”上现货销售其药品

C. 销售所在市公立医院配制的滴耳液

D. 在开展社区健康宣传活动中销售少量非处方药品

5. 下列关于提供互联网药品交易服务企业经营行为说法,正确的有(　　)

A. 通过自身网站与本企业成员之外其他企业进行互联网药品交易的药品批发企业,只能交易本企业经营的药品

B. 提供互联网药品交易服务的企业应在其网站主页显著位置标明互联网药品交易服务资格证书号码

C. 参与互联网药品交易的医疗机构只能购买药品,不得上网销售药品

D. 取得互联网药品交易服务机构资格的药品零售连锁企业,可以通过自身网站向个人消费者销售处方药

三、简答题

1. 简述开办药品批发企业的条件。

2. 药品生产企业、经营企业不得从事的经营活动有哪些?

3. 互联网药品交易有几种形式?应当分别具备什么资质条件?

4. GSP 对药品零售企业药品陈列与药品销售的要求有哪些?

5. GSP 对药品批发企业药品储存与养护的要求有哪些?

(宿　凌)

复习测试参考答案

第八章　中 药 管 理

学 习 目 标

学习目的

本章介绍了中药材、中药饮片及中成药的概念,对《中药材生产质量管理规范》、《中药品种保护条例》和《野生药材资源保护管理条例》等法规的具体内容作了概述。旨在使学生明确国家对中药材、中药饮片、野生药材资源及中药保护品种的管理规定,在自觉遵守国家法律法规的同时,具备运用相关法规分析、解决实际问题的能力,为今后进一步学习和工作奠定基础。

学习要求

掌握:1.《中药材生产质量管理规范》的主要内容

2.《中药品种保护条例》的主要内容

熟悉:1. 中药材生产管理要点

2. 中药饮片的生产与炮制、包装的管理要点

3.《野生药材资源保护管理条例》的主要内容

了解:1. 中药行业发展情况及中药现代化发展概况

2. 中成药管理的相关规定

第一节　中药管理概述

中医药是我国独具特色的医学科学和优秀传统文化,几千年来为中华民族繁衍昌盛作出了重要贡献,对世界文明进步产生了积极的影响。

中药管理是药品管理的重要组成部分,是我国药事管理的内容之一。《药品管理法》明确指出:"国家发展现代药和传统药,充分发挥其在预防、医疗和保健中的作用。"中药管理的核心是中药质量监督管理,国家食品药品监督管理总局、国家中医药管理局分别对中药材的生产、中药饮片的炮制加工、中成药的生产等进行科学化、规范化管理;对中药的注册、生产、进出口及中药品种保护、野生药材资源保护等进行监督管理。

一、中药的概念、作用

(一) 中药的概念

中药是指在中医基础理论指导下用以防病治病的药物。中药是我国劳动人民在长期与疾病斗争过程中积累起来的宝贵财富,在保障人民健康和民族繁衍中起着重要的作用,是祖国传统医学的重要组成部分,又称"传统药"。自清末西医药输入我国之前,中药也称"官药"或"官

料药”。中药主要来源于天然药材及其加工品，有植物药、动物药、矿物药。以植物药居多，且使用广泛，自古以来，中药常称为“本草”。

中药包含中药材、中药饮片、中成药和民族药。

（1）中药材　中药材指药用植物、动物、矿物的药用部分采收后经产地初加工形成的原料药材。大部分中药材来源于植物，药用部位有根、茎、叶、花、果实、种子、皮及全草等，如丹参、桂枝、大青叶、金银花、苦杏仁、肉豆蔻、苦楝皮和紫草。药用动物来自于动物的骨、胆、结石、皮、肉及脏器，如斑蝥、羚羊角、牛黄和鹿茸。药用动物、植物最初主要来源于野生动物、植物，由于医学的发展和科技的进步，药物需求日益增长，野生动植物药材已满足不了人们的需要，出现了人工栽培植物和家养动物的品种。矿物类药材包括可供药用的天然矿物、矿物加工品种及动物的化石等，如朱砂、石膏、轻粉、芒硝、白降丹、红粉和龙骨等。

（2）中药饮片　中药饮片是指在中医药理论指导下，按照传统加工方法将中药材炮制成一定规格、供中医临床配方使用的制成品。有取药材切片作煎汤饮用之义。就广义而言，凡是供中医临床配方用的全部药材统称“饮片”；狭义则指切制成一定形状的药材，如片、块、丝、段等称为饮片。中药饮片大多由中药饮片加工企业提供。

（3）中成药　系指根据疗效确切、应用广泛的处方、验方或秘方，以中药材、中药饮片为原料配制加工而成的成方制剂，如丸、散、膏、丹、露、酒、锭、片剂、冲剂和糖浆等。

中成药必须由依法取得《药品生产许可证》、药品 GMP 证书的药品生产企业生产制得；具有特定的名称，并标明功能主治、用法用量和规格，如牛黄解毒丸、金嗓开音丸、千金片和复方丹参滴丸等。每种中成药的成分及其配比是固定的，不可随意变更，其使用方便、快捷，应用广泛。

（4）民族药　是指我国某些地区少数民族经长期医疗实践的积累并用少数民族文字记载的药品，如蒙药、藏药、苗药和壮药等。

民族药的来源与中药材基本相同，具有本民族医药学特色及较强的地域性，是中药的重要组成部分。

药师考点

1. 中药的概念
2. 中药的分类

（二）中药的作用

中药是中医用以防治疾病的主要武器，是中医赖以存在的物质基础。自古以来，中医中药是一家，中药在医疗实践中得到发展，中药的发展又丰富了祖国医学的内容，也促进了中医理论的发展。中药离开了防病治病，就失去了服务对象和使用价值；中医离开了中药，即失去了治病的武器，没有了物质基础。因此，中医、中药是一个不能分割的整体。中药在人们防病治病中具有不可替代的作用，中药的资源优势、疗效优势、预防保健优势及市场前景越来越被国际上认可。近年来，美国、日本、德国等一些发达国家为规避西药的毒副作用，加速了对中药的研究和开发。保护与发展中药，造福于人类已成为医药界的共识。

二、中药品种及其行业发展情况

（1）中药的品种　我国历史悠久，地域辽阔，从高山到平原，从陆地到江河湖泊，蕴藏着极为丰富的中药天然资源。据统计,我国的中药资源种类有 12 807 种,药用植物占全部种类的 87%,药用动物占 12%,药用矿物不足 1%。2006 年出版的《中药大辞典》(第 2 版)收载品种 6 008 种。2012 年版的《国家基本药物目录》收录中成药 203 种,中药饮片不列具体品种,除国家另有规定的中药饮片外均属于国家基本药物的范畴。2015 年版《中国药典》收载中药材和饮片、植物油脂和提取物、成方制剂和单味制剂等,品种共计 2 598 种。中成药与中药材、中药饮片共同构成中药产业的三大支柱。

(2) 中药行业发展情况 中药作为我国独特的卫生资源和潜力巨大的经济资源,在经济社会发展中发挥着重要作用。随着我国新型工业化、信息化、城镇化、农业现代化深入发展,人口老龄化进程加快,健康服务业蓬勃发展,人民群众对中药的需求越来越旺盛,迫切需要继承、发展、利用好中药,充分发挥中药在深化医药卫生体制改革中的作用,造福人类健康。在世界范围内,中药产业多年来一直保持着较快的增长速度,全球的中药市场正处于快速增长期。国际植物药市场份额已达 300 多亿美元,且以每年 10%~20%的速度递增;全球对天然营养药品的需求正以 70%的年增长率递增。据世界卫生组织统计,目前全世界有 40 亿人使用中草药治病,该组织估计,中药的开发利用在未来 10 年内将在全球兴起。

中药是中国医学科学的特色与优势,是中华民族优秀文化的重要组成部分。2014 年,中药工业总产值达 8 273 亿元人民币,占整个医药工业总产值的 32.07%。我国向日本、韩国、美国、欧盟等国家和地区出口大量的中药材和植物提取物。2015 年,我国仅中药材及中药饮片出口额达 10.58 亿美元。我国共与 175 个国家和地区存在中药贸易往来,亚洲国家稳居我国中药出口的榜首位置,我国对亚洲国家和地区中药出口额达到 22.17 亿美元,占我国中药出口额的 58.80%。

三、中药现代化发展概述

中医药学是中华民族优秀文化的组成部分,我国拥有丰富的中药资源优势、市场优势和人才优势。中药是我国具有发展潜力、最有可能取得自主知识产权优势的产业。近年来,中药已成为世界医药产业的重要发展方向之一。为了加强对我国中药现代化工作的宏观指导,从国家战略高度对中药现代化工作整体布局,进一步充分发挥中药的优势和特色,加快中药现代化进程,确保中药产业健康有序地发展,更好地满足我国人民健康保障的需要,国务院于 2016 年 2 月 22 日发布了《中医药发展战略规划纲要(2016—2030 年)》(以下简称《纲要》),是继 2002 年国务院办公厅转发《中药现代化发展纲要》和 2007 年《中医药创新发展规划纲要(2006—2020 年)》后又一事关中医药发展战略的纲领性文件。

《纲要》分为基本形式,指导思想、基本原则和发展目标,重点任务,保障措施和组织实施五个部分。

(一) 指导思想

牢固树立创新、协调、绿色、开放、共享发展理念,坚持中西医并重,从思想认识、法律地位、学术发展与实践运用上落实中医药与西医药的平等地位,充分遵循中医药自身发展规律,以推进继承创新为主题,以提高中医药发展水平为中心,以完善符合中医药特点的管理体制和政策机制为重点,以增进和维护人民群众健康为目标,拓展中医药服务领域,促进中西医结合,发挥中医药在促进卫生、经济、科技、文化和生态文明发展中的独特作用,统筹推进中医药事业振兴发展,为深化医药卫生体制改革、推进健康中国建设、全面建成小康社会和实现“两个一百年”奋斗目标作出贡献。

(二)基本原则

(1) 坚持以人为本、服务惠民　以满足人民群众中医药健康需求为出发点和落脚点,坚持中医药发展为了人民、中医药成果惠及人民,增进人民健康福祉,保证人民享有安全、有效、方便的中医药服务。

(2) 坚持继承创新、突出特色　把继承创新贯穿中医药发展一切工作,正确把握好继承和创新的关系,坚持和发扬中医药特色优势,坚持中医药原创思维,充分利用现代科学技术和方法,推动中医药理论与实践不断发展,推进中医药现代化,在创新中不断形成新特色、新优势。

(3) 坚持深化改革、激发活力　改革完善中医药发展体制机制,充分发挥市场在资源配置中的决定性作用,推进产业结构调整,更好发挥政府在制定规划、出台政策、引导投入、规范市场等方面的作用,积极营造平等参与、公平竞争的市场环境,不断激发中医药发展的潜力和活力。

(4) 坚持统筹兼顾、协调发展　坚持中医与西医相互取长补短,发挥各自优势,促进中西医结合,在开放中发展中医药。统筹兼顾中医药发展各领域、各环节,促进中医药医疗、保健、科研、教育、产业、文化全面发展,促进中医中药协调发展,不断增强中医药发展的整体性和系统性。

(三)发展目标

到 2020 年,实现人人基本享有中医药服务,中医医疗、保健、科研、教育、产业、文化各领域得到全面协调发展,中医药标准化、信息化、产业化、现代化水平不断提高。中医药产业现代化水平显著提高,中药工业总产值占医药工业总产值 30% 以上,中医药产业成为国民经济重要支柱之一;符合中医药发展规律的法律体系、标准体系、监督体系和政策体系基本建立,中医药管理体制更加健全。

(四)重点任务

尤其是在“全面提升中药产业发展水平”中明确指出:

(1) 加强中药资源保护利用　实施野生中药材资源保护工程,完善中药材资源分级保护、野生中药材物种分级保护制度,建立濒危野生药用动植物保护区、野生中药材资源培育基地和濒危稀缺中药材种植养殖基地,加强珍稀濒危野生药用动植物保护、繁育研究。建立国家级药用动植物种质资源库。建立普查和动态监测相结合的中药材资源调查制度。在国家医药储备中,进一步完善中药材及中药饮片储备。

(2) 推进中药材规范化种植养殖　制定中药材主产区种植区域规划。制定国家道地药材目录,加强道地药材良种繁育基地和规范化种植养殖基地建设。促进中药材种植养殖业绿色发展,制定中药材种植养殖、采集、储藏技术标准,加强对中药材种植养殖的科学引导,大力发展中药材种植养殖专业合作社和合作联社,提高规模化、规范化水平。支持发展中药材生产保险。建立完善中药材原产地标记制度。实施贫困地区中药材产业推进行动,引导贫困户以多种方式参与中药材生产,推进精准扶贫。

(3) 促进中药工业转型升级　推进中药工业数字化、网络化、智能化建设,加强技术集成和工艺创新,提升中药装备制造水平,加速中药生产工艺、流程的标准化、现代化,提升中药工业知识产权运用能力,逐步形成大型中药企业集团和产业集群。以中药现代化科技产业基地为依托，实施中医药大健康产业科技创业者行动，促进中药一、二、三产业融合发展。开展中成药上市后再评价，加大中成药二次开发力度，开展大规模、规范化临床试验，培育一批具有国际竞争力的名方大药。开发一批中药制造机械与设备，提高中药制造业技术水平与规模效益。推进实施中药标准化行动计划，构建中药产业全链条的优质产品标准体系。实施中药绿色制造工程，形成门类丰富的新兴绿色产业体系，逐步减少重金属及其化合物等物质的使用量，严格执行《中药类制药工业水污染物排放标准》(GB 21906—2008)，建立中药绿色制造体系。

(4) 构建现代中药材流通体系　制定中药材流通体系建设规划，建设一批道地药材标准化、集约化、规模化和可追溯的初加工与仓储物流中心，与生产企业供应商管理和质量追溯体系紧密相连。发展中药材电子商务。利用大数据加强中药材生产信息搜集、价格动态监测分析和预测预警。实施中药材质量保障工程，建立中药材生产流通全过程质量管理和质量追溯体系，加强第三方检测平台建设。

(五) 保障措施

(1) 健全中医药法律体系　推动颁布并实施《中医药法》，研究制定配套政策法规和部门规章，推动修订《中药品种保护条例》等法律法规，进一步完善中药审批管理、中医药传统知识保护等领域相关法律规定，构建适应中医药发展需要的法律法规体系。

(2) 完善中医药标准体系　为保障中医药服务质量安全，实施中医药标准化工程，健全完善中药质量标准体系，加强中药质量管理，重点强化中药炮制、中药鉴定、中药制剂、中药配方颗粒及道地药材的标准制定与质量管理。加快中药数字化标准及中药材标本建设。加快国内标准向国际标准转化。加强中医药监督体系建设，建立中医药监督信息数据平台。推进中医药认证管理，发挥社会力量的监督作用。

(3) 加大中医药政策扶持力度　落实政府对中医药事业的投入政策。改革中医药价格形成机制，降低中成药虚高药价，破除以药补医机制。继续实施不取消中药饮片加成政策。在国家基本药物目录中进一步增加中成药品种数量，不断提高国家基本药物中成药质量。

(4) 加强中医药人才队伍建设　建立健全院校教育、毕业后教育、继续教育有机衔接及师承教育贯穿始终的中医药人才培养体系。

(5) 推进中医药信息化建设　按照健康医疗大数据应用工作部署，在健康中国云服务计划中，加强中医药大数据应用。

第二节　中药材的管理

中药材最初主要来源于野生动植物，由于使用量的不断增加，现在使用的中药材多为人工种植(或家养)。

加强中药材管理、保障中药材质量安全，对于维护公众健康、促进中药材产业持续健康发展，具有重要意义。2013 年 10 月 9 日由国家食品药品监督管理总局、工业和信息化部、农业部、商务部、国家卫生和计划生育委员会、国家工商行政管理总局、国家林业局、国家中医药管理局 8 部委联合发布了《关于进一步加强中药材管理的通知》，强化了对中药材管理的重要性；此外，为进一步加强中药材保护、促进中药产业科学发展，2015 年 4 月由工业和信息化部、国家中医药管理局、国家发展和改革委员会、科技部、财政部、环境保护部、农业部、商务部、国家卫生和计划生育委员会、国家食品药品监督管理总局、国家林业局、保险监督管理委员会12部委联合发布了《中药材保护和发展规划(2015—2020年)》。

一、中药材生产管理

中药材生产是中药产业发展的基础和源头,规范中药材的生产是直接提升中药材、中药饮片和中成药质量的必要手段。

中药材的种植是一个复杂的系统工程,它具有农业生产的基本特征,同时具有药品生产的属性。我国中药材资源品种繁多、种植零散分布。目前,我国中药材的种植、养殖仍采取粗放式的管理方式,规模化、集约化程度相对较低。据统计,我国60%以上的中药材资源分布在西部12个省、自治区、直辖市,80%以上的中药材种植面积是由药材种植专业户投资的。中药制药企业投资建设的中药材种植基地的种植面积和品种极为有限。

为了进一步规范中药材的生产环节,国家药品监督管理局经局务会审议通过,于2002年4月17日以第32号局令发布《中药材生产质量管理规范(试行)》(Good Agricultural Practice,简称为GAP),自2002年6月1日起施行。2016年2月3日,国务院印发了《关于取消13项国务院部门行政许可事项的决定》。其中规定,取消中药材生产质量管理规范(GAP)认证,但对于中药材生产的种子来源、农药化肥使用及粗加工等方面的监管更加严格。

2013年10月9日,由国家食品药品监督管理总局等8部委联合发布的《关于进一步加强中药材管理的通知》中强调中药材是中医药的重要组成部分。加强中药材管理、保障中药材质量安全,对于维护公众健康、促进中药材产业持续健康发展、推动中医药事业繁荣壮大,具有重要意义。近年来,我国中药材管理不断加强,形成了以中药材种植养殖、产地初加工和专业市场为主要环节的中药材产业,但受多种因素影响,中药材管理仍然存在标准化种植养殖落实不到位,不科学使用农药化肥造成有害物质残留;中药材产地初加工设备简陋,染色增重、掺杂造假现象时有发生等一系列问题。该通知明确指出,产地初加工是中药材产地对地产中药材进行洁净、除去非药用部位、干燥等处理的关键环节,是防止霉变虫蛀、便于储存运输、保障中药材质量的重要手段。结合地产中药材的特点,加强对中药材产地初加工的管理,逐步实现初加工集中化、规范化、产业化,对地产中药材逐品种制定产地初加工规范,统一质量控制标准,改进加工工艺,提高中药材产地初加工水平。

二、中药材进出口管理

(一)药材进门管理

为了加强进口药材的监督管理,保证进口药材质量,国家食品药品监督管理局于2005年11月24日以第22号局令发布了《进口药材管理办法(试行)》。其中规定,进口药材申请人应当是中国境内取得《药品生产许可证》或者《药品经营许可证》的药品生产企业或者药品经营企业。药材进口申请包括首次进口药材申请和非首次进口药材申请。首次进口药材申请包括已有法定标准药材首次进口申请和无法定标准药材首次进口申请。药材必须从国务院批准的允许药材进口的边境口岸进口,且只能进口该口岸周边国家或者地区所产的药材。

申请药材进口时,申请人应当按照规定如实提交规范完整的材料,反映真实情况,并对其申报资料实质内容的真实性负责。

1. 非首次进口药材的申报资料项目及要求

(1)《进口药材申请表》;

(2)申请人《药品经营许可证》或《药品生产许可证》、《营业执照》(复印件);

(3)供货方合法登记证明文件(如《营业执照》等,复印件);

(4)购货合同(复印件);

(5)药材质量标准及其来源。

2. 首次进口药材的申报资料项目及要求

(1)《进口药材申请表》;

(2)申请人《药品经营许可证》或《药品生产许可证》、《营业执照》(复印件);

(3)供货方合法登记证明文件(如《营业执照》等,复印件);

(4)购货合同(复印件);

(5)药材质量标准及其来源;

(6)药材基源研究证明资料(证明应由中国境内具有动植物基源鉴定资质的机构提供)。

(二)国家实行进口审批的中药材品种

根据国务院 1986 年 1 月 15 日国发(1986)8 号文件规定,国家对以下 13 种中药材实行进口审批制度,并发给《进口许可证》后方可进口。它们是豆蔻、血竭、羚羊角、广角、豹骨、沉香、牛黄、麝香、砂仁、西红花、胖大海、西洋参和海马。

(三)国家对中药材出口管理

国家对中药材出口实行以下管理要求:① 继续贯彻"先国内、后国外"的原则;② 如果国内供应、生产严重不足应停止或减少出口;③ 国内供应如有剩余的,应争取多出口。

出口中药材必须办理《出口中药材许可证》后,方可办理出口手续。目前,国家对 35 种中药材出口实行审批。它们是人参、鹿茸、当归、蜂王浆(包括粉)、三七、麝香、甘草及其制品、杜仲、厚朴、黄芪、党参、黄连、半夏、茯苓、菊花、枸杞、山药、川芎、生地、贝母、银花、白芍、白术、麦冬、天麻、大黄、冬虫夏草、丹皮、桔梗、元胡、牛膝、连翘、罗汉果和牛黄等。

药师考点

1. 中药材的生产管理
2. 进口药材规定

三、《中药材生产质量管理规范》的主要内容

(一)《中药材生产质量管理规范》(GAP)基本概况

中药的标准化是中药现代化和国际化的基础和先决条件。中药标准化包括药材标准化,饮片标准化和中成药标准化。其中药材的标准化是基础,没有药材的标准化就不可能有饮片及中成药的标准化,药材的标准化有赖于中药材生产的规范化。

药材是通过一定的生产过程而形成的。影响药材产量和质量的因素有药用动植物的不同种质、不同生态环境、不同栽培和养殖技术、采收、加工方法。由于多方面的原因,我国中药材生

产存在一些问题：① 种质不清楚；② 种植、加工技术不规范；③ 农药残留量严重超标；④ 中药材质量低劣，抽检不合格率高；⑤ 野生资源破坏严重。因此，通过规范化的药材生产提升整个中药材、中药饮片和中成药的质量，已成为一项十分重要而紧迫的任务。

（二）GAP 的起草原则

（1）内容广泛、复杂　它涉及药学、生物学、农学及管理学等多种学科，是一个复杂的系统工程。核心是规范生产过程以保证药材的质量稳定、可控。其内容紧紧围绕药材质量及可能影响药材质量的内在、外在因素的调控而制订。内在因素为种质；外在因素为环境、生产技术等。

（2）GAP 的概念内涵较大　不仅是栽培的药用植物，也包括药用动物；考虑我国野生药材占的比例较大，GAP 还包括了药用野生植物和动物。而欧盟 GAP 仅包括药用植物和芳香植物。

（3）国外经验与我国国情相结合　注重汲取国外先进经验，如生产技术和管理方法，也注重地道药材和传统的栽培技术、加工方法；允许施用农家肥，但强调应充分腐熟达到无害化卫生标准。而欧盟禁用人的排泄物作肥料。

（三）GAP 框架

GAP 共十章，共五十七条，其内容涵盖了中药材生产的全过程，是中药材生产和质量管理的基本准则。适用于中药材生产企业生产中药材（含植物药及动物药）的全过程。其框架如下：

第一章　总则

第二章　产地生态环境

第三章　种质和繁殖材料

第四章　栽培与养殖管理

第五章　采收与初加工

第六章　包装、运输与储藏

第七章　质量管理

第八章　人员和设备

第九章　文件管理

第十章　附则

（四）GAP 主要内容介绍

GAP 是中药材生产和质量管理的基本准则，适用于中药材生产企业生产中药材的全过程。GAP 是规范中药材生产，保证中药材质量，促进中药标准化、现代化的重要措施。我国 GAP 的基本内容涵盖产地生态环境、种质和繁殖材料、栽培与养殖管理、采收与初加工、包装、运输与储藏、质量管理、人员和设备、文件管理等。GAP 的主要内容见表 8-1。

表 8-1　GAP 的主要内容

范围	具体内容
产地生态环境	① 生产企业应按中药材产地适宜性优化原则，因地制宜，合理布局。 ② 中药材产地的环境如空气、土壤、灌溉水、动物饮用水应符合国家相应标准。 ③ 药用动物养殖企业应满足动物种群对生态因子的需求及与生活、繁殖等相适应的条件。

续表

<table>
<tr><th colspan="2">范围</th><th>具体内容</th></tr>
<tr><td colspan="2">种质和繁殖材料</td><td>① 加强中药材良种选育、配种工作，对养殖、栽培或野生采集的药用动植物，应准确鉴定其物种，并记录其中文名及学名。
② 种子、菌种和繁殖材料在生产、储运过程中应实行检验和检疫制度。
③ 按动物习性进行药用动物的引种及驯化。</td></tr>
<tr><td rowspan="2">栽培养殖管理</td><td>栽培</td><td>根据药用植物生长发育要求，确定栽培适宜区域，并制定相应的种植规程。根据其营养特点及土壤的供肥能力，确定施肥种类、时间和数量。必须施用农药时，采用最小有效剂量并选用高效、低毒、低残留农药，以降低其残留和重金属污染。</td></tr>
<tr><td>养殖</td><td>根据其生存环境、食性、行为特点及对环境的适应能力，确定养殖方式和方法。科学配制饲料，定时定量投喂，定期接种疫苗。禁止将中毒、感染疫病的药用动物加工成中药材。</td></tr>
<tr><td colspan="2">采收与初加工</td><td>① 野生或半野生药用动植物的采集应坚持“最大持续产量”原则。有计划地进行野生抚育、轮采与封育，以利于生物的繁衍与资源的更新。
② 采收机械、器具应保护清洁、无污染，存放在无虫鼠和无禽畜的干燥场所。
③ 药用部分采收后，经过适宜的加工；需干燥的应迅速干燥，并控制温度和湿度，使中药材不受污染，有效成分不被破坏。
④ 地道药材应按传统方法进行加工。如有改动，应提供充分试验数据，不得影响药材质量。</td></tr>
<tr><td colspan="2">包装、运输与储藏</td><td>① 包装材料应清洁、干燥、无污染、无破损，并符合药材质量要求。包装应按标准操作规程操作，并有批包装记录。
② 药材批量运输时，不应与其他有毒、有害、易串味物质混装。运载容器应具有较好的通气性，以保持干燥。
③ 药材仓库应通风、干燥、避光，并具有防鼠、防虫、防禽畜的措施。药材应存放在货架上，与墙壁保持足够距离，防止虫蛀、霉变、腐烂、泛油等现象发生，并定期检查。</td></tr>
<tr><td colspan="2">质量管理</td><td>① 生产企业应设质量管理部门，负责中药材生产全过程的监督管理和质量监控，并应配备与药材生产规模、品种检验要求相适应的人员、场所、仪器和设备。
质量管理部门的主要职责：(a) 负责环境监测、卫生管理；(b) 负责生产资料、包装材料及药材的检验，并出具检验报告；(c) 负责制定培训计划，并监督实施；(d) 负责制定和管理质量文件，并对生产、包装、检验等各种原始记录进行管理。
② 药材包装前，质量检验部门应对每批药材按中药材国家标准或经审核批准的中药材标准进行检验。</td></tr>
<tr><td colspan="2">人员和设备</td><td>① 质量管理部门负责人应有相关专业的大专以上学历和药材生产实践经验。从事加工、包装、检验人员应定期进行健康检查，患有传染病、皮肤病或外伤性疾病等不得从事直接接触药材的工作。
② 对生产企业的环境卫生、生产和检验用的仪器、仪表、量具、衡器等其适用范围和精密度应符合生产和检验的要求，并定期校验。</td></tr>
<tr><td colspan="2">文件管理</td><td>① 生产企业应有生产管理、质量管理等标准操作规程。每种中药材的生产全过程均应详细记录，必要时可附图片、图像。
② 所有原始记录、生产计划及执行情况、合同及协议书等均应存档，至少保存 5 年。档案资料应有专人保管。</td></tr>
</table>

药师考点
1.《中药材生产质量管理规范》基本要求
2.《中药材生产质量管理规范》主要内容

（五）中药材生产质量管理规范认证

（1）认证概述　2003 年 9 月 19 日，国家食品药品监督管理局以国食药监安[2003]251 号文印发了《中药材生产质量管理规范认证管理办法（试行）》及《中药材 GAP 认证检查评定标准（试行）》的通知。该通知明确，自 2003 年 11 月 1 日起，SFDA 正式受理中药材 GAP 的认证申请，并组织认证试点工作。

（2）认证管理部门　《中药材 GAP 认证管理办法》规定，SFDA 负责全国中药材 GAP 认证工作；负责中药材 GAP 认证检查评定标准及相关文件的制定、修订工作；负责中药材 GAP 认证检查员的培训、考核和聘任等管理工作。SFDA 药品认证管理中心（现为审核查验中心）承担中药材 GAP 认证的具体工作。省级食品药品监督管理局负责本行政区域内中药材生产企业的 GAP 认证申报资料初审和通过中药材 GAP 认证企业的日常监督管理工作。

（3）认证概况　自 2004 年 3 月 16 日起，国家食品药品监督管理局以国食药监安[2004]59 号文件发布了对 8 家中药材生产企业相关基地种植的丹参等 8 个中药材品种的检查公告（第 1 号），截止至 2016 年 1 月，国家食品药品监督管理总局根据《中药材生产质量管理认证管理办法（试行）》的有关规定，组织专家先后对 83 个中药材品种发布了 GAP 检查公告。

通过 GAP 认证的中药材品种有丹参、三七、山茱萸、鱼腥草、西红花、板蓝根、西洋参、人参、麦冬、栀子、青蒿、罂粟壳、黄连、穿心莲、灯盏花、何首乌、太子参、桔梗、党参、薏苡仁、绞股蓝、铁皮石斛、天麻、荆芥、黄芪、广藿香、川芎、泽泻、白芷、苦地丁、银杏叶、龙胆、玄参、地黄、山药、当归、款冬花、头花蓼、平贝母、延胡索、附子、五味子、苦参、甘草、黄芩、茯苓、厚朴、云木香、苍术、虎杖、滇重楼、牡丹皮、温莪术、蓬莪术、温郁金、天花粉、短葶山麦冬、川贝母、半夏、枸杞子、决明子、化橘红、北柴胡、金钗石斛、冬凌草、肿节风、夏枯草、淫羊藿、金银花、山银花、红花、菊花、螺旋藻、美洲大蠊、石斛、黄精、鸡血藤、益母草、白芍、红芪、三七、管花肉苁蓉和野菊花等。

2016 年 2 月 3 日，国务院以“国发[2016]10 号”文印发了《关于取消 13 项国务院部门行政许可事项的决定》。其中规定，取消中药材生产质量管理规范（GAP）认证。

第三节　中药饮片与中成药管理

中药饮片既是中医辨证论治的处方用药，又是中成药的原料。中药饮片的质量直接影响防病治病、康复保健的效果及中医药事业的发展。

一、中药饮片的生产与炮制管理

为了进一步规范中药饮片的生产，国家药品监督管理部门先后出台了相应的管理措施，如 1992 年国家中医药管理局制定颁布了《中药饮片生产企业质量管理办法（试行）》，2004 年下发了《关于推进中药饮片等类别药品监督实施 GMP 工作的通知》(国食药监安[2004]514 号),要求“自 2008 年 1 月 1 日起,所有中药饮片生产企业必须在符合 GMP 的条件下生产”。为了落实该通知的要求,SFDA 又于 2008 年 2 月以“国食药监办[2008]42 号”文下发了《关于加强中药饮片生产监督管理的通知》,要求自 2008 年 1 月 1 日起,未获得药品 GMP 证书的中药饮片生产企业一律不得从事中药饮片的生产经营活动。中药饮片经营企业、使用单位(药品生产企业、医疗机构)必须从具有药品 GMP 证书的中药饮片生产企业或具有中药饮片经营资质(批发)的药品经营企业购进饮片。使用单位从经营企业购进中药饮片的,必须要求经营企业提供中药饮片生产企业的药品 GMP 证书复印件。经营企业和使用单位在 2007 年 12 月 31 日前已经购进的未获得药品 GMP 认证企业生产的中药饮片,可以继续销售使用。凡持有药品 GMP 证书的中药饮片生产企业,必须严格按照工艺规程自行炮制生产,且只能生产销售认证范围内的品种。否则,对于违规的中药饮片生产、经营企业和使用单位,按照《药品管理法》第七十四条予以查处。

《药品管理法》规定:中药饮片必须按照国家药品标准炮制;国家药品标准没有规定的,必须按照省、自治区、直辖市药品监督管理部门制定的炮制规范炮制。省、自治区、直辖市药品监督管理部门制定的炮制规范应当报国务院药品监督管理部门备案。不符合国家药品标准或者不按照省、自治区、直辖市药品监督管理部门制定的中药饮片炮制规范炮制的,不得出厂。

GMP 附录规定“中药材炮制中的蒸、炒、炙、煅等厂房应与其生产规模相适应,并有良好的通风、除尘、除烟、降温等设施”;“中药材筛选、切制、粉碎等生产操作的厂房应安装捕吸尘等设施”。

药师考点

中药饮片生产、经营管理

案例分析 “销售无证生产的中药饮片案”分析

1. 案情描述

A 市食品药品监督管理局在对 B 药品经营企业进行日常监督检查时,发现一批中药饮片黄芪质量可疑,该批中药饮片标示的是 C 地的 D 中药饮片有限公司生产。于是,执法人员与 C 地食品药品监督管理局取得联系,要求协查。经查,D 中药饮片有限公司根本没有生产过该批中药饮片黄芪。

2. 问题讨论

① B 药品经营企业在销售中药饮片黄芪过程中存在哪些违法事实?

② 生产中药饮片的企业应该具备什么条件?

3. 案例分析

从该案例所反映的情况来看,可以确定三个方面的事实:一是 B 药品经营企业是一个药品销售企业;二是 B 药品经营企业所销售的黄芪中药饮片并不是饮片所标明的中药饮片有限公司生产的;三是 B 药品经营企业所销售的饮片质量可疑。

B 药品经营企业所销售的中药饮片所标明的生产企业是 D 中药饮片有限公司,而已经查明该公司根本没有生产过该批中药饮片黄芪,如果 B 药品经营企业不能够证明其所销售的黄芪中药饮片是具有《药品生产许可证》的企业生产的，根据《药品管理法》第七条“药品生产必须按照药品管理法律的规定取得《药品生产许可证》”的规定，B药品经营企业销售中药饮片的行为就属于销售无证生产的药品的情况，其行为违反了《药品管理法》第三十四条“药品生产、经营企业和医疗机构必须从具有药品生产、经营资格的企业购进药品；但是购进没有实施批准文号管理的中药材除外”的规定。应根据《药品管理法》第八十条的规定进行处罚，即药品的生产、经营企业或者医疗机构违反本法第三十四条的规定，从无《药品生产许可证》、《药品经营许可证》的企业购进药品的，责令改正，并处违法购进药品货值金额2倍以上5倍以下的罚款，有违法所得的，没收违法所得；情节严重的，吊销《药品生产许可证》、《药品经营许可证》或者医疗机构执业许可证。

二、中药饮片包装管理

中药饮片的包装直接影响产品的质量，为确保人民群众用药安全有效，《药品管理法》及其《实施条例》中明确规定，“生产中药饮片，应当选用与药品性质相适应的包装材料和容器；包装不符合规定的中药饮片，不得销售”。《药品经营质量管理规范实施细则》也指出，中药材和中药饮片应有包装，并附有质量合格的标志。

国家食品药品监督管理局先后颁布了《中药饮片包装管理办法(试行)》(自1998年4月7日起施行)和《加强中药饮片包装监督管理的补充通知》(自2003年12月18日起施行)(国食药监办[2003]358号)，对中药饮片包装管理作了明确规定，要求：① 生产中药饮片，应选用与药品性质相适应及符合药品质量要求的包装材料和容器。严禁选用与药品性质不相适应和对药品质量可能产生影响的包装材料。② 中药饮片的包装必须印有或者贴有标签。中药饮片的标签注明品名、规格、产地、生产企业、产品批号、生产日期。实施批准文号管理的中药饮片还必须注明批准文号。③ 中药饮片在发运过程中必须要有包装。每件包装上必须注明品名、产地、日期、调出单位等，并附有质量合格的标志。④ 对不符合要求的中药饮片，一律不准销售。2004年7月1日以后仍不符合中药饮片包装要求的行为要依法进行查处。

三、中成药管理规定

(一) 中成药国家标准管理规定

1996年，全国开展中成药地方标准整顿工作，基本解决了中成药地方标准存在的同名异方、同方异名、同方而功能主治相差甚远或组方不合理、疗效不确切的混乱问题，共审定该类标准2 453种，中成药已进入国家标准管理的正常秩序状态。

为了强化中成药国家标准管理工作，维护药品监督管理法规的严肃性，确保人民用药安全有效，国家药品监督管理局以“国药监注[2001]83号”下发了《关于强化中成药国家标准管理工作的通知》。

1. 解决中成药地方标准问题的基本原则

(1) 坚持中成药一方一名原则；

(2) 组方不合理、疗效不确切或安全性差的品种经专家审评认定后，将予撤销；

(3) 经过有关专家审评认为组方合理、疗效确切、安全性好、质量可控的品种，上升为国家标准。

2. 解决中成药地方标准问题的方法

（1）符合解决范围的中成药地方标准品种的药品生产企业按要求，向所在地省、自治区、直辖市药品监督管理部门申报。省、自治区、直辖市药品监督管理部门对申报资料审查核实后，将本辖区内所有申报品种进行汇总，连同审查核实后的药品生产企业申报资料统一报国家药品监督管理局，逾期视为放弃，不再受理。

（2）组织专家对申报资料进行医学审查和药学审查。医学审查结束后，品种明确分为① 通过品种；② 需补充资料的品种；③ 统一调整品种；④ 拟撤销品种。医学审查结果将通知品种所在省、自治区、直辖市药品监督管理部门。

（3）医学审查通过的品种，将组织安排标准提高复核工作，并进行药学审查。

（4）药品生产企业对审查结果有异议的，可以通过所在地省、自治区、直辖市药品监督管理部门提交复审要求，国家将组织专家进行复审。

此外，2015 年 10 月 29 日，国家标准化管理委员会和国家中医药管理局又联合发布了《中药方剂编码规则及编码》、《中药编码规则及编码》和《中药在供应链管理中的编码与表示》三项中医药国家标准，该标准于 2015 年 12 月 1 日起实施。这三项标准的实施标志着我国实施统一的中药、中药方剂、中药供应链编码体系。《中药方剂编码规则及编码》规定了中药方剂的分类与代码结构，并对 1 089 首中药方剂进行了分类编码；《中药编码规则及编码》规定了中药的编码规则；《中药在供应链管理中的编码与表示》规定了中药产品贸易项目、产地、单位、等级、生产日期、批次号、系列号、数量等产品标识内容信息的编码与表示。三项标准的发布实施，能够有效推动我国实现中药方剂、中药名称、品种及其规格“一名、一方、一物、一码”，“以方统药”工作，能有效避免同方异名、异方同名、同物异名、异物同名的混淆现象，防止中药材、中药饮片以假充真、以劣充优，进一步净化中医药市场。同时也为实现我国中医药事业的跨越式发展，推动互联网+中医药服务，提升中医药的国际化具有里程碑式的意义。

相关知识

相关知识 《中药方剂编码规则及编码》、《中药编码规则及编码》和《中药在供应链管理中的编码与表示》三项规则内涵及适用范围

（二）中药注册管理规定

2000 年 4 月，国家药品监督管理局发布了《关于加强中药注册管理有关事宜的通知》，进一步规范了中药注册的有关工作。其中指出：

（1）针对已批准生产中药注射剂不良反应发生较多、原因复杂的情况，为加强中药注射剂的质量管理，决定① 暂停中药注射剂的仿制审批；② 新药中药注射剂应固定药材产地，建立药材和制剂的指纹图谱标准；③ 已批准生产中药注射剂的企业，应参照中药新药注射剂有关要求，提高质量标准，并经省、自治区、直辖市药品监督管理局审核，否则将撤销其生产批准文号。

（2）为提高中药质量标准水平，逐步改变中成药低水平重复的情况，对仿制需提高质量标准的被仿制中成药品种实行试行标准管理制度。仿制药品获准生产后，仿制药品实行试行标准，试行期二年。

（3）已批准进口的天然药物申请国内生产批准文号，应持《进口药品注册证》按中药新药四类的程序和要求办理。

（4）为加强药用滑石粉、雄黄的管理，保证其质量，决定对药用滑石粉、雄黄实行生产批准文号管理。

第四节　中药品种保护

一、中药品种保护的目的意义

为了提高中药品种的质量，保护中药生产企业的合法权益，促进中药事业的发展，国务院于1992年10月14日，以第106号令发布了《中药品种保护条例》（以下简称《条例》），自1993年1月1日起施行。条例明确指出："国家鼓励研制开发临床有效的中药品种，对质量稳定、疗效确切的中药品种实行分级保护。"《中药品种保护条例》的颁布实施，标志着我国对中药的研制、生产和管理工作走上了法制化轨道；对拥有自主知识产权的中药产品，保护其合法的权益，提高中药的质量和信誉，推动中药制药企业的科技进步，促进中药走向国际医药市场均具有重要的意义。

相关知识　《中药品种保护条例》产生的背景

相关知识

二、中药品种保护条例的适用范围及管理部门

（一）《条例》适用范围

本条例属国务院颁发的行政法规。适用于我国境内生产制造的中药品种，包括中成药、天然药物的提取物及其制剂和中药人工制成品。

申请专利的中药品种，依照《专利法》的规定办理，不适用本条例。

（二）监督管理部门

国家药品监督管理部门负责全国中药品种保护的监督管理工作。国家中医药管理部门协同管理全国中药品种的保护工作。

国家药品监督管理部门组织了国家中药品种保护审评委员会，该委员会是审批中药保护品种的专业技术审查和咨询机构。委员会下设办公室，在国家药品监督管理局领导下负责日常管理和协调工作。

1993年，国家成立中药品种保护审评委员会，对批准保护的中药品种及保护期满的中药品种，在指定的专业报刊上予以公告。从1993年至2015年，我国国家中药保护品种已达1 668个。其中有12个品种列为国家一级保护品种，1 656个品种列为国家二级保护品种，涉及全国883个中药生产企业；与此同时，依法撤销和中止了24批共1 530个中药品种生产批准文号的效力。

三、中药保护品种的范围和等级划分

（一）中药保护品种的范围

保护品种必须是列入国家药品标准的品种。

（二）中药保护品种的等级划分

《条例》规定受保护的中药品种分为一级和二级。中药一级保护品种的保护期限分别为 30 年、20 年、10 年，中药二级保护品种的保护期限为 7 年，具体内容见表 8-2。

表 8-2 申请中药保护品种应具备的条件

保护等级	具备条件（符合下列条件之一的）
一级保护	① 对特定疾病有特殊疗效的； ② 相当于国家一级保护野生药材物种的人工制成品； ③ 用于预防和治疗特殊疾病的。
二级保护	① 符合上述一级保护的品种或者已经解除一级保护的品种； ② 对特定疾病有显著疗效的； ③ 从天然药物中提取的有效物质及特殊制剂。

四、申请中药品种保护的程序

《条例》规定，申请办理中药品种保护的程序如下：

（1）中药生产企业向所在地省级药品监督管理部门提出申请，经初审签署意见后，报国家药品监督管理部门。在特殊情况下，中药生产企业也可直接向国家药品监督管理部门提出申请。

（2）国家药品监督管理部门委托国家中药品种保护审评委员会进行审评。

（3）国家药品监督管理部门根据审评结论，决定对申请的中药品种是否给予保护。经批准保护的中药品种，由国家药品监督管理局发给《中药保护品种证书》，并在指定的专业报刊上予以公告。具体程序见图 8-1。

五、中药保护品种的保护措施

（1）中药一级保护品种的保护措施：

① 该品种的处方组成、工艺制法在保护期内由获得《中药保护品种证书》的生产企业和有关的药品监督管理部门、单位和个人负责保密，不得公开。负有保密责任的有关部门、企业和单位应按照国家有关规定，建立必要的保密制度。

② 向国外转让中药一级保护品种的处方组成、工艺制法，应当按照国家有关保密的规定办理。

③ 因特殊情况需要延长保护期的，由生产企业在该品种保护期满前 6 个月，依照中药品种保护的申请办理程序申报。由国家药品监督管理部门确定延长的保护期限，不得超过第一次批准的保护期限。

（2）中药二级保护品种的保护措施　中药二级保护品种在保护期满后可以延长保护期限，时间为 7 年，由生产企业在该品种保护期满前 6 个月依据条例规定的程序申报。

（3）除临床用药紧张的中药保护品种另有规定外，被批准保护的中药品种在保护期内仅限于已获得《中药保护品种证书》的企业生产。

（4）对已批准保护的中药品种，如果在批准前是由多家企业生产的，其中未申请《中药保

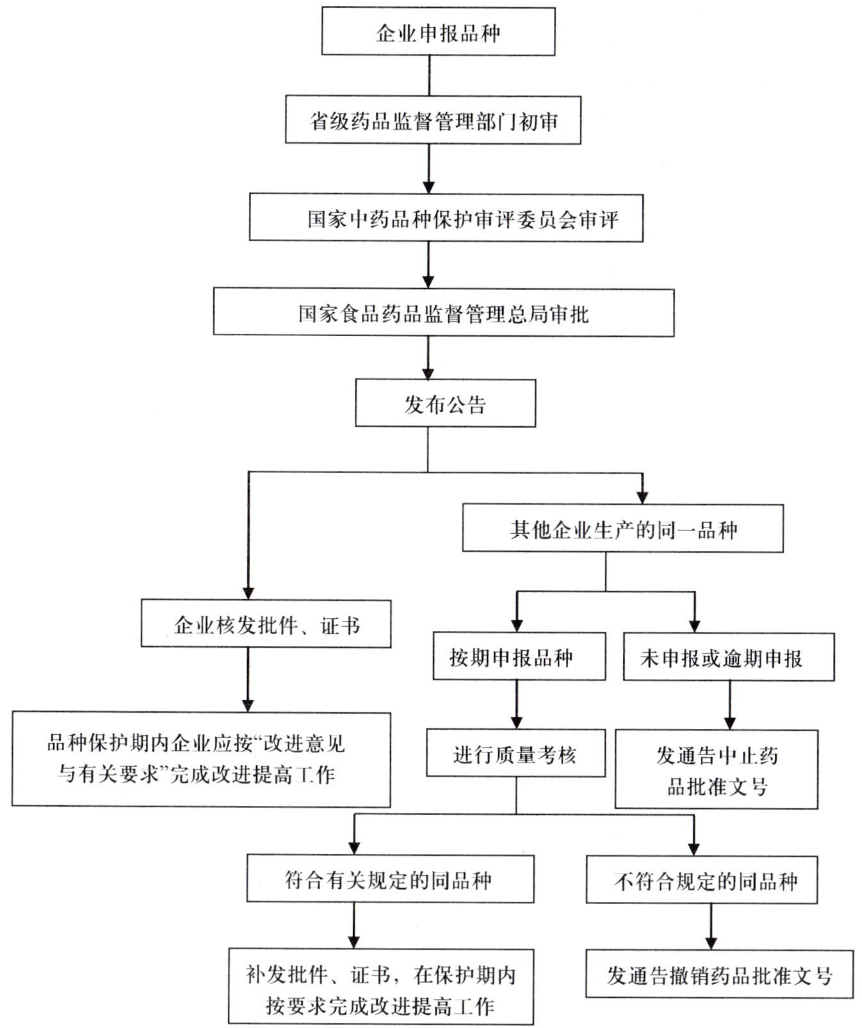

图 8-1 中药品种保护受理审评审批程序

护品种证书》的企业应当自公告发布之日起 6 个月内向国家药品监督管理部门申报，按规定提交完整的资料，经指定的药品检验机构对申报品种进行质量检验，达到国家药品标准的，经国家药品监督管理部门审批后，补发批准文件和《中药保护品种证书》，对未达到国家药品标准的，国家药品监督管理部门依照药品管理的法律、行政法规的规定，撤销该中药品种的批准文号。

（5）生产中药保护品种的企业及有关主管部门应当重视生产条件的改进，提高品种的质量。

（6）中药保护品种在保护期内向国外申请注册时，必须经过国家药品监督管理部门批准同意，否则，不得办理。

（7）罚则：

① 违反本《条例》的规定，将一级保护品种的处方组成、工艺制法泄密者，对其责任人员，由

所在单位或者上级机关给予行政处分;构成犯罪的,依法追究刑事责任。

② 对违反本《条例》,擅自仿制和生产中药保护品种的,由县级以上药品监督管理部门以生产假药依法论处。伪造《中药保护品种证书》及有关证明文件进行生产、销售的,由县级以上药品监督管理部门没收其全部有关药品及违法所得,并可以处以有关药品正品价格 3 倍以下罚款。对构成犯罪的,由司法机关依法追究刑事责任。

药师考点

1. 中药品种保护的目的和意义
2. 《中药品种保护条例》的适用范围
3. 中药保护品种的范围和等级划分
4. 中药保护品种的保护措施

相关知识

相关知识 问题讨论

第五节 野生药材资源保护管理

对野生药材资源实行保护是我国的一贯政策。传统医药事业的发展,离不开药材资源。为了保护和合理利用野生药材资源,适应人民医疗保健事业的需要,国务院于 1987 年 10 月 30 日制定发布了《野生药材资源保护管理条例》(以下简称《条例》)(国发[1987]第 96 号),自 1987 年 12 月 1 日起施行。

一、野生药材资源保护的适用范围和原则

1. 野生药材资源保护的适用范围

在我国境内采猎、经营野生药材的任何单位或个人,除国家另有规定外,都必须遵守本《条例》。

2. 野生药材资源保护的原则

国家对野生药材资源实行保护、采猎相结合的原则,并创造条件开展人工种养。

二、野生药材物种的分级、品种名录

1. 野生药材物种的分级

国家重点保护的野生药材物种分为三级:一级保护野生药材物种,系指濒临灭绝状态的稀有珍贵野生药材物种;二级保护野生药材物种,系指分布区域缩小、资源处于衰竭状态的重要野生药材物种;三级保护野生药材物种,系指资源严重减少的主要常用野生药材物种。

2. 国家重点保护的野生药材物种名录

国家重点保护的野生药材物种名录(见表 8-3)共收载了野生药材物种 76 种,中药材 43 种。其中,一级保护的野生药材物种 3 种,中药材 4 种;二级保护的野生药材物种 27 种,中药材 17 种;三级保护的野生药材物种 45 种,中药材 22 种。

表 8-3 国家重点保护的野生药材名录

保护等级	药材品种
一级保护	虎骨(已禁用)[①]、豹骨[②]、羚羊角、鹿茸(梅花鹿)
二级保护	鹿茸(马鹿)、麝香(3个品种)、熊胆(2个品种)、穿山甲、蟾酥(2个品种)、蛤蟆油、金钱白花蛇、乌梢蛇、蕲蛇、蛤蚧、甘草(3个品种)、黄连(3个品种)、人参、杜仲、厚朴(2个品种)、黄柏(2个品种)、血竭
三级保护	川贝母(4个品种)、伊贝母(2个品种)、刺五加、黄芩、天冬、猪苓、龙胆(4个品种)、防风、远志(2个品种)、胡黄连、肉苁蓉、秦艽(4个品种)、细辛(3个品种)、紫草、五味子(2个品种)、蔓荆子(2个品种)、诃子(2个品种)、山茱萸、石斛(5个品种)、阿魏(2个品种)、连翘、羌活(2个品种)

注:[①] 1993年5月,国务院发出《关于禁止犀牛角和虎骨贸易的通知》(国发[1993]39号),禁止犀牛角和虎骨的一切贸易活动,取消犀牛角和虎骨药用标准,今后不得再用犀牛角和虎骨制药。[②] 2006年3月,国家食品药品监督管理局发布《关于豹骨使用有关事宜的通知》(国食药监注[2006]118号),对非内服中成药处方中含豹骨的品种,一律将豹骨去掉,不用代用品。对内服中成药处方中含豹骨的品种,有关药品生产企业可根据具体品种的有关情况,替代或减去豹骨。

三、野生药材资源保护管理的规定

1. 对一级保护野生药材物种的管理

禁止采猎一级保护野生药材物种。一级保护野生药材物种属于自然淘汰的,其药用部分由各级药材公司负责经营管理,但不得出口。

2. 对二级、三级保护野生药材物种的管理

采猎、收购二级、三级保护野生药材物种必须按照批准的计划执行。采猎者必须持有采药证,需要进行采伐或狩猎的,必须申请采伐证或狩猎证。不得在禁止采猎区、禁止采猎期采猎二级、三级保护野生药材物种,并不得使用禁用工具进行采猎。二级、三级保护野生药材物种属于国家计划管理的品种,由中国药材公司统一经营管理,其余品种由产地县药材公司或其委托单位按照计划收购。二级、三级保护野生药材物种的药用部分,除国家另有规定外,实行限量出口。

3. 罚则

违反野生药材资源保护管理的有关规定,药品监督、工商及司法部门应依法给予相应处理,具体处理方法见表 8-4。

表 8-4 违法行为处罚表

违法行为	处罚
违反采猎、收购、保护野生药材物种规定的单位或个人	由当地县以上药品生产经营行业主管部门会同同级有关部门没收其非法采猎的野生药材及使用工具,并处以罚款
未经野生药材资源保护管理部门批准进入野生药材资源保护区从事科研、教学、旅游等活动者	当地县以上药品生产经营行业主管部门和自然保护区主管部门有权制止,造成损失的,必须承担赔偿责任
违反保护野生药材物种收购、经营、出口管理的	由工商行政管理部门或有关部门没收其野生药材和全部违法所得,并处以罚款
保护野生药材资源管理部门的工作人员徇私舞弊的	由所在单位或上级管理部门给予行政处分,造成野生药材资源损失的,必须承担赔偿责任
破坏野生药材资源情节严重,构成犯罪的	由司法机关依法追究刑事责任

药师考点

1. 国家重点保护野生药材物种的分级
2. 国家重点保护野生药材采猎管理要求
3. 国家重点保护野生药材的出口管理
4. 国家重点保护野生药材名录

本章小结

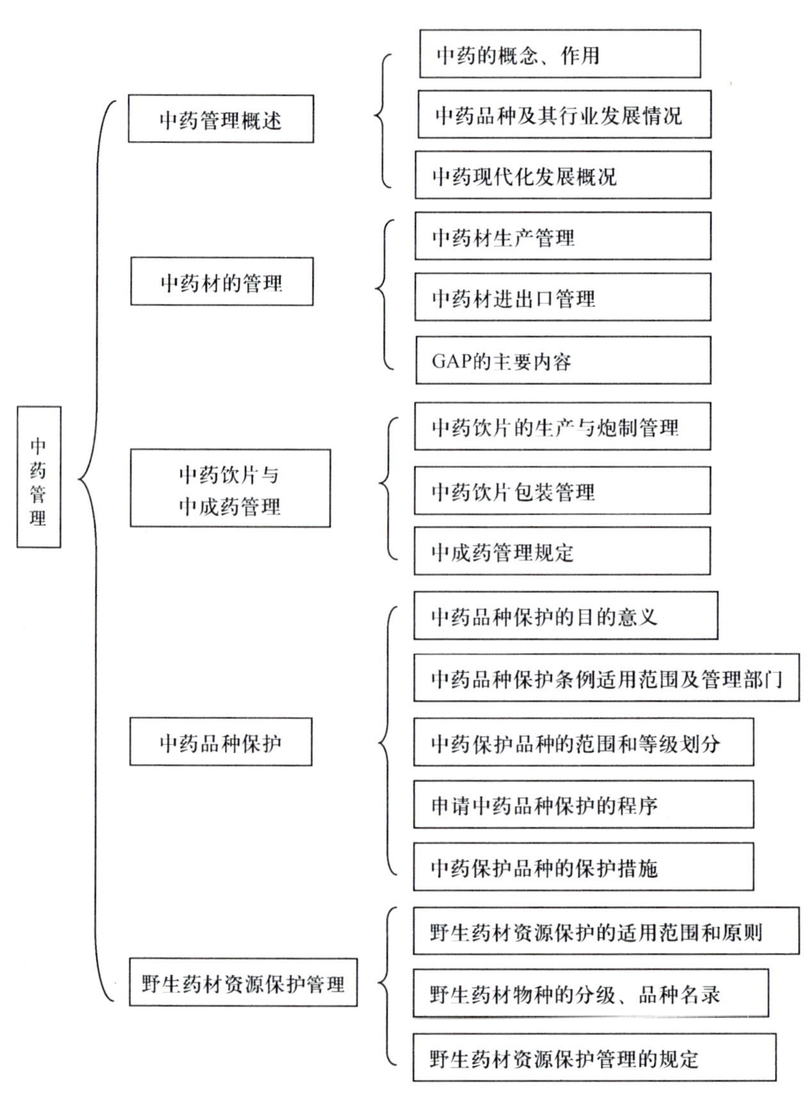

复习测试

一、A 型题(最佳选择题)

备选答案中只有一个最佳答案。

1. 下列表述不正确的是(　　)

A. GAP 的内容涵盖了中药材生产的全过程

B. GAP 是中药材生产和质量管理的基本准则

C. GAP 适用于中药生产企业生产中药的全过程

D. GAP 规定,所有原始记录、生产计划及执行情况、合同及协议书等均应存档,至少保存 5 年

2. GAP 规定,野生或半野生药用动植物的采集应坚持的原则是(　　)

A. 最大采集量　　B. 最大持续产量

C. 最大收购量　　D. 最高利润量

3. 中药二级保护品种在保护期满后可延长的保护期限为(　　)

A. 1 年　　B. 3 年　　C. 5 年　　D. 7 年

4. 濒临灭绝状态的稀有珍贵野生药材物种是指(　　)

A. 一级保护野生药材物种

B. 二级保护野生药材物种

C. 三级保护野生药材物种

D. 五级保护野生药材物种

5. 国家对野生药材资源实行(　　)

A. 严禁采猎的原则

B. 限量采猎的原则

C. 保护和采猎相结合的原则

D. 人工种养代替采猎的原则

二、X 型题(多项选择题)

每题的备选答案中有 2 个或 2 个以上的正确答案。少选或多选均不得分。

1. 非首次进口的药材的申报资料项目包括(　　)

A.《进口药材申请表》

B. 申请人《药品经营(生产)许可证》、《营业执照》(复印件)

C. 供货方合法登记证明文件(复印件)

D. 购货合同(复印件)及药材质量标准和来源

2. 采猎、收购二级、三级保护野生药材物种必须取得(　　)

A. 采药证　　B. 采伐证

C. 狩猎证　　D. 野生药材许可证

3.《中药品种保护条例》适用于我国境内生产制造的中药品种,包括(　　)

A. 中药材

B. 中药人工制成品

C. 中成药

D. 天然药物的提取物及其制剂

三、简答题

1. 简述《中医药发展战略规划纲要(2016—2030 年)》的发展目标。

2. 申请中药保护品种应具备的条件有哪些?

3. 我国对二级、三级保护的野生药材品种采取哪些保护措施?

4. GAP 规定,质量管理部门的职责有哪些?

5. 我国对野生药材物种是如何分级的?

四、实例分析

江苏××公司作为合法的药品生产企业,向国家中药保护品种管理部门申请并获得了对其生产的“抗××丸”的保护,取得了国家食品药品监督管理总局颁发的《中药保护品种证书》。海南××公司无视国家禁止性法律法规的规定,生产和销售江苏××公司的中药品种,使该期限内应当独占市场的江苏××公司的产品受到冲击,侵害了其中药品种保护的专属权利,构成侵权。

此案应如何处理?

(冯变玲)

复习测试参考答案

第九章　药品信息管理

学习目标

学习目的

本章旨在通过对我国目前药品信息管理的主要形式和管理规定的介绍，使学生们了解药品信息管理的重要性，熟悉我国药品说明书和标签管理、药品广告管理、互联网药品信息服务管理和药品电子商务管理的主要内容，在工作中自觉遵守和执行这些管理规定。

学习要求

掌握：1. 药品说明书、标签的核准部门、管理原则

2. 药品广告的审批程序和发布标准

3. 互联网药品信息服务的管理规定

4. 互联网药品交易服务的分类和管理规定

熟悉：1. 药品说明书的书写要求

2. 各类药品标签的内容

3. 违法药品广告的处罚

4. 互联网药品信息服务的审批程序

5. 互联网药品交易服务的审批程序

了解：1. 广告和药品广告的概念

2. 互联网药品信息服务和互联网药品交易服务的概念

3. 互联网药品信息服务和互联网药品交易服务的处罚规定

第一节　药品说明书、标签的管理

药品说明书和标签作为整体商品的药品的重要组成部分，是传达药品信息的重要途径，也是医师和药师决定用药和指导消费者选择、购买、使用药品的主要依据。因此，各国均将药品说明书和标签管理作为药品法制管理的重要内容加以规定。

一、药品说明书、标签管理的规定

（一）《药品管理法》及《药品管理法实施条例》中关于药品说明书和标签管理的规定

《药品管理法》中规定了药品说明书和标签管理的基本原则。其中第 54 条规定，药品包装必须按照规定印有或者贴有标签并附有说明书。标签或者说明书上必须注明药品的通用名称、成分、规格、生产企业、批准文号、产品批号、生产日期、有效期、适应证或者功能主治、用

法、用量、禁忌、不良反应和注意事项。麻醉药品、精神药品、医疗用毒性药品、放射性药品、外用药品和非处方药的标签，必须印有规定的标志。《药品管理法实施条例》第 46 条进一步明确，药品包装、标签、说明书必须依照《药品管理法》第 54 条和国务院药品监督管理部门的规定印制。

根据《药品管理法》和《药品管理法实施条例》，2006 年 3 月 15 日，国家食品药品监督管理局制定发布了《药品说明书和标签管理规定》，在中华人民共和国境内上市销售的药品，其说明书和标签应当符合该规定的要求。

（二）药品说明书和标签的审核批准

药品说明书和标签的审查和核准是药品注册过程中的重要审评内容之一。根据《药品注册管理办法》，药品说明书和标签由药品注册申请人提出，国家药品监督管理部门药品审评中心根据申报资料对其中除企业信息外的内容进行审核，在批准药品生产时由国家药品监督管理部门予以核准。

（三）药品包装中附有说明书、标签

药品包装必须按照规定印有或者贴有标签，不得夹带其他任何介绍或者宣传产品、企业的文字、音像及其他资料。药品生产企业生产供上市销售的最小包装必须附有说明书。

（四）药品说明书和标签的内容

药品生产企业应当按照国家药品监督管理部门规定的格式和要求、根据药品注册时核准的内容印制说明书和标签。药品的标签应当以说明书为依据，其内容不得超出说明书的范围，不得印有暗示疗效、误导使用和不适当宣传产品的文字和标识。出于保护公众健康和指导正确合理用药的目的，药品生产企业可以主动提出在药品说明书或者标签上加注警示语，国家药品监督管理部门也可以要求药品生产企业在说明书或者标签上加注警示语。

（五）药品说明书和标签的文字

药品说明书和标签的文字表述应当科学、规范、准确。非处方药说明书还应当使用容易理解的文字表述，以便患者自行判断、选择和使用。

药品说明书和标签中的文字应当清晰易辨，标识应当清楚醒目，不得有印字脱落或者粘贴不牢等现象，不得以粘贴、剪切、涂改等方式进行修改或者补充。

药品说明书和标签应当使用国家语言文字工作委员会公布的规范化汉字，增加其他文字对照的，应当以汉字表述为准。

（六）药品名称和注册商标的使用

药品说明书和标签中标注的药品名称必须符合国家药品监督管理部门公布的药品通用名称和商品名称的命名原则，并与药品批准证明文件的相应内容一致。药品说明书和标签中禁止使用未经注册的商标及其他未经国家药品监督管理部门批准的药品名称。

（七）专有标识

麻醉药品、精神药品、医疗用毒性药品、放射性药品、外用药品和非处方药等国家规定有专用标识的，其说明书和标签必须印有规定的标识。其中除用于运输等的大包装标签外，药品标签各专有标识应当彩色印制，非处方药和外用药品说明书专有标识可以单色印制，但非处方药要在专有标识下标明甲类还是乙类。

相关知识　非处方药和外用药的专有标识

相关知识

二、药品标签的管理规定

药品的标签(labeling)是指药品包装上印有或者贴有的内容,分为内标签和外标签。药品内标签指直接接触药品的包装的标签,外标签指内标签以外的其他包装的标签。药品标签是药品信息的重要来源之一,它可第一时间为使用某药品的医师、药师、护理人员及消费者提供该药品最为直观和重要的信息,因此,药品标签标示的内容、格式、颜色等均需作严格管理。除前述总体规定外,药品标签的管理还包括以下内容。

(一) 药品标签标示的内容

1. 药品内、外标签标示内容

根据《药品说明书和标签管理规定》,药品的内标签应当包含药品通用名称、适应证或者功能主治、规格、用法用量、生产日期、产品批号、有效期和生产企业等内容。包装尺寸过小无法全部标明上述内容的,至少应当标注药品通用名称、规格、产品批号和有效期等内容。

药品外标签应当注明药品通用名称、成分、性状、适应证或者功能主治、规格、用法用量、不良反应、禁忌、注意事项、储藏、生产日期、产品批号、有效期、批准文号和生产企业等内容。适应证或者功能主治、用法用量、不良反应、禁忌、注意事项不能全部注明的,应当标出主要内容并注明“详见说明书”字样。

对储藏有特殊要求的药品,应当在标签的醒目位置注明。

2. 运输、储藏包装和原料药标签标示的内容

用于运输、储藏的包装的标签,至少应当注明药品通用名称、规格、储藏、生产日期、产品批号、有效期、批准文号和生产企业,也可以根据需要注明包装数量、运输注意事项或者其他标记等必要内容。

原料药的标签应当注明药品名称、储藏、生产日期、产品批号、有效期、执行标准、批准文号和生产企业,同时还需注明包装数量及运输注意事项等必要内容。

(二) 药品通用名称、商品名的印制与标注

1. 通用名称

药品通用名称应当显著、突出,其字体、字号和颜色必须一致,并符合以下要求:

(1) 对于横版标签,必须在上三分之一范围内显著位置标出,对于竖版标签,必须在右三分之一范围内显著位置标出;

(2) 不得选用草书、篆书等不易识别的字体,不得使用斜体、中空、阴影等形式对字体进行修饰;

(3) 字体颜色应当使用黑色或者白色,与相应的浅色或者深色背景形成强烈反差;

(4) 除因包装尺寸的限制而无法同行书写的,不得分行书写。

2. 商品名称

药品商品名称不得与通用名称同行书写,其字体和颜色不得比通用名称更突出和显著,其字体以单字面积计不得大于通用名称所用字体的二分之一。

3. 注册商标

药品标签使用注册商标的,应当印刷在药品标签的边角,含文字的,其字体以单字面积计不

得大于通用名称所用字体的四分之一。

(三)同一药品生产企业的同一药品的标签规定

为避免使用者对不同规格和类型的药品产生混淆,《药品说明书和标签管理规定》中规定,同一药品生产企业生产的同一药品,药品规格和包装规格均相同的,其标签的内容、格式及颜色必须一致;药品规格或者包装规格不同的,其标签应当明显区别或者规格项明显标注。

同一药品生产企业生产的同一药品,分别按处方药与非处方药管理的,两者的包装颜色应当明显区别。

(四)药品标签中的有效期的表述形式

药品标签中的有效期应当按照年、月、日的顺序标注,年份用四位数字表示,月、日用两位数字表示。其具体标注格式为"有效期至××××年××月"或者"有效期至××××年××月××日";也可以用数字和其他符号表示为"有效期至××××. ××."或者"有效期至××××/××/××"等。

预防用生物制品有效期的标注按照国家食品药品监督管理总局批准的注册标准执行,治疗用生物制品有效期的标注自分装日期计算,其他药品有效期的标注自生产日期计算。

有效期若标注到日,应当为起算日期对应年月日的前一天;若标注到月,应当为起算月份对应年月的前一月。

三、药品说明书的管理规定

药品说明书(package insert)是药品信息最重要的来源之一,起着指导医师、药师、护士和患者正确销售、储藏、保管、调剂和使用药品的重要作用。根据我国《处方管理办法》的规定,医师应当根据医疗、预防、保健需要,按照诊疗规范、药品说明书中的药品适应症、药理作用、用法、用量、禁忌、不良反应和注意事项等开具处方。在医疗纠纷等事件的处理中,医疗人员有否按照药品说明书中的规定用药,往往是判断其是否应承担法律责任的关键依据,因此药品说明书在医疗上也具有重要的法律意义。

药品说明书的格式、内容和书写要求由国家药品监督管理部门制定并发布。每个具体药品的说明书则是由药品生产企业在药品研发过程中拟定,在药品注册申请时一并提交审批。药品说明书经国家药品监督管理部门审核批准后,即成为药品的法定文件,不得擅自更改。

(一)药品说明书的内容规定

1. 基本原则

药品说明书应当包含药品安全性、有效性的重要科学数据、结论和信息,用以指导安全、合理使用药品。

2. 成分的列出规定

药品说明书应当列出全部活性成分或者组方中的全部中药药味。注射剂和非处方药还应当列出所用的全部辅料名称。药品处方中含有可能引起严重不良反应的成分或者辅料的,应当予以说明。

3. 使用统一或规范的专用词汇

药品说明书对疾病名称、药学专业名词、药品名称、临床检验名称和结果的表述,应当采用国家统一颁布或规范的专用词汇,度量衡单位应当符合国家标准的规定。

4. 注明不良反应信息

药品说明书应当充分包含药品不良反应信息，详细注明药品不良反应。药品生产企业未根据药品上市后的安全性、有效性情况及时修改说明书或者未将药品不良反应在说明书中充分说明的，由此引起的不良后果由该生产企业承担。

（二）药品说明书的格式和书写要求

1. 处方药格式和书写要求

2006 年 5—6 月国家药品监督管理部门先后印发了《化学药品和治疗用生物制品说明书规范细则》、《预防用生物制品说明书规范细则》、《放射性药品说明书规范细则》、《中药、天然药物处方药说明书格式》、《中药、天然药物处方药说明书内容书写要求》和《中药、天然药物处方药说明书撰写指导原则》等处方药说明书格式和内容规范，供药品生产企业参照执行。处方药说明书的格式和书写要求主要规定如下。

相关知识 处方药说明书格式示意

相关知识

（1）核准日期和修改日期　核准日期是国家食品药品监督管理总局批准该药品注册的时间；修改日期是此后历次修改的时间；核准和修改日期应当印制在说明书首页左上角。修改日期位于核准日期下方，按时间顺序逐行书写。

（2）特殊药品、外用药品标识　麻醉药品、精神药品、医疗用毒性药品、放射性药品和外用药品等专用标识在说明书首页右上方标注。

其中，中药和天然药物的说明书中，按医疗用毒性药品管理的药材及其饮片制成的单方制剂，必须标注医疗用毒性药品标识。凡国家标准中用法项下规定只可外用，不可口服、注射、滴入或吸入，仅用于体表或某些特定黏膜部位的液体、半固体或固体中药、天然药物，均需标注外用药品标识；对于既可内服，又可外用的中药和天然药物，可不标注外用药品标识。

（3）说明书标题　“×××说明书”中的“×××”是指该药品的通用名称。

（4）忠告语和警示语　忠告语“请仔细阅读说明书并在医师指导下使用”必须标注在说明书标题下方。如果有对药品严重不良反应及其潜在的安全性问题的警告，以及药品禁忌、注意事项及剂量过量等需提示用药人群特别注意的事项等警示语，应当在说明书标题下以醒目的黑体字注明。

（5）【药品名称】　化学药品和生物制品按顺序列出通用名称（应与药典一致），商品名称（没有批准则不列），英文名称，汉语拼音。中药和天然药物按顺序列出通用名称、汉语拼音。

（6）【成分】　化学药品列出活性成分的化学名称、化学结构式、分子式、相对分子质量；复方制剂可以不列出每个活性成分的上述内容，可表达为“本品为复方制剂，其组分为：”。组分按一个制剂单位（如每片、粒、支、瓶等）分别列出所含的全部活性成分及其量。中药和天然药物应列出处方中所有的药味或有效部位、有效成分等。但对于处方已列入国家秘密技术项目的品种，以及获得中药一级保护的品种，可不列此项。注射剂应当列出全部辅料名称，处方中含有可能引起严重不良反应的辅料的，也应当列出该辅料名称。

（7）【适应证】/【功能主治】　化学药品和治疗用生物制品应根据该药品的用途，采用准确的表述方式，明确用于预防、治疗、诊断、缓解或者辅助治疗某种疾病（状态）或者症状。预防用生物制品则列【接种对象】,注明适宜接种的易感人群、接种人群的年龄、接种的适宜季节等。中药和天然药物该项与国家批准的该品种药品标准中的功能主治或适应证一致。

(8)【规格】 指每支、每片或其他每一单位制剂中含有主药(或效价)的质量或含量或装量。生物制品应标明每支(瓶)有效成分的效价(或含量及效价)及装量(或冻干制剂的复溶后体积)。有两种以上规格的应当分别列出。预防用生物制品应明确该制品每1次人用剂量及有效成分的含量或效价单位,以及装量(或冻干制剂的复溶后体积)。中药和天然药物应与国家批准的该品种药品标准中的规格一致。

(9)【用法用量】 包括用法和用量两部分。需按疗程用药或者规定用药期限的,必须注明疗程、期限。应当详细列出该药品的用药方法,准确列出用药的剂量、计量方法、用药次数及疗程期限,并应当特别注意与规格的关系。预防用生物制品没有【用法用量】而是列【免疫程序和剂量】,应当明确接种部位、接种途径(如肌肉注射、皮下注射和划痕接种等)。特殊接种途径的应描述接种的方法、全程免疫程序和剂量(包括免疫针次、每次免疫的剂量、时间间隔、加强免疫的时间及剂量)。每次免疫程序因不同年龄段而不同的,应当分别作出规定。冻干制品应当规定复溶量及复溶所用的溶媒。中药和天然药物应与国家批准的该品种药品标准中的用法用量一致。

(10)【不良反应】 实事求是地详细列出该药品不良反应。并按不良反应的严重程度、发生的频率或症状的系统性列出。另外,中药和天然药物尚不清楚有无不良反应的,可在该项下以“尚不明确”来表述。预防用生物制品应列出接种后可能出现的偶然或者一过性反应的描述,以及对于出现的不良反应是否需要特殊处理。

(11)【禁忌】 列出禁止应用该药品的人群或者疾病情况。中药或天然药物尚不清楚有无禁忌的,可在该项下以“尚不明确”来表述。

(12)【注意事项】 列出使用时必须注意的问题,包括需要慎用的情况(如肝、肾功能的问题),影响药物疗效的因素(如食物、烟、酒),用药过程中需观察的情况(如过敏反应,定期检查血象、肝功能、肾功能)及用药对于临床检验的影响等。滥用或者药物依赖性内容可以在该项目下列出。

中药和天然药物如有与中医理论有关的症候、配伍、妊娠、饮食等注意事项,应在该项下列出。处方中如含有可能引起严重不良反应的成分或辅料,应在该项下列出;注射剂如需进行皮内敏感试验的,应在该项下列出。中药和化学药品组成的复方制剂,必须列出成分中化学药品的相关内容及注意事项。尚不清楚有无注意事项的,可在该项下以“尚不明确”来表述。

预防用生物制品中以特殊接种途径进行免疫的制品,应明确接种途径,如注明“严禁皮下或肌肉注射”。还应标示下列内容:使用前检查包装容器、标签、外观、有效期是否符合要求;疫苗包装容器开启时,对制品使用的要求(如需振摇),冻干制品的重溶时间等;疫苗开启后应在规定的时间内使用,以及由于接种该制品而出现的紧急情况的应急处理办法等。减毒活疫苗还需在该项下注明:本品为减毒活疫苗,不推荐在该疾病流行季节使用。

(13)特殊人群用药 【孕妇及哺乳期妇女用药】、【儿童用药】、【老年用药】分别着重说明该药品对妊娠、分娩及哺乳期母婴的影响,可否应用本品及用药注意事项;儿童由于生长发育的关系而对于该药品在药理、毒理或药代动力学方面与成人的差异,可否应用本品及用药注意事项;老年人由于机体各种功能衰退的关系而对于该药品在药理、毒理或药代动力学方面与成人的差异,并写明可否应用本品及用药注意事项。

(14)【药物相互作用】 列出与该药产生相互作用的药品或者药品类别,并说明相互作用的结果及合并用药的注意事项。未进行该项实验且无可靠参考文献的,应当在该项下予以说明。

(15)【药物过量】 详细列出过量应用该药品可能发生的毒性反应、剂量及处理方法。未进行该项实验且无可靠参考文献的,应当在该项下予以说明。

(16)【临床试验】、【药理毒理】、【药代动力学】 该药的临床试验、药理毒理、药代动力学等的研究结果,主要供医师和药师用药决策参考。

(17)【储藏】 具体条件的表示方法按《中国药典》要求书写,并注明具体温度,如阴凉处(不超过 20 ℃)保存。生物制品应当按照规定明确该制品保存和运输的条件,尤其应当明确温度条件。

(18)【包装】 包括直接接触药品的包装材料和容器及包装规格,并按该顺序表述。

(19)【有效期】 以月为单位表述。

(20)【执行标准】 列出执行标准的名称、版本,如《中国药典》2005 年版二部,或者药品标准编号,如 WS-10001(HD-0001)-2002。

(21)【批准文号】 指该药品的药品批准文号,进口药品注册证号或者医药产品注册证号。麻醉药品、精神药品、蛋白同化制剂和肽类激素还需注明药品准许证号。

(22)【生产企业】 国产药品该项内容应当与《药品生产许可证》载明的内容一致,进口药品应当与提供的政府证明文件一致。

相关知识 药品的“身份证”

相关知识

2. 非处方药格式和书写要求

2006 年 10 月,国家食品药品监督管理局印发了《化学药品非处方药说明书规范细则》、《中成药非处方药说明书规范细则》等非处方药说明书格式和书写要求,以规范和指导药品生产企业撰写、制定非处方药药品说明书。

相关知识 非处方药说明书格式示意

相关知识

非处方药说明书的书写除应当科学、规范、准确外,还应当使用容易理解的文字表述,以便患者自行判断、选择和使用。其与处方药说明书书写要求不同之处主要体现在以下方面。

(1) 非处方药、外用药品标识 与处方药说明书中的专用标识一样,在说明书首页右上角标注。非处方药专有标识按《关于公布非处方药专有标识及管理规定的通知》规定使用。

(2) 忠告语和警示语 忠告语“请仔细阅读说明书并按说明使用或在药师指导下购买和使用”必须标注,且应采用加重字体印刷。警示语是指需特别提醒用药人在用药安全方面需特别注意的事项。有该方面内容的,应当在说明书标题下以醒目的黑体字注明。无该方面内容的,不列该项。

(3)【成分】 处方组成及各成分含量应与该药品注册批准证明文件一致。成分含量按每一个制剂单位(如每片、粒、包、支、瓶等)计。单一成分的制剂须写明成分通用名称及含量,并注明所有辅料成分,表达为“本品每×含××××××。辅料为:×××××××”。复方制剂须写明全部活性成分组成及各成分含量,并注明所有辅料成分。表达为“本品为复方制剂,每×含×××××××。辅料为:×××××××”。中成药除中药保护品种外,必须列出全部处方组成和辅料,处方所含成分及药味排序应与药品标准一致。处方中所列药味其本身为多种药材制成的饮片,且该饮片为国家药品标准收载的,只需写出该饮片名称。

(4)【作用类别】　按照国家药品监督管理部门公布的该药品非处方药类别书写,如“解热镇痛类”。

(5)【适应证】/【功能主治】　按照国家药品监督管理部门公布的非处方药适应证或功能主治内容书写,并不得超出国家药品监督管理部门公布的该药品非处方药适用症或功能主治范围。

(6)【规格】　指每支、每片或其他每一单位制剂中含有主药的质量、含量或装量。生物制品应标明每支(瓶)有效成分效价(或含量)及装量(或冻干制剂的复溶体积)。计量单位必须以中文表示。每一说明书只能写一种规格。

(7)【用法用量】　用量按照国家药品监督管理部门公布的该药品非处方药用量书写。数字以阿拉伯数字表示,所有质量或容量单位必须以汉字表示。用法可根据药品的具体情况,在国家药品监督管理部门公布的该药品非处方药用法用量和适应证范围内描述,用法不能对用药人有其他方面的误导或暗示。需提示患者注意的特殊用法用量应当在注意事项中说明。老年人或儿童等特殊人群的用法用量不得使用“儿童酌减”或“老年人酌减”等表述方法,可在【注意事项】中注明“儿童用量(或老年人用量)应咨询医师或药师”。

(8)【不良反应】　实事求是地详细列出该药品已知的或者可能发生的不良反应。并按不良反应的严重程度、发生的频率或症状的系统性列出。国家药品监督管理部门公布的该药品不良反应内容不得删减。

(9)【禁忌】　列出该药品不能应用的各种情况,如禁止应用该药品的人群或疾病等情况。国家药品监督管理部门公布的该药品禁忌内容不得删减。【禁忌】内容应采用加重字体印刷。

(10)【注意事项】　列出使用该药必须注意的问题,包括需要慎用的情况(如肝、肾功能的问题),影响药物疗效的因素(如食物、烟、酒等),孕妇、哺乳期妇女、儿童、老人等特殊人群用药,用药对于临床检验的影响,滥用或药物依赖情况,以及其他保障用药人自我药疗安全用药的有关内容。中成药如有与中医理论有关的症候、配伍、饮食等注意事项,应在该项下列出。中药和化学药品组成的复方制剂,应注明本品含××(化学药品通用名称),并列出成分中化学药品的相关内容及注意事项。国家药品监督管理部门公布的该药品注意事项内容不得删减。还必须注明以下内容:“对本品过敏者禁用,过敏体质者慎用”、“本品性状发生改变时禁止使用”、“如正在使用其他药品,使用本品前请咨询医师或药师”、“请将本品放在儿童不能接触的地方”。对于可用于儿童的药品必须注明“儿童必须在成人监护下使用”。处方中含兴奋剂的品种应注明“运动员应在医师指导下使用”。对于是否适用于孕妇、哺乳期妇女、儿童、老人等特殊人群尚不明确的,必须注明相应人群应在医师指导下使用。【注意事项】内容应采用加重字体印刷。

(11)【药物相互作用】 列出与该药产生相互作用的药物及合并用药的注意事项。未进行该项实验且无可靠参考文献的,应当在该项下予以说明。本项必须注明“如与其他药物同时使用可能会发生药物相互作用,详情请咨询医师或药师。”

药师考点

1. 药品说明书和标签的界定和作用
2. 药品说明书、标签印制和文字表述要求
3. 药品名称和注册商标的标注和使用要求
4. 药品说明书格式和书写要求的基本内容
5. 药品标签的分类和标示的内容
6. 药品标签上药品有效期的规定

(三)药品说明书的发布和修订

1. 药品说明书的发布和适用

药品说明书由药品生产企业根据其所生产药品品种的研究数据制定,国家药品监督管理部门在药品注册时将药品说明书随药品注册批件核发给申请人(生产企业),企业据此印制说明书并随药品包装一起提供给使用者。因此同一品种、剂型、规格,但由不同企业生产的药品,其说明书内容也不尽相同。为规范药品说明书的格式与内容,2001 年以来,国家药品监督管理部门在药品包装、标签、说明书规范整顿过程中,先后发布了六批化学药品说明书。药品生产企业根据网上公布的说明书参考样稿和实际情况拟定本企业产品的说明书。

为进一步规范非处方药说明书和标签的管理,2007 年,国家药品监督管理部门组织对已公布的非处方药品种说明书范本进行了修订,并发布了 1 154 个化学药非处方药的说明书范本和 4 420 个中药非处方药说明书范本,供药品生产企业参照撰写。

在具体的药品监管及医疗事件处理过程中,应以企业所印制的经国家药品监督管理部门批准的附在药品包装内的真实药品说明书为执法和处罚依据,国家食品药品监督管理总局网站上公布的药品说明书和《中国药典》中刊载的药品说明书样本并非真实药品说明书,不能作为执法和处罚依据。

2. 药品说明书的修改

为保证药品说明书及时反映药品有效性、安全性信息,维护患者用药安全,药品生产企业应当主动跟踪药品上市后的安全性、有效性情况,需要对药品说明书进行修改的,应当及时提出申请。根据药品不良反应监测、药品再评价结果等信息,国家药品监督管理部门也可以要求药品生产企业修改药品说明书。

根据《药品注册管理办法》的规定,药品生产企业按规定变更药品包装标签、根据国家药品监督管理部门的要求修改说明书等,需要提交补充申请,报省级药品监督管理部门备案。药品说明书获准修改后,药品生产企业应当将修改的内容立即通知相关药品经营企业、使用单位及其他部门,并按要求及时使用修改后的说明书和标签。药品说明书核准日期和修改日期应当在说明书中醒目标示。

相关知识

相关知识 国家药品监督管理部门对药品说明书的修订

第二节 药品广告管理

广告是现代社会中最重要的信息传播和沟通工具之一。在药品市场中,广告是药品促销的必要手段和重要的信息传播媒介。由于药品是关系人们健康、生命安危的特殊商品,虚假或误导的广告,轻则延误疾病的治疗,重则导致人们身体健康和生命安全受到威胁。因此,各国法律法规中,均对药品广告进行严格的管理。新中国成立以来,我国政府对于药品广告的管理经历了初期行政管理阶段、法制化管理阶段,并不断努力完善,药品广告市场已经步入法制化、规范化轨道,呈现出有序发展的趋势。

1959 年,卫生部、化工部、商业部就发布了《关于未大批生产的药品不登宣传广告的通知》,这是新中国成立以来我国最早的药品广告管理规定。1964 年,三部门又联合发布了《关于药品宣传工作的几点意见》行政规章。1978 年国务院批准发布的《药政管理条例(试行)》和 1982 年发布的《广告管理暂行条例》中,均对药品广告宣传作出规定。

1984 年,《药品管理法》颁布实施,其中第八章明确规定了"药品商标和广告的管理"。1994 年实施的《中华人民共和国广告法》(简称《广告法》)中,也专门针对药品广告的准则、内容、限制和审查等提出规定。根据《药品管理法》和《广告法》有关规定,1995 年工商局和卫生部发布了《药品广告审查标准》和《药品广告审查办法》,进一步明确了药品广告的申请、审查程序和管理内容。

自 2000 年 1 月 1 日起,我国实施处方药和非处方药分类管理制度,为加强对处方药广告的管理,保证人们用药安全,2001 年,国家药品监督管理局先后发布了《关于国家药品监督管理局停止受理药品广告申请的通知》、《关于停止在大众媒介发布小容量注射剂药品广告的通知》和《关于加强药品广告审查监督管理工作的通知》等。

2001 年,对《药品管理法》进行修订,其中第七章"药品价格和和广告的管理"中对药品广告的审批和管理作了原则性规定。根据《药品管理法》和《药品管理法实施条例》,2007 年 3 月 3 日国家食品药品监督管理局与国家工商行政管理总局制定发布了《药品广告审查管理办法》,同时发布了国家食品药品监督管理局与国家工商行政管理总局共同制定的《药品广告审查发布标准》,于 2007 年 5 月 1 日实施。

2015 年 4 月 24 日,《广告法》修订发布并于 2015 年 9 月 1 日起施行,新修订的《广告法》明确了虚假广告的定义,对互联网广告、未成年人广告、广告代言人等都作了具体规定,加强了医疗、药品、医疗器械和保健食品等医药健康类广告的监管。

一、广告与药品广告

(一) 广告

广告(advertisement)是为了某种特定的需要,通过一定形式的媒体,公开而广泛地向公众传递信息的一种宣传手段。广告有广义和狭义之分。广义广告包括非经济广告和经济广告。非经济广告指不以盈利为目的的一种信息的宣传和推广，又称效应广告，如政府行政部门、社会事业单位乃至个人的各种公告、启事和声明等。狭义广告仅指经济广告，又称商业广告，是指以盈利为目的的广告。

我国《广告法》中，将纳入其管理的广告定义为商品经营者或者服务提供者通过一定媒介和形式直接或者间接地介绍自己所推销的商品或者服务的商业广告活动。

相关知识 广告主、广告经营者、广告发布者和广告代言人

相关知识

现代广告的形式多种多样，根据传播媒体不同，广告可分为报纸广告、杂志广告、电视广告、电影广告、网络广告、包装广告、广播广告、招贴广告、POP 广告、交通广告和直邮广告等。广告的作用是多方面的，作为现代商品营销的主要手段之一，广告的作用可概括为传递信息，沟通产需；激发需求，增加销售；促进竞争，开拓市场；介绍知识，指导消费；丰富生活，陶冶情操。

（二）药品广告

药品广告（drug advertisement）属于广告的一种。我国国家药品监督管理部门和国家工商行政管理部门于 2007 年联合发布的《药品广告审查办法》中规定，凡利用各种媒介或者形式发布的广告含有药品名称、药品适应证（功能主治）或者与药品有关的其他内容的，为药品广告。

药品广告是传递药品信息的一种经济、迅速和有效的方式。药品广告能使医师、药师、患者了解有关药品的性能、成分、用途和特点，以及适应证、作用机理、注意事项等，有助于医师或患者根据广告信息进行用药选择。同时，广告信息的传播，特别是非处方药信息的传播，对增强人们自我保健意识，指导选购和使用药品也有着重要的意义。药品广告还可以诱导消费者兴趣，激发购买欲望，促进药品的销售和推广。对于企业而言，药品广告还是树立或加深药品商标或商品名印象，进而提升企业信誉的重要途径。另外，由于广告能广泛、经常地接近顾客，使顾客经常感觉和认识该药品的存在，因此也是医药产品进行市场渗透，保护和扩大市场占有率的有力武器。但目前药品广告领域中存在的虚假违法问题，不仅扰乱了药品市场秩序，也影响了患者用药安全，严重侵害了消费者合法权益。

二、《广告法》中对药品广告的规定

（一）发布广告药品的禁止和限制

麻醉药品、精神药品、医疗用毒性药品、放射性药品等特殊药品，药品类易制毒化学品，以及戒毒治疗的药品、医疗器械和治疗方法，不得做广告。

除上述药品以外的处方药，只能在国务院卫生行政部门和国务院药品监督管理部门共同指定的医学、药学专业刊物上做广告。

（二）广告内容的限制

医疗、药品、医疗器械广告不得含有下列内容：① 表示功效、安全性的断言或者保证；② 说明治愈率或者有效率；③ 与其他药品、医疗器械的功效和安全性或者其他医疗机构比较；④ 利用广告代言人作推荐、证明；⑤ 法律、行政法规规定禁止的其他内容。

药品广告的内容不得与国务院药品监督管理部门批准的说明书不一致，并应当显著标明禁

忌、不良反应。处方药广告应当显著标明“本广告仅供医学药学专业人士阅读”，非处方药广告应当显著标明“请按药品说明书或者在药师指导下购买和使用”。

(三) 禁止混淆药品用语及变相发布

除医疗、药品、医疗器械广告外，禁止其他任何广告涉及疾病治疗功能，并不得使用医疗用语或者易使推销的商品与药品、医疗器械相混淆的用语。

广播电台、电视台、报刊音像出版单位、互联网信息服务提供者不得以介绍健康、养生知识等形式变相发布医疗、药品、医疗器械、保健食品广告。

在针对未成年人的大众传播媒介上不得发布医疗、药品、保健食品、医疗器械、化妆品、酒类、美容广告等。

三、药品广告的发布标准

为了保证药品广告真实、合法、科学，国家工商行政管理部门、国家药品监督管理部门发布了《药品广告审查发布标准》，自 2007 年 5 月 1 日起施行。发布药品广告，应当遵守《广告法》、《药品管理法》和《药品管理法实施条例》、《反不正当竞争法》及国家有关法规。

(一) 药品广告内容的要求

1. 药品广告的依据

药品广告内容涉及药品适应证或者功能主治、药理作用等内容的宣传，应当以国务院药品监督管理部门批准的说明书为准，不得进行扩大或者恶意隐瞒的宣传，不得含有说明书以外的理论、观点等内容。

药品广告中涉及改善和增强性功能内容的，必须与经批准的药品说明书中的适应证或者功能主治完全一致。

2. 药品广告中必须标注的内容

药品广告中必须标明药品的通用名称、忠告语、药品广告批准文号、药品生产批准文号；以非处方药商品名称为各种活动冠名的，可以只发布药品商品名称。药品广告必须标明药品生产企业或者药品经营企业名称，不得单独出现“咨询热线”、“咨询电话”等内容。非处方药广告必须同时标明非处方药专用标识(OTC)。已经审查批准的药品广告在广播电台发布时，可不播出药品广告批准文号。

3. 药品广告内容的原则和不得有的内容

药品广告应当宣传和引导合理用药，不得直接或者间接怂恿任意、过量地购买和使用药品。不得含有以下内容：

(1) 含有不科学的表述或者使用不恰当的表现形式，引起公众对所处健康状况和所患疾病产生不必要的担忧和恐惧，或者使公众误解不使用该药品会患某种疾病或加重病情的；

(2) 含有免费治疗、免费赠送、有奖销售、以药品作为礼品或者奖品等促销药品内容的；

(3) 含有“家庭必备”或者类似内容的；

(4) 含有“无效退款”、“保险公司保险”等保证内容的；

(5) 含有评比、排序、推荐、指定、选用、获奖等综合性评价内容的，药品广告不得含有医疗机构的名称、地址、联系办法、诊疗项目、诊疗方法及有关义诊、医疗(热线)咨询、开设特约门诊等医疗服务的内容。

（二）药品广告不得有的行为

药品广告中不得以产品注册商标代替药品名称进行宣传，但经批准作为药品商品名称使用的文字型注册商标除外。

药品广告不得含有利用医药科研单位、学术机构、医疗机构或者专家、医生、患者的名义和形象作证明的内容。不得使用国家机关和国家机关工作人员的名义。不得含有军队单位或者军队人员的名义、形象。不得利用军队装备、设施从事药品广告宣传。

药品广告不得含有涉及公共信息、公共事件或其他与公共利益相关联的内容，如各类疾病信息、经济社会发展成果或医药科学以外的科技成果。

药品广告不得在未成年人出版物和广播电视频道、节目、栏目上发布。药品广告不得以儿童为诉求对象，不得以儿童名义介绍药品。电视台、广播电台不得在7:00—22:00发布涉及改善和增强性功能内容的药品广告。

（三）药品广告中有关药品功能疗效的宣传规定

药品广告中有关药品功能疗效的宣传应当科学准确，不得出现下列情形：

（1）含有不科学地表示功效的断言或者保证的；

（2）说明治愈率或者有效率的；

（3）与其他药品的功效和安全性进行比较的；

（4）违反科学规律，明示或者暗示包治百病、适应所有症状的；

（5）含有“安全无毒副作用”、“毒副作用小”等内容的，含有明示或者暗示中成药为“天然”药品，因而安全性有保证等内容的；

（6）含有明示或者暗示该药品为正常生活和治疗病症所必需等内容的；

（7）含有明示或暗示服用该药能应付现代紧张生活和升学、考试等需要，能够帮助提高成绩、使精力旺盛、增强竞争力、增高、益智等内容的；

（8）其他不科学的用语或者表示，如“最新技术”、“最高科学”、“最先进制法”等。

（四）处方药与非处方药广告发布的要求

1. 发布范围

处方药可以在国家卫生计生行政部门和国家药品监督管理部门共同指定的医学、药学专业刊物上发布广告。非处方药可以在公众媒介发布广告，但不得在未成年人出版物和广播电视频道、节目、栏目上发布，不得以儿童为诉求对象，不得以儿童名义介绍药品。

2. 忠告语和必须标注的内容

处方药广告的忠告语是“本广告仅供医学药学专业人士阅读”。非处方药广告的忠告语是“请按药品说明书或在药师指导下购买和使用”。以非处方药商品名称为各种活动冠名的，可以只发布药品商品名称。非处方药广告必须同时标明非处方药专用标识（OTC）。

3. 处方药和非处方药广告的限制性行为

处方药不得在大众传播媒介发布广告或者以其他方式进行以公众为对象的广告宣传。不得以赠送医学、药学专业刊物等形式向公众发布处方药广告。处方药名称与该药品的商标、生产企业字号相同的，不得使用该商标、企业字号在医学、药学专业刊物以外的媒介变相发布广告。不得以处方药名称或者以处方药名称注册的商标以及企业字号为各种活动冠名。

非处方药广告不得利用公众对于医药学知识的缺乏，使用公众难以理解和容易引起混淆的医学、药学术语，造成公众对药品功效与安全性的误解。

四、药品广告的审批和监督管理

（一）药品广告审查、监督管理部门

根据《广告法》的规定，国务院工商行政管理部门主管全国的广告监督管理工作，国务院有关部门在各自的职责范围内负责广告管理相关工作。县级以上地方工商行政管理部门主管本行政区域的广告监督管理工作，县级以上地方人民政府有关部门在各自的职责范围内负责广告管理相关工作。

由于药品等与人身健康与安全关系密切，《广告法》明确规定，发布医疗、药品、医疗器械、农药、兽药和保健食品等广告，应当在发布前由有关部门对广告内容进行审查；未经审查，不得发布。根据《药品管理法》的规定，省级药品监督管理部门为药品广告审查机关，负责本行政区药品广告的审查批准。药品广告须经企业所在地省级药品监督管理部门批准，并发给药品广告批准文号；未取得药品广告批准文号的，不得发布。

国家药品监督管理部门对药品广告审查机关的药品广告审查工作进行指导和监督。县级以上药品监督管理部门（机构）应当对审查批准的药品广告发布情况进行监测检查。

（二）药品广告的申请

1. 药品广告的申请审查范围

药品广告应当按照《药品广告审查办法》的规定进行审查。但非处方药仅宣传药品名称（含药品通用名称和药品商品名称）的，或者处方药在指定的医学药学专业刊物上仅宣传药品名称（含药品通用名称和药品商品名称）的，无需审查。

2. 药品广告申请人和受理部门

药品广告批准文号的申请人必须是具有合法资格的药品生产企业或者药品经营企业。药品经营企业作为申请人的，必须征得药品生产企业的同意。申请人可以委托代办人代办药品广告批准文号的申办事宜。

申请药品广告批准文号，应当向药品生产企业所在地的药品广告审查机关提出。申请进口药品广告批准文号，应当向进口药品代理机构所在地的药品广告审查机关提出。

3. 药品广告申请提交的资料

申请药品广告批准文号，应当提交《药品广告审查表》，并附与发布内容相一致的样稿（样片、样带）和药品广告申请的电子文件，同时提交申请人及拟发布广告药品的真实、合法、有效的证明文件。

申请人证明文件主要包括申请人的《营业执照》、《药品生产许可证》或《药品经营许可证》复印件。其中申请人是药品经营企业的，应当提交药品生产企业同意其作为申请人的证明文件原件；代为申办药品广告批准文号的，代办人应当提交申请人的委托书原件和代办人的营业执照复印件等主体资格证明文件；申请进口药品广告批准文号的，应当提供进口药品代理机构的相关资格证明文件的复印件。

需提交的药品相关文件包括药品批准证明文件（包括《进口药品注册证》、《医药产品注册证》）复印件、批准的说明书复印件和实际使用的标签及说明书等。其中，非处方药品广告需提交非处方药品审核登记证书复印件或相关证明文件的复印件。广告中涉及药品商品名称、注册商标、专利等内容的，应当提交相关有效证明文件的复印件及其他确认广告内容真实性的证明文件。

提供上述证明文件的复印件，需加盖证件持有单位的印章。

4. 异地发布药品广告的备案

在药品生产企业所在地和进口药品代理机构所在地以外的省、自治区、直辖市发布药品广告的（以下简称异地发布药品广告），在发布前应当到发布地药品广告审查机关办理备案。

（三）药品广告申请的受理与审查

1. 审查依据

申请审查的药品广告，应符合《广告法》、《药品管理法》、《药品管理法实施条例》、《药品广告审查发布标准》和国家有关广告管理的其他规定法律法规及有关规定的，方可予以通过审查。

2. 受理、审查、备案的程序

药品广告审查机关收到药品广告批准文号申请后，首先审查申请材料是否齐全并符合法定要求，决定是否予以受理。对受理的广告申请，在规定时限内对申请人提交的证明文件的真实性、合法性、有效性进行审查，并依法对广告内容进行审查。对审查合格的药品广告，发给药品广告批准文号。

对批准的药品广告，药品广告审查机关应报国家药品监督管理部门备案，并将批准的《药品广告审查表》送同级广告监督管理机关备案。国家药品监督管理部门对备案中存在问题的药品广告，应责成药品广告审查机关予以纠正。对批准的药品广告，药品监督管理部门应当及时向社会予以公布。具体程序示意见图 9-1。

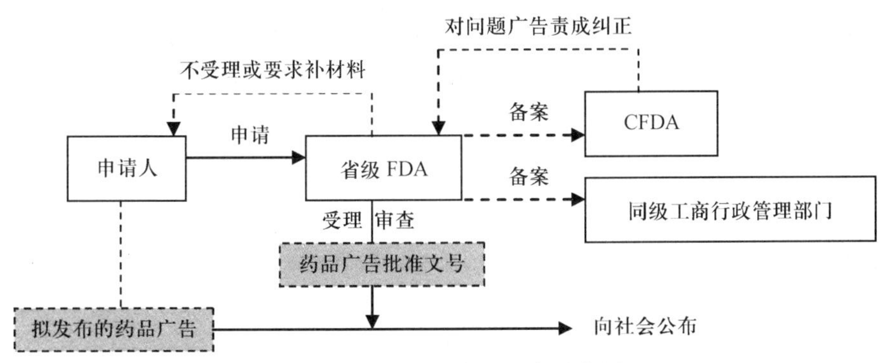

图 9-1　药品广告审查程序示意图

对异地发布药品广告备案申请的，药品广告审查机关在受理备案申请后 5 个工作日内应当给予备案，在《药品广告审查表》上签注“已备案”，加盖药品广告审查专用章，并送同级广告监督管理机关备查。

经批准的药品广告，在发布时不得更改广告内容。药品广告内容需要改动的，应当重新申请药品广告批准文号。

（四）药品广告批准文号

药品广告批准文号有效期为 1 年，到期作废。

药品广告批准文号为“×药广审（视）第 0000000000 号”、“×药广审（声）第 0000000000 号”、“×药广审（文）第 0000000000 号”。其中，“×”为各省、自治区、直辖市的简称；由 10 位数字组成，前 6 位代表审查年月，后 4 位代表广告批准序号；“视”、“声”、“文”代表用于广告媒介形式的分类代号。

有下列情形之一的，药品广告审查机关应当注销药品广告批准文号：

（1）《药品生产许可证》、《药品经营许可证》被吊销的；

（2）药品批准证明文件被撤销、注销的；

（3）国家药品监督管理部门或者省、自治区、直辖市药品监督管理部门责令停止生产、销售和使用的药品。

五、法律责任

（一）《广告法》中涉药广告的法律责任

1. 行政责任

《广告法》中对发布虚假广告，明知虚假仍经营、发布广告等的情形制定了严厉的行政处罚措施；对各种具体涉药违法广告也明确规定了相应的法律责任，见表 9-1。

表 9-1 《广告法》中涉药违法广告的行政法律责任

法条	违法情形	处罚内容
第 55 条	① 发布虚假广告的	责令停止发布广告，责令广告主在相应范围内消除影响；处广告费用三倍以上五倍以下的罚款，广告费用无法计算或者明显偏低的，处二十万元以上一百万元以下的罚款
	② 发布虚假广告，两年内有三次以上违法行为或者有其他严重情节的	处广告费用五倍以上十倍以下的罚款，广告费用无法计算或者明显偏低的，处一百万元以上二百万元以下的罚款；可以吊销营业执照；由广告审查机关撤销广告审查批准文件；一年内不受理其广告审查申请
	③ 广告经营者、广告发布者明知或者应知广告虚假仍设计、制作、代理、发布的	没收广告费用，并处广告费用三倍以上五倍以下的罚款，广告费用无法计算或者明显偏低的，处二十万元以上一百万元以下的罚款
	④ 上述两年内有三次以上违法行为或者有其他严重情节的	处广告费用五倍以上十倍以下的罚款，广告费用无法计算或者明显偏低的，处一百万元以上二百万元以下的罚款，并可以由有关部门暂停广告发布业务、吊销营业执照、吊销广告发布登记证件
第 57 条	① 违反规定发布处方药广告、药品类易制毒化学品广告、戒毒治疗的医疗器械和治疗方法广告的 ② 违反规定，在针对未成年人的大众传播媒介上发布医疗、药品等广告的	责令停止发布广告，对广告主处二十万元以上一百万元以下的罚款，情节严重的，并可以吊销营业执照，由广告审查机关撤销广告审查批准文件、一年内不受理其广告审查申请；对广告经营者、广告发布者，由工商行政管理部门没收广告费用，处二十万元以上一百万元以下的罚款，情节严重的，并可以吊销营业执照、吊销广告发布登记证件
第 58 条	① 违反广告内容规定发布医疗、药品等 ② 违反规定在广告中涉及疾病治疗功能，以及使用医疗用语或者易使推销的商品与药品、医疗器械相混淆的用语的	责令停止发布广告，责令广告主在相应范围内消除影响，处广告费用一倍以上三倍以下的罚款，广告费用无法计算或者明显偏低的，处十万元以上二十万元以下的罚款；情节严重的，处广告费用三倍以上五倍以下的罚款，广告费用无法计算或者明显偏低的，处二十万元以上一百万元以下的罚款，可以吊销营业执照，并由广告审查机关撤销广告审查批准文件、一年内不受理其广告审查申请

续表

法条	违法情形	处罚内容
第 59 条	违反规定,变相发布医疗、药品、医疗器械、保健食品广告的	责令改正,对广告发布者处十万元以下的罚款
第 62 条	广告代言人违反规定,在医疗、药品、医疗器械广告中作推荐、证明的	没收违法所得,并处违法所得一倍以上二倍以下的罚款

上述广告违法情形的行政处罚,主要由工商行政管理部门做出;撤销药品广告审查批准文件的处罚,由省级药品监督管理部门做出;广播电台、电视台、报刊音像出版单位发布违法广告,或者以新闻报道形式变相发布广告,或者以介绍健康、养生知识等形式变相发布医疗、药品、医疗器械、保健食品广告,工商行政管理部门依照《广告法》给予处罚的,应当通报新闻出版广电部门及其他有关部门,如药品监督管理部门。

2. 民事责任

根据《广告法》的规定,发布虚假广告,欺骗、误导消费者,使购买商品或者接受服务的消费者的合法权益受到损害的,广告主依法承担民事责任,广告经营者、广告发布者不能提供广告主的真实名称、地址和有效联系方式的,消费者可以要求广告经营者、广告发布者先行赔偿。关系消费者生命健康的商品或者服务的虚假广告,造成消费者损害的,其广告经营者、广告发布者、广告代言人应当与广告主承担连带责任。

(二)《药品广告审查办法》中的法律责任及处罚措施

《药品广告审查办法》中,对各种违法广告情形均作出了处罚规定,详见表 9-2。

表 9-2 违法药品广告法律责任

违法情形	处罚内容	处罚机关
篡改经批准的药品广告内容进行虚假宣传的	① 责令立即停止该药品广告的发布;② 撤销该品种药品广告批准文号;③ 1 年内不受理该品种的广告审批申请	省级以上药品监督管理部门
任意扩大适应证范围、绝对化夸大药品疗效、严重欺骗和误导消费者的	① 采取行政强制措施,暂停该药品在辖区内的销售;② 责令违法发布药品广告的企业在当地相应的媒体发布更正启事	省级以上药品监督管理部门
提供虚假材料申请药品广告审批,受理审查中发现的	1 年内不受理该企业该品种的广告审批申请	省级药品监督管理部门
提供虚假材料申请药品广告审批,取得药品广告批准文号的	① 撤销该药品广告批准文号;② 3 年内不受理该企业该品种的广告审批申请	省级药品监督管理部门
异地发布药品广告未办理备案的	① 责令限期办理备案手续;② 逾期不改正的,停止该药品品种在发布地的广告发布活动	发布地省级药品监督管理部门
未经审查批准发布,或发布的药品广告与审查批准的内容不一致的	① 依据《广告法》规定予以处罚;② 构成虚假广告或者引人误解的虚假宣传的,依据《广告法》、《反不正当竞争法》相关规定予以处罚	工商行政管理部门

被收回、注销或者撤销药品广告批准文号的药品广告，必须立即停止发布；异地药品广告审查机关停止受理该企业该药品广告批准文号的广告备案。

药品广告审查机关收回、注销或者撤销药品广告批准文号的，应当在规定时限内通知同级广告监督管理机关，由广告监督管理机关依法予以处理。

课堂互动

目前药品市场上，违法药品广告形式多样。请收集各种媒体上的各种药品广告形式，就以下问题进行讨论：

(1) 药品广告的违法形式有哪些？各举一个在现实生活中发现的例子。

(2) 分别以消费者角色、药品监督管理部门角色、工商行政管理部门角色，讨论发现违法药品广告后应该采取的行为。

药师考点

1. 药品广告的界定
2. 药品广告的申请、审查与发布
3. 药品广告内容的要求
4. 药品广告检查内容和方式
5. 违反药品广告的法律责任

第三节 互联网药品信息服务管理

互联网信息是目前为止人类信息的最新和发展最为迅速、应用最为广泛的一种形式，互联网药品信息服务也成为信息时代下越来越重要的药品信息资源。为加强药品监督管理，规范互联网药品信息服务活动，保证互联网药品信息的真实、准确，根据《药品管理法》、《互联网信息服务管理办法》，国家药品监督管理部门于 2004 年 7 月 8 日发布《互联网药品信息服务管理办法》。

一、互联网药品信息服务的概念和分类

互联网药品信息服务，是指通过互联网向上网用户提供药品（含医疗器械）信息的服务活动。互联网药品信息服务分为经营性和非经营性两类。经营性互联网药品信息服务是指通过互联网向上网用户有偿提供药品信息等服务的活动。非经营性互联网药品信息服务是指通过互联网向上网用户无偿提供公开的、共享性药品信息等服务的活动。

二、互联网药品信息服务的审批

（一）互联网药品信息服务网站的监督管理部门

国家药品监督管理部门对全国提供互联网药品信息服务活动的网站实施监督管理。省、自

治区、直辖市(食品)药品监督管理局对本行政区域内提供互联网药品信息服务活动的网站实施监督管理。

(二) 互联网药品信息服务资格的取得

拟提供互联网药品信息服务的网站,应当在向国务院信息产业主管部门或者省级电信管理机构申请办理经营许可证或者办理备案手续之前,按照属地监督管理的原则,向该网站主办单位所在地省级药品监督管理部门提出申请,经审核同意后取得提供互联网药品信息服务的资格。

各省、自治区、直辖市(食品)药品监督管理局对本辖区内申请提供互联网药品信息服务的互联网站进行审核,符合条件的核发《互联网药品信息服务资格证书》。《互联网药品信息服务资格证书》的格式由国家药品监督管理部门统一制定。

(三) 互联网药品信息服务资格的申请与审批

1. 申请条件

申请提供互联网药品信息服务,除应当符合《互联网信息服务管理办法》规定的要求外,还应当具备下列条件:

(1) 互联网药品信息服务的提供者应当为依法设立的企事业单位或者其他组织;

(2) 具有与开展互联网药品信息服务活动相适应的专业人员、设施及相关制度;

(3) 有 2 名以上熟悉药品、医疗器械管理法律、法规和药品、医疗器械专业知识,或者依法经资格认定的药学、医疗器械技术人员。

提供互联网药品信息服务的申请应当以一个网站为基本单元。

2. 申请提交的材料

申请提供互联网药品信息服务,应当填写国家药品监督管理部门统一制发的《互联网药品信息服务申请表》,向网站主办单位所在地省级药品监督管理部门提出申请。同时提交以下几大类材料:① 企业营业执照复印件;② 网站情况的资料,包括网站域名注册的相关证书或者证明文件,网站栏目设置说明,网站对历史发布信息进行备份和查阅的相关管理制度及执行情况说明,(食品)药品监督管理部门在线浏览网站上所有栏目、内容的方法及操作说明等;③ 药品及医疗器械相关专业技术人员学历证明或者其专业技术资格证书复印件、网站负责人身份证复印件及简历;④ 健全的网络与信息安全保障措施,和保证药品信息来源合法、真实、安全的管理措施、情况说明及相关证明等。

从事互联网药品信息服务网站的中文名称,除与主办单位名称相同的以外,不得以"中国"、"中华"、"全国"等冠名。除取得药品招标代理机构资格证书的单位开办的互联网站外,其他提供互联网药品信息服务的网站名称中不得出现"电子商务"、"药品招商"、"药品招标"等内容。

3. 受理与审批

省级药品监督管理部门收到申请材料后,审查材料的规范性和完整性,决定是否予以受理。对于已受理的申请,将对提供互联网药品信息服务的材料进行审核,并作出同意或者不同意的决定。同意的,由省级药品监督管理部门核发《互联网药品信息服务资格证书》,同时报国家药品监督管理部门备案并发布公告。国家药品监督管理部门对各省级药品监督管理部门的审核工作进行监督。

(四) 资格证书的换发、收回与变更

《互联网药品信息服务资格证书》有效期为 5 年。有效期届满,需要继续提供互联网药品信息服务的，持证单位应当在有效期届满前6个月内，向原发证机关申请换发《互联网药品信息服务资格证书》。原发证机关进行审核后，认为符合条件的，予以换发新证；认为不符合条件的，发给不予换发新证的通知并说明理由，原《互联网药品信息服务资格证书》由原发证机关收回并公告注销。被收回《互联网药品信息服务资格证书》的网站不得继续从事互联网药品信息服务。

截至2016年4月，经药品监督管理部门审核批准可以提供互联网药品信息服务的网站已有7 227家。其中，提供经营性互联网药品信息服务的网站1 017家，提供非经营性互联网药品信息服务的网站6 210家。

三、互联网药品信息服务的管理规定

（一）显著标注要求

提供互联网药品信息服务的网站，应当在其网站主页显著位置标注《互联网药品信息服务资格证书》的证书编号。

（二）网站登载药品信息的要求

提供互联网药品信息服务网站所登载的药品信息必须科学、准确，必须符合国家的法律、法规和国家有关药品、医疗器械管理的相关规定。

提供互联网药品信息服务的网站发布的药品（含医疗器械）广告，必须经过药品监督管理部门审查批准。

提供互联网药品信息服务的网站发布的药品（含医疗器械）广告要注明广告审查批准文号。

（三）不得发布的产品信息

提供互联网药品信息服务的网站不得发布麻醉药品、精神药品、医疗用毒性药品、放射性药品、戒毒药品和医疗机构制剂的产品信息。2010年9月21日，公安部、工业和信息化部、国家工商行政管理总局、国家安全生产监督管理总局、国家食品药品监督管理局等发布的《关于加强互联网易制毒化学品销售信息管理的公告》中规定，禁止个人在互联网上发布非药品类易制毒化学品销售信息；禁止任何单位和个人在互联网上发布药品类易制毒化学品销售信息。

四、处罚规定

（一）未取得《互联网药品信息服务资格证书》从事信息服务的处罚

未取得或者超出有效期使用《互联网药品信息服务资格证书》从事互联网药品信息服务的，由国家药品监督管理部门或者省级药品监督管理部门给予警告，并责令其停止从事互联网药品信息服务；情节严重的，移送相关部门，依照有关法律、法规给予处罚。

（二）不在网站主页显著标注《互联网药品信息服务资格证书》的处罚

提供互联网药品信息服务的网站不在其网站主页的显著位置标注《互联网药品信息服务资格证书》的证书编号的，国家药品监督管理部门或者省级药品监督管理部门给予警告，责令限期改正；在限定期限内拒不改正的，对提供非经营性互联网药品信息服务的网站处以500元以下罚款，对提供经营性互联网药品信息服务的网站处以5 000元以上1万元以下罚款。

（三）其他违法行为的处罚

互联网药品信息服务提供者违反规定，有下列情形之一的，由国家药品监督管理部门或者省级药品监督管理部门给予警告，责令限期改正；情节严重的，对提供非经营性互联网药品信息服务的网站处以 1 000 元以下罚款，对提供经营性互联网药品信息服务的网站处以 1 万元以上 3 万元以下罚款；构成犯罪的，移送司法部门追究刑事责任：

（1）已经获得《互联网药品信息服务资格证书》，但提供的药品信息直接撮合药品网上交易的；

（2）已经获得《互联网药品信息服务资格证书》，但超出审核同意的范围提供互联网药品信息服务的；

（3）提供不真实互联网药品信息服务并造成不良社会影响的；

（4）擅自变更互联网药品信息服务项目的。

互联网药品信息服务提供者在其业务活动中，违法使用《互联网药品信息服务资格证书》的，由国家药品监督管理部门或者省级药品监督管理部门依照有关法律、法规的规定处罚。

药师考点

1. 从事互联网药品信息服务的资格
2. 互联网药品信息服务申请与审批
3. 互联网药品信息服务的监督管理

本章小结

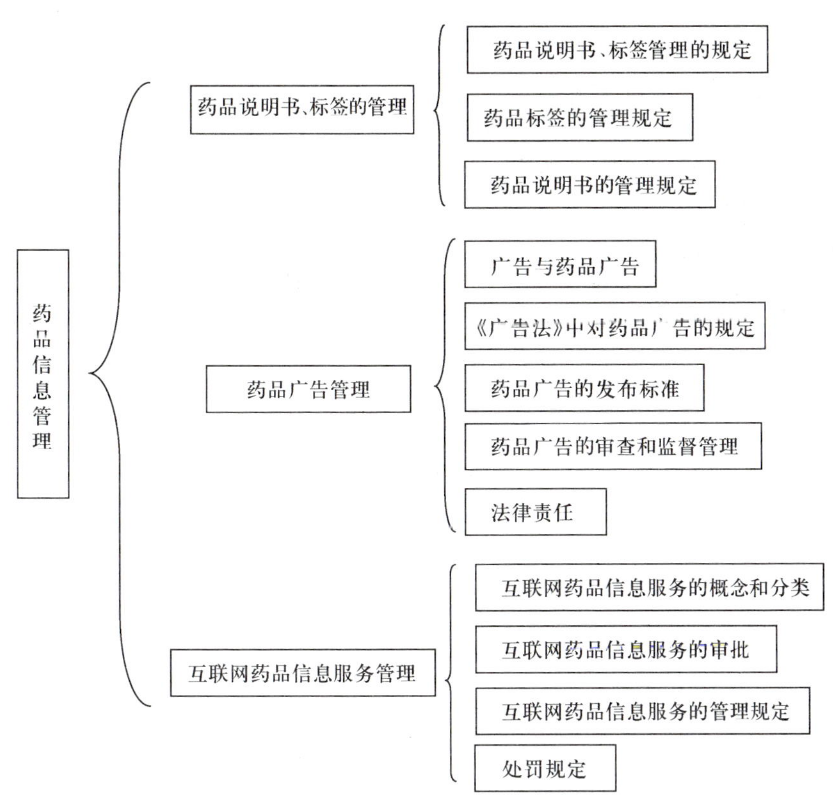

复习测试

一、A 型选择题(最佳选择题)

备选答案中只有一个最佳答案。

1. 药品广告的内容不得与国务院药品监督管理部门批准的说明书不一致,并应当显著标明(　　)

A. 适应证　　B. 不良反应　　C. 功能主治　　D. 用法用量

2. 关于药品标签和包装的说法,不正确的是(　　)

A. 药品的标签应当以说明书为依据,其内容不得超出说明书的范围

B. 药品标签上不得印有暗示疗效、误导使用的文字和标识

C. 药品包装上可印有宣传产品的文字和标识

D. 药品标签上应有指导安全、合理用药的文字和资料

3. 根据《药品广告审查发布标准》,下列药品禁止发布广告的是(　　)

A. 哌替啶　　B. 六味地黄丸　　C. 阿奇霉素　　D. VC 银翘片

4. 下列药品广告所含有的内容,符合规定的是(　　)

A. 含有医学专家推荐内容的

B. 含有"家庭必备"内容的

C. 含有"保险公司保险"等保证内容的

D. 含有宣传和引导合理用药的

5. 根据《药品广告审查办法》,下列需按药品广告进行审查的是(　　)

A. 非处方药仅宣传药品通用名称和生产企业的

B. 非处方药仅宣传药品商品名称的

C. 处方药在指定的医学药学专业刊物上仅宣传药品通用名称的

D. 处方药在指定的医学药学专业刊物上仅宣传药品商品名称的

6. 药品广告批准文号有效期为(　　)

A. 5 年　　B. 3 年　　C. 2 年　　D. 1 年

二、X 型选择题(多项选择题)

每题的备选答案中有 2 个或 2 个以上的正确答案。少选或多选均不得分。

1. 在说明书中应当列出所用的全部辅料名称的是(　　)

A. 药品处方中含有可能引起严重不良反应的成分或者辅料的

B. 中成药

C. 注射剂

D. 非处方药

2. 药品广告中必须标明药品的(　　)

A. 通用名称　　B. 忠告语

C. 药品广告批准文号　　D. 药品生产批准文号

3.《互联网药品信息服务管理办法》规定,提供互联网药品信息服务的网站不得发布的产

品信息有(　　)

A. 麻醉药品　　B. 医疗机构制剂　　C. 戒毒药品　　D. 中药材

4. 对提供虚假材料申请药品广告审批,取得药品广告批准文号的(　　)

A. 广告监督管理部门给予警告

B. 药品广告审查机关发现后应当撤销该药品广告批准文号

C. 药品广告审查机关 1 年内不再受理该企业该品种的广告审批申请

D. 药品广告审查机关 3 年内不受理该企业该品种的广告审批申请

三、简答题

1. 简述药品说明书和标签的主要管理原则。

2. 简述处方药和非处方药的广告管理规定。

3. 简述药品广告的审批程序。

4. 简述互联网药品信息服务的管理规定。

四、实例分析

违法广告处罚案

依照有关药事法规对以下案例分析处理:

2009 年 7 月,成都某媒体发表题为“中国治糖新通道正式进成都”的报道,该报道中称:“世界上首个动植物合成胰动素类药——超越促泌剂、增敏剂、苷酶抑制剂、胰岛素的糖尿病治疗第五类双瓜糖安胶囊宣告诞生!由于该药突破性实现直接针对深层致病因子,通过排出胰岛、血液、脏器糖毒,拯救胰岛——逆转胰岛硬化,恢复胰岛自身分泌功能,消除胰岛素抵抗,从而平稳安全降血糖、根本防治并发症,因而被选为中国治糖新通道的标准用药。”与该报道及广告相呼应,双瓜糖安胶囊在成都各零售药店等场所上市并开展“免费捐赠”和“购药补助”等“大型关爱活动”。

2009 年 7 月 17 日,四川省食品药品监督管理局发布《关于对违法发布药品广告的双瓜糖安胶囊实施暂停销售的公告》(川食药监市[2009]55 号),公告中指出,根据四川省工商行政管理局的来函及国家药品监督管理部门的监测表明,广西 GX 制药有限公司生产的“双瓜糖安胶囊”在药品广告宣传过程中,擅自扩大药品功能主治范围,绝对化疗效承诺等严重欺骗和误导消费者。公告中对该违法药品广告作出以下处理:“为保证公众用药安全,根据《药品广告审查办法》第二十一条规定,我局决定暂停广西 GX 制药有限公司生产的“双瓜糖安胶囊”在我省辖区内销售。省内各药品经营单位应自本通告发布之日起,立即停止销售“双瓜糖安胶囊”。各市(州)局负责组织对辖区内的药品经营企业进行检查,发现进行销售附件中所列药品的企业,责令其暂停销售,对拒不执行的进行封存扣押并抽验。”

被暂停该药的销售后,广西 GX 制药有限公司于 8 月 7 日在《成都商报》上刊登了更正启事,8 月 11 日向四川省食品药品监督管理局提出了解除暂停销售的书面申请。2009 年 8 月 14 日,四川省食品药品监督管理局根据《药品广告审查办法》第二十一条的规定,依法作出解除暂停销售的决定。

(胡　明)

复习测试参考答案

第十章 特殊管理药品的管理

学习目标

学习目的

本章概述了特殊管理药品的"特殊"之处，以及国内外毒品形势与禁毒斗争现状；重点介绍了麻醉药品和精神药品在实验研究、生产、经营、使用、储存和运输等环节的管理措施；简要介绍了医疗用毒性药品和放射性药品的管理规定；特别介绍了含特殊药品复方制剂、药品类易制毒化学品的管理规定。旨在使学生了解我国对特殊管理药品实行严格管理的必要性，掌握其在各个环节的具体管理要求，以便在今后工作中更加科学地对待特殊管理药品，做到"管得严、用得上"，防范此类药品流失和滥用带来的安全风险。

学习要求

掌握：1. 麻醉药品、精神药品、医疗用毒性药品的概念、分类和品种范围
2. 麻醉药品实验研究、生产、经营、使用、储存和运输等方面的管理要求
3. 精神药品实验研究、生产、经营、使用、储存和运输等方面的管理要求
4. 含特殊药品复方制剂的品种范围和购销管理
5. 药品类易制毒化学品的概念与品种，生产、经营许可，购买许可和购销管理

熟悉：1. 医疗用毒性药品生产、经营和使用等环节的管理要求
2. 放射性药品的概念、包装、运输和使用等方面的管理要求

第一节 特殊管理的药品概述

一、特殊管理的药品及其"特殊"之处

（一）特殊管理的药品

根据《药品管理法》第三十五条的规定，国家对麻醉药品、精神药品、医疗用毒性药品、放射性药品（"麻、精、毒、放"）实行特殊管理。这些药品跟其他药品一样有医疗价值，但是因为这四类药品具有特殊的药理作用，长期使用会造成患者的成瘾性或严重危害人们的身体健康，如果管理或者使用不当，会导致严重的后果，引发公共卫生、社会治安和经济等方面的社会问题。因此，我国对特殊药品进行管理，这样既可以保证满足它们在医疗、教学、科研等方面正常需要，又可以防止这些药品滥用或流入非法渠道，确保它们被合法、安全、合理地使用。为了加强特殊管理药品的监管，国务院先后制定、修订了这四类药品的管理办法或条例，做到"管得严、用得上"。

"管得严"就是防止特殊管理的药品流入非法渠道，带来社会流弊；"用得上"就是要保证临床患者的合理用药需求，避免因管理过严而造成的临床药品供应紧张问题。

（二）特殊管理药品的特殊之处

1. 管理办法由国务院制定

一般药品的管理都是由国家食品药品监督管理总局以政府规章的形式出台加以规范，而"麻、精、毒、放"这四类药品区别于一般的药品，其管理办法由国务院来制定。国务院先后在1987年、1988年出台了《麻醉药品管理办法》、《精神药品管理办法》；于1988年、1989年出台了《医疗用毒性药品管理办法》、《放射性药品管理办法》；于2005年修订了麻醉药品和精神药品的管理办法，发布了《麻醉药品和精神药品管理条例》；于2013年发布《国务院关于修改部分行政法规的决定》对其作了个别修订。

2. 生产实行定点制度

只要是取得《药品生产许可证》、符合GMP要求的药品生产企业，在取得相应品种的生产批准文号后都可以生产一般的药品或者是接受委托进行委托加工生产。但特殊管理的"麻、精、毒、放"四类药品则不然，其生产必须经过严格审批，由经过审批的特定厂家进行生产。如罂粟壳这一麻醉药品，国家食品药品监督管理总局在全国范围内仅批准甘肃省农垦总公司一家单位进行生产。对特殊管理的药品实行定点生产制度，有利于从生产环节加强计划和控制，防止特殊管理药品的非法流失，也有助于防止低水平重复和恶性竞争的发生。

3. 经营实行定点制度

在经营环节，特殊管理药品的批发、零售有严格规定，且实行定点经营制度。如第一类精神药品不得零售；经所在地设区的市级药品监督管理部门批准，实行"三统一"（统一进货、统一配送、统一管理）的药品零售连锁企业方可从事第二类精神药品零售业务。

4. 使用有限制性规定

在使用环节，医疗机构使用麻醉药品和第一类精神药品必须取得《麻醉药品、第一类精神药品购用印鉴卡》（简称印鉴卡），医师必须经过培训、考核合格后，才能取得这两类药品的处方权，且不得为自己开具上述药品，使用的处方颜色为淡红色，起到提醒、警示的作用。而第二类精神药品的使用管理相对宽松，处方颜色为白色，医疗机构使用也无需印鉴卡。医疗用毒性药品和放射性药品在使用环节也均有特殊的限制性规定。

5. 储存和运输有特殊要求

为了保证特殊管理药品储存过程中的质量，防范运输中因流失而带来流弊和风险，此类药品储存和运输必须要做到措施到位。如麻醉药品的使用单位应当设立专库或者专柜储存麻醉药品；专库应当设有防盗设施并安装报警装置；专柜应当使用保险柜，实行双人双锁管理。麻醉药品和精神药品铁路运输应当使用集装箱或铁路行李车。

6. 其他

除上述特殊之处外，特殊管理的药品在实验研究、法律责任等方面有特别的规定，具体参见后面各节内容。

二、麻醉药品、精神药品与毒品

（一）麻醉药品和精神药品

麻醉药品（narcotic drugs）是指连续使用后易产生依赖性，能成瘾癖的药品。这里的依赖性包括生理和精神的依赖:生理依赖性表现为使用者停用药物后会产生身体的戒断症状,某些吸毒者毒瘾发作后倒地抽搐、口吐白沫、浑身难受,即为典型的身体戒断症状;而精神依赖性表现在使用者有强烈的再次得到这种药品的愿望,再次使用后精神上产生欣快感,而这种所谓的享受不会持续多久,使用者很快就会从天堂掉到深渊中。产生依赖性后,使用者会对麻醉药品形成强烈的瘾癖,这种瘾癖和某些吸烟者的烟瘾不同,难以耐受,即使戒断,也极容易再次发作。"一朝吸毒、终身戒毒"形象地说明吸毒者或者麻醉药品的成瘾者脱毒的困难。

精神药品(psychotropic substances)是指直接作用于中枢神经系统,使之兴奋或抑制,连续使用能产生依赖性的药品。精神药品作用部位是中枢神经系统,而不是外周神经系统或其他;产生的作用是使人兴奋或抑制;连续使用后可以产生依赖性,这点和麻醉药品相同。

(二)毒品

毒品(durgs)是指鸦片、海洛因、甲基苯丙胺("冰毒")、吗啡、大麻、可卡因及国家规定管制的其他能够使人形成瘾癖的麻醉药品和精神药品。

毒品具有以下的共同特征:① 有一种不可抗拒的力量强制性地使吸食者连续使用该药,并且不择手段地去获得它;② 连续使用有加大剂量的趋势;③ 对该药产生精神依赖性及躯体依赖性,停药后产生戒断症状;④ 对个人、家庭、社会都会产生危害性结果。

联合国麻醉品委员会将毒品分为六大类:① 吗啡型药物,包括鸦片、吗啡、可卡因、海洛因和罂粟植物等最危险的毒品;② 可卡因和可卡叶;③ 大麻;④ 安非他明等人工合成兴奋剂;⑤ 安眠镇静剂,包括巴比妥药物和安眠酮;⑥ 精神药物,即安定类药物。

相关知识

相关知识 世界三大毒品产地

三、我国麻醉药品和精神药品管理的立法概况

麻醉药品和精神药品作为特殊管理的药品,具有用药后果的两重性,管理不当会带来严重后果。因此,我国政府历来重视麻醉药品和精神药品的管理工作,并结合禁毒工作,加强宣传,加快立法,取得明显成绩。

中央人民政府政务院于1950年11月颁布了《关于麻醉药品临时登记处理办法的通令》;同年,卫生部发布了《管理麻醉药品暂行条例》及实施细则,对麻醉药品的品种范围、生产、供应和使用规定由卫生部设立专门机构负责,其他任何单位或个人,均不得私自种植、制造和贩卖;以后又作了多次修改和补充规定。1963年5月,卫生部会同公安部、化工部、商业部、财政部发出加强管理的通知,进一步丰富了1950年条例的内容。1978年9月,国务院修订颁布了《麻醉药品管理条例》,在颁发的通知中指出,麻醉药品具有双重性,用之得当,可治疗疾病,减轻病人痛苦;用之不当,就会形成瘾癖,起毒害作用。这不仅在我国境内,而且在国际斗争中也具有重要意义。根据《麻醉药品管理条例》的规定,卫生部制订了《麻醉药品管理条例细则》,并于1979年2月公布实行。

建国之初,我国就将一些精神药品列入剧毒药品进行管理。卫生部于1964年制定了《管理毒药、限制性剧药暂行规定》,把苯丙胺、巴比妥等列入管理范围;又于1975年10月发出联合通知,对33种安定类药物实行进出口准许证。1979年,卫生部又下达了《医疗用毒药、限制剧药管理规定》,进一步把安眠酮、安钠咖等易产生依赖性的中枢神经抑制药、兴奋药列入管理范围。卫生部、外交部等部门于 1983 年经国务院批准,发布了对 40 种精神药物实行进出口许可证制度。1985 年,卫生部制定了《精神药品管理条例》。1987 年 12 月卫生部发布《关于精神药物进出口管理规定的补充通知》,并公布了 81 种精神药品品种。

1985 年,我国加入联合国《经修正的 1961 年麻醉品单一公约》和《1971 年精神药物公约》后,按照公约的要求,国务院分别于 1987 年和 1988 年制定发布了《麻醉药品管理办法》和《精神药品管理办法》,规定对麻醉药品和精神药品采取严格审批、定点控制等多项管制措施。这两个法规实施后,对满足医疗用药合理需求,防止其流入非法渠道发挥了积极作用。针对实践中出现的一些新情况、新问题,在总结《麻醉药品管理办法》和《精神药品管理办法》实施经验的基础上,国务院制定了《麻醉药品和精神药品管理条例》,于 2005 年 8 月 3 日以国务院令第 442 号公布,自 2005 年 11 月 1 日起施行。该条例适用于麻醉药品药用原植物的种植,麻醉药品和精神药品的实验研究、生产、经营、使用、储存、运输等环节及监督管理。

四、麻醉药品、精神药品管制与国际禁毒斗争

(一) 国际麻醉药品、精神药品管制与毒品形势

毒品泛滥是当今世界面临的重大问题之一。据统计,全球约有 2 亿人在使用毒品,吸毒人群遍及全球 200 多个国家和地区。全球每年毒品交易额达 8 000 亿至 1 万亿美元,吸毒人群日益年轻化,每年因滥用毒品致死的人数高达 20 万,上千万人因吸毒丧失劳动能力。毒品不仅直接危害人们的身心健康,还会给经济发展和社会进步带来巨大威胁。吸毒和贩毒极易诱发诈骗、暴力犯罪、卖淫、艾滋病传播等一系列社会问题,毒品问题还经常与恐怖主义、洗钱和贩卖人口等犯罪行为有所关联。

国际上许多国家和地区采取了颁布更加严厉的反毒法律、建立专门反毒机构、扩大缉毒力量、有计划开展扫毒行动、加强武装缉毒和扫毒国际合作等措施来遏制毒品的蔓延。例如,2001 年 8 月和 2002 年 5 月,中国、老挝、缅甸、泰国四国禁毒合作部长会议和东亚次区域禁毒谅解备忘录高官会议相继在北京举行,共商禁毒大计;南部非洲国家与欧盟决定联合打击越境非法走私毒品;新加坡、马来西亚等国规定凡携带一定数量毒品的人一经查获就处以绞刑;泰国提出了以经济作物代替罂粟的改植计划;缅甸建立了肃毒组织和戒毒中心;摩洛哥制定了彻底根除大麻的计划;俄罗斯制定了与非法毒品交易作斗争的纲要并成立了反毒专门委员会;美国等一些美洲国家也投入相当大的力量在国内展开扫毒运动。2009 年 3 月 12 日,第 52 届联合国麻醉品委员会高级别会议通过一项“行动计划”,致力于未来 10 年里使毒品生产与滥用明显减少。

相关知识 国际禁毒日

相关知识

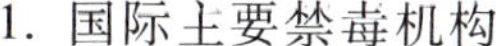

(二) 国际主要禁毒机构与公约

1. 国际主要禁毒机构

(1) 联合国毒品和犯罪问题办公室 联合国毒品和犯罪问题办公室(United Nations Office on Drugs and Crime, UNODC)成立于 1997 年 11 月,是全球在打击非法毒品和国际犯罪方面的领导者。办公室设在维也纳。其主要任务是预防恐怖主义,在全球进行反洗钱、反腐败、反有组织

犯罪和反贩卖人口等活动。办公室主要由两部分组成:联合国国际麻醉品管制署和联合国国际犯罪预防中心,均由毒品控制和犯罪预防办公室执行主任领导。

(2) 联合国麻醉品委员会 联合国麻醉品委员会(United Nations Commission on Narcotics Drugs,UNCND)是联合国经社理事会 9 个职司委员会之一。1946 年由经社理事会通过决议成立。成员由经社理事会按地区分配原则,从联合国会员国、有关麻醉品公约参加国、麻醉品和精神药物的重要生产国和消费国中选任,任期 4 年。该委员会是联合国麻醉品管制领域的决策机构,协助联合国经社理事会制定国际管制和禁止麻醉药品滥用和非法贩运的政策和措施;草拟必要的国际公约,并执行有关公约所授予的其他职能。自 1986 年 1 月 1 日起,我国成为该委员会成员国。

(3) 联合国国际麻醉品管制局 国际麻醉品管制局(International Narcotics Control Board,INCB)于 1968 年建立,是独立的、半司法性质的国际麻醉品管制机关。其宗旨为促进联合国有关毒品公约的履行,促使各国遵守各项条约的有关条款,并为缔约国在此方面的努力提供协助。INCB 独立于各成员国政府及联合国,由 13 名经社会选出的、以个人身份任职的专家组成,其中 3 名专家由世界卫生组织推荐的人选中选出,10 名专家由各成员国推荐的人选中选出。

(4) 联合国国际麻醉品管制署(联合国禁毒署) 为增强联合国在国际麻醉品管制领域的中心作用,提高效率,1991 年 1 月成立了联合国国际麻醉品管制署(United Nations International Drug Control Programme,UNIDCP),简称“联合国禁毒署”。1997 年 11 月,联合国成立了联合国毒品控制和犯罪预防办公室(United Nations Office for Drug Control and Crime Prevention,UNODCCP),禁毒署成为其主要组成部分。该机构的宗旨是在国际范围内协调麻醉品管制活动。其主要职责是协调各国的行动,向各国禁毒机构提出建议,进行禁毒执法培训等。

(5) 世界卫生组织(WHO) WHO 是联合国于 1948 年成立的一个专门机构,其目的在于促进国际合作以改善卫生环境。由于毒品的泛滥危害人类的健康,因而 WHO 也十分注意在国际禁毒合作方面发挥自己的职能作用。为了促进各国的禁毒计划,WHO 正在建立一个旨在指导国家一般预防滥用毒品的跨部门行动的国家事务机构。通过与联合国禁毒基金紧密合作,充分发挥这一机构的职能,特别是在帮助发展中国家方面开展工作。

(6) 国际刑警组织 国际刑警组织(International Criminal Police Organization,ICPO)1923 年成立于维也纳,第二次世界大战后总部设在巴黎,1989 年以后总部迁往里昂。国际刑警组织是继联合国外,规模第二大的国际组织,也是全球联系各国刑事警察部队的最大的警察组织,现有 182 个成员国。我国于 1984 年 9 月 5 日加入国际刑警组织,并设立了“国际刑警中国国家中心局”。根据《联合国禁止非法贩运麻醉药品和精神药物公约》的有关规定,国际刑警组织可以根据缔约国的要求和同意,传递有关国际毒品犯罪情报和联系国际缉毒刑事法律协助事宜。

2. 国际主要禁毒公约

20 世纪初到 1988 年为止,国际上先后签订了有关麻醉品的国际公约、协定和议定书共 12 个。迄今继续有效的关于麻醉品的公约有以下 4 个:《禁止非法买卖麻醉品公约》(1936 年 6 月 26 日通过,经 1946 年修正)、《麻醉品单一公约》(1961 年 3 月 30 日通过,经 1972 年修正)、《精神药物公约》(1971 年 2 月 21 日缔约)和《联合国禁止非法贩运麻醉药品和精神药物公约》(1988 年 12 月 19 日通过)。以上 4 个公约共同构成了管制麻醉药品和精神药物的国际法律制度的基础,为国际禁毒合作提供了法律依据,也给各缔约国反毒刑事立法提供了示范与指导。其主要内容如下:① 麻醉品和精神药物仅限于医药和科学研究之用;② 各国政府须严格管制麻醉品和精神药物的合法种植、生产、制造、销售和使用;③ 各缔约国应采取立法和行政措施,并设立一个专门的法定管理机构,以便执行公约的各项规定;④ 为了确保麻醉品和精神药物用于合法目的,对它们的种植制造、销售和分配采取许可证或其他类似的管制措施;⑤ 每个缔约国都必须建立检查制度,检查麻醉品和精神药物的制造商、进出口商、批发商及零售商的情况;⑥ 在国际合法贸易中,实行估计制度、进出口批准制度和报告制度,以控制该类物品的国际贸易;⑦ 各缔约国必须采取措施,预防和制止麻醉品和精神药物的非法贩运,并与有关国际组织密切合作。

1990 年 2 月,关于国际间合作取缔麻醉品和精神药物非法生产、供应、需求、贩运和分销问题的联合国第 17 届特别会议举行,包括我国在内的 100 多个国家派团参加,会议通过了《政治宣言》和《全球行动纲领》,呼吁把取缔毒品犯罪作为"所有国家给予更高的优先地位"的问题来采取对策,并将 1990 年至 2000 年规定为联合国禁毒 10 年,标志着全球禁毒斗争进入了一个崭新的时期。

(三) 我国的禁毒斗争

新中国成立后,针对旧中国遗留下来的鸦片烟毒问题,通过最广泛地发动和依靠人民群众,坚持严厉惩办与改造教育相结合,基本禁绝毒品,我国"无毒国"享誉世界近 30 年。

20 世纪 70 年代末 80 年代初,毒品犯罪活动死灰复燃,毒品消费问题随之出现,吸毒人数持续增多,毒品危害日益严重。面对新的毒品问题,党中央、国务院于 1981 年、1982 年连续发布了《关于重申严禁鸦片烟毒的通知》、《关于禁绝鸦片烟毒问题的紧急通知》,在西南地区开展了以堵源截流为主的区域性禁毒斗争。1990 年 12 月,全国人民代表大会常务委员会颁布《关于禁毒的决定》,我国禁毒工作开始有法可依;1990 年 11 月 3 日,国务院成立全国禁毒工作领导小组,加强对全国禁毒工作的统一领导;1995 年 1 月,出台了《强制戒毒办法》。

国务院于 1998 年批准公安部成立了禁毒局,于 1999 年重新组建了新一届国家禁毒委员会,于 2000 年发表了《中国的禁毒》白皮书;国家禁毒委员会于 1999 年 8 月在包头召开了第三次全国禁毒工作会议,我国禁毒工作在社会主义市场经济条件下进入到一个新阶段。进入新世纪特别是 2005 年以来,我国政府组织发动人民群众,在全国范围开展禁毒人民战争,禁毒斗争取得了显著成效。

当前国际毒潮泛滥,涉毒国家和地区继续扩大,毒品来源、种类、产量、吸毒人数持续增多。受此影响,我国面临的禁毒斗争形势不容乐观:境外毒品多头入境的局面仍然没有改变;境内制贩毒活动屡禁不止;易制毒化学品和麻醉药品、精神药品流入非法渠道的问题时有发生;毒品滥用问题仍比较严重。为此,我国在禁毒领域采取的主要措施如下:

第一,不断完善禁毒工作机构和禁毒法律体系。国务院成立了国家禁毒委员会,统一领导全国禁毒工作。高度重视和加强禁毒立法工作,《刑法》、《治安管理处罚法》等法律中都有专门的禁毒条款,国务院制订了《易制毒化学品管理条例》、《麻醉药品和精神药品管理条例》等禁毒法规。各省、自治区、直辖市也制订了一系列地方性禁毒法规,2007 年 12 月全国人民代表大会常务委员会颁布了《中华人民共和国禁毒法》。

第二,广泛开展禁毒预防宣传教育。我国政府始终把毒品预防教育作为禁毒工作的治本之策，认真贯彻《全民禁毒教育实施意见》。坚持“6·26”国际禁毒日集中宣传与经常性宣传相结合，坚持禁毒主题宣传与普法、艾滋病防治等宣传相结合，推动禁毒宣传教育进学校、进社区、进家庭、进场所、进单位、进农村，全民拒毒，禁毒意识普遍提高。

第三，积极矫治挽救吸毒人员。全国建立了70家集生理脱毒、心理康复、回归社会于一体的戒毒康复场所，安置了近万名戒毒人员生活就业。设立了600余个美沙酮社区药物维持治疗门诊，并对生活困难人员视情实行治疗费用减免政策。创建了吸毒人员动态管控机制，提高了对吸毒人员的发现和管控能力。

第四，严厉惩治毒品犯罪活动。我国政府采取严厉措施，依法打击一切毒品犯罪活动，严惩一切毒品犯罪分子。在重点边境地区建立了覆盖主要陆路、海路、空路、邮路的堵源截流网络，有效减少了毒品入境和易制毒化学品走私出境。

第五，严格易制毒化学品管制。我国政府为从源头上遏制制毒活动，十分注意防范易制毒化学品流入非法渠道。积极参加国际麻醉品管制局协调下的易制毒化学品管制国际联合行动，与有关国家联合破获多起走私易制毒化学品犯罪案件。

第六，积极参与国际禁毒合作。我国政府一贯重视国际禁毒合作，以负责任大国的态度，认真履行国际禁毒公约，积极支持并参与国际禁毒事务。我国加入了《1961年麻醉品单一公约》、《1971年精神药物公约》、《1988年联合国禁止非法贩运麻醉药品和精神药物公约》，并与18个国家签订了政府间禁毒合作协议或谅解备忘录。

药师考点

麻醉药品和精神药品的界定

第二节 麻醉药品的管理

一、麻醉药品的分类及品种范围

麻醉药品可以分为天然植物提取类、人工合成类及其他类，具体见表10-1。

表10-1 麻醉药品的分类

类别	代表药物	备注
天然植物提取类{阿片类 可卡因类 大麻类	阿片、可待因 可卡因 大麻烟、大麻脂、大麻油	镇痛效力相对较低，毒性较高
人工合成类	芬太尼、二氢埃托啡	提高镇痛效力，降低毒性，其中二氢埃托啡阵痛效力是吗啡的80倍
其他类：CFDA指定的其他易成瘾癖的药品、药用原植物及制剂	其他麻醉药品	其他类

2013 年 11 月 11 日，国家食品药品监督管理总局与公安部、国家卫生和计划生育委员会联合公布了新的《麻醉药品品种目录（2013 年版）》，自 2014 年 1 月 1 日起施行。目录中麻醉药品有 121 个品种，其中我国可以自行生产的有 22 个，见表 10-2。

表 10-2　我国可以自行生产的麻醉药品品种目录（2013 年版）

序号	中文名	英文名
1	可卡因	cocaine
2	罂粟浓缩物	concentrate of poppy straw
3	二氢埃托啡	dihydroetorphine
4	地芬诺酯	diphenoxylate
5	芬太尼	fentanyl
6	氢可酮	hydrocodone
7	氢吗啡酮	hydromorphone
8	美沙酮	methadone
9	吗啡	morphine
10	阿片	opium
11	羟考酮	oxycodone
12	哌替啶	pethidine
13	瑞芬太尼	remifentanil
14	舒芬太尼	sufentanil
15	蒂巴因	thebaine
16	可待因	codeine
17	右丙氧芬	dextropropoxyphene
18	双氢可待因	dihydrocodeine
19	乙基吗啡	ethylmorphine
20	福尔可定	pholcodine
21	布桂嗪	bucinnazine
22	罂粟壳	poppy shell

注：① 上述品种包括其可能存在的盐和单方制剂（除非另有规定）；② 上述品种包括其可能存在的异构体、酯及醚（除非另有规定）。

二、麻醉药品实验研究

（一）开展麻醉药品实验研究活动应当具备的条件

开展麻醉药品实验研究活动应当具备的条件有 3 项：① 以医疗、科研或教学为目的；② 有保证实验所需麻醉药品安全的措施和管理制度；③ 单位及其工作人员 2 年内没有违反有关禁毒的法律、行政法规规定的行为。以上 3 个条件可以概括为 12 个字："目的单纯、措施安全、历史清白"。具备以上条件经国务院药品监督管理部门批准后可从事实验研究活动。

（二）实验麻醉药品实验研究须遵循的相关规定

麻醉药品的实验研究单位申请相关药品批准证明文件，应当依照《药品管理法》的规定办理;需要转让研究成果的,应当经国务院药品监督管理部门批准。

药品研究单位在普通药品的实验研究过程中,产生《麻醉药品和精神药品管理条例》规定的管制品种的,应当立即停止实验研究活动,并向国务院药品监督管理部门报告。国务院药品监督管理部门应当根据情况,及时作出是否同意其继续实验研究的决定。

麻醉药品的临床试验不得以健康人为受试对象。

三、麻醉药品种植和生产

国家根据麻醉药品的医疗、国家储备和企业生产所需原料的需要确定需求总量,对麻醉药品药用原植物的种植、麻醉药品的生产实行总量控制。

(一)麻醉药品的种植和生产计划

国务院药品监督管理部门和国务院农业主管部门根据麻醉药品年度生产计划,制定麻醉药品药用原植物年度种植计划。国务院药品监督管理部门根据麻醉药品的需求总量制定年度生产计划。

麻醉药品药用原植物种植企业应当根据年度种植计划,种植麻醉药品药用原植物。

麻醉药品药用原植物种植企业应当向国务院药品监督管理部门和国务院农业主管部门定期报告种植情况。

定点生产企业应当严格按照麻醉药品年度生产计划安排生产,并依照规定向所在地省、自治区、直辖市人民政府药品监督管理部门报告生产情况。

(二)麻醉药品的种植企业和定点生产企业

1. 种植企业和定点生产企业的确定

麻醉药品药用原植物种植企业由国务院药品监督管理部门和国务院农业主管部门共同确定,其他单位和个人不得种植麻醉药品药用原植物。

国家对麻醉药品实行定点生产制度。国务院药品监督管理部门应当根据麻醉药品的需求总量,确定麻醉药品定点生产企业的数量和布局,并根据年度需求总量对数量和布局进行调整、公布。

从事麻醉药品生产的企业,应当经所在地省、自治区、直辖市人民政府药品监督管理部门初步审查,由国务院药品监督管理部门批准。

2. 麻醉药品的定点生产企业应当具备的条件

有药品生产许可证;有麻醉药品实验研究批准文件;有符合规定的麻醉药品生产设施、储存条件和相应的安全管理设施;有通过网络实施企业安全生产管理和向药品监督管理部门报告生产信息的能力;有保证麻醉药品安全生产的管理制度;有与麻醉药品安全生产要求相适应的管理水平和经营规模;麻醉药品生产管理、质量管理部门的人员应当熟悉麻醉药品管理及有关禁毒的法律、行政法规;没有生产、销售假药、劣药或者违反有关禁毒的法律、行政法规规定的行为;符合国务院药品监督管理部门公布的麻醉药品定点生产企业数量和布局的要求。

(三)麻醉药品批准文号管理和专用标志管理

定点生产企业生产麻醉药品,应当依照药品管理法的规定取得药品批准文号。国务院药品监督管理部门应当组织医学、药学、社会学、伦理学和禁毒等方面的专家成立专家组,由专家组对申请首次上市的麻醉药品的社会危害性和被滥用的可能性进行评价,并提出是否批准的建议。未取得药品批准文号的,不得生产麻醉药品。

麻醉药品的标签应当印有国务院药品监督管理部门规定的专用标志（见本章第五节的“相关知识”）。

（四）发生重大突发事件的相关规定

发生重大突发事件，定点生产企业无法正常生产或者不能保证供应麻醉药品时，国务院药品监督管理部门可以决定其他药品生产企业生产麻醉药品。重大突发事件结束后，国务院药品监督管理部门应当及时决定规定的企业停止麻醉药品的生产。

四、麻醉药品经营管理

（一）麻醉药品定点经营制度

国家对麻醉药品实行定点经营制度。国务院药品监督管理部门应当根据麻醉药品的需求总量，确定麻醉药品的定点批发企业布局，并应当根据年度需求总量对布局进行调整、公布。药品经营企业不得经营麻醉药品原料药。但是，供医疗、科学研究、教学使用的小包装的上述药品可以由国务院药品监督管理部门规定的药品批发企业经营。

（二）麻醉药品定点批发企业应当具备的条件

麻醉药品定点批发企业除应当具备药品管理法第十五条规定的药品经营企业的开办条件外，还应当具备下列条件：有符合《麻醉药品和精神药品管理条例》规定的麻醉药品储存条件；有通过网络实施企业安全管理和向药品监督管理部门报告经营信息的能力；单位及其工作人员 2 年内没有违反有关禁毒的法律、行政法规规定的行为；符合国务院药品监督管理部门公布的定点批发企业布局。

麻醉药品的定点批发企业，还应当具有保证供应责任区域内医疗机构所需麻醉药品的能力，并具有保证麻醉药品安全经营的管理制度。

（三）麻醉药品全国性、区域性批发企业的批准部门及其供药区域

麻醉药品全国性、区域性批发企业的批准部门及其供药区域参见表 10-3。

表 10-3 麻醉药品全国性、区域性批发企业的批准部门及其供药区域

企业类型	批准部门	供药区域
跨省、自治区、直辖市从事麻醉药品批发业务的企业（全国性批发企业）	国务院药品监督管理部门	向区域性批发企业，或者经批准可以向取得麻醉药品使用资格的医疗机构以及依照《麻醉药品和精神药品管理条例》规定批准的其他单位销售麻醉药品 全国性批发企业向取得麻醉药品使用资格的医疗机构销售麻醉药品，应当经医疗机构所在地省级药品监督管理部门批准 国务院药品监督管理部门在批准全国性批发企业时，应当明确其所承担供药责任的区域
在本省、自治区、直辖市行政区域内从事麻醉药品批发业务的企业（区域性批发企业）	所在地省级药品监督管理部门	向本省、自治区、直辖市行政区域内取得麻醉药品使用资格的医疗机构销售麻醉药品；由于特殊地理位置的原因，需要就近向其他省、自治区、直辖市行政区域内取得麻醉药品和第一类精神药品使用资格的医疗机构销售的，应当经企业所在地省、自治区、直辖市人民政府药品监督管理部门批准。审批情况由负责审批的药品监督管理部门在批准后 5 日内通报医疗机构所在地省、自治区、直辖市人民政府药品监督管理部门

（四）麻醉药品进货渠道及供货方式

全国性批发企业应当从定点生产企业购进麻醉药品。区域性批发企业可以从全国性批发企业购进麻醉药品；经所在地省、自治区、直辖市人民政府药品监督管理部门批准，也可以从定点生产企业购进麻醉药品。

全国性批发企业和区域性批发企业向医疗机构销售麻醉药品，应当将药品送至医疗机构。医疗机构不得自行提货。

（五）麻醉药品零售与价格

麻醉药品不得零售。禁止使用现金进行麻醉药品交易，但是个人合法购买麻醉药品的除外。麻醉药品实行政府定价，在制定出厂和批发价格的基础上，逐步实行全国统一零售价格。具体办法由国务院价格主管部门制定。

五、麻醉药品使用管理

（一）药品生产企业需用麻醉药品的规定

药品生产企业需要以麻醉药品为原料生产普通药品的，应当向所在地省、自治区、直辖市人民政府药品监督管理部门报送年度需求计划，由省、自治区、直辖市人民政府药品监督管理部门汇总报国务院药品监督管理部门批准后，向定点生产企业购买。

（二）科学研究、教学单位需用麻醉药品的规定

科学研究、教学单位需要使用麻醉药品开展实验、教学活动的，应当经所在地省、自治区、直辖市人民政府药品监督管理部门批准，向定点批发企业或者定点生产企业购买。需要使用麻醉药品的标准品、对照品的，应当经所在地省、自治区、直辖市人民政府药品监督管理部门批准，向国务院药品监督管理部门批准的单位购买。

（三）医疗机构使用麻醉药品的规定

1.《麻醉药品、第一类精神药品购用印鉴卡》（以下称印鉴卡）

（1）印鉴卡的批准和使用　医疗机构需要使用麻醉药品的，应当经所在地设区的市级人民政府卫生主管部门批准，取得印鉴卡。印鉴卡有效期为 3 年。医疗机构应当凭印鉴卡向本省、自治区、直辖市行政区域内的定点批发企业购买麻醉药品。

设区的市级人民政府卫生主管部门发给医疗机构印鉴卡时，应当将取得印鉴卡的医疗机构情况抄送所在地设区的市级药品监督管理部门，并报省、自治区、直辖市人民政府卫生主管部门备案。省、自治区、直辖市人民政府卫生主管部门应当将取得印鉴卡的医疗机构名单向本行政区域内的定点批发企业通报。

（2）医疗机构取得印鉴卡应当具备的条件　有专职的麻醉药品管理人员；有获得麻醉药品处方资格的执业医师；有保证麻醉药品安全储存的设施和管理制度。

2. 麻醉药品的处方资格要求

医疗机构应当按照国务院卫生主管部门的规定，对本单位执业医师进行有关麻醉药品使用知识的培训、考核，经考核合格的，授予麻醉药品药品处方资格。执业医师取得麻醉药品的处方资格后，方可在本医疗机构开具麻醉药品处方，但不得为自己开具该种处方。

医疗机构应当将具有麻醉药品处方资格的执业医师名单及其变更情况，定期报送所在地设区的市级人民政府卫生主管部门，并抄送同级药品监督管理部门。

具有麻醉药品处方资格的执业医师，根据国务院卫生主管部门制定的临床应用指导原则，对确需使用麻醉药品的患者，应当满足其合理用药需求。在医疗机构就诊的癌症疼痛患者和其他危重患者得不到麻醉药品时，患者或者其亲属可以向执业医师提出申请。具有麻醉药品处方资格的执业医师认为要求合理的，应当及时为患者提供所需麻醉药品。

3. 麻醉药品专用处方的规定

（1）处方颜色及处方限量　执业医师开具麻醉药品应当使用专用的淡红色处方，单张处方的最大用量应当符合国务院卫生主管部门的规定。对麻醉药品处方，处方的调配人、核对人应当仔细核对，签署姓名，并予以登记；对不符合规定的处方，处方的调配人、核对人应当拒绝发药。麻醉药品专用处方的格式由国务院卫生主管部门规定。根据《处方管理办法》，麻醉药品的处方限量见表 10-4。

表 10-4　麻醉药品的处方限量

开具的对象	药品及剂型		
	麻醉药品注射剂	麻醉药品控缓释制剂	麻醉药品其他剂型
门（急）诊患者	每张处方为一次常用量	每张处方≤7 日常用量	每张处方≤3 日常用量
门（急）诊癌症疼痛患者和中、重度慢性疼痛患者	每张处方≤3 日常用量	每张处方≤15 日常用量	每张处方≤7 日常用量
住院患者	逐日开具，每张处方为 1 日常用量		

此外，盐酸二氢埃托啡处方限量为一次常用量，仅限于二级以上医院内使用；盐酸哌替啶处方限量为一次常用量，仅限于医疗机构内使用。

（2）麻醉药品处方的保存　医疗机构应当对麻醉药品处方进行专册登记，加强管理。麻醉药品处方保存 3 年备查。县级以上人民政府卫生主管部门应当对执业医师开具麻醉药品和处方的情况进行监督检查。

4. 医疗机构借用和配制麻醉药品的规定

医疗机构抢救患者急需麻醉药品而本医疗机构无法提供时，可以从其他医疗机构或者定点批发企业紧急借用；抢救工作结束后，应当及时将借用情况报所在地设区的市级药品监督管理部门和卫生主管部门备案。

对临床需要而市场无供应的麻醉药品，持有医疗机构制剂许可证和印鉴卡的医疗机构需要配制制剂的，应当经所在地省、自治区、直辖市人民政府药品监督管理部门批准。医疗机构配制的麻醉药品制剂只能在本医疗机构使用，不得对外销售。

5. 个人及医务人员携带麻醉药品的规定

因治疗疾病需要，个人凭医疗机构出具的医疗诊断书、本人身份证明，可以携带单张处方最大用量以内的麻醉药品；携带麻醉药品出入境的，由海关根据自用、合理的原则放行。

医务人员为了医疗需要携带少量麻醉药品出入境的，应当持有省级以上人民政府药品监督管理部门发放的携带麻醉药品证明。海关凭携带麻醉药品证明放行。

6. 用于戒毒治疗的麻醉药品

医疗机构、戒毒机构以开展戒毒治疗为目的，可以使用美沙酮或者国家确定的其他用于戒毒治疗的麻醉药品。具体管理办法由国务院药品监督管理部门、国务院公安部门和国务院卫生主管部门制定。

六、麻醉药品储存和运输管理

（一）麻醉药品的储存管理

1. 麻醉药品专库或专柜的要求

（1）麻醉药品药用原植物种植企业、定点生产企业、全国性批发企业和区域性批发企业及国家设立的麻醉药品储存单位，应当设置储存麻醉药品的专库。该专库应当符合下列要求：安装专用防盗门，实行双人双锁管理；具有相应的防火设施；具有监控设施和报警装置，报警装置应当与公安机关报警系统联网。

全国性批发企业经国务院药品监督管理部门批准设立的药品储存点应符合上述规定。

麻醉药品定点生产企业应当将麻醉药品原料药和制剂分别存放。

（2）麻醉药品的使用单位应当设立专库或者专柜储存麻醉药品。专库应当设有防盗设施并安装报警装置；专柜应当使用保险柜。专库和专柜应当实行双人双锁管理。

2. 麻醉药品储存管理要求

麻醉药品药用原植物种植企业、定点生产企业、全国性批发企业和区域性批发企业、国家设立的麻醉药品储存单位及麻醉药品的使用单位，应当配备专人负责管理工作，并建立储存麻醉药品的专用账册。药品入库双人验收，出库双人复核，做到账物相符。专用账册的保存期限应当自药品有效期期满之日起不少于 5 年。

（二）麻醉药品的运输管理

1. 总体原则

托运、承运和自行运输麻醉药品，应当采取安全保障措施，防止麻醉药品在运输过程中被盗、被抢、丢失。

2. 麻醉药品运输管理规定

（1）铁路、公路或者水路运输麻醉药品的规定　通过铁路运输麻醉药品的，应当使用集装箱或者铁路行李车运输，具体办法由国务院药品监督管理部门会同国务院铁路主管部门制定。没有铁路需要通过公路或者水路运输麻醉药品的，应当由专人负责押运。

（2）运输证明　托运或者自行运输麻醉药品的单位，应当向所在地省、自治区、直辖市人民政府药品监督管理部门申请领取运输证明。运输证明有效期为 1 年。运输证明应当由专人保管，不得涂改、转让、转借。

托运人办理麻醉药品运输手续，应当将运输证明副本交付承运人。承运人应当查验、收存运输证明副本，并检查货物包装。没有运输证明或者货物包装不符合规定的，承运人不得承运。承运人在运输过程中应当携带运输证明副本，以备查验。

3. 麻醉药品邮寄要求

邮寄麻醉药品，寄件人应当提交所在地省、自治区、直辖市人民政府药品监督管理部门出具的准予邮寄证明。邮政营业机构应当查验、收存准予邮寄证明；没有准予邮寄证明的，邮政营业机构不得收寄。省、自治区、直辖市邮政主管部门指定符合安全保障条件的邮政营业机构负责收寄麻醉药品。邮政营业机构收寄麻醉药品，应当依法对收寄的麻醉药品予以查验。邮寄麻醉药品的具体管理办法，由国务院药品监督管理部门会同国务院邮政主管部门制定。

4. 麻醉药品运输信息的报送

定点生产企业、全国性批发企业和区域性批发企业之间运输麻醉药品，发货人在发货前应当向所在地省、自治区、直辖市人民政府药品监督管理部门报送本次运输的相关信息。属于跨省、自治区、直辖市运输的，收到信息的药品监督管理部门应当向收货人所在地的同级药品监督管理部门通报；属于在本省、自治区、直辖市行政区域内运输的，收到信息的药品监督管理部门应当向收货人所在地设区的市级药品监督管理部门通报。

七、麻醉药品的审批程序和监督管理

（一）麻醉药品申请事项的审批程序

申请人提出麻醉药品药用原植物的种植及麻醉药品的实验研究、生产、经营、使用、储存和运输活动中的各项审批事项申请，应当提交能够证明其符合《麻醉药品和精神药品管理条例》规定条件的相关资料。审批部门应当自收到申请之日起 40 日内作出是否批准的决定；作出批准决定的，发给许可证明文件或者在相关许可证明文件上加注许可事项；作出不予批准决定的，应当书面说明理由。

确定定点生产企业和定点批发企业，审批部门应当在经审查符合条件的企业中，根据布局的要求，通过公平竞争的方式初步确定定点生产企业和定点批发企业，并予公布。其他符合条件的企业可以自公布之日起 10 日内向审批部门提出异议。审批部门应当自收到异议之日起 20 日内对异议进行审查，并作出是否调整的决定。

（二）麻醉药品各项活动的监督管理

药品监督管理部门应当根据规定的职责权限，对麻醉药品药用原植物的种植及麻醉药品的实验研究、生产、经营、使用、储存和运输活动进行监督检查。

1. 监控信息网络和监控内容

省级以上人民政府药品监督管理部门根据实际情况建立监控信息网络，对定点生产企业、定点批发企业和使用单位的麻醉药品生产、进货、销售、库存、使用的数量及流向实行实时监控，并与同级公安机关做到信息共享。

2. 未连接监控信息网络单位的报告情况和时间要求

尚未连接监控信息网络的麻醉药品定点生产企业、定点批发企业和使用单位，应当每月通过电子信息、传真、书面等方式，将本单位麻醉药品生产、进货、销售、库存、使用的数量及流向，报所在地设区的市级药品监督管理部门和公安机关；医疗机构还应当报所在地设区的市级人民政府卫生主管部门。

设区的市级药品监督管理部门应当每 3 个月向上一级药品监督管理部门报告本地区麻醉药品的相关情况。

3. 对滥用、存在安全隐患等情况的处理

对已经发生滥用，造成严重社会危害的麻醉药品品种，国务院药品监督管理部门应当采取在一定期限内中止生产、经营、使用或者限定其使用范围和用途等措施。对不再作为药品使用的麻醉药品，国务院药品监督管理部门应当撤销其药品批准文号和药品标准，并予以公布。

药品监督管理部门、卫生主管部门发现生产、经营企业和使用单位的麻醉药品管理存在安全隐患时，应当责令其立即排除或者限期排除；对有证据证明可能流入非法渠道的，应当及时采取查封、扣押的行政强制措施，在7日内作出行政处理决定，并通报同级公安机关。

药品监督管理部门发现取得印鉴卡的医疗机构未依照规定购买麻醉药品时，应当及时通报同级卫生主管部门。接到通报的卫生主管部门应当立即调查处理。必要时，药品监督管理部门可以责令定点批发企业中止向该医疗机构销售麻醉药品。

4. 对过期、损坏药品的处理要求

麻醉药品的生产、经营企业和使用单位对过期、损坏的麻醉药品应当登记造册，并向所在地县级药品监督管理部门申请销毁。药品监督管理部门应当自接到申请之日起5日内到场监督销毁。医疗机构对存放在本单位的过期、损坏麻醉药品，应当按照规定的程序向卫生主管部门提出申请，由卫生主管部门负责监督销毁。

对依法收缴的麻醉药品，除经国务院药品监督管理部门或者国务院公安部门批准用于科学研究外，应当依照国家有关规定予以销毁。

5. 药品监督管理部门、卫生主管部门和公安机关应当互相通报麻醉药品生产、经营企业和使用单位的名单及其他管理信息

各级药品监督管理部门应当将在麻醉药品药用原植物的种植及麻醉药品的实验研究、生产、经营、使用、储存和运输等各环节的管理中的审批、撤销等事项通报同级公安机关。

麻醉药品的经营企业、使用单位报送各级药品监督管理部门的备案事项，应当同时报送同级公安机关。

6. 麻醉药品被盗、被抢、丢失或者其他流入非法渠道的控制措施

发生麻醉药品被盗、被抢、丢失或者其他流入非法渠道的情形的，案发单位应当立即采取必要的控制措施，同时报告所在地县级公安机关和药品监督管理部门。医疗机构发生上述情形的，还应当报告其主管部门。公安机关接到报告、举报，或者有证据证明麻醉药品可能流入非法渠道时，应当及时开展调查，并可以对相关单位采取必要的控制措施。药品监督管理部门、卫生主管部门及其他有关部门应当配合公安机关开展工作。

八、法律责任

《麻醉药品和精神药品管理条例》规定了行政管理部门、生产企业、科研教学单位、经营企业、医疗机构及其他单位和个人违反该条例有关麻醉药品管理规定应该承担的法律责任，具体见规定中有关法律责任部分。

药师考点

1. 我国生产和使用的麻醉药品
2. 麻醉药品生产管理要求
3. 麻醉药品经营管理要求
4. 麻醉药品使用管理要求
5. 麻醉药品的储存、运输和邮寄管理

第三节 精神药品的管理

一、精神药品的分类及品种范围

依据使人体产生的依赖性和危害人体健康的程度,可以将精神药品分为第一和第二类精神药品:第一类精神药品的依赖性和危害更大,而第二类相对安全。

2013 年 11 月 11 日,国家食品药品监督管理总局与公安部、国家卫生和计划生育委员会联合公布了《精神药品品种目录(2013 版)》,自 2014 年 1 月 1 日起施行。所列精神药品有 149 种(一类 68 种,二类 81 种),其中我国可以自行生产的一类精神药品 7 种(丁丙诺啡、γ-羟丁酸、氯胺酮、马吲哚、哌醋甲酯、司可巴比妥和三唑仑),二类精神药品 27 种,具体见表 10-5。

表 10-5 我国可以自行生产的精神药品品种目录(2013 年版)

序号	中文名	英文名
	第一类	
1	哌醋甲酯	methylphenidate
2	司可巴比妥	secobarbital
3	丁丙诺啡	buprenorphine
4	γ-羟丁酸	γ-hydroxybutyrate
5	氯胺酮	ketamine
6	马吲哚	mazindol
7	三唑仑	triazolam
	第二类	
1	异戊巴比妥	amobarbital
2	格鲁米特	glutethimide
3	喷他佐辛	pentazocine
4	戊巴比妥	pentobarbital
5	阿普唑仑	alprazolam
6	巴比妥	barbital
7	氯硝西泮	clonazepam
8	地西泮	diazepam
9	艾司唑仑	estazolam
10	氟西泮	flurazepam
11	劳拉西泮	lorazepam
12	甲丙氨酯	meprobamate
13	咪达唑仑	midazolam

续表

序号	中文名	英文名
14	硝西泮	nitrazepam
15	奥沙西泮	oxazepam
16	匹莫林	pemoline
17	苯巴比妥	phenobarbital
18	唑吡坦	zolpidem
19	丁丙诺啡透皮贴剂	buprenorphine transdermal patch
20	布托啡诺及其注射剂	butorphanol and its injection
21	咖啡因	caffeine
22	安钠咖	caffeine sodium benzoate
23	地佐辛及其注射剂	dezocine and its injection
24	麦角胺咖啡因片	ergotamine and caffeine tablet
25	氨酚氢可酮片	paracetamol and hydrocodone bitartrate tablet
26	曲马朵	tramadol
27	扎来普隆	zaleplon

注:① 上述品种包括其可能存在的盐和单方制剂(除非另有规定);② 上述品种包括其可能存在的异构体(除非另有规定)。

相关知识

相关知识 被滥用的精神药品——新型毒品“摇头丸”

二、精神药品实验研究

(一) 开展精神药品实验研究活动应当具备的条件

以医疗、科学研究或者教学为目的;有保证实验所需精神药品安全的措施和管理制度;单位及其工作人员 2 年内没有违反有关禁毒的法律、行政法规规定的行为。具备以上条件由国务院药品监督管理部门批准。

(二) 精神药品实验研究须遵循的相关规定

精神药品的实验研究单位申请相关药品批准证明文件,应当依照药品管理法的规定办理;需要转让研究成果的,应当经国务院药品监督管理部门批准。

药品研究单位在普通药品的实验研究过程中,产生《麻醉药品和精神药品管理条例》规定的管制品种的,应当立即停止实验研究活动,并向国务院药品监督管理部门报告。国务院药品监督管理部门应当根据情况,及时作出是否同意其继续实验研究的决定。

第一类精神药品的临床试验,不得以健康人为受试对象。

三、精神药品生产管理

国家根据精神药品的医疗、国家储备和企业生产所需原料的需要确定需求总量,对其生产实行总量控制。

(一) 精神药品的生产计划

国务院药品监督管理部门根据精神药品的需求总量制定年度生产计划。

定点生产企业应当严格按照精神药品年度生产计划安排生产,并依照规定向所在地省、自治区、直辖市人民政府药品监督管理部门报告生产情况。

(二) 精神药品定点生产企业

1. 定点生产企业的确定

国家对精神药品实行定点生产制度。国务院药品监督管理部门应当根据精神药品的需求总量,确定精神药品定点生产企业的数量和布局,并根据年度需求总量对数量和布局进行调整、公布。

从事第一类精神药品生产及第二类精神药品原料药生产的企业,应当经所在地省、自治区、直辖市人民政府药品监督管理部门初步审查,由国务院药品监督管理部门批准;从事第二类精神药品制剂生产的企业,应当经所在地省、自治区、直辖市人民政府药品监督管理部门批准。

2. 精神药品的定点生产企业应当具备的条件

有药品生产许可证;有精神药品实验研究批准文件;有符合规定的精神药品生产设施、储存条件和相应的安全管理设施;有通过网络实施企业安全生产管理和向药品监督管理部门报告生产信息的能力;有保证精神药品安全生产的管理制度;有与精神药品安全生产要求相适应的管理水平和经营规模;精神药品生产管理、质量管理部门的人员应当熟悉精神药品管理及有关禁毒的法律、行政法规;没有生产、销售假药、劣药或者违反有关禁毒的法律、行政法规规定的行为;符合国务院药品监督管理部门公布的精神药品定点生产企业数量和布局的要求。

(三) 精神药品批准文号的管理和专用标志管理

定点生产企业生产精神药品,应当依照《药品管理法》的规定取得药品批准文号。国务院药品监督管理部门应当组织医学、药学、社会学、伦理学和禁毒等方面的专家成立专家组,由专家组对申请首次上市的精神药品的社会危害性和被滥用的可能性进行评价,并提出是否批准的建议。未取得药品批准文号的,不得生产精神药品。

麻醉药品的标签应当印有国务院药品监督管理部门规定的专用标志(见本章第五节的“相关知识”)。

(四) 发生重大突发事件的相关规定

发生重大突发事件,定点生产企业无法正常生产或者不能保证供应精神药品时,国务院药品监督管理部门可以决定其他药品生产企业生产精神药品。重大突发事件结束后,国务院药品监督管理部门应当及时决定有关的企业停止精神药品的生产。

四、精神药品经营管理

(一) 精神药品定点经营制度

国家对精神药品实行定点经营制度。国务院药品监督管理部门应当根据第一类精神药品的需求总量,确定第一类精神药品的定点批发企业布局,并应当根据年度需求总量对布局进行调整、公布。药品经营企业不得经营第一类精神药品原料药。但是,供医疗、科学研究、教学使用的小包装的上述药品可以由国务院药品监督管理部门规定的药品批发企业经营。

(二)精神药品定点批发企业应当具备的条件

精神药品定点批发企业除应当具备《药品管理法》第十五条规定的药品经营企业的开办条件外,还应当具备下列条件:有符合规定的精神药品储存条件;有通过网络实施企业安全管理和向药品监督管理部门报告经营信息的能力;单位及其工作人员2年内没有违反有关禁毒的法律、行政法规规定的行为;符合国务院药品监督管理部门公布的定点批发企业布局。

第一类精神药品的定点批发企业,还应当具有保证供应责任区域内医疗机构所需第一类精神药品的能力,并具有保证第一类精神药品安全经营的管理制度。

(三)精神药品全国性、区域性批发企业的批准部门及其供药区域

精神药品全国性、区域性批发企业的批准部门及其供药区域参见表10-6。

表10-6 精神药品全国性、区域性批发企业的批准部门及其供药区域

企业类型	批准部门	供药区域
跨省、自治区、直辖市从事第一类精神药品批发业务的企业(全国性批发企业)	国务院药品监督管理部门	向区域性批发企业,或者经批准可以向取得第一类精神药品使用资格的医疗机构及依照《麻醉药品和精神药品管理条例》规定批准的其他单位销售第一类精神药品 全国性批发企业向取得第一类精神药品使用资格的医疗机构销售第一类精神药品,应当经医疗机构所在地省级药品监督管理部门批准。国务院药品监督管理部门在批准全国性批发企业时,应当明确其所承担供药责任的区域
在本省、自治区、直辖市行政区域内从事第一类精神药品批发业务的企业(区域性批发企业)	所在地省级药品监督管理部门	可以向本省、自治区、直辖市行政区域内取得第一类精神药品使用资格的医疗机构销售第一类精神药品;由于特殊地理位置的原因,需要就近向其他省、自治区、直辖市行政区域内取得第一类精神药品使用资格的医疗机构销售的,应当经企业所在地省、自治区、直辖市人民政府药品监督管理部门批准。审批情况由负责审批的药品监督管理部门在批准后5日内通报医疗机构所在地省、自治区、直辖市人民政府药品监督管理部门
专门从事第二类精神药品批发业务的企业	所在地省级药品监督管理部门批准	全国性批发企业和区域性批发企业可以从事第二类精神药品批发业务

(四)精神药品的进货渠道及供货方式

全国性批发企业应当从定点生产企业购进第一类精神药品。区域性批发企业可以从全国性批发企业购进第一类精神药品;经所在地省、自治区、直辖市人民政府药品监督管理部门批准,也可以从定点生产企业购进第一类精神药品。

全国性批发企业和区域性批发企业向医疗机构销售第一类精神药品,应当将药品送至医疗机构。医疗机构不得自行提货。

第二类精神药品定点批发企业可以向医疗机构、定点批发企业和符合《麻醉药品和精神药品管理条例》规定的药品零售企业及依照《麻醉药品和精神药品管理条例》规定批准的其他单位销售第二类精神药品。

（五）精神药品的零售与价格

第一类精神药品不得零售。禁止使用现金进行精神药品交易，但是个人合法购买精神药品的除外。

经所在地设区的市级药品监督管理部门批准，实行统一进货、统一配送、统一管理的药品零售连锁企业可以从事第二类精神药品零售业务。

第二类精神药品零售企业应当凭执业医师出具的处方，按规定剂量销售第二类精神药品，并将处方保存 2 年备查；禁止超剂量或者无处方销售第二类精神药品；不得向未成年人销售第二类精神药品。

精神药品实行政府定价，在制定出厂和批发价格的基础上，逐步实行全国统一零售价格。具体办法由国务院价格主管部门制定。

课堂互动　药店竟出售精神药品，重庆市从严查处

近年来，重庆市一些零售药店为谋取私利，违反规定出售精神药品如舒乐安定等品种，且屡禁屡犯，使得一些群众不经医生处方，购得此类药品并乱服滥用，出现中毒现象。特别是一些中小学生购得药品后单体或群体超剂量服用，出现精神失常，严重者甚至危及生命，造成极坏社会影响。

鉴于这一现象越来越严重，重庆市药品监督管理部门近日发出通知，要求全市药品监督部门依法从严查处。一经查实，将按有关规定处以行政处罚，没收违法所得、罚款直至吊销《药品经营许可证》。

讨论：①“药店竟出售精神药品，重庆市从严查处”这一标题有何不妥之处？②上述材料中提到的重庆市部分零售药店的行为违反了哪些规定？③有关的处罚措施包括哪几个方面？

五、精神药品使用管理

（一）药品生产企业需用精神药品的规定

药品生产企业需要以第一类精神药品为原料生产普通药品的，应当向所在地省、自治区、直辖市人民政府药品监督管理部门报送年度需求计划，由省、自治区、直辖市人民政府药品监督管理部门汇总报国务院药品监督管理部门批准后，向定点生产企业购买。

药品生产企业需要以第二类精神药品为原料生产普通药品的，应当将年度需求计划报所在地省、自治区、直辖市人民政府药品监督管理部门，并向定点批发企业或者定点生产企业购买。

（二）非药品生产企业、科学研究、教学单位需用精神药品的规定

食品、食品添加剂、化妆品、油漆等非药品生产企业需要使用咖啡因作为原料的，应当经所在地省、自治区、直辖市人民政府药品监督管理部门批准，向定点批发企业或者定点生产企业购买。

科学研究、教学单位需要使用精神药品开展实验、教学活动的，应当经所在地省、自治区、直辖市人民政府药品监督管理部门批准，向定点批发企业或者定点生产企业购买。

需要使用精神药品的标准品、对照品的,应当经所在地省、自治区、直辖市人民政府药品监督管理部门批准,向国务院药品监督管理部门批准的单位购买。

(三)医疗机构需用精神药品的规定

1.《麻醉药品、第一类精神药品购用印鉴卡》(以下称印鉴卡)

医疗机构需要使用第一类精神药品的,应当经所在地设区的市级人民政府卫生主管部门批准,取得印鉴卡。印鉴卡有效期为3年。取得印鉴卡应当具备的条件、批准程序和使用的要求,同麻醉药品的管理一样。

2. 第一类精神药品的处方资格要求

医疗机构应当按照国务院卫生主管部门的规定,对本单位执业医师进行有关精神药品使用知识的培训、考核,经考核合格的,授予第一类精神药品处方资格。执业医师取得第一类精神药品的处方资格后,方可在本医疗机构开具第一类精神药品处方,但不得为自己开具该种处方。

医疗机构应当将具有第一类精神药品处方资格的执业医师名单及其变更情况,定期报送所在地设区的市级人民政府卫生主管部门,并抄送同级药品监督管理部门。

具有第一类精神药品处方资格的执业医师,根据国务院卫生主管部门制定的临床应用指导原则,对确需使用第一类精神药品的患者,应当满足其合理用药需求。在医疗机构就诊的癌症疼痛患者和其他危重患者在得不到第一类精神药品时,患者或者其亲属可以向执业医师提出申请。具有第一类精神药品处方资格的执业医师认为要求合理的,应当及时为患者提供所需第一类精神药品。

3. 精神药品专用处方的规定

(1)处方颜色及处方限量 执业医师应当使用专用处方开具精神药品:第一类精神药品为淡红色处方,第二类精神药品为白色处方。对第一类精神药品处方,处方的调配人、核对人应当仔细核对,签署姓名,并予以登记;对不符合规定的,处方的调配人、核对人应当拒绝发药。精神药品专用处方的格式由国务院卫生主管部门规定。

根据《处方管理办法》,精神药品的处方限量见表10-7。

表10-7 精神药品的处方限量

开具的对象	药品及剂型		
	第一类精神药品注射剂	第一类精神药品控缓释制剂	第一类精神药品其他剂型
门(急)诊患者	每张处方为一次常用量	每张处方≤7日常用量	每张处方≤3日常用量
门(急)诊癌症疼痛患者和中、重度慢性疼痛患者	每张处方≤3日常用量	每张处方≤15日常用量	每张处方≤7日常用量
哌醋甲酯用于治疗儿童多动症	每张处方不得超过15日常用量		
住院患者	逐日开具,每张处方为1日常用量		
第二类精神药品	一般每张处方≤7日常用量;慢性病或某些特殊情况的患者,可以适当延长		

（2）精神药品处方的保存　医疗机构应当对精神药品处方进行专册登记，加强管理。第一类精神药品处方保存期限为 3 年，第二类精神药品处方保存期限为 2 年。县级以上人民政府卫生主管部门应当对执业医师开具精神药品处方的情况进行监督检查。

4. 医疗机构借用和配制精神药品的规定

医疗机构抢救患者急需第一类精神药品而本医疗机构无法提供时，可以从其他医疗机构或者定点批发企业紧急借用；抢救工作结束后，应当及时将借用情况报所在地设区的市级药品监督管理部门和卫生主管部门备案。

对临床需要而市场无供应的精神药品，持有医疗机构制剂许可证和印鉴卡的医疗机构需要配制制剂的，应当经所在地省、自治区、直辖市人民政府药品监督管理部门批准。医疗机构配制的精神药品制剂只能在本医疗机构使用，不得对外销售。

5. 个人及医务人员携带精神药品的规定

因治疗疾病需要，个人凭医疗机构出具的医疗诊断书、本人身份证明，可以携带单张处方最大用量以内的第一类精神药品；携带第一类精神药品出入境的，由海关根据自用、合理的原则放行。

医务人员为了医疗需要携带少量精神药品出入境的，应当持有省级以上人民政府药品监督管理部门发放的携带精神药品证明。海关凭携带精神药品证明放行。

6. 用于戒毒治疗的精神药品

医疗机构、戒毒机构以开展戒毒治疗为目的，可以使用国家确定的用于戒毒治疗的精神药品。具体管理办法由国务院药品监督管理部门、国务院公安部门和国务院卫生主管部门制定。

六、精神药品储存和运输管理

（一）精神药品的储存管理

1. 第一类精神药品专库或专柜的要求

（1）第一类精神药品定点生产企业、全国性批发企业和区域性批发企业，应当设置储存第一类精神药品的专库。该专库应当符合下列要求：安装专用防盗门，实行双人双锁管理；具有相应的防火设施；具有监控设施和报警装置，报警装置应当与公安机关报警系统联网。

（2）第一类精神药品的使用单位应当设立专库或者专柜储存第一类精神药品。专库应当设有防盗设施并安装报警装置；专柜应当使用保险柜。专库和专柜应当实行双人双锁管理。

2. 第一类精神药品储存管理要求

第一类精神药品定点生产企业、全国性批发企业和区域性批发企业及第一类精神药品的使用单位，应当配备专人负责管理工作，并建立储存第一类精神药品的专用账册。药品入库双人验收，出库双人复核，做到账物相符。专用账册的保存期限应当自药品有效期期满之日起不少于 5 年。

3. 第二类精神药品经营企业储存要求

第二类精神药品经营企业应当在药品库房中设立独立的专库或者专柜储存第二类精神药品，并建立专用账册，实行专人管理。专用账册的保存期限应当自药品有效期期满之日起不少于5年。

(二)精神药品运输管理

精神药品运输的总体原则同麻醉药品。

第一类精神药品运输管理按铁路、公路或者水路运输,有关安全、运输证明等的管理规定同麻醉药品。

精神药品的邮寄必须取得所在地省、自治区、直辖市人民政府药品监督管理部门出具的准予邮寄证明,管理规定同麻醉药品。

在定点生产企业、全国性批发企业和区域性批发企业之间运输第一类精神药品,发货人在发货前应当向所在地省、自治区、直辖市人民政府药品监督管理部门报送本次运输的相关信息。要求同麻醉药品。

七、精神药品的审批程序和监督管理

(一)精神药品申请事项的审批程序

申请人提出精神药品的实验研究、生产、经营、使用、储存和运输活动中的各项审批事项申请,应该按规定程序进行审批,有关规定同麻醉药品。

(二)精神药品各项活动的监督管理

药品监督管理部门应当根据规定的职责权限,对精神药品的实验研究、生产、经营、使用、储存和运输活动进行监督检查。具体管理规定同麻醉药品,包括以下六个方面:

① 监控信息网络的建立和监控内容;② 未连接监控信息网络单位的报告情况和时间要求;③ 对滥用、存在安全隐患等情况的处理;④ 对过期、损坏药品的处理要求;⑤ 药品监督管理部门、卫生主管部门和公安机关应当互相通报精神药品生产、经营企业和使用单位的名单及其他管理信息;⑥ 精神药品被盗、被抢、丢失或者其他流入非法渠道的控制措施。

八、法律责任

(一)违反《麻醉药品和精神药品管理条例》需承担的法律责任

《麻醉药品和精神药品管理条例》规定的法律责任见表10-8。

表10-8 《麻醉药品和精神药品管理条例》规定的法律责任(部分)

违法行为	行政处罚	其他法律责任
取得印鉴卡的医疗机构违反《麻醉药品和精神药品管理条例》的规定,有下列情形之一:① 未依照规定购买、储存麻醉药品和第一类精神药品的;② 未依照规定保存麻醉药品和精神药品专用处方,或者未依照规定进行处方专册登记的;③ 未依照规定报告麻醉药品和精神药品的进货、库存、使用数量的;④ 紧急借用麻醉药品和第一类精神药品后未备案的;⑤ 未依照规定销毁麻醉药品和精神药品的	由设区的市级人民政府卫生主管部门责令限期改正,给予警告;逾期不改正的,处5 000元以上1万元以下的罚款;情节严重的,吊销其印鉴卡;对直接负责的主管人员和其他直接责任人员,依法给予降级、撤职、开除的处分	

续表

违法行为	行政处罚	其他法律责任
具有麻醉药品和第一类精神药品处方资格的执业医师,违反《麻醉药品和精神药品管理条例》的规定开具麻醉药品和第一类精神药品处方,或者未按照临床应用指导原则的要求使用麻醉药品和第一类精神药品的	由其所在医疗机构取消其麻醉药品和第一类精神药品处方资格;造成严重后果的,由原发证部门吊销其执业证书	
执业医师未按照临床应用指导原则的要求使用第二类精神药品或者未使用专用处方开具第二类精神药品,造成严重后果的	由原发证部门吊销其执业证书	
未取得麻醉药品和第一类精神药品处方资格的执业医师擅自开具麻醉药品和第一类精神药品处方	由县级以上人民政府卫生主管部门给予警告,暂停其执业活动;造成严重后果的,吊销其执业证书	构成犯罪的,依法追究刑事责任
处方的调配人、核对人违反《麻醉药品和精神药品管理条例》的规定未对麻醉药品和第一类精神药品处方进行核对,造成严重后果的	由原发证部门吊销其执业证书	
违反《麻醉药品和精神药品管理条例》的规定,致使麻醉药品和精神药品流入非法渠道造成危害的	尚不构成犯罪的,由县级以上公安机关处5万元以上10万元以下的罚款;有违法所得的,没收违法所得;情节严重的,处违法所得2倍以上5倍以下的罚款;由原发证部门吊销其药品生产、经营和使用许可证明文件	构成犯罪的,依法追究刑事责任

(二)《刑法》关于走私、贩卖、运输、制造毒品罪的规定

《刑法》第六章"妨害社会管理秩序罪"的第七节为"走私、贩卖、运输、制造毒品罪"。此处摘录部分内容如下。

第三百四十七条规定:走私、贩卖、运输、制造毒品,无论数量多少,都应当追究刑事责任,予以刑事处罚。走私、贩卖、运输、制造毒品,有下列情形之一的,处十五年有期徒刑、无期徒刑或者死刑,并处没收财产:① 走私、贩卖、运输、制造鸦片一千克以上、海洛因或者甲基苯丙胺五十克以上或者其他毒品数量大的;② 走私、贩卖、运输、制造毒品集团的首要分子;③ 武装掩护走私、贩卖、运输、制造毒品的;④ 以暴力抗拒检查、拘留、逮捕,情节严重的;⑤ 参与有组织的国际贩毒活动的。

第三百五十五条规定:依法从事生产、运输、管理、使用国家管制的麻醉药品、精神药品的人员,违反国家规定,向吸食、注射毒品的人提供国家规定管制的能够使人形成瘾癖的麻醉药品、精神药品的,处三年以下有期徒刑或者拘役,并处罚金;情节严重的,处三年以上七年以下有期徒刑,并处罚金。向走私、贩卖毒品的犯罪分子或者以牟利为目的,向吸食、注射毒品的人提供国家规定管制的能够使人形成瘾癖的麻醉药品、精神药品的,依照本法第三百四十七条的规定定罪处罚。

药师考点

1. 我国生产和使用的精神药品
2. 精神药品生产管理要求
3. 精神药品经营管理要求
4. 精神药品使用管理要求
5. 精神药品的储存、运输和邮寄管理

第四节 医疗用毒性药品的管理

为加强医疗用毒性药品的管理，防止中毒或死亡事故的发生，1988 年 12 月 27 日，国务院以第 23 号令的形式发布了《医疗用毒性药品管理办法》，对医疗用毒性药品的生产、经营、使用和法律责任作了明确规定。

一、医疗用毒性药品的概念、分类和品种范围

（一）医疗用毒性药品的概念

医疗用毒性药品（medicinal toxic drugs，简称毒性药品），系指毒性剧烈、治疗剂量与中毒剂量相近，使用不当会致人中毒或死亡的药品。

由此可见，作为毒性药品必须具备三个条件：一是毒性剧烈；二是治疗剂量与中毒剂量相近，也就是说此类药物的治疗窗较窄，稍有不慎就会超过治疗剂量而引起中毒；三是使用不当后会造成严重的后果，如中毒或致人死亡。

（二）医疗用毒性药品的分类和品种范围

按照《医疗用毒性药品管理办法》，毒性药品可以分为毒性西药和毒性中药两类。

1989 年 5 月 31 日，卫生部以卫药字（89）第 27 号令下发了《关于贯彻执行〈医疗用毒性药品管理办法〉的通知》，附件所列毒性中药品种 28 种，毒性西药品种 11 种。1990 年 5 月 11 日，卫生部以卫药政发（90）第 92 号令下发了《关于〈医疗用毒性药品管理办法〉的补充规定》，明确毒性中药红粉、红升丹系同物异名，取消“红升丹”而保留“红粉”。1999 年 8 月 23 日，国家药品监督管理局以国药管安［1999］257 号令下发了《关于加强亚砷酸注射液管理工作的通知》，进一步加强对亚砷酸注射液生产、经营和使用环节的管理。2008 年 7 月 21 日，国家食品药品监督管理局和卫生部联合下发了《关于将 A 型肉毒毒素列入毒性药品管理的通知》，将 A 型肉毒毒素及其制剂列入毒性药品品种范围。至此，我国列入毒性药品品种管理的毒性西药有 13 种，毒性中药有 27 种，合计 40 种，具体的品种范围如下：

（1）毒性西药 去乙酰毛花苷丙、阿托品、洋地黄毒苷、氢溴酸后马托品、三氧化二砷、毛果芸香碱、升汞、水杨酸毒扁豆碱、亚砷酸钾、氢溴酸东莨菪碱、士的宁、亚砷酸注射液和 A 型肉毒毒素。

（2）毒性中药 砒石（红砒、白砒）、砒霜、水银、生马前子、生川乌、生草乌、生白附子、生附

子、生半夏、生南星、生巴豆、斑蝥、青娘虫、红娘虫、生甘遂、生狼毒、生藤黄、生千金子、生天仙子、闹阳花、雪上一枝蒿、白降丹、蟾酥、洋金花、红粉、轻粉和雄黄。

相关知识 国家将A型肉毒毒素列入毒性药品管理

二、毒性药品的生产管理

毒性药品年度生产、收购、供应和配制计划，由省、自治区、直辖市药品监督管理部门根据医疗需要制定，下达给指定的毒性药品生产、收购、供应单位，并抄报国家食品药品监督管理总局和国家中医药管理局。生产单位不得擅自改变生产计划，自行销售。

药品生产企业（含医疗机构制剂室）必须由医药专业人员负责生产、配制和质量检验，并建立严格的管理制度，严防与其他药品混杂。每次配料，必须经2人以上复核无误，并详细记录每次生产所用原料和成品数，经手人要签字备查。所有工具、容器要处理干净，以防污染其他药品。标示量要准确无误，包装容器要有毒药标志（见本章第五节的“相关知识”）。

凡加工炮制毒性中药，必须按照《中国药典》或者省、自治区、直辖市药品监督管理部门制定的《炮制规范》的规定进行。药材符合药用要求的，方可供应、配方和用于中成药生产。

生产毒性药品及其制剂，必须严格执行生产工艺操作规程，在本单位药品检验人员的监督下准确投料，并建立完整的生产记录，保存5年备查。

在生产毒性药品过程中产生的废弃物，必须妥善处理，不得污染环境。

三、毒性药品的经营管理

毒性药品的收购和经营，由各级药品监督管理部门指定的药品经营企业承担；配方用药由有关药品零售企业、医疗机构负责供应。其他任何单位或者个人均不得从事毒性药品的收购、经营和配方业务。

药品经营企业（含医疗机构药房）要严格按照GSP或相关规定的要求，毒性药品应专柜加锁并由专人保管，做到双人双锁，专账记录。必须建立健全保管、验收、领发、核对等制度，严防收假、发错，严禁与其他药品混杂。

毒性药品的包装容器上必须印有毒药标志，在运输毒性药品的过程中，应当采取有效措施，防止发生事故。

四、毒性药品的使用管理

医疗机构供应和调配毒性药品，凭医生签名的正式处方。药店供应和调配毒性药品，凭盖有医生所在的医疗机构公章的正式处方。每次处方剂量不得超过2日极量。

调配处方时，必须认真负责，计量准确，按医嘱注明要求，并由配方人员及具有药师以上技术职称的复核人员签名盖章后方可发出。对处方未注明“生用”的毒性中药，应当付炮制品。如发现处方有疑问时，须经原处方医生重新审定后再行调配。处方1次有效，取药后处方保存2年备查。

科研和教学单位所需的毒性药品，必须持本单位的证明信，经单位所在地县级以上药品监督管理部门批准后，供应部门方能发售。

群众自配民间单、秘、验方需用毒性中药，购买时要持有本单位或者城市街道办事处、乡（镇）人民政府的证明信，供应部门方可发售。每次购用量不得超过 2 日极量。

五、法律责任

对违反《医疗用毒性药品管理办法》的规定，擅自生产、收购、经营毒性药品的单位或者个人，由县级以上卫生行政部门没收其全部毒性药品，并处以警告或按非法所得的 5 倍至 10 倍罚款。情节严重、致人伤残或死亡，构成犯罪的，由司法机关依法追究其刑事责任。

当事人对处罚不服的，可在接到处罚通知之日起 15 日内，向作出处理的机关的上级机关申请复议。但申请复议期间仍应执行原处罚决定。上级机关应在接到申请之日起 10 日内作出答复。对答复不服的，可在接到答复之日起 15 日内，向人民法院起诉。

药师考点

1. 医疗用毒性药品的界定
2. 医疗用毒性药品的品种
3. 生产、经营资格管理
4. 毒性药品的生产、储存与运输要求
5. 医疗机构、零售药店供应和调配规定

第五节 放射性药品的管理

1989 年 1 月 13 日，国务院以第 25 号令发布了《放射性药品管理办法》，对放射性药品的研制、生产、经营、运输、使用和检验等作了明确规定。

一、放射性药品的概念、分类和品种范围

（一）放射性药品的概念

放射性药品（radioactive pharmaceuticals）是指用于临床诊断或者治疗的放射性核素制剂或者其标记药物，包括裂变制品、推照制品、加速器制品、放射性同位素发生器及其配套药盒、放射免疫药盒等。

（二）放射性药品的分类和品种范围

《中国药典》（2005 版）共收载 17 种放射性药品，这些品种可以分别按核素、医疗用途来进行分类。

1. 按核素分类

含锝[^{99m}Tc]放射性药品 7 种：高锝[^{99m}Tc]酸钠注射液；锝[^{99m}Tc]亚甲基二磷酸盐注射液；锝[^{99m}Tc]依替菲宁注射液；锝[^{99m}Tc]植酸盐注射液；锝[^{99m}Tc]喷替盐酸注射液；锝[^{99m}Tc]焦磷酸盐注射液；锝[^{99m}Tc]聚合白蛋白注射液。

含碘[^{131}I]放射性药品 3 种：邻碘[^{131}I]马尿酸钠注射液；碘[^{131}I]化钠口服溶液；碘[^{131}I]化钠胶囊。

含磷[^{32}P]放射性药品 3 种：胶体磷[^{32}P]酸铬注射液；磷[^{32}P]酸钠盐口服溶液；磷[^{32}P]酸钠盐注射液。

含氙[^{133}Xe]放射性药品 1 种：氙[^{133}Xe]注射液。

含镓[^{67}Ga]放射性药品 1 种：枸橼酸镓[^{67}Ga]注射液。

含铬[^{51}Cr]放射性药品 1 种：铬[^{51}Cr]酸钠注射液。

含砣[^{201}Tl]放射性药品 1 种：氯化亚砣[^{201}Tl]注射液。

2. 按医疗用途分类

放射性诊断用药 13 种：高锝[^{99m}Tc]酸钠注射液；锝[^{99m}Tc]亚甲基二磷酸盐注射液；锝[^{99m}Tc]依替菲宁注射液；锝[^{99m}Tc]植酸盐注射液；锝[^{99m}Tc]喷替盐酸注射液；锝[^{99m}Tc]焦磷酸盐注射液；锝[^{99m}Tc]聚合白蛋白注射液；邻碘[^{131}I]马尿酸钠注射液；碘[^{131}I]化钠胶囊；氙[^{133}Xe]注射液；枸橼酸镓[^{67}Ga]注射液；铬[^{51}Cr]酸钠注射液；氯化亚砣[^{201}Tl]注射液。

放射性药 4 种：碘[^{131}I]化钠口服溶液；胶体磷[^{32}P]酸铬注射液；磷[^{32}P]酸钠口服溶液；磷[^{32}P]酸钠注射液。

二、放射性药品的包装和运输

放射性药品的包装必须安全实用，符合放射性药品的包装质量要求，具有与放射性剂量相适应的防护装置，包装必须分内包装和外包装两部分，外包装必须贴有商标、标签、说明书和放射性标志（见本节末的“相关知识”），内包装必须贴有标签。标签必须注明药品品种、放射性比活度和装量。说明书除注明标签必须注明的内容外，还须注明生产单位、批准文号、批号、主要成分、出厂日期、放射性核素半衰期、适应证、用法、用量、禁忌证、有效期和注意事项等。

放射性药品的运输，按国家运输、邮政等部门的有关规定执行。严禁任何单位和个人随身携带放射性药品乘坐公共交通运输工具。

三、放射性药品的使用

设置核医学科、室（同位素室）的医疗机构，必须配备与其医疗任务相适应的并经核医学技术培训的技术人员。非核医学技术人员未经培训，不得从事放射性药品使用工作。

医疗机构使用放射性药品，必须符合国家放射性同位素卫生防护管理的有关规定。所在地省、自治区、直辖市的公安、环保和药品监督管理局，应当根据医疗机构核医疗技术人员的水平、设备条件，核发相应等级的《放射性药品使用许可证》，无许可证的医疗机构不得临床使用放射性药品。《放射性药品使用许可证》的有效期为 5 年，期满前 6 个月，医疗机构应向原发证的行政部门重新提出申请，经审核批准后，换发新证。

持有《放射性药品使用许可证》的医疗机构，在研究配制放射性制剂进行临床验证前，应当根据放射性药品的特点，提出该制剂的药理、毒性等资料，由省、自治区、直辖市的药品监督管理部门批准，并报送国家食品药品监督管理总局备案。该制剂仅限本单位内使用。持有《放射性药品使用许可证》的医疗机构必须负责对使用的放射性药品进行临床质量检验、收集药品不良反应等工作，并定期向所在地药品监督管理部门报告，汇总后报国家食品药品监督管理总局。

放射性药品使用后的废物(包括患者排出物),必须按照国家有关规定妥善处置。

相关知识

相关知识 特殊管理药品的专用标志

第六节 其他需要特殊管理的药品

一、含特殊药品复方制剂的管理

含特殊药品复方制剂包括含麻黄碱类复方制剂、含可待因复方口服溶液、复方地芬诺酯片和复方甘草片。近年来,上述药品在部分地区出现从药用渠道流失,被滥用或提取制毒的现象,在国内外造成不良影响,且危害公众健康安全。为此,国家药品监督管理部门与公安部等先后出台了一系列措施,以加强此类药品的监管,严厉打击违法违规行为,严防此类药品从药用渠道流失和滥用。

(一)含特殊药品复方制剂的品种范围

1. 口服固体制剂每剂量单位

(1) 每剂量单位含可待因≤15 mg 的复方制剂;

(2) 每剂量单位含双氢可待因≤10 mg 的复方制剂;

(3) 每剂量单位含羟考酮≤5 mg 的复方制剂;

(4) 每剂量单位含右丙氧酚≤50 mg 的复方制剂。

2. 含磷酸可待因口服液体制剂

3. 含地芬诺酯(苯乙哌啶)复方制剂

4. 复方甘草片

5. 含麻黄碱类复方制剂

其中,含麻黄碱类复方制剂每个最小包装规格麻黄碱类药物含量口服固体制剂不得超过720 mg,口服液体制剂不得超过 800 mg。

(二)含特殊药品复方制剂的购销管理

(1) 具有《药品经营许可证》的企业均可经营含特殊药品复方制剂。药品生产企业和药品批发企业可以将含特殊药品复方制剂销售给药品批发企业、药品零售企业和医疗机构。药品零售企业销售含特殊药品复方制剂时,处方药应当严格执行处方药与非处方药分类管理有关规定,非处方药一次销售不得超过 5 个最小包装。

(2) 药品生产、批发企业经营含特殊药品复方制剂时,应当按照药品 GMP、药品 GSP 的要求建立客户档案,核实并留存购销方资质证明复印件、采购人员(销售人员)法人委托书和身份证明复印件、核实记录等;指定专人负责采购(销售)、出(入)库验收、签订买卖合同等。销售含特殊药品复方制剂时,如发现购买方资质可疑的,应立即报请所在地设区的市级药品监督管理部门协助核实;发现采购人员身份可疑的,应立即报请所在地县级以上(含县级)公安机关协助核实。

（3）药品生产、批发企业经营含特殊药品复方制剂时必须严格按照规定开具、索要销售票据。药品生产和经营企业应核实购买付款的单位、金额与销售票据载明的单位、金额相一致，如发现异常应暂停向对方销售含特殊药品复方制剂并立即向所在地设区的市级药品监督管理部门报告。药品监督管理部门核查发现可疑的，应立即通报同级公安机关。

（4）药品生产、批发企业销售含特殊药品复方制剂时，应当严格执行出库复核制度，认真核对实物与销售出库单是否相符，并确保药品送达购买方《药品经营许可证》所载明的仓库地址、药品零售企业注册地址，或者医疗机构的药库。药品送达后，购买方应查验货物，无误后由入库员在随货同行单上签字。随货同行单原件留存，复印件加盖公章后及时返回销售方。销售方应查验返回的随货同行单复印件记载内容有无异常，发现问题应立即暂停向对方销售含特殊药品复方制剂，并立即向所在地设区的市级药品监督管理部门报告。药品监督管理部门核查发现可疑的，应立即通报同级公安机关。

（5）药品生产企业和药品批发企业禁止使用现金进行含特殊药品复方制剂交易。

（6）药品零售企业销售含麻黄碱类复方制剂，应当查验购买者的身份证，并对其姓名和身份证号码予以登记。除处方药按处方剂量销售外，一次销售不得超过 2 个最小包装。药品零售企业不得开架销售含麻黄碱类复方制剂，应当设置专柜由专人管理、专册登记，登记内容包括药品名称、规格、销售数量、生产企业、生产批号、购买人姓名、身份证号码。药品零售企业发现超过正常医疗需求，大量、多次购买含麻黄碱类复方制剂的，应当立即向当地药品监督管理部门和公安机关报告。

（三）法律责任

药品生产、经营企业违反药品 GMP、GSP 有关规定销售含特殊药品复方制剂的，按照《药品管理法》第七十九条严肃查处，对药品生产企业还应责令整改，整改期间收回药品 GMP 证书；对直接导致含特殊药品复方制剂流入非法渠道的药品生产、批发企业，按照《药品管理法》第七十九条情节严重处理，吊销《药品生产许可证》或《药品经营许可证》。对涉嫌触犯刑律的，要及时移送公安机关处理。国家食品药品监督管理总局将适时在全国范围内通报药品生产、经营企业的违法违规行为。

二、药品类易制毒化学品的管理

为加强药品类易制毒化学品管理，防止流入非法渠道，根据《易制毒化学品管理条例》对药品类易制毒化学品进行管理。

（一）概念与品种

药品类易制毒化学品是指《易制毒化学品管理条例》中所确定的麦角酸、麻黄碱等物质。其品种如下：

（1）麦角酸；

（2）麦角胺；

（3）麦角新碱；

（4）麻黄碱、伪麻黄碱、消旋麻黄碱、去甲麻黄碱、甲基麻黄碱、麻黄浸膏和麻黄浸膏粉等麻黄碱类物质。

上述所列物质包括其可能存在的盐类；药品类易制毒化学品包括原料药及其单方制剂。

（二）药品类易制毒化学品的管理

1. 生产、经营许可

生产、经营药品类易制毒化学品，应当依照相关规定取得药品类易制毒化学品生产、经营许可。生产药品类易制毒化学品中属于药品的品种，还应当依照《药品管理法》和相关规定取得药品批准文号。

2. 购买许可

国家对药品类易制毒化学品实行购买许可制度。购买药品类易制毒化学品的，应当办理《药品类易制毒化学品购用证明》（以下简称购用证明）。购用证明由国家食品药品监督管理总局统一印制，有效期为 3 个月。

购用证明申请范围：

（1）经批准使用药品类易制毒化学品用于药品生产的药品生产企业；

（2）使用药品类易制毒化学品的教学、科研单位；

（3）具有药品类易制毒化学品经营资格的药品经营企业；

（4）取得药品类易制毒化学品出口许可的外贸出口企业；

（5）经农业部会同国家食品药品监督管理总局下达兽用盐酸麻黄碱注射液生产计划的兽药生产企业。

药品类易制毒化学品生产企业自用药品类易制毒化学品原料药用于药品生产的，也应当按照规定办理购用证明。

购用证明只能在有效期内一次使用。购用证明不得转借、转让。购买药品类易制毒化学品时必须使用购用证明原件，不得使用复印件、传真件。

符合以下情形之一的，豁免办理购用证明：

（1）医疗机构凭麻醉药品、第一类精神药品购用印鉴卡购买药品类易制毒化学品单方制剂和小包装麻黄碱的；

（2）麻醉药品全国性批发企业、区域性批发企业持麻醉药品调拨单购买小包装麻黄碱及单次购买麻黄碱片剂 6 万片以下、注射剂 1.5 万支以下的；

（3）按规定购买药品类易制毒化学品标准品、对照品的；

（4）药品类易制毒化学品生产企业凭药品类易制毒化学品出口许可自营出口药品类易制毒化学品的。

3. 购销管理

（1）药品类易制毒化学品生产企业应当将药品类易制毒化学品原料药销售给取得购用证明的药品生产企业、药品经营企业和外贸出口企业。

（2）药品类易制毒化学品经营企业应当将药品类易制毒化学品原料药销售给本省、自治区、直辖市行政区域内取得购用证明的单位。药品类易制毒化学品经营企业之间不得购销药品类易制毒化学品原料药。

（3）教学科研单位只能凭购用证明从麻醉药品全国性批发企业、区域性批发企业和药品类易制毒化学品经营企业购买药品类易制毒化学品。

（4）药品类易制毒化学品生产企业应当将药品类易制毒化学品单方制剂和小包装麻黄碱销售给麻醉药品全国性批发企业。麻醉药品全国性批发企业、区域性批发企业应当按照《麻醉药品和精神药品管理条例》第三章规定的渠道销售药品类易制毒化学品单方制剂和小包装麻黄素。麻醉药品区域性批发企业之间不得购销药品类易制毒化学品单方制剂和小包装麻黄素。

麻醉药品区域性批发企业之间因医疗急需等特殊情况需要调剂药品类易制毒化学品单方制剂的，应当在调剂后2日内将调剂情况分别报所在地省、自治区、直辖市药品监督管理部门备案。

（5）药品类易制毒化学品禁止使用现金或者实物进行交易。

（6）药品类易制毒化学品生产企业、经营企业销售药品类易制毒化学品，应当逐一建立购买方档案。购买方为非医疗机构的，档案内容至少包括以下内容：

① 购买方《药品生产许可证》、《药品经营许可证》、企业营业执照等资质证明文件复印件；

② 购买方企业法定代表人、主管药品类易制毒化学品负责人、采购人员姓名及其联系方式；

③ 法定代表人授权委托书原件及采购人员身份证明文件复印件；

④ 购用证明或者麻醉药品调拨单原件；

⑤ 销售记录及核查情况记录。

购买方为医疗机构的，档案应当包括医疗机构麻醉药品、第一类精神药品购用印鉴卡复印件和销售记录。

（7）药品类易制毒化学品生产企业、经营企业销售药品类易制毒化学品时，应当核查采购人员身份证明和相关购买许可证明，无误后方可销售，并保存核查记录。

发货应当严格执行出库复核制度，认真核对实物与药品销售出库单是否相符，并确保将药品类易制毒化学品送达购买方《药品生产许可证》或者《药品经营许可证》所载明的地址，或者医疗机构的药库。在核查、发货、送货过程中发现可疑情况的，应当立即停止销售，并向所在地药品监督管理部门和公安机关报告。

药师考点

1. 含特殊药品复方制剂的品种范围
2. 含特殊药品复方制剂的购销管理
3. 药品类易制毒化学品界定
4. 药品类易制毒化学品品种与分类
5. 药品类易制毒化学品的购销要求

本章小结

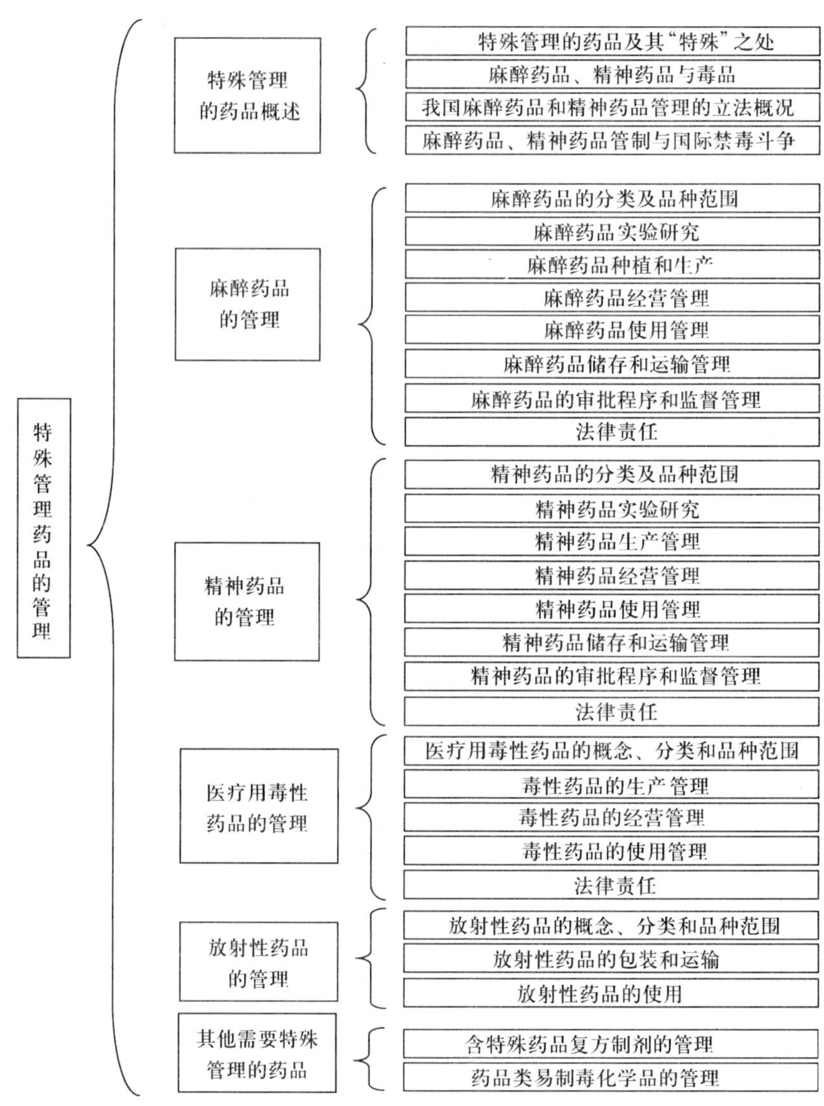

复习测试

一、A 型选择题(最佳选择题)

备选答案中只有一个最佳答案。

1. 属于麻醉药品的是(　　)

A. 美沙酮　　B. 氯胺酮

C. 咖啡因　　D. 三唑仑

2.《麻醉药品、第一类精神药品购用印鉴卡》有效期为(　　)

A. 1 年　　B. 2 年

C. 3 年　　D. 4 年

3.《麻醉药品和精神药品管理条例》规定,医院从药品批发企业购进第一类精神药品时(　　)

A. 应由医院自行到药品批发企业提货

B. 应由药品批发企业将药品送至医院

C. 应由公安部门协助药品批发企业将药品送至医院

D. 应由公安部门协助医院到药品批发企业提货

4.《麻醉药品、第一类精神药品购用印鉴卡》的批准发放部门是(　　)

A. 国务院卫生行政部门

B. 国务院药品监督管理部门

C. 省级人民政府的药品监督管理部门

D. 设区的市级人民政府卫生行政部门

5.《医疗用毒性药品管理办法》规定,医疗机构调配毒性药品,每次处方剂量不得超过(　　)

A. 2 日剂量　　B. 3 日剂量

C. 2 日极量　　D. 3 日极量

二、X 型选择题(多项选择题)

每题的备选答案中有 2 个或 2 个以上的正确答案。少选或多选均不得分。

1. 国家对麻醉药品和精神药品实行(　　)

A. 备案管理制度　　B. 定点生产制度

C. 分类管理制度　　D. 定点经营制度

2. 按第一类精神药品管理的是(　　)

A. 丁丙诺啡　　B. 哌醋甲酯

C. 氟西泮　　D. 司可巴比妥

3. 属于第二类精神药品的是(　　)

A. 芬太尼　　B. 咖啡因

C. 氯胺酮　　D. 地西泮

4. 根据《麻醉药品和精神药品管理条例》,药品零售企业销售第二类精神药品时,应当(　　)

A. 凭执业医师出具的处方,按规定剂量销售

D. 禁止无处方销售

C. 将处方保存 2 年备查

D. 禁止超剂量销售

三、简答题

1. 特殊管理药品的特殊之处是什么?

2. 医疗机构麻醉药品使用环节的管理规定有哪些?

3. 简述第二类精神药品零售环节的管理规定。

4. 医疗用毒性药品使用环节的管理规定有哪些?

5. 简述药品类易制毒化学品的概念与品种范围。

6. 简述含麻黄碱类复方制剂的经营行为和销售管理措施。

四、实例分析

麻醉药品当毒品,医生瘾君齐落网

1. 案情简介

中新网 2002 年 1 月 6 日报道:一刚刚强制戒毒后的瘾君子毒瘾再次发作,满街寻找毒品。一诊所医生竟将临床用的麻醉品当做毒品注射给瘾君子。郑州市管城公安分局陇海马路派出所民警根据举报,迅速赶到城东南路一家诊所内,将正在给他人注射麻醉药品的甲和瘾君子乙一并抓获。

经查,46 岁的甲是重庆市人,1997 年到郑州开诊所。家住郑州市的乙曾因吸食毒品被强制戒毒,被放出后毒瘾再次发作。前不久,乙听说麻醉药品可以充当毒品使用,便来到甲的小诊所内,咨询情况,以每支麻醉药品 20 元的价格,让甲隔一日给他注射一次麻醉药品。甲贪图钱财,不想因此吃了苦头。

2. 依照有关法规依次分析以下三个问题:

(1) 该诊所是否可以配备麻醉药品?

(2) 甲的行为是否合法?

(3) 如果甲的行为违法,应如何处罚?

(方 宇)

复习测试参考答案

第十一章　药品知识产权保护

学习目标

学习目的

本章对知识产权、药品知识产权和专利、商标、著作权，以及其他知识产权及保护作了基本的阐述；介绍了药品专利的主要类型和授予条件，药品商标的申请、保护和转让，著作权的主客体与保护，药品商业秘密的保护方式，医药未披露数据的内容与保护，以及原产地域保护制度等。旨在使学生了解医药知识产权的重要性，为强化药品知识产权保护意识，开展药品知识产权保护工作奠定基础。

学习要求

掌握：1. 知识产权的概念和类型
2. 专利的概念
3. 药品专利的类型和授予条件
4. 商标的概念、商标权的主体、客体和内容
5. 药品商业秘密的类型与内容

熟悉：1. 专利的申请及其代理
2. 专利权的期限与保护
3. 注册商标的申请、转让和保护
4. 著作权的概念
5. 著作权的主体、客体和内容
6. 药品未披露数据的定义和内容
7. 原产地域产品保护的类别与范围

了解：1. 药品知识产权的概念、种类及特征
2. 侵犯商标权应当承担的法律责任
3. 侵犯著作权的行为和应当承担的法律责任
4. 药品商业秘密的保护方式

第一节　药品知识产权概述

知识产权保护制度对于促进科学技术进步、文化繁荣和经济发展具有重要意义和作用，既是保证社会主义市场经济正常运行的重要制度，又是开展国际间科学技术、经济、文化交流与合

作的基本环境和条件之一。知识产权制度在激发人的创造活力、实现基本人权并为人类社会发展提供制度保障的同时,也为智力劳动成果的创造者提供保护其权利的武器;既保障了社会主义市场经济的正常运转,又平衡了权利人的私有利益与社会公共利益。

一、知识产权的概念和种类

(一)知识产权的概念

知识产权(intellectual property)是指公民、法人或其他组织在科学技术或文学艺术方面,对其创造性智力劳动成果依法享有的专有权利,是包括著作权、专利权、商标权、发明权、发现权、商业秘密权、商号权和地理标识权等在内的民事权利的统称,又称"智慧财产权、智力财产权"。

知识产权是一个法律概念,包括人身权利和财产权利,或称之为精神权利和经济权利。人身权利,是指权利同取得智力劳动成果的人身不可分离,是人身关系在法律上的反映,例如,作者在其作品上署名的权利,或对其作品的发表权、修改权等,即为精神权利;财产权是指智力劳动成果被法律承认以后,权利人可利用这些智力成果取得报酬或者得到奖励的权利,也称为经济权利。

(二)知识产权的种类

依据不同标准,可以将知识产权划分为不同的种类。

(1)依据知识产权范围的不同,可以将知识产权分为广义和狭义两种。

广义的知识产权是指包括一切人类创造性智力劳动成果的知识产权,包括版权与邻接权、商标权、地理标志权、工业品外观设计权、专利权、集成电路布图设计(拓扑图)权和未公开信息专有权 7 大类权利。

狭义的知识产权,主要是指传统意义上的知识产权,一般包括专利权、商标权和著作权(含邻接权)。

(2)依据知识产权对象所形成的知识产品的不同作用,知识产权可以分为工业产权和文学产权。

工业产权即能够用于工业或商业的知识产权,主要是在发明、商标与工业品外观设计及原产地名称等方面的产权和制止不正当竞争。概括地说,是指工业、农业、商业等产业领域内具有实用经济价值的知识产权。该类知识产权保护的对象以满足产业生产和经营需要为目的,其所形成的产品主要满足人们的物质消费需要,具体包括专利权、商标权、服务标记权、商号权、商业秘密权和制止不正当竞争权等。

文学产权是指文学作品的创造者和传播者所享有的权利,主要包括著作权、邻接权。该类知识产权所保护的智力成果的作用是满足人们的精神生活需要。著作权,也称为版权,包括文学、音乐、摄影及电影摄制,计算机软件设计、光盘、集成电路图设计等作品方面的产权。

(3)依据知识产权的价值来源的不同,知识产权可以划分为创造性成果权和识别性标记权两大类。

创造性成果权的价值直接来源于对成果的商业性使用,创造性成果其本身就是其财产价值的来源,主要包括著作权、发明专利权和工业品外观设计权等;识别性标记权本身不是财产价值的源泉,它的价值来源于所标记的产品或服务及商业信誉,主要包括商标权、商号权、地理标志权、其他与制止不正当竞争有关的识别性标记权。

相关知识 知识产权保护的有关国际公约

二、药品知识产权的概念及其特征

（一）药品知识产权的概念

药品知识产权，是指一切与药品有关的发明创造或者劳动所产生的智力劳动成果的专有权。

医药产业是高技术、高投入、高风险、高收益的知识密集型高科技产业，对于医药领域智力劳动成果的保护，应当得到社会各方的遵循和认可，其意义在于：① 有利于推动药品的发明创造，鼓励采用新技术；② 有利于打破技术封锁，推动科学技术的交流与发展；③ 有利于加强科研和生产的管理，摆脱科研与生产相脱离、科研项目重复浪费的现象，推动产学研结合；④ 有利于加强国际交流和技术贸易，充分利用技术资源；⑤ 有利于创造利润回报，推动和发展经济。

（二）药品知识产权的特征

知识产权客体的非物质性是知识产权的本质属性，它一般具有三种法律特征，即专有性、地域性及时间性。

（1）专有性　也称为独占性，是指权利人对其智力成果享有独占、垄断和排他的权利，任何人未经权利人的许可，都不得使用权利人的智力成果（法律另有规定的除外）。

（2）地域性　是对权利人的一种空间限制。任何一个国家或地区所授予的知识产权，仅在该国或该地区的范围内受到保护。如果权利人希望在其他国家或地区也享有独占权，则应依照其他国的法律另行提出申请。

（3）时间性　是指这种权利仅在法律规定期限内受法律的保护，一旦超过法律规定的有效期限，这一权利就自行消失。即使作为知识产权客体的智力成果仍能发挥效用，但该知识因进入“公有领域”而成为整个社会的共同财富，为全人类共同所有和使用。

（三）药品知识产权的分类

药品知识产权主要包括四大类别：

（1）专利类　专利是保护医药发明创造最有效的手段，凡具有新颖性、创造性、实用性的医药新产品、新材料、新物质、新工艺、新配方、新用途、新的给药途径、新的加工处理方法、新动物、新矿物、新微生物及新剂型、制药装备、医疗器具和新颖的药品包装、药品造型等，均可以申请产品专利、方法专利、用途专利、实用新型与外观设计专利。

（2）商标类　商标是生产经营者在其商品或服务上使用的标记，主要包括医药企业已注册的标志，涉及药品行业的已批准上市药品，如中成药、化学药、中药饮片；制药机械、仪器、配套医药设备；试剂、医药保健品、化妆品、包装材料、包装机械等。还包括地理标志、计算机网络域名等。

（3）版权类　主要是由医药企业或人员创作或提供资金、资料等创作条件或承担责任的药学类百科全书、年鉴、辞书、教材、摄影、录像、专著、论文、档案、资料和产品说明书等作品的著作权和邻接权，以及医药计算机软件或多媒体软件等，如药物信息咨询系统、药事管理学教学课件、医药计算机软件（如 GMP、GLP、GCP、GSP 和 GAP 管理系统等）、数据库和网络系统等。

(4) 商业秘密 商业秘密是指任何可以给权利人带来经济利益、有实用性,并且权利人已对其采取保密措施的、不为公众知晓的技术信息或商业经营信息。主要包括医药企业拥有的市场、服务、管理、研究开发、工程设计、财务分析与投资途径、技术转让和人员客户网络等方面必须取得保密措施的生产、经营信息和技术信息。技术秘密是商业秘密的一种,是一种对知识产权绝对保密的或绝对占有的保护形式,医药企业对其占有的科技成果采取各种行之有效的措施实施保密,使保密在最小范围之内,以保持一种垄断。通常又把这种技术秘密称为"技术诀窍"或专有技术,TRIPS 中又称之为"未披露信息"。

药师考点

1. 药品知识产权的界定
2. 药品知识产权的特征
3. 药品知识产权的分类

三、我国药品知识产权保护制度

改革开放以来,我国知识产权保护工作得到了快速的发展,1980 年 1 月,成立了国家专利局。20 世纪 80 年代至 90 年代初,我国先后颁布了《商标法》、《专利法》、《著作权法》和《反不正当竞争法》等法律法规,并加入了一系列重要的知识产权国际公约。经过十多年的努力,我国知识产权法律和制度的基本框架已经初步建成。

目前,我国以专利、商标、版权为三大支柱的知识产权法律框架已基本形成,知识产权的法律体系已基本建立,这些法律的基本框架和保护水平都适应了国际发展的趋势,不仅有利于促进国际间的科技合作和经济贸易,也为我国制药工业的发展创造了有利的法律环境。

知识产权是企业赖以存活并由此可以创造巨大利润的资产源泉。由于我国医药知识产权保护工作起步较晚,从政府到企业都缺乏系统的医药知识产权保护思路,如中医药行业知识产权意识淡漠,保护措施乏力,核心技术面临泄密危险,因此迫切需要制订适合国情的医药知识产权保护战略。

而国外医药企业往往通过实施跨国专利战略,利用我国的专利和行政保护,构成其主要产品的知识产权保护网,并由此确立技术垄断优势,对我国医药企业的科研开发和生产销售形成市场封锁。国际医药知识产权保护制度对我国长期以仿制为主的医药产业必将带来强大的冲击。就目前我国医药产业知识产权保护而言,面临的国际竞争形势十分严峻。

在我国,对药品发明的保护通常可以采取以下几种保护方案:一是申请专利保护;二是取得相关行政保护,如中药品种行政保护;三是采取绝对保密占有的保护形式;四是利用其他法律、法规的规定,对药品发明成果实行全方位、综合的保护,如商标保护和著作权保护等。

行政保护虽然同样是对药品科研成果的保护,但与专利保护相比却有很大的区别:首先,专利保护是以全国人民代表大会通过的《专利法》为依托,是一种法律保护体系,而行政保护是由有关政府部门依据行政法规,依靠行政手段予以的保护;其次,专利保护是绝对垄断的、排他的,而行政保护则是相对排他的,有时并非由权利人独占成果。

至于绝对保密占有的保护形式和专利保护形式也有根本的区别:绝对保密的形式是指对其

占有的科技成果采取各种行之有效的保密措施，使之保密在最小的范围之内，以保持垄断。通常把被保密的科技诀窍称之为“技术秘密”或专有技术，是商业秘密的一种。这种保护形式的局限是泄密的风险时刻存在；优势则在于没有保护期的限制，技术资料无需公开，只要保护措施得当，则可以永远为所有人享有。相比之下，专利保护的弊处在于有保护期的限制，而好处是有国家法律这种强制力作为保护的后盾。

第二节 药品专利保护

一、专利的概念

专利系指法律保障创造发明者在一定时期内对于创造发明独自享有的权益。专利的英文词是 patent，其原意具有公开和垄断双重含义。现代意义上的“专利”一词，通常包含三个内容：① 是指专利权；② 是指获得专利权的发明创造，即指发明创造成果本身；③ 是指专利文献，即记载着发明创造详细内容，受法律保护的技术范围的法律文书。其中，专利权是核心内容。专利权是国家专利主管部门依照《专利法》授予发明创造人或合法申请人对某项发明创造在法定期间内所享有的一种独占权或专有权。未经专利权人许可，他人不得利用该项专利技术。它是无形财产的一种，与有形财产相比，具有独占性、时间性、地域性三个主要特征。

二、国内外药品专利保护概况

（一）国外药品专利保护概况

1. 美国药品专利保护

美国 1790 年颁布第一部《专利法》，1802 年成立直属国务院的专利与商标局（USPTO）。迄今，美国已经建立起一套完整的知识产权法律体系，主要包括《专利法》、《商标法》、《版权法》和《反不正当竞争法》。美国现行的《专利法》是 1952 年颁布的。在知识产权保护方式方面，美国主要采取司法保护措施。知识产权侵权案件的初审管辖法院为美国联邦地区法院。

政府对本国利益，特别是对跨国公司利益的保护，是美国《专利法》的一大特点。例如，美国现行实施的先发明制，实际上只适合于美国的申请人。美国最著名的特殊 301 条款规定，美国贸易谈判代表的年度报告会列出拒绝有效保护美国知识产权的国家，并同时列出重点国家。在确定重点国家后的 30 天内，美国贸易代表开始对这些国家的知识产权保护情况进行调查，在半年内做出是否采取报复性措施的决定，即可能实施进口限额、增加进口关税，或取消贸易最惠国待遇。

相关知识 美国专利概况

相关知识

美国作为一个市场经济体制完善、实施专利制度已百年的国家，其在利用专利制度维护国家利益方面是不遗余力的，在实施专利策略、应用专利技巧方面亦达到炉火纯青的地步。美国医药专利的特点，实际上是其强大的经济实力、高度发达的科学技术、限制极少的医药政策及实用性的专利法规与人文传统影响的折射。其药品专利显现如下特征：

（1）专利涉及的治疗类别多，每一种治疗类别涉及的化学结构类型多，化合物专利多，全新的化学结构多。默克公司2001年240件药品专利中，中间体及制备方法专利仅有7件，除去生物技术专利及检测方法专利外，其余基本为化合物专利。辉瑞集团公司2001年230件药品专利中，中间体及制备方法专利为8件，除去生物技术专利及检测方法专利外，其余基本为化合物专利。礼来公司2001年186件药品专利中，中间体及制备方法专利有21件，除去生物技术专利及检测方法专利外，其余基本为化合物专利。

（2）生物技术专利多，而且生物技术涉及的治疗药物类别多。美国不但生物技术公司多，制药公司的生物技术专利多，而且生物技术涉及的治疗药物类别多。例如，默克公司2001年药品专利中约有20多个治疗类别，其中大多数治疗类别专利涉及生物技术，除此之外，还有没归入治疗类别的生物技术专利28件。

（3）主要治疗药物类别集中于七大领域　心血管系统、抗生素类、抗艾滋病、肿瘤与免疫、神经系统、抗炎镇痛、糖尿病与肥胖症。其次是性激素调节剂，尤其是治性功能障碍药，抗骨病如抗骨质疏松药，以及抗寄生虫药。在这些治疗类别中，各制药企业又有自己的侧重。例如，默克公司虽然在主要七大治疗类别中均有涉及，但2001年其神经系统药的专利数是心血管系统药专利数的2.5倍。

（4）药品专利保护期可以延长　专利药需要经过临床试验等一系列复杂程序，真正上市获利时的独占期大约只剩六、七年，而此后，往往才是该药的旺销期。为补偿由此造成的损失，美国国会于1984年颁布了《药品价格竞争和专利权期限补偿法》（简称PTR法）。该法第二条规定：人用药品、医疗器械、食品添加剂和色素添加剂发明的专利权人可补偿部分因其专利产品等待联邦售前批准而失去的专利权保护时间。

（5）多种策略抵制普药上市　1984年美国国会通过的非专利药HATCH-WAXMAN法案规定，仿制药商可以在药品专利到期前向FDA申请生产和销售仿制药，一旦通过仿制药申请（abbreviated new drug application，ANDA）的审批，药品专利即失效；但另一方面专利药商也有权在45天之内以侵犯专利权提出诉讼，反对仿制药的申请。如果立案，FDA在30个月内不得在争议期通过仿制药的ANDA（除非于30个月内结案）申请。

美国政府于2002年10月提出仿制药促进法：在药品专利期已过或对药品的专利权存在纠纷的情况下，专利药生产商只能享有一次30个月的延期保护，此后仿制药就可进入市场。

（6）利用从属专利延长专利药的市场独占期　专利药公司在专利即将到期时，通过改变剂型、传递系统、浓度（强度）、剂量，或者引入专利快到期产品的化学改变体，包括代谢物、同质异形物及异构体，利用从属专利延长其市场独占期。由于体内代谢物可以获得美国专利，利用体内代谢物专利来延长某一重磅药品的保护期，是一种新的专利策略。

2. 日本药品专利保护

日本于1885年正式建立专利制度，其现行专利法是1959年颁布的《特许法》，同年还颁布了《实用新型法》。日本对药品的专利保护始于1976年，而在此之前，其仅对药品制造方法给予保护。日本的药品专利保护，包括对化学物质、化学物质的医药用途、药用化学物质的制备方法、药品的外观设计、制药机械、药用植物及其提取物、生物制品、药用植物提取物的组方（但只限于中国古代的210个汉方如安中散、芍药甘草汤等）予以保护；不保护以原药用植物为原料的中药复方。

日本有关专利的法律主要有三部，即《特许法》、《实用新案（实用新型）法》和《意匠（外观设计）法》，与我国的发明、实用新型和外观设计统一为一部法律不同。

（1）专利的保护期限 日本的发明保护期为20年。从1976年开始，日本承认化学物质专利及医药、食品专利，从1988年起将涉及医药、农药、动物药的专利权在一定的条件下可以申请延长5年；实用新型的保护期为10年；外观设计的保护期为15年。发明和实用新型的保护期从申请日算起，而外观设计的保护期从登录日算起。

（2）授权后设置的订正程序 申请人可以在授权以后主动申请对申请文件进行订正（即使未发生无效请求），这一点与我国不同。通过上述程序，专利权人可以提高所持有专利的稳定性。

（3）实用新型制度 与我国专利制度的另一个明显区别是，在日本，如果满足一定的条件并且在某一时间段，发明、实用新型和外观设计之间可以相互转换，这一程序可以让申请人既可以在申请之前选择保护类型，也可以在申请之后选择或者改变保护类型，为申请人提供了灵活的保护手段。例如，如果有关产品结构的发明申请在实质审查时以创造性的理由被驳回时，那么申请人可以在收到驳回通知日起30天内提出将发明申请向实用新型的变更，由于实用新型的创造性高度没有发明那么高，所以往往可以将满足不了创造性要求的发明申请通过实用新型来加以保护。如果申请人觉得实用新型申请的保护期太短，那么可以自申请日起3年内提出发明申请的变更，如果是在实用新型授权前提出，那么原实用新型申请被视为撤回；如果是在实用新型授权后提出，那么原实用新型专利被视为放弃。当然，提出变更后的申请能否获得权利还需通过实质性审查才能确认，申请人必须对自己的原实用新型申请的专利性具有足够的信心，才有价值申请从实用新型向发明的变更。

（4）提出实审请求的主体 日本是任何人都可以提出实审请求，如果是申请人之外的人提出实审请求，请求的费用由请求人负担。实审请求的期限是3年。设置非申请人可以提出实审请求的程序与日本原来提出实审请求的时间长不无关系，对于那些迟迟不进行审查的专利申请，对于公众来说是巨大风险，为了消除侵权的危险，利益相关人可以对自己有潜在危险的专利申请提出实审请求以使其尽快明朗化，这一程序维护了公众利益，可以促进产业的技术进步。

（5）延长保护期程序 日本专利法为公众设置了参与监督的程序。公众可以对已经被日本特许厅认可的专利权的延长保护提出无效审查的延长保护无效请求。

第二次世界大战结束时，日本的工业技术水平比美国落后了30年。从20世纪50年代起，日本开始从国外大量引进先进的专利技术。到1970年，其购进的专利技术达1万多项。在这20年里，日本工业产值增长的30%来自专利技术，其产值相当于购买专利技术所花费用的10倍。而尤其值得注意的是，日本通过对引进的专利技术的不断地更新、改进，衍生出许多带有日本特色的从属专利（依从专利），人称“蚕食政策”。这种引进加改进，不仅成功地促进了日本经济的高速增长，而且使日本成为世界公认的专利大国之一，日益积累的巨大专利数反过来又为日本成为世界经济大国奠定了雄厚的基础。

（二）我国药品专利保护概况

我国药品生产可分为化学（合成）制药、生物制药和中药制药3类，其中化学制药和生物制药基本建立在仿制基础上。目前，我国绝大多数化学制药和生物制品都是仿制药，我国制药企业新药研发的基础薄弱，具有自主知识产权的药品专利申请极少。我国自主开发并获得国际承认的创新药物主要有2个——青蒿素和二巯基丁二酸钠，但没有一个在国外获得专利。

我国药品专利申请主要呈现如下特征：一是化学药专利申请少。在化学药领域，来自国外的专利申请数成为主体，其中绝大多数为新化学合成药。而我国申请的专利数很少，且多为工艺或制剂方面的专利申请。二是中药专利申请数量较多，但质量差。在中药领域，我国的专利申请数成为主体，但问题较多，许多中药的专利申请仅是处方罗列，往往缺乏申请专利所要求的创造性，即使是被授予专利权，其保护范围也很小。三是生物制品专利申请占有一席之地。在生物制药领域，我国的专利申请数能够与国外申请基本持平，但发明的创造性和申请的质量与国外相比，差距仍较大。

同时中药知识产权流失却十分严重，如青蒿素被国外企业根据科研论文进行结构改造并抢先申请了专利；日本在我国六神丸的基础上已开发出了救心丸；韩国则在我国牛黄清心丸的基础上开发出了牛黄清心液；传统中药材薄荷，目前已有8项专利落在美国人手中；传统中药材银杏，国外专利虽然仅有4件，但却几乎涵盖了银杏的全部提取加工流程。

三、药品专利的类型

药品专利与其他技术领域一样，也包括发明、实用新型和外观设计专利。

（一）药品发明专利

1. 药品发明专利的定义

药品发明专利是对药品、方法或者其改进所提出的技术方案，是运用自然规律、凭借智力创造活动而做出的，解决某一特定技术问题的技术解决方案。

2. 药品发明专利的类型

药品发明专利以最终的物质表现不同，可分为产品发明和方法发明两类。

（1）药品产品发明专利　药品产品发明是指人工制造、以有形物品形式出现的发明。包括新的药物化合物、微生物及其代谢产物和制药设备及药物分析仪器。新的药物化合物又包括新合成的化合物和新的药物组合物。新的化合物不管是活性成分还是无活性但有医药用途的成分，无论是合成的还是提取的，无论是有机物、无机物、高分子化合物，还是结构不明物和中间体，对该新化合物及其药物组合物都可以申请药品产品的发明专利。制药领域中可涉及新原料、新辅料、中间体、代谢物和药物前体。

药物组合物是指由两种或两种以上物质或化合物按照一定的比例组成的具有一定性质和用途的混合物，包括新化合物和无生理活性的已知物组成的组合物或已知化合物和新载体组成的组合物，如新剂型；另外，还包括新化合物和有生理活性的已知物组成的组合物，如新的复方制剂药物。一般要求这种组合具有协同作用或增强疗效作用，具有非显而易见性，才可以申请药品的发明专利。

天然物质是指以天然形态存在的物质，因为其仅是一种发现，不能授予专利保护。但是如果是首次从自然界提取分离出来的物质，其结构、形态或其物理、化学参数是以前不曾认识的，能够确切地表征，在产业上有应用价值，则可以申请产品和方法发明专利。比如，美国曾授予从肾上腺组织分离出来的纯肾上腺素的药品专利。

授予微生物及其代谢产物专利权的条件是必须分离纯的培养物,并进行特征鉴定,且具有特定的工业用途,如可产生新的活性化合物或提高现有化合物的生产效率。未经过人类任何技术处理而存在于自然界的微生物属于科学发现,不能授予专利保护。

(2) 药品方法发明专利 方法发明包括生产方法发明和用途发明。药品方法发明则是指为解决某一问题所采用的手段与步骤,包括药物化合物或组合物的制备方法和药物化合物或组合物的用途。在药学领域可申请方法发明的对象主要包括新的化合物制备方法、组合物的制备方法、提取分离方法、纯化方法等制备和生产方法。

药品用途发明包括两种情况:一是已知化合物首次发现其医疗价值;二是已知化合物发现其有第二医疗用途。用途发明在理论上应该属于产品发明,因为一种原无药用价值的化合物第一次发现其具有医疗价值的,或者已上市销售的老药发现其又有新的医疗用途的,实际上相当于发现了新化合物,但是已知物质发现了新用途并不能使这个物质本身变新,因此只能以方法发明申请专利,也就是说用途发明专利理论上属于产品发明专利,而实际上通过生产方法发明专利来表现。

(二) 药品实用新型专利

1. 实用新型的定义、范围与特点

实用新型是指对产品的形状、构造或者其结合所提出的适于实用的新的技术方案。实用新型本质上属于发明的一部分,只不过在技术思想的创作水平上略低。

实用新型的范围:一是针对产品而言的,任何方法都不属于实用新型的范围;二是作为实用新型对象的产品只能是具有立体形状、构造的产品,没有固定形态的物质如气体、液体、粉末状物等则不可以申请实用新型专利;三是其技术方案设计的产品形状和构造必须具备实用功能,能产生技术效果并能在工业上应用。

实用新型的特点:① 具有一定的形状、构造或者其结合的产品;② 必须基于一定的技术思想而创造产生的,能够适用于工业上的应用。

2. 药品实用新型专利的种类

药品实用新型专利较少,如某些与功能相关的药物剂型、形状、结构的改变,某些药品的包装容器的形状、结构等。具体有:① 新型给药系统;② 新型制剂结构、形状或其结合;③ 新型制药设备;④ 药品的包装材料等。

在药学领域可申请实用新型专利的对象主要包括,某些与功能相关的药物剂型、形状、结构的改变;诊断用药的试剂盒与功能有关的形状、结构的创新;生产药品的专用设备的改进;某些药品的包装容器的形状、结构;某种新型缓释制剂、某种单剂量给药器及包装容器的形状、结构、开关技巧等。

(三) 药品外观设计专利

1. 外观设计的定义

外观设计,是指对产品的形状、图案或者其结合及色彩与形状、图案的结合所做出的富有美感并适于工业应用的新设计。

工业品外观设计必须是独创或新颖的,适于在工业上应用的新设计,并且必须经国家主管机关(通常是颁发专利证书的机关)注册,简称工业设计。全世界实行外观设计保护的国家和地区已达到了110多个。世界各国对于外观设计的保护,一是将其作为专利权加以保护;二是将其作为版权加以保护。

2. 外观设计的特点

主要有:① 必须以产品为载体;② 是一种形状、图案、色彩或者其结合的设计;③ 能够适用于工业上应用;④ 必须富有美感。需要注意的是,外观设计专利是使产品增加美感,并不增加或改进产品的功能,属于只改变外观而不改变实质功能的专利。

3. 药品外观设计专利种类

在药学领域可申请外观设计专利的对象主要包括,有形药品的新造型或其与图案色彩的搭配和组合;药品包装容器外观;新的盛放容器(如药瓶、药袋、药品瓶盖);富有美感和特色的说明书、包装盒等。具体有以下5种:① 药品(药片、药丸)本身的造型或其图案与色彩的搭配与结合,如把儿童咀嚼片剂的外观压制成小动物的形状,便于吸引儿童服用;② 药品包装的设计较为新颖、独特、具有美感,药品置于其中可使药品身价提高,对产品的销路有直接的影响,如设计药瓶、药袋、药品瓶盖等新的盛放容器;③ 标贴、装潢设计精美,如设计富有美感和特色的说明书等;④ 药品包装纸的设计;⑤ 药品密封条、药瓶瓶盖等局部的外观设计。

药师考点

1. 药品发明专利的界定和类型
2. 药品实用新型专利的种类
3. 药品外观设计专利的种类

四、药品专利的申请与审批

授予专利权的条件包括新颖性、创造性和实用性。发明创造要取得专利权,必须满足实质条件和形式条件。实质条件是指申请专利的发明创造自身必须具备的属性要求;形式条件则是指申请专利的发明创造在申请文件和手续等程序方面的要求。此处所讲的授予专利权的条件,仅指授予专利权的实质条件。

(一) 授予发明和实用新型专利权的条件

我国《专利法》第22条规定,授予专利权的发明和实用新型,应当具备新颖性、创造性和实用性。

1. 新颖性

新颖性是指在申请日以前没有同样的发明或者实用新型在国内外出版物上公开发表过、没有在国内公开使用过或者以其他方式为公众所知,也没有同样的发明或者实用新型由他人向专利局提出过申请并且记载在申请日以后公布的专利申请文件中。即申请专利的发明或者实用新型满足新颖性的标准,必须不同于现有技术,同时还不得出现抵触申请。

(1) 现有技术 现有技术是在申请日以前已经公开的技术。技术公开的方式有四种:① 出版物公开,即通过出版物在国内外公开披露技术信息。其地域标准是国际范围。这里的出版物,是指记载有技术或设计内容的独立存在的有形传播载体,可以是印刷、打印、手写的,也可以是采用电、光、磁、照相等其他方式制成的。② 公开披露技术信息,是指技术内容向不负有保密义务的不特定相关公众公开。公开的程度以所属技术领域一般技术人员能实施为准。③ 使用公开，即在国内通过使用或实施方式公开技术内容。其地域标准是在我国境内。④ 其他方式的公开，即以出版物和使用以外的方式公开，主要指口头方式公开，如通过口头交谈、讲课、作报告、讨论发言、在广播电台或电视台播放等方式，使公众了解有关技术内容。其地域标准是在国内。

(2) 抵触申请　抵触申请是指一项申请专利的发明或者实用新型在申请日以前，已有同样的发明或者实用新型由他人向专利局提出过申请，并且记载在该发明或实用新型申请日以后公布的专利申请文件中。先申请被称为后申请的抵触申请。抵触申请会破坏新颖性，防止专利重复授权。

2. 创造性

创造性是指同申请日以前已有的技术相比，发明专利具有突出的实质性特点和显著的进步，该实用新型专利具有实质性特点和进步。即申请专利的发明或实用新型，必须与申请日前已有的技术相比，在技术方案的构成上有实质性的差别，必须是创造性思维活动的结果，不能是现有技术通过简单的分析、归纳、推理就能够自然得到的结果。发明的创造性比实用新型的创造性要求更高。创造性的判断以所属领域普通技术人员的知识和判断能力为准。

3. 实用性

实用性是指该发明或者实用新型能够制造或者使用，并且能够产生积极效果。它有两层含义：第一，该技术能够在产业中制造或者使用。产业包括了工业、农业、林业、水产业、畜牧业、交通运输业及服务业等行业。产业中的制造和利用是指具有可实施性及再现性。第二，必须能够产生积极的效果。即同现有的技术相比，申请专利的发明或实用新型能够产生更好的经济效益或社会效益，如能提高产品数量、改善产品质量、增加产品功能、节约能源或资源、防治环境污染等。

(二) 授予外观设计专利权的条件

我国《专利法》第 23 条规定，授予专利权的外观设计，应当不属于现有设计；也没有任何单位或者个人就同样的外观设计在申请日以前向国务院专利行政部门提出过申请，并记载在申请日以后公告的专利文件中。授予专利权的外观设计与现有设计或者现有设计特征的组合相比，应当具有明显区别。授予专利权的外观设计不得与他人在申请日以前已经取得的合法权利相冲突。其中所称的现有设计，是指申请日以前在国内外为公众所知的设计。可见，授予外观设计专利的条件仅需具备新颖性，并同时具有实用性和富有美感的特点。

1. 新颖性

授予专利权的外观设计，应当同申请日以前在国内外出版物上公开发表过或者国内公开使用过的外观设计不相同和不相近似。外观设计必须依附于特定的产品，因而“不相同”不仅指形状、图案、色彩或其组合外观设计本身不相同，而且指采用设计方案的产品也不相同。“不相近似”要求申请专利的外观设计不能是对现有外观设计的形状、图案、色彩或其组合的简单模仿或微小改变。相近似的外观设计包括以下几种情况：形状、图案、色彩近似，产品相同；形状、图案、色彩相同，产品近似；形状、图案、色彩近似，产品也近似。

2. 实用性

授予专利权的外观设计必须适于工业应用。这要求外观设计本身及作为载体的产品能够以工业的方法重复再现,即能够在工业上批量生产。

3. 富有美感

授予专利权的外观设计必须富有美感。美感是指该外观设计从视觉感知上的愉悦感受,与产品功能是否先进没有必然联系。富有美感的外观设计在扩大产品销路方面具有重要作用。

4. 不得与他人在先取得的合法权利相冲突

在先权利包括了商标权、著作权、企业名称权、肖像权、知名商品特有包装装潢使用权等。"在先取得"是指在外观设计的申请日或者优先权日之前取得。

(三)申请专利保护的原则

1. 先申请原则

我国《专利法》第 8 条规定:两个以上的申请人分别就同样的发明创造申请专利的,专利权授予最先申请的人。该原则有利于促使发明人在完成发明创造后尽早申请专利,以便公众能够尽早得到最新的技术,避免重复研究。

2. 书面原则

我国《专利法》及其实施细则规定的各种手续,每个具有法律意义的步骤都应以书面形式办理。不能以口头说明或提交实物来代替书面申请和对申请文件进行修改补正。

3. 单一性原则

这是专利申请及审批中的一项基本原则。狭义的单一性原则是指一件专利申请的内容只能包含一项发明创造;广义的单一性原则还包括同样的发明创造只能授予一次专利权,不能就同样的发明创造同时存在两项或两项以上的专利权。一项发明一件申请便于专利申请案的审查、登记、分类、检索。同时,有利于授权后一系列法律事务的运作。

4. 优先权原则

优先权原则是指申请人自发明或者实用新型在国外第一次提出专利申请之日起 12 个月内,或者自外观设计在国外第一次提出专利申请之日起 6 个月内,又在我国就相同主题提出专利申请的。依照该国同我国签订的协议或者共同参加的国际条约,或者依照互相承认优先权的原则,可以享有优先权。如果申请人自发明或者实用新型在我国第一次提出专利申请之日起 12 个月内,又向国务院专利行政部门就相同主题提出改进的专利申请的,就第一次提出申请的内容可以享有优先权。

(四)申请专利的程序

药品专利权的取得程序包括申请、审查和批准三个阶段。

1. 申请

药品专利权的申请是指享有药品专利申请人向国家专利行政部门提出的请求授予其专利权的意思表示。专利申请人在申请时应提交符合要求的申请文件,国务院专利行政部门收到专利申请文件的日期为申请日期,专利申请人享有优先权的,以优先权日为申请日。

2. 审查

(1)初步审查　又称形式审查。专利行政部门在受理药品专利申请后,对该申请在形式上是否符合《专利法》的规定进行审查,并将审查意见通知申请人,要求其在指定的期限内,陈述意见或者补正;申请人期满未答复的,其申请视为撤回。申请人陈述意见或者补正后,专利行政部门仍认为不符合专利法规定的形式要求的,应当予以驳回。

（2）早期公开　专利行政部门经初步审查认为符合《专利法》要求的，自申请日起满 18 个月即行公布。专利行政部门也可以根据申请人的请求早日公布其申请。申请人请求早日公布其发明专利申请的，应当向专利行政部门声明。专利行政部门对该申请进行初步审查后，除予以驳回的外，应当立即将申请予以公布。

（3）实质审查　即专利行政部门对申请专利的发明的新颖性、创造性、实用性等实质要件进行审查。药品发明专利申请自申请日起 3 年内，专利行政部门可以根据申请人随时提出的请求，对其申请进行实质审查；申请人无正当理由逾期不请求实质审查的，该申请即被视为撤回。同时，专利行政部门认为必要的时候，可以自行对发明专利申请进行实质审查，但应当通知申请人。

专利行政部门对药品发明专利申请进行实质审查后，认为不符合《专利法》规定的，应当通知申请人，要求其在指定的期限内陈述意见，或者对其申请进行修改；无正当理由逾期不答复的，该申请即视为撤回。药品发明专利申请经申请人陈述意见或者进行修改后，专利行政部门仍然认为不符合《专利法》规定的，应当予以驳回。

3. 批准与授予

药品发明专利申请经实质审查没有发现驳回理由的，由国务院专利行政部门做出授予发明专利权的决定，发给发明专利证书，同时予以登记和公告。发明专利权自公告之日起生效。

药品实用新型和外观设计专利申请经初步审查没有发现驳回理由的，由国务院专利行政部门作出授予实用新型专利权或者外观设计专利权的决定，发给相应的专利证书，同时予以登记和公告，实用新型专利权和外观设计专利权自公告之日起生效。

国务院专利行政部门设立专利复审委员会。专利申请人对专利行政部门驳回申请的决定不服的，可以自收到通知之日起 3 个月内，向专利复审委员会请求复审。专利复审委员会复审后，作出决定，并通知专利申请人。

药品专利申请人对复审委员会的复审决定不服的，可以自收到通知之日起 3 个月内向人民法院起诉。

药品发明专利的申请审批程序见图 11-1。

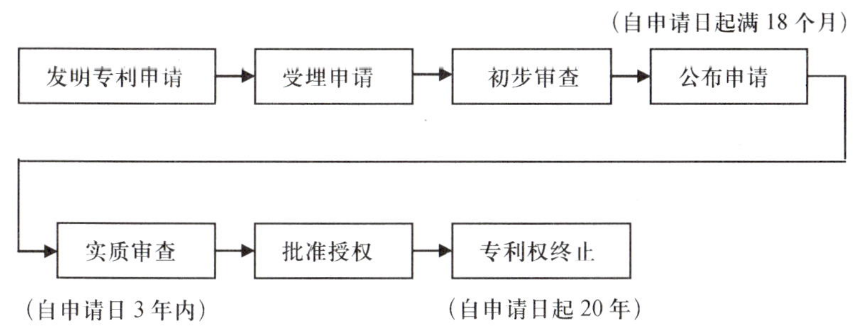

图 11-1　药品发明专利的申请审批程序

（五）不授予专利权的情形

我国《专利法》规定，对下列各项，不授予专利权：① 科学发现；② 智力活动的规则和方法；③ 疾病的诊断和治疗方法；④ 动物和植物品种，但这些产品的生产方法，可以授予专利权；⑤ 用原子核变换方法获得的物质；⑥ 违反国家法律、社会公德或者妨害公共利益的发明创造。

> 药师考点
> 1. 授予发明和实用新型专利权的条件
> 2. 授予外观设计专利权的条件
> 3. 药品专利权的取得程序

五、专利权的期限、终止和无效

1. 专利权的期限

我国《专利法》规定，发明专利权的期限为20年，实用新型和外观设计专利权期限为10年，均自申请日起计算。

2. 专利权的终止

专利权的终止是指专利权因期限届满或其他原因在期限届满前失去法律效力。根据《专利法》的规定，有下列情形之一的，专利权在期限届满前终止：① 没有按照规定缴纳年费的；② 专利权人以书面声明放弃其专利权的。专利权终止后，被授予专利权的发明创造成为人类的共同财富，任何单位和个人都可无偿使用。

3. 专利权的无效

专利权的无效是指已经取得的专利权因不符合《专利法》规定，根据有关单位和个人的请求，经专利复审委员会审核后被宣布无效。自国务院专利行政部门公告授予专利权之日起，任何单位或个人认为该专利权的授予不符合《专利法》规定的，都可以申请专利复审委员会宣告该专利无效。对于宣告无效的专利权，视为自始即不存在。

六、药品专利权的保护

（一）专利权的保护范围

我国《专利法》规定，发明或者实用新型专利权的保护范围以其权利要求的内容为准，说明书及附图可以用于解释权利要求的内容；外观设计专利权的保护范围以表示在图片或者照片中的该产品的外观设计为准，简要说明可以用于解释图片或者照片所表示的该产品的外观设计。

（二）专利权人

（1）职务发明创造申请专利的权利属于该单位；申请被批准后，该单位为专利权人。

（2）非职务发明创造，申请专利的权利属于发明人或者设计人；申请被批准后，该发明人或者设计人为专利权人。

（3）利用本单位的物质技术条件所完成的发明创造，单位与发明人或者设计人订有合同，对申请专利的权利和专利权的归属作出约定的，从其约定。

（4）两个以上单位或者个人合作完成的发明创造、一个单位或者个人接受其他单位或者个人委托所完成的发明创造，除另有协议的以外，申请专利的权利属于完成或者共同完成的单位或者个人；申请被批准后，申请的单位或者个人为专利权人。

（5）两个以上的申请人分别就同样的发明创造申请专利的，专利权授予最先申请的人。

（三）专利权人的权利

专利权人的权利是指权利人依法对获得专利权的发明创造所享有的控制、利用和支配的权利。

（1）独占实施权 即专利权人享有的实施其权利的独占性权利。

（2）禁止权 即专利权人有禁止他人实施其专利技术的权利。我国《专利法》规定，发明和实用新型专利权被授予后，除法律另有规定的以外，任何单位或者个人未经专利权人许可，不得以生产经营为目的制造、使用、销售其专利产品或者使用专利方法及使用、销售依照该专利方法直接获得的产品；外观设计专利权被授予后，任何单位或者个人未经专利权人许可，不得以生产经营为目的制造、销售其外观设计专利产品。

（3）许可实施权 即专利权人享有许可他人实施其专利的权利。任何单位或个人实施他人专利的，应当与专利权人订立书面实施许可合同，向专利权人支付专利使用费。需要注意的是，专利实施许可合同生效后，专利权仍在专利权人手中，被许可人只享有合同约定范围内的实施权，并不享有完整的专利权。

（4）转让权 即专利权人享有的转让其专利权的权利。我国《专利法》规定，专利权可以转让，但这种转让有一定限制，即国有单位持有的专利权转让时，必须经上级主管机关批准；当向外国人转让时，不管是单位或个人都必须经国务院有关主管部门批准。

（5）使用标记权 即专利权人享有在其专利产品或者该产品的包装上标明专利标记和专利号的权利。

（6）署名权 即专利权人享有在其专利产品或者该产品的包装上标明姓名或名称的权利。

（7）处分权 即专利权人有权通过书面声明或以不交专利年费的方式放弃其专利权。放弃专利权时应由专利行政机关登记公告。

（四）专利侵权的处理和法律责任

未经专利权人许可，实施其专利，即侵犯其专利权，引起纠纷的，由当事人协商解决；不愿协商或者协商不成的，专利权人或者利害关系人可以向人民法院起诉，也可以请求管理专利工作的部门处理。管理专利工作的部门处理时，认定侵权行为成立的，可以责令侵权人立即停止侵权行为，当事人不服的，可以自收到处理通知之日起十五日内依照《行政诉讼法》向人民法院起诉；侵权人期满不起诉又不停止侵权行为的，管理专利工作的部门可以申请人民法院强制执行。进行处理的管理专利工作的部门应当事人的请求，可以就侵犯专利权的赔偿数额进行调解；调解不成的，当事人可以依照《民事诉讼法》向人民法院起诉。

假冒专利的，除依法承担民事责任外，由管理专利工作的部门责令改正并予公告，没收违法所得，可以并处违法所得四倍以下的罚款；没有违法所得的，可以处二十万元以下的罚款；构成犯罪的，依法追究刑事责任。

管理专利工作的部门根据已经取得的证据，对涉嫌假冒专利行为进行查处时，可以询问有关当事人，调查与涉嫌违法行为有关的情况；对当事人涉嫌违法行为的场所实施现场检查；查阅、复制与涉嫌违法行为有关的合同、发票、账簿及其他有关资料；检查与涉嫌违法行为有关的产品，对有证据证明是假冒专利的产品，可以查封或者扣押。

侵犯专利权的赔偿数额按照权利人因被侵权所受到的实际损失确定；实际损失难以确定的，可以按照侵权人因侵权所获得的利益确定。权利人的损失或者侵权人获得的利益难以确定的，参照该专利许可使用费的倍数合理确定。赔偿数额还应当包括权利人为制止侵权行为所支付的合理开支。权利人的损失、侵权人获得的利益和专利许可使用费均难以确定的，人民法院可以根据专利权的类型、侵权行为的性质和情节等因素,确定给予一万元以上一百万元以下的赔偿。

课堂互动

(1) 授予专利权的发明和实用新型,应当具备新颖性、创造性和实用性。

讨论:

① 如何判断所申请的研究成果或发明创造具备新颖性?

② 如何判断所申请的研究成果或发明创造具备创造性?

③ 如何判断所申请的研究成果或发明创造具备实用性?

(2) 专利权人的权利是指权利人依法对获得专利权的发明创造所享有的控制、利用和支配的权利。

讨论专利权人享有哪些权利?

第三节 药品商标保护

一、商标的概念与分类

(一) 商标的概念与特征

1. 商标的概念

商标(trademark)即商品标记,俗称"品牌"或"牌子",是指能够将一生产者、经营者的商品或服务与其他生产者、经营者的商品或服务区别开来的标记。商标的构成要素可以是文字、图形、字母、数字、三维标志、颜色组合和声音等,也可以是上述这些要素的组合。

2. 商标的特征

根据我国《商标法》的规定,商标的主要特征如下:

(1) 显著性 使用商标的目的是为了区别与他人的商品来源或服务项目,便于消费者识别,所以要求它具有显著的特征,即不与他人的商标相混同。只有将具有鲜明个性的标记用于特定的商品或服务,才能便于消费者识别。

(2) 独占性 注册商标所有人对其商标具有专有权、独占权,未经注册商标所有人许可,他人不得擅自使用,否则,即构成侵权。

(3) 依附性 即商标依附于商品或服务而存在。商标是区别商品来源的标记,只有附着在商品上用来表明商品来源并区别其他同类商品的标志才是商标。

(4) 价值性 商标代表着一种商品或服务的质量、信誉、社会影响及其包含的专有技术和管理水平,它能吸引消费者认牌购物,给经营者带来丰厚的利润。商标的价值可以通过评估确定。

(5) 竞争性 商标是参与市场竞争的工具,生产经营者的竞争就是商品或服务质量与信誉的竞争，商标知名度越高，其商品或服务的竞争力就越强。

（二）商标的分类

依据不同的标准，可以把商标分为不同的种类。

1. 根据商标的构成，可以将商标分为平面商标、立体商标和声音商标

（1）平面商标　即由文字、图形、数字或这三种要素结合的商标，包括单一的文字商标、图形商标、数字商标及组合商标。

（2）立体商标　商品或其包装的外形或者表示服务特征的外形组成的商标。

（3）声音商标　由一段声音构成的商标。

2. 根据商标使用对象，可以把商标分为商品商标和服务商标

（1）商品商标　用于生产销售的商品上的标记。

（2）服务商标　用于服务行业，与其他服务行业相区别的标记。

3. 根据商标的作用和功能，可以把商标分为集体商标、证明商标、联合商标和防御商标

（1）集体商标　是指以团体、协会或者其他组织名义注册，供该组织成员在商事活动中使用，以表明使用者在该组织中的成员资格的标志。

（2）证明商标　是指由对某种商品或者服务具有监督能力的组织所控制，而由该组织以外的单位或者个人使用于其商品或者是服务，用以证明该商品或者服务的原产地、原料、制造方法、质量或者其他特定品质的标志。

（3）联合商标　是指同一商标所有人在相同或类似商品上注册的几个相同或者近似的商标，这些的商标统称为联合商标。这种相互近似商标注册后，不一定都使用，其目的是为了防止他人仿冒或注册，从而更有效地保护自己的商标。这些商标中首先注册的或者主要使用的为主商标，其余的则为联合商标。我国现行的《商标法》对此种商标尚无明确规定，按照国际惯例，此种商标一般难以注册；但一经注册，则不因其闲置不用而被国家商标主管机关撤销。如“大白兔”所有人同时注册了“小白兔”、“大花兔”、“大灰兔”、“白兔”等商标。

（4）防御商标　防御商标是指较为知名的商标所有人在该注册商标核定使用的商品（服务）或类似商品（服务）以外的其他不同类别的商品或服务上注册的若干相同商标，为防止他人在这些类别的商品或服务上注册使用相同的商标。原商标为主商标，其余为防御商标。如“红蜻蜓”所有人将其商标从鞋类扩展到其他领域，以免被败坏声誉。

4. 根据商标的知名度，可以把商标分为普通商标、知名商标、著名商标和驰名商标

（1）普通商标　是指在正常情况下使用未受到特别法律保护的绝大多数商标。

（2）知名商标　是指由市一级工商行政管理部门认可的，在该行政区划范围内具有较高声誉和市场知名度的商标。

（3）著名商标　是指由省级工商行政管理部门认可的，在该行政区划范围内具有较高声誉和市场知名度的商标。

（4）驰名商标　是指由国务院工商行政管理部门商标局认定的在市场上享有较高声誉并为相关公众所熟知的商标。

5. 根据商标是否注册，可以把商标分为注册商标和非注册商标

注册商标是经国务院工商行政管理部门商标局核准注册的商标，注册商标在其有效期限内，其专用权受到国家的法律保护；非注册商标是指未经国务院工商行政管理部门商标局核准

注册的商标,未注册商标不享有商标的专用权,不受国家法律保护。

二、商标权

商标权是商标专用权的简称,是指商标主管机关依法授予商标所有人对其注册商标受国家法律保护的专有权,包括商标注册人对其注册商标的使用权、独占权、许可使用权、设立抵押权、投资权、转让权、继承权。

1. 使用权

商标注册人有权在其注册商标核准使用的商品和服务上使用该商标,在相关的商业活动中使用该商标。

2. 独占权

商标注册人对其注册商标享有排他性的独占权利,其他任何人不得在相同或类似商品或服务上擅自使用与注册商标相同或近似的商标。

3. 许可使用权

商标注册人有权依照法律规定,通过签订商标使用许可合同的形式,许可他人使用其注册商标。

4. 禁止权

对他人在相同或者类似的商品或者服务上擅自使用与其注册商标相同或者近似的商标的行为,商标注册人有权予以制止。

5. 设立抵押权

商标注册人有权在经营活动中以其注册商标设立抵押。

6. 投资权

商标注册人有权根据法律规定,依照法定程序将其注册商标作为无形资产进行投资。

7. 转让权

商标注册人有权通过法定程序将其注册商标有偿或者无偿转让给他人。

8. 继承权

商标作为无形财产,可以依照财产继承顺序由其合法继承人继承。

三、药品商标保护的目的和意义

(一) 药品商标保护的目的

药品商标保护的目的突出体现在以下三个方面:

(1) 对企业或商标所有人而言,药品商标具有表明商品来源的功能、广告宣传功能和提供法律保护的功能。药品商标通过其众所熟知的文字或寓意深刻的造型图案或其组合,表明了某一商品为药品生产企业或商标所有人自己所生产、制造、加工、拣选、批售的。通过使用消费者对其产品产生深刻印象,达到广告宣传目的。获准注册的商标能使企业的产品特色得到法律保护,防止他人模仿、抄袭或假冒,从而保护了企业的正当权益。

(2) 对消费者而言,药品商标具有区别商品、标示商品质量和测知消费水准的功能。不同的商品生产者或经营者所生产、经营的同一或类似商品之间的差别,首先表现为商标的差别。商标可以代表产品的质量和特色,消费者通常希望通过商标寻找商品的稳定质量。商标的识别性为消费者认牌购货提供了保证。

(3) 对国家主管部门而言，商标有助于监督和提高产品质量，保证公平竞争。我国《商标法》规定，使用注册商标，其商品粗制滥造，以次充好，欺骗消费者的，由各级工商行政管理部门根据不同情况给予处罚，直至由商标局撤销其注册商标。同时规定，对转让注册商标者，受让人应当保证使用该注册商标的商品质量；许可他人使用其注册商标者，许可人应当监督被许可人使用其注册商标的商品质量，被许可人应当保证使用该注册商标的商品质量。国家通过法律、行政和经济手段，为商品质量进行监督，同时还可保护企业间的公平竞争，使商品流通有序进行，促进市场经济的发展。

（二）药品商标保护的意义

首先，药品的注册商标对于企业创名牌、争效益、保证药品质量、提高竞争力，都具有重要的意义；其次，商标具有区别商品、标示质量的作用，消费者可以通过商标所代表的药品质量和厂家信誉，正确地选择使用安全有效的药品；再次，商标有助于监督和提高产品质量，保证公平竞争，政府管理部门可以通过规范化的管理，使商品流通有序进行，促进市场经济的发展。

四、注册商标的申请、保护和转让

（一）药品注册商标的申请

国家工商行政管理总局统一办理全国商标注册工作。商标局对每一件商标注册申请，依照法定的形式审查和实质审查程序进行审查，对符合注册条件的，方予注册。

商标申请者按规定的药品分类表，填报使用商标的药品类别和药品名称。商标局对符合《商标法》有关规定的商标的注册申请进行初步审定，予以公告，自公告之日起 3 个月内无异议的予以核准注册，发给商标注册证，并予以公告。注册商标的有效期为 10 年。注册商标有效期满需继续使用的，可申请续展注册，每次续展注册的有效期为 10 年。

（二）药品商标的禁止性规定

1. 药品商标的文字、图形的禁止性规定

商标和注册商标中禁用以下文字、图形：① 同我国、外国或政府间组织的国家名称、国旗、国徽、军旗相同或近似的；② 同“红十字”、“红新月”的标志名称相同或近似的；③ 本商品的通用名称和图形；④ 直接表示商品的质量、主要原料、功能、用途、重量、数量及其他特点的；⑤ 带有民族歧视性的；⑥ 夸大宣传并带有欺骗性的；⑦ 有害于社会主义道德风尚或有其他不良影响的；⑧ 县级以上行政区划的地名或公众知晓的外国地名。

2. 药品商标内容的禁止性规定

下列标志不得作为商标注册：① 仅有本商品的通用名称、图形、型号的；② 仅仅直接表示商品的质量、主要原料、功能、用途、重量、数量及其他特点的；③ 缺乏显著特征的。根据我国《药品管理法》第 50 条的规定，列入国家药品标准的名称为药品通用名称，药品通用名称不能作为药品商标使用。

（三）药品注册商标的变更和转让

变更商标注册人名义、地址或者其他注册事项的，经向商标局提交变更申请书被核准后，发给商标注册人相应证明并予以公告。变更商标注册人名义的，还应当提交有关登记机关出具的变更证明文件。变更商标注册人名义或者地址的，商标注册人应当将其全部注册商标一并变更。

转让注册商标的，转让人和受让人应当向商标局提交转让注册商标申请书，转让注册商标申请手续由受让人办理。商标局核准转让注册商标申请后，发给受让人相应证明，并予以公告。转让注册商标的，商标注册人对其在同一种或者类似商品上注册的相同或者近似的商标，应当一并转让；对可能产生误认、混淆或者其他不良影响的转让注册商标申请，商标局不予核准。商标专用权因转让以外的其他事由发生移转的，接受该注册商标专用权移转的当事人应当凭有关证明文件或者法律文书到商标局办理注册商标专用权移转手续。注册商标专用权移转的，注册商标专用权人在同一种或者类似商品上注册的相同或者近似的商标，应当一并移转，未一并移转的，由商标局通知其限期改正。期满不改正的，视为放弃该移转注册商标的申请，商标局应当书面通知申请人。

（四）药品注册商标的使用

使用注册商标，商标权人可以在药品、药品包装、说明书或者其他附着物上标明“注册商标”或者注册标记。注册标记包括㊟和®。注册标记标注在商标的右上角或者右下角。

使用注册商标，有下列行为之一的，由商标局责令限期改正或者撤销其注册商标：① 自行改变注册商标的；② 自行改变注册商标的注册人名义、地址或者其他注册事项的；③ 自行转让注册商标的；④ 连续三年停止使用的。

使用注册商标，其药品粗制滥造、以次充好、欺骗消费者的，由各级工商行政管理部门分别不同情况，责令限期改正，并可予以通报或者处以罚款，或者由商标局撤销其注册商标。

注册商标被撤销的或者期满不再续展的，自撤销或注销之日起一年内，商标局对与该商标相同或者近似的商标注册申请，不予核准。

（五）药品商标权的保护

1. 商标保护的内容和范围

根据《商标法》规定，商标注册人享有商标专用权，受法律保护。另外，商标注册人可按照《商标法》有关规定转让注册，也可以通过签订使用许可合同，许可他人使用其注册商标。商标权的保护范围，以核准注册的商标和核定使用的商品为限。

2. 商标权的保护期限

我国注册商标的有效期为 10 年，自核准注册之日起计算。注册商标有效期满需要继续使用的，应当在期满前 6 个月内申请续展注册，每次续展注册的有效期为 10 年。商标通过续展注册可得到永久性保护。

（六）商标侵权的处理与法律责任

侵犯注册商标专用权引起纠纷的，由当事人协商解决；不愿协商或者协商不成的，商标注册人或者利害关系人可以向人民法院起诉，也可以请求工商行政管理部门处理。构成犯罪的，依法追究刑事责任。依据我国现有的法律，对商标侵权规定了三种责任形式，即民事责任、行政责任及刑事责任。

（1）商标侵权的民事责任形式，一般有停止侵害、消除影响和赔偿损失等；

（2）商标侵权的行政责任形式，主要有责令停止侵权、收缴并销毁侵权商标标识、消除现存商品上的侵权商标、罚款和责令赔偿损失等；

（3）商标侵权的刑事责任形式，包括四项罪名，即假冒注册商标罪、销售假冒注册商标商品罪、非法制造注册商标标识罪及销售非法制造的注册商标标识罪。

对于商标侵权行为，任何人均可向侵权人所在地或侵权行为所在地县级以上工商行政管理部门控告或检举。工商行政管理部门认定为侵权的，可根据情节处以停止生产或销售、没收、罚款等；还可应被侵权人的请求责令侵权人赔偿损失；构成犯罪的，依法追究刑事责任。

相关知识 侵犯商标权的法律责任

相关知识

药师考点

1. 药品商标保护的目的和意义
2. 药品注册商标的申请
3. 药品商标的禁止性规定
4. 药品商标权的保护

第四节　药品知识产权的其他保护方式

一、与药品有关的著作权保护

（一）著作权的概念和特征

1. 著作权的概念

著作权亦称版权，是指作者或其他著作权人依法对文学、艺术或科学作品所享有的各项专有权利的总称。

1990年9月7日，第七届全国人民代表大会常务委员会第十五次会议通过了《中华人民共和国著作权法》（以下简称《著作权法》），并根据2001年10月27日第九届全国人民代表大会常务委员会第二十四次会议《关于修改〈中华人民共和国著作权法〉的决定》和2010年2月26日第十一届全国人民代表大会常务委员会第十三次会议《关于修改〈中华人民共和国著作权法〉的决定》对其进行了两次修正。

2. 著作权的特征

作为知识产权中的一种，著作权除了具有知识产权的一般特征外，还具有以下几方面特征：

（1）主体的广泛性　我国《著作权法》规定，自然人、法人、非法人单位及国家都可以成为著作权的主体。同时，由于法律对著作权主体的限制并不严格，因此，未成年人和外国人都可以成为著作权的主体。

（2）客体的多样性　作为著作权客体的作品的表现形式多种多样，包括文字作品、口头作品、音乐作品、戏曲作品、曲艺作品、舞蹈作品、美术作品、计算机软件和民间文学艺术作品等，比专利权、商标权的客体种类多，范围广。

（3）内容的复杂性　著作权包含人身权和财产权两方面内容，从人身权上看，主要有署名权、发表权、修改权、保护作品完整权等；从财产权上看，主要有复制权、发行权、获得报酬权、演绎权等。同时,由著作权客体的多样性决定,不同的著作权的内容又不尽相同,具有复杂性。

（4）产生和保护的自动性 即作品(除计算机软件外)一经创作产生,不论是否发表,著作权即自动产生,开始受《著作权法》保护,不需经国家主管机关审查批准。

（二）著作权的主体、客体和内容

（1）著作权主体 即著作权人,包括作者和其他依法享有著作权的公民、法人和非法人组织。作者是当然的著作权人,其他著作权人是依法能够推定为著作权主体的除作者以外的公民、法人、其他组织及国家。任何作品的著作权都来源于公民的创作行为,其他著作权人的著作权,均来自于作者。

（2）著作权客体 是指由《著作权法》保护的作品,即文学、艺术和科学领域内具有独创性并能以某种有形形式复制的智力创作成果。《著作权法》规定,下列情形不属于著作权保护的对象:① 法律、法规,国家机关的决议、决定、命令和其他具有立法、行政、司法性质的文件,及其官方正式译文;② 时事新闻;③ 历法、通用数表、通用表格和公式。

与药品有关的著作权的客体有三种形式:① 由医药企业或人员创作或提供资金、资料等创作条件或承担责任的医药类百科全书、年鉴、辞书、教材、文献、期刊、摄影、录像等作品的著作权和邻接权,如药事管理学教学课件、医药百科全书等;② 涉及医药计算机软件或多媒体软件,如药物信息咨询系统、药厂 GMP 管理系统等;③ 药品临床前研究产生的实验数据和药品临床研究产生的试验数据。

（3）著作权的内容 是指著作权人因创作了作品而依法享有的各种专有权利,包括著作人身权和著作财产权两部分。① 著作人身权是指与作者本身紧密相连或不可分割的权利,包括发表权、署名权、修改权和保护作品完整权,除发表权以外,其他三项权利永远受到法律保护,归作者永远享有,但不能转让,也不能继承。② 著作财产权是指以复制、发行、出租、展览、表演、放映、广播、信息网络传播、摄制、改编、翻译和汇编等方式使用作品而获得利益的权利;许可他人以上述方式使用作品,并获得报酬的权利;全部或部分转让他人以上述方式使用作品的权利,并依照约定或法律有关规定获得转让价金。著作财产权可以依法转让、继承和遗赠。

（三）著作权的保护

1. 著作权的保护期限

著作权自作品完成之日起产生,并受《著作权法》保护。外国人或无国籍人的作品首先在我国境内出版的,自首次出版之日起产生。作者的署名权、修改权和保护作品完整权的保护期限不受限制。自然人作品的发表权、使用权和获得报酬权的保护期限为作者终生及其死亡后 50 年;合作作品的保护期限截止于最后死亡的作者死亡后 50 年;法人及非法人组织的作品,著作权(除署名权外)由法人或非法人组织享有的职务作品,其发表权、使用权和获得报酬权的保护期限为 50 年,从作品首次发表之日算起。

2. 著作权侵权行为及法律责任

（1）药品著作权的侵权行为有以下几种形式:

① 擅自发表他人作品,即未经作者同意,公开作者没有公开过的作品的行为;② 歪曲、篡改他人作品,即未经作者同意,以删节、修改等行为破坏作品的真实含义的行为;③ 侵占他人作品,即未经合作作者的许可,将与他人合作创作的作品当做自己单独创作的作品发表的行为;④ 强行在他人作品上署名,即自己未参加作品的创作,却以种种不正当的手段在他人创作发表的作

品上署名；⑤ 擅自使用他人的作品，即未经著作权人的许可，又无法律上的规定而使用他人作品；⑥ 拒付报酬，即使用他人的作品，而未按规定支付报酬的行为；⑦ 剽窃他人的作品，即将他人的作品当做自己创作的作品发表的行为；⑧ 未经出版者许可，使用其出版的图书、期刊中的版式设计的；⑨ 制作、出售假冒他人署名的作品，即未经他人同意，以营利为目的假冒他人的在作品上署名或者出售的行为。

另外，下列行为也应属于侵权行为，即未经著作权人或者著作权有关权利人的许可，故意避开或者破坏权利人为其作品、录音录像制品等采取的保护著作权或者著作权有关的权利的技术措施的；未经著作权人或者与著作权有关的权利人许可，故意删除或者改变作品、录音录像制品等的权利管理电子信息的。

（2）著作权侵权行为人应承担以下法律责任：

① 民事责任，包括停止侵害、消除影响、公开赔礼道歉和赔偿损失等。② 行政责任，著作权行政管理机关可视其情节，分别没收违法所得，没收、销毁侵权复制品，处以罚款及没收主要用于制作侵权复制品的材料、工具、设备等。著作权行政管理部门可以处非法经营额 3 倍以下的罚款；非法经营额难以计算的，可以处 10 万元以下的罚款。③ 刑事责任，侵权行为人因其侵犯著作权的行为触犯《刑法》，构成侵犯著作权罪的，依照《刑法》应承担相应的刑事责任。

二、药品商业秘密保护

（一）药品商业秘密的概念和内容

1. 药品商业秘密的概念

药品商业秘密是指为药品生产、经营企业所有，不为公众所知悉，能为权利人带来经济利益，具有实用性并经权利人采取保密措施的技术信息和经营信息。其中，不为公众知悉，是指该信息是不能从公开渠道直接获取的；具有实用性并能为权利人带来经济利益，是指该信息具有可确定的可应用性，能为权利人带来现实的或者潜在的经济利益或者竞争优势；权利人采取保密措施，包括订立保密协议，建立保密制度及采取其他合理的保密措施。

2. 药品商业秘密的类型与内容

根据我国《反不正当竞争法》的规定，医药商业秘密可分为医药技术秘密和医药经营秘密两大类。

（1）医药技术秘密　是指与医药产品的生产制造过程相关的技术诀窍或秘密技术，只要这种信息、技术知识等是未公开的，能给权利人带来经济利益，且已经权利人采取了保密措施，均属于技术秘密的范畴。主要内容有产品信息、配方、工艺程序、机器设备的改进和研究开发的有关文件等。

（2）医药经营秘密　是指与药品的生产、经营销售有关的保密信息，主要包括未公开的与公司各种经营活动有关联的内部文件、产品的推销计划、进货渠道、销售网络、管理方法、市场调查资料、标底、标书内容和客户情报等。

（二）侵犯药品商业秘密和药品商业秘密的保护方式

1. 侵犯药品商业秘密的行为

根据《反不正当竞争法》第十条的规定，下列行为属于侵犯他人商业秘密的不正当竞争行为：① 以盗窃、利诱、胁迫或其他不正当手段获取的权利人的商业秘密；② 披露、使用或者允许他人使用以前项手段获取的权利人的商业秘密;③ 违反约定或者违反权利人保守商业秘密的要求,披露、使用或者允许他人使用其所掌握的权利人和商业秘密。第三人明知或者应知前款所列违法行为,获取、使用或者披露他人的商业秘密,视为侵犯商业秘密。

2. 药品商业秘密的保护

我国对医药商业秘密的保护主要采取法律保护和权利人自我保护两种方式。① 法律保护,即法律通过对非法侵害他人商业秘密的行为依法追究法律责任的方式来保护商业秘密权。目前我国还没有专门的商业秘密保护立法,有关商业秘密保护的规定分散在《合同法》、《民法通则》和《劳动法》等法律法规中。我国相关法律规定的侵犯商业秘密行为的法律责任,包括民事违约责任、民事侵权责任、行政责任和刑事责任四种。一般说来,侵犯商业秘密行为应当主要承担民事违约责任和民事侵权责任。当侵犯商业秘密行为构成不正当竞争行为时,依法还应当承担行政责任。情节严重、构成犯罪时,则应当承担刑事责任。② 自我保护,即医药企业应当把保护商业秘密纳入企业的管理体系中,通过采取以下措施进行保护:企业内部设立专门的商业秘密管理机构;与涉及商业秘密的人员签订保密合同及竞业限制协议;在具体的管理上实行分级管理;定期对涉及商业秘密的人员进行培训,灌输保护商业秘密的意识,提高他们保护商业秘密的能力等。

我国中药的商业秘密自我保护已有数千年历史。在中药领域,千百年来秉承的“祖传秘方”保护形式,或称之为“技术诀窍保护”,是中药知识产权保护的重要方式之一。其范围涉及中药配方、独特的生产加工工艺、中药栽培养殖技术、饮片加工技术、炮制技术、复方配伍比例和技术信息等。只要不泄密,这种保护的时间就没有限制。

三、药品未披露数据的保护

新药在进行临床前研究和临床试验的过程的实验数据,其作用是证明药物安全、有效和质量可控,对新药的审批非常关键。而新药研发的数据一旦被他人利用,将对新药研发者造成严重损失。目前,我国新药研究开发正从仿制向创新转变,故对新药研发过程中产生的数据的保护就显得尤为重要。

(一) 药品未披露数据的定义和内容

1. 药品未披露数据的定义

药品未披露数据是指在含有新型化学成分药品注册过程中,申请者为获得药品生产批准证明文件向药品注册管理部门提交的关于药品安全性、有效性、质量可控性的未披露的试验数据。

2. 药品未披露数据的内容

药品未披露数据主要涉及三部分内容:① 针对试验系统的试验数据,包括动物、细胞、组织、器官和微生物等试验系统的药理、毒理、动物药代动力学等试验数据。② 针对生产工艺流程、生活设备与设施、生产质量控制等研究数据,包括药物的合成工艺、提取方法、理化性质及纯度、剂型选择、处方筛选、制备工艺、检验方法、质量指标、稳定性;中药制剂还包括原药材的来源、加工及炮制等;生物制品还包括菌毒种、细胞株、生物组织等起始材料的质量标准、保存条件、遗传稳定性及免疫学等研究数据。③ 针对人体的临床试验数据,包括通过临床药理学、人体安全性和有效性评价等获得人体对于新药的耐受程度和药代动力学参数、给药剂量等试验数据。

（二）药品未披露数据的特征

1. 非独占性

即药品未披露的试验数据保护不禁止其他申请人自行独立获取的该数据，如果其他申请人能够独立地获取该数据，那其也可以合法地使用该数据。

2. 非创新性

《药品管理法实施条例》中“生产或者销售含有新型化学成分药品”中的“新”并不是应用创新方法而获得的信息，而是一个注册性概念，只要生产者或者销售者提交的化学活性成分未经注册的即是新的。

（三）药品未披露数据保护的含义及法律依据

1. 药品未披露数据保护的含义

药品未披露数据保护是指对未在我国注册过的含有新型化学成分药品的申报数据进行保护，在一定的时间内，负责药品注册的管理部门和药品仿制者既不能披露也不能依赖该新药研发者提供的证明药品安全性、有效性、质量可控性的试验数据。

药品未披露数据保护，是在药品专利之前进行的知识产权保护形式，专利已公开的数据不在保护范围之内。药品未披露数据保护和药品专利保护就构成了一个整体，形成了有效的保护。

2. 药品未披露数据保护的法律依据

与药品未披露数据保护的法律依据主要有与保护有关的国际公约、行政法规和部门规章三部分。

（1）与保护有关的国际公约　关于药品未披露数据保护，世界贸易组织（WTO）框架下的《与贸易有关的知识产权协议》第三十九条第三款规定：“当成员国要求以提交未披露过的试验数据或其他数据作为批准使用了新化学成分的药品或者农业化学产品上市的条件，如果该数据的原创活动包含了相当的努力，则该成员国应对该数据提供保护，以防止不正当的商业使用。同时，除非出于保护公众的需要，或已采取措施确保该数据不会被不正当地投入商业使用，各成员国均应保护这些数据，以防止其被泄露。”

（2）与保护有关的行政法规　根据 TRIPS 协议，我国政府制定了与药品未披露的试验数据保护相关的行政法规。《药品管理法实施条例》第三十五条作了详细规定：“国家对获得生产或者销售含有新型化学成分药品许可的生产者或者销售者提交的自行取得且未披露的试验数据和其他数据实施保护，任何人不得对该未披露的试验数据和其他数据进行不正当的商业利用，除公共利益需求或已采取措施确保该类数据不会被不正当地进行商业利用的情形外。自药品生产者或者销售者获得生产、销售新型化学成分药品的许可证明文件之日起 6 年内，对其他申请人未经已获得许可的申请人同意，使用前款数据申请生产、销售新型化学成分药品许可的，药品监督管理部门不予许可；但是，其他申请人提交自行取得数据的除外。”

（3）与保护有关的部门规章　《药品注册管理办法》第二十条规定，对获得生产或者销售含有新型化学成分药品许可的生产者或者销售者提交的自行取得且未披露的试验数据和其他数据，国家食品药品监督管理总局自批准该许可之日起 6 年内，对未经已获得许可的申请人同意，使用其未披露数据的申请不予批准；但是申请人提交自行取得数据的除外。

四、原产地域保护制度

（一）原产地域保护制度的概念

原产地域保护制度，是我国的称呼，在国际上又称为原产地名称权保护制度或地理标志保护制度，它是20世纪以来世界上多数国家为有效保护本国的特色产品而采取的重要制度体系，也是世界贸易组织的《与贸易有关的知识产权协议》（TRIPS协议）中所认可的通行保护规则。2000年开始，我国开始实施原产地域保护制度，目的是将某些由自然和人为因素所导致的特定的产品能够脱颖而出，这些产品的特定的质量和特征主要是由该地理环境所致，它更着重于强调产源的独特性，往往是这种独特性决定了原产地产品的特定品质。经过十余年的发展，通过国家质量监督检验检疫总局原产地保护认定的产品已经达几百种。

（二）原产地名称与原产地名称权

1. 原产地名称

也称为地理标志，是指标示某商品来源于某地区，该商品的特定质量、信誉或者其他特征主要由该地区的自然因素或者人文因素所决定的标志，是表示商品的产出地并表示商品与某种地理条件或传统技术有关的区别标志。

在商品上使用的原产地名称，应具备下列条件：① 必须是实际存在的地理名称，它可以是一国的名称，如法国白葡萄酒、中国丝绸等；也可以是某一地区的名称，如金华火腿、西湖龙井茶等。② 某种产品必须是当地的土特产品或经过特有的传统工艺生产出的。例如，吐鲁番葡萄干是当地特有的自然选择的葡萄品种，加上当地特有的土壤、气候、温度、湿度和光照等地理环境条件，经过几千年流传的传统加工工艺而生产出来的。③ 在国内外市场上享有盛誉，并具有一定的特色和品质。④ 原产地名称须经过国家主管部门所规定的特定程序审核批准方可得到确认，并得到相应的保护。

2. 原产地名称权

原产地名称权是指特定产地内特定商品的生产者集体或代表他们的机构对其产地名称享有的专有性权利。

原产地名称权是一种无形财产权，其客体具有财产内容；但其为特定范围内若干生产经营者所共有，不能为某一个体所专有。原产地名称权主要表现为使用权和禁止权。使用权的主体是一定地域范围内的生产者集体；禁止权，既包括对其他地域范围的生产企业和经营者的禁止，也包括对本地生产的不具备特色要求和传统条件的产品的禁止。

原产地名称权虽属于工业产权，但并不完全具备该类权利的基本体征：① 原产地名称权不具有个体专有的独占性。共有权这一特性意味着：首先，原产地名称不允许个人独自注册；其次，在盗用、假冒原产地名称的行为发生时，任一权利人即可提起诉讼。② 原产地名称权不具有时间性。该项权利无保护期间的限制，是一项永久性的财产权利。③ 原产地名称权不具有转让性。该项权利虽具有财产权意义，但使用这一标记的任何生产经营者都不得转让或许可使用。

3. 原产地名称权的保护

关于原产地名称权的保护，国内多适用《反不正当竞争法》。《反不正当竞争法》第5条第4款禁止经营者伪造产地；第9条禁止经营者利用广告或其他方式对产地作引人误解的虚假宣传。违者即构成不正当竞争行为，应承担相应的法律责任。

（三）原产地域产品保护的类别与范围

1. 原产地域产品

也称为地理标志产品，是指产自特定地域，所具有的质量、声誉或其他特性本质上取决于该产地的自然因素和人文因素，经审核批准以地理名称进行命名的产品。

2. 地理标志产品的类别与范围

（1）地理标志产品的类别　包括种植、养殖类产品及初加工产品、加工食品、酒类、茶叶、中药材、工艺品及传统产品等。

（2）地理标志产品的范围　① 在特定地域种植、养殖的产品，其特殊品质、特色和声誉主要取决于当地的自然因素；② 原材料全部来自该地区，其产品的特殊品质、特色和声誉主要取决于当地的自然环境和人文因素，并在该地采用特定工艺生产；③ 原材料部分或全部来自其他地区，其产品的特殊品质、特色和声誉主要取决于产品产地的自然因素和人文因素，并在该地采用特定工艺生产和加工。

（四）地理标志产品的申请与审批

地理标志产品保护申请，由当地县级以上人民政府指定的地理标志产品保护申请机构或人民政府认定的协会和企业提出，并征求相关部门意见。国家质量监督检验检疫总局对收到的申请进行形式审查。审查合格的，由国家质量监督检验检疫总局在国家质量监督检验检疫总局公报、政府网站等媒体上向社会发布受理公告；审查不合格的，应书面告知申请人。

申请保护的地理标志产品出现下列情况之一的，其申请不予受理：① 产品知名度不高；② 申请保护对象不明确、不具体；③ 对环境、生态、资源、健康可能产生破坏或危害的；④ 产品地理名称已经在特定地域之外广泛使用的；⑤ 拟保护的产地范围与实际产地范围不符的。

（五）地理标志产品专用标志使用

地理标志产品产地范围内的生产者使用地理标志产品专用标志，应向当地质量技术监督局或出入境检验检疫局提出申请，经省级质量技术监督局或直属出入境检验检疫局审核，并经国家质量监督检验检疫总局审查合格注册登记后，发布公告，生产者即可在其产品上使用地理标志产品专用标志，获得地理标志产品保护。

（六）地理标志产品的保护

对于擅自使用或伪造地理标志名称及专用标志的；不符合地理标志产品标准和管理规范要求而使用该地理标志产品的名称的；或者使用与专用标志相近、易产生误解的名称或标识及可能误导消费者的文字或图案标志，使消费者将该产品误认为地理标志保护产品的行为，质量技术监督部门和出入境检验检疫部门将依法进行查处。消费者、社会团体、企业、个人均可监督、举报。

获准使用地理标志产品专用标志资格的生产者，未按相应标准和管理规范组织生产的，或者在 2 年内未在受保护的地理标志产品上使用专用标志的，国家质量监督检验检疫总局将注销其地理标志产品专用标志使用注册登记，停止其使用地理标志产品专用标志并对外公告。

药师考点

1. 药品商业秘密的概念和内容
2. 药品未披露数据的保护
3. 原产地域产品保护的类别与范围

本章小结

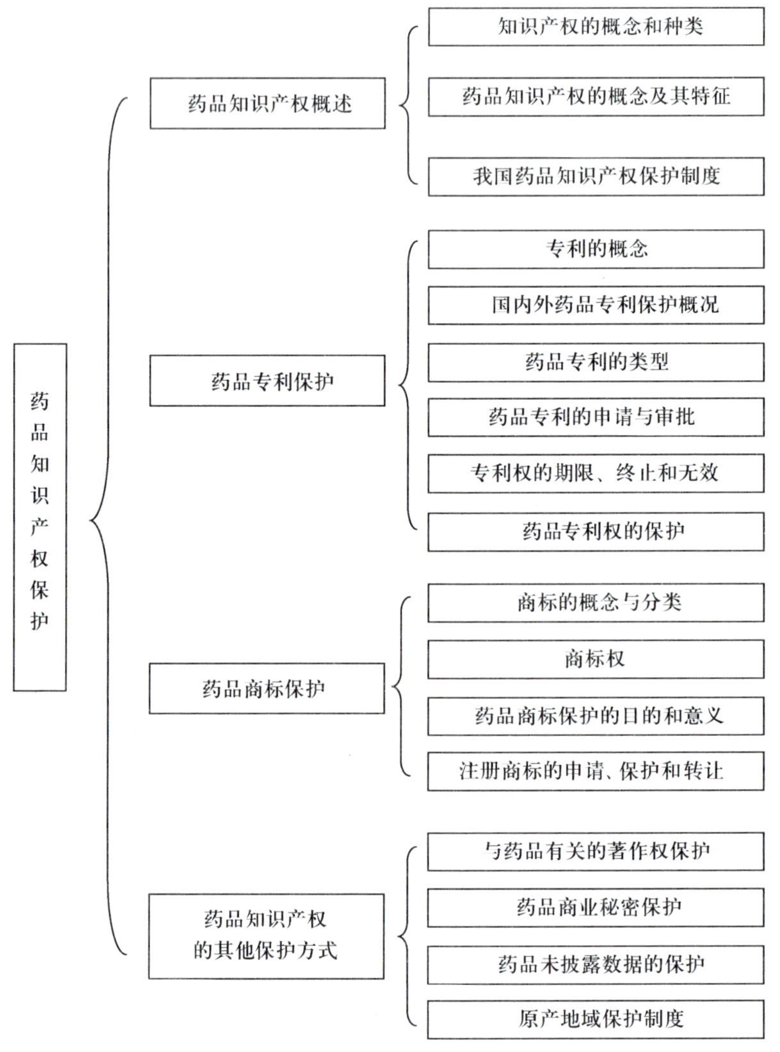

复习测试

一、A 型选择题(最佳选择题)

备选答案中只有一个最佳答案。

1. 药品知识产权一般特征是(　　)

A. 专有性　地域性　时间性　　B. 专有性　地域性　高效性

C. 专有性　时间性　高效性　　D. 地域性　时间性　高效性

2. 在我国，实用新型和外观设计专利申请（　　）

A. 递交申请后即可授权　　B. 经初审合格后即授权

C. 须经实质审查后授权　　D. 公告后授权

3. 以下各项，不属于医药企业商业秘密的是（　　）

A. 医药企业的经营管理诀窍

B. 医药企业采取保密措施的生产工艺方法

C. 获得药品专利的新药配方

D. 医药企业提交给药监部门并要求保密的试验数据

4. 发明专利的保护范围的依据是（　　）

A. 以专利请求书为准　　B. 以说明书为准

C. 以权利要求书为准　　D. 以附图为准

5. 由省级工商行政管理部门认可的，在该行政区划范围内具有较高声誉和市场知名度的商标是（　　）

A. 普通商标　　B. 著名商标

C. 驰名商标　　D. 知名商标

6. 我国《著作权法》规定，剽窃他人作品的，应当承担的责任是（　　）

A. 停止侵害、赔偿损失

B. 赔礼道歉、没收违法所得

C. 停止侵害、赔偿损失、追究刑事责任

D. 停止侵害、消除影响、赔礼道歉、赔偿损失

二、X 型选择题（多项选择题）

每题的备选答案中有 2 个或 2 个以上的正确答案。少选或多选均不得分。

1. 授予药品发明专利权应当具备的条件是（　　）

A. 创造性　　B. 经济性　　C. 新颖性　　D. 实用性

2. 以下技术成果，有可能申请药品方法发明专利的有（　　）

A. 化学药物的新的合成方法

B. 中草药成分的新的提取分离方法

C. 药物成分的新的纯化方法

D. 药物治疗疾病的新方法

3. 不得作为商标使用的标志是（　　）

A. 与我国国旗相同或者近似的

B. 与我国中央政府所在地标志性建筑、名称相同的

C. 与“红十字”名称相同或者近似的

D. 本商品的通用名称和图形

4. 不予受理申请保护的地理标志产品包括（　　）

A. 产品知名度不高

B. 申请保护对象不明确、不具体

C. 对环境、生态、资源、健康可能产生破坏或危害的

D. 产品地理名称已经在特定地域之外广泛使用的

三、简答题

1. 简述药品知识产权的概念与特征。
2. 简述授予发明和实用新型专利权的条件。
3. 简述商标专用权的主要内容。
4. 简述著作权的主体、客体和内容。
5. 简述地理标志产品的类别与范围。

四、实例分析

1. 案情简介

“氟西汀”专利到期后的市场与策略

抑郁症是一种比较普通的精神疾病，据 WHO 统计，该病终身患病率达 3%～5%，全世界 3.4 亿人罹患此症，美国约有 1 800 万人罹患抑郁症，全球每年用于抑郁症的医疗费用达 600 亿美元，抗抑郁药物 2004 年销售额达 195 亿美元，市场巨大。

盐酸氟西汀(fluoxetine)是全球第一个上市的选择性 5-羟色胺再摄取抑制剂(SSRIs)，美国 LL 公司研制成功后于 1986 年首先在比利时上市，1988 年年初获 FDA 批准后在美国上市，随后在全球进行了广泛开发。LL 公司作为全球氟西汀最大的生产厂商，药物发明者获世界医学界最高荣誉“年度最佳发明奖”，产品被全球著名《福布斯》杂志誉为世纪之药。1999 年全球最畅销的处方药中，LL 公司的氟西汀(商品名：百忧解，Prozac)销售额为 26.1 亿美元，排名第 5 位，在抗抑郁症药物市场中占绝对的竞争优势。

2001 年 8 月，LL 公司的氟西汀专利到期。自 2001 年夏天，先后有 20 多个氟西汀通用名药物进入全球市场，其售价仅为品牌药品价格的 70%左右。2001 年，Prozac 全球销售额从 2000 年的 25.9 亿美元降至 19.9 亿美元；2002 年降低到 7.34 亿美元；2003 年继续下滑，跌出畅销药品排行榜前 14 位。

为应对氟西汀非专利普通制剂的激烈竞争，2001 年 LL 公司推出了一周服用一次的 SSRI 类抗抑郁药氟西汀控释制剂，在美国获准上市，商品名为 Prozac Weekly，用于长期治疗抑郁证，其月用药总费用(63 美元)较普通制剂(71.26 美元)低。同时，LL 公司寻找该药的新适应证，开发了另一个新药，商品名为 Sarafem，这是唯一用于经前焦虑症的处方药。2001 年 Prozac weekly 的销售额约 5 500 万美元，Sarafem 约 6 300 万美元稍弥补了 Prozac 专利到期销售额的下降。

同时，LL 公司积极研发新的抗抑郁药物 Cymbalta(度洛西汀，duloxetine)，2003 年 9 月，FDA 完成了度洛西汀的标签审核。2004 年 8 月，Cymbalta 获得 FDA 的批准上市；2004 年 9 月，Cymbalta 的适应证扩展到糖尿病并发的神经痛领域；2005 年前 9 个月实现年销售额 4.51 亿美元；2007 年销售额约 10 亿美元。金融投资公司雷曼兄弟公司曾预计，Cymbalta 十年后将创造 30 亿美元的销售额。

2. 问题

依照医药知识产权相关知识对上述案例分析探讨。

(何 宁)

复习测试参考答案

第十二章　药学技术人员管理

学习目标

学习目的

本章对药学技术人员管理情况作了概述，介绍了不同领域药师的职责及药学职业道德的主要内容，重点对执业药师资格制度及执业药师的管理规定做了介绍，旨在使学生了解药学技术人员的基本情况，熟悉执业药师资格制度和药学职业道德规范的内容，以使在工作中自觉遵守法律法规和药学职业道德规范，成为一名合格的药学工作者。

学习要求

掌握：1. 药师的定义和类型
2. 执业药师的概念与性质
3. 执业药师考试、注册、继续教育的规定
4. 执业药师的职责

熟悉：1. 药品生产、经营、使用领域药师的功能
2. 执业药师职业道德准则
3. 执业药师的业务规范

了解：1. 药学技术人员的概念
2. 执业药师的配备规定

第一节　药学技术人员概述

一、药学技术人员的含义和配备依据

（一）药学技术人员的概念

药学技术人员是指取得药学类专业学历，依法经过国家有关部门考试考核合格，取得专业技术职务证书或执业药师资格，遵循药事法规和职业道德规范，从事与药品的生产、经营、使用、科研、检验和管理有关实践活动的技术人员，包括药师、执业药师和临床药师等。

（二）药学技术人员的配备依据

1. 法律规定

《药品管理法》规定，开办药品生产企业，必须具有依法经过资格认定的药学技术人员、工程技术人员及相应的技术工人；开办药品经营企业，必须具有依法经过资格认定的药学技术人员；

医疗机构必须配备依法经过资格认定的药学技术人员，非药学技术人员不得直接从事药剂技术工作。

2. 行政法规规定

《药品管理法实施条例》规定，经营处方药、甲类非处方药的药品零售企业，应当配备执业药师或者其他依法经资格认定的药学技术人员；医疗机构审核和调配处方的药剂人员必须是依法经资格认定的药学技术人员。

2012 年 1 月，国务院发布《国家药品安全“十二五”规划》（国发［2012］5 号），要求完善执业药师制度，加强执业药师配备使用，推动执业药师立法；并且明确指出：自 2012 年开始，新开办的零售药店必须配备执业药师，到“十二五”末，所有零售药店法人或主要管理者必须是执业药师，所有零售药店和医院药房营业时要有执业药师指导合理用药，逾期达不到要求的，取消售药资格。

3. 行政规章及规范性文件的规定

（1）《药物非临床研究质量管理规范》（2003 年 9 月 1 日起施行） ① 非临床安全性评价研究机构负责人应具备医学、药学或其他相关专业本科以上学历及相应的业务素质和工作能力。② 非临床安全性评价研究机构应设立独立的质量保证部门，其人员的数量根据非临床安全性评价研究机构的规模而定。③ 每项研究工作必须聘任专题负责人。

非临床安全性评价研究机构的人员，应具备严谨的科学作风和良好的职业道德及相应的学历，经过专业培训，具备所承担的研究工作需要的知识结构、工作经验和业务能力；熟悉本规范的基本内容，严格履行各自职责，熟练掌握并严格执行与所承担工作有关的标准操作规程；及时、准确和清楚地进行试验观察记录，对实验中发生的可能影响实验结果的任何情况应及时向专题负责人书面报告；根据工作岗位的需要着装，遵守健康检查制度，确保供试品、对照品和实验系统不受污染；定期进行体检，患有影响研究结果的疾病者，不得参加研究工作；经过培训、考核，并取得上岗资格。

（2）《药物临床试验质量管理规范》（2003 年 9 月 1 日起施行） 负责临床试验的研究者应具备下列条件：① 在医疗机构中具有相应专业技术职务任职和行医资格；② 具有试验方案中所要求的专业知识和经验；③ 对临床试验方法具有丰富经验或者能得到本单位有经验的研究者在学术上的指导；④ 熟悉申办者所提供的与临床试验有关的资料与文献；⑤ 有权支配参与该项试验的人员和使用该项试验所需的设备。

（3）《药品生产质量管理规范》（2012 年 3 月 1 日起实施） 企业应当配备足够数量并具有适当资质（含学历、培训和实践经验）的管理和操作人员，应当明确规定每个部门和每个岗位的职责。关键人员应当为企业的全职人员，至少应当包括企业负责人、生产管理负责人、质量管理负责人和质量受权人。质量管理负责人和生产管理负责人不得互相兼任。质量管理负责人和质量受权人可以兼任。① 生产管理负责人应当至少具有药学或相关专业本科学历（或中级专业技术职称或执业药师资格），具有至少三年从事药品生产和质量管理的实践经验，其中至少有一年的药品生产管理经验，接受过与所生产产品相关的专业知识培训。② 质量管理负责人应当至少具有药学或相关专业本科学历（或中级专业技术职称或执业药师资格），具有至少五年从事药品生产和质量管理的实践经验，其中至少有一年的药品质量管理经验，接受过与所生产产品相关的专业知识培训。③ 质量受权人应当至少具有药学或相关专业本科学历（或中级专业技术职称或执业药师资格),具有至少五年从事药品生产和质量管理的实践经验,从事过药品生产过程控制和质量检验工作。

(4)《药品经营质量管理规范》(2013 年 6 月 1 日起实施) 药品批发企业:① 企业负责人应当具有大学专科以上学历或者中级以上专业技术职称,经过基本的药学专业知识培训,熟悉有关药品管理的法律法规及本规范;② 企业质量负责人应当具有大学本科以上学历、执业药师资格和 3 年以上药品经营质量管理工作经历,在质量管理工作中具备正确判断和保障实施的能力;③ 企业质量管理部门负责人应当具有执业药师资格和 3 年以上药品经营质量管理工作经历,能独立解决经营过程中的质量问题。药品零售企业:① 企业法定代表人或者企业负责人应当具备执业药师资格,企业应当按照国家有关规定配备执业药师,负责处方审核、指导合理用药;② 质量管理、验收、采购人员应当具有药学或者医学、生物学、化学等相关专业学历或者具有药学专业技术职称,从事中药饮片质量管理、验收、采购人员应当具有中药学中专以上学历或者具有中药学专业初级以上专业技术职称;③ 营业员应当具有高中以上文化程度或者符合省级药品监督管理部门规定的条件,中药饮片调剂人员应当具有中药学中专以上学历或者具备中药调剂员资格。

(5)《处方管理办法》(2007 年 5 月 1 日起实施) ① 取得药学专业技术职务任职资格的人员方可从事处方调剂工作;② 药师在执业的医疗机构取得处方调剂资格,药师签名或者专用签章式样应当在本机构留样备查;③ 具有药师以上专业技术职务任职资格的人员负责处方审核、评估、核对、发药及安全用药指导,药士从事处方调配工作;④ 药师应当凭医师处方调剂处方药品,非经医师处方不得调剂;⑤ 药师应当按照操作规程调剂处方药品:认真审核处方,准确调配药品,正确书写药袋或粘贴标签,注明患者姓名和药品名称、用法、用量、包装,向患者交付药品时,按照药品说明书或者处方用法,进行用药交代与指导,包括每种药品的用法、用量、注意事项等;⑥ 药师经处方审核后,认为存在用药不适宜时,应当告知处方医师,请其确认或者重新开具处方。药师发现严重不合理用药或者用药错误,应当拒绝调剂,及时告知处方医师,并应当记录,按照有关规定报告。

(6)《医疗机构药事管理规定》(2011 年 3 月 1 日起实施) ① 医疗机构药学专业技术人员按照有关规定取得相应的药学专业技术职务任职资格。② 二级以上医院药学部门负责人应当具有高等学校药学专业或者临床药学专业本科以上学历,及本专业高级技术职务任职资格;除诊所、卫生所、医务室、卫生保健所、卫生站以外的其他医疗机构药学部门负责人应当具有高等学校药学专业专科以上或者中等学校药学专业毕业学历,及药师以上专业技术职务任职资格。③ 药学专业技术人员应当严格按照《药品管理法》、《处方管理办法》、《药品调剂质量管理规范》等法律法规、规章制度和技术操作规程,认真审核处方或者用药医嘱,经适宜性审核后调剂配发药品。发出药品时应当告知患者用法用量和注意事项,指导患者合理用药。

二、药学技术人员的分布

目前,在美国、日本和欧盟等国家和地区,药师主要集中分布在社会药房和医院药房。美国 90%以上药师分布于独立或连锁社区药房和医院药房,约 3%的药师分布于工业部门。英国约 70%的药师分布在医院药房和社会药房,30%左右分布在药品生产企业及教学、科研、政府部门。澳大利亚在岗注册药师中,社会药房药师约占 80%,医院及临床机构药师约占 14%,制药企业的药师约占 2%。德国药师约 84%分布于社会药房,医院药师仅占 3.37%,制药企业、行政部门、专业组织机构及科研机构药师占11.18%。

根据《2014年我国卫生和计划生育事业发展统计公报》,2015年我国医疗机构的卫生技术人员共计1 069.4万人,其中药师(士)42.3万人;截至2015年12月底,全国拥有执业药师资格的人数达65万人。截至2016年4月30日,注册于药品生产企业、药品批发企业、社会药店及医疗机构的执业药师人数分别为3 119人、34 099人、259 354人和3 700人。全国执业药师注册总数为300 272人。

第二节 药师及其管理

一、药师的定义和类型

(一) 药师的定义

我国《辞海》对药师的定义:“指受过高等药学教育或在医疗预防机构、药事机构和制药企业从事药品调剂、制备、检定和生产等工作并经主管部门审查合格的高级药学人员”。

美国的韦氏词典对药师的定义为“从事药房工作的个人”;美国《药房法》对药师的定义为“指州药房理事会正式发给执照并准予从事药房工作的个人”;英国将药师定义为“被批准制备和销售药品和医药品的人”。

世界上各个国家的药师法、药房法或者有关法规、规章对药师的定义和资格认定的条件、程序不尽相同,但其广义的概念却相似。从广义上讲,药师应该是指受过高等药学教育,依法通过有关部门的考核并取得资格、遵循药事法规和职业道德规范,在药学领域从事药品的生产、经营、使用、科研、检验和管理等有关工作的人员。

(二) 药师的类型

(1) 根据从事的专业可分为西药师、中药师;

(2) 根据专业技术职称可分为药士、药师、主管药师、副主任药师、主任药师;

(3) 根据工作单位可分为科研部门药师、生产机构药师、流通领域药师、药房药师(包括社会药房和医疗机构药房)、药品技术监督管理部门药师;

(4) 根据是否依法注册可分为执业药师、药师。

二、药师的功能

药师的基本职责是保证所提供药品和药学服务的质量。不同领域和岗位药师的资格要求不同,其承担的功能也不同。

(一) 药品生产部门药师的功能

药品生产部门药师主要指药品生产企业中直接从事药品生产和质量管理的药师。生产部门药师的主要功能如下:

(1) 质量保证 按照药品管理的法律法规,制定药品生产操作规程及其他质量制度及文件,并严格实施,保证生产合格药品。

(2) 质量控制 依据药品标准,检验原料、中间品、半成品、成品,杜绝不合格产品流入下道工序，甚至进入药品市场。

（3）制订计划　依据市场需求，制订生产计划和市场计划，保证供应足够药品。

（4）质量跟踪　追踪药品上市后的使用信息，及时、妥善处理不良药品事件。

（二）药品批发企业药师的功能

药品批发企业是构建药品流通渠道、沟通药品供应和需求的主要环节；也是保持药品流通渠道规范有序，保证药品质量，杜绝假劣药品进入市场的关键环节。药品批发企业的功能是合理购进、储运、销售药品，保证药品在流通过程中的质量。该部门药师的主要功能包括：

（1）构建药品流通渠道，沟通药品供需环节；

（2）合理储运药品，保证药品在流通过程中的质量；

（3）保证药品流通渠道规范有序，杜绝假劣药品进入市场；

（4）与医疗专业人员沟通、交流，传递药品信息。

（三）药品零售企业药师的功能

药品零售企业是消费者购药的主要场所之一，具有直接面向社区和消费者、分布广泛、经营范围多样、经营品种有限和经营带有商业性等特点。

（1）分类销售调配药品　根据有关法规及消费者的意愿销售非处方药，根据医师处方调配处方药。

（2）进行用药指导　向消费者提供用药方面的信息和指导，保证其合理使用药品。

（3）管理药品　按照有关法律法规的规定购进、保管、销售合格药品，制定和执行相应制度，并做好相关记录等。

（4）提供临床药学服务及相关卫生保健服务　如测量血压、血糖，进行健康宣传等。

（四）医疗机构药师的功能

医疗机构药师是联系患者、医师和药品的桥梁和纽带，是确保通过合理用药达到最佳的患者保健的关键因素。其基本功能如下：

（1）调配处方　根据医师处方调配药品是医疗机构药房药师日常最常见的工作，是保证患者合理用药的关键环节。

（2）提供药物信息　向临床医护人员提供药学专业知识和技术方面的信息，向患者提供合理用药咨询或服务。

（3）科学管理药品　为医疗机构采购合适的药品，科学地储存和保管药品，药品的质量检验与控制，特殊药品的监管，以及药品的使用统计和经济评价等。

（4）提供临床药学服务　提供药学保健，开展药物治疗监测及药物的评价，进行药品不良反应监测等临床药学服务工作。

（五）科研部门药师的功能

科研部门药师主要包括科研机构、高等医药院校及药品生产企业新药研发部门中从事新药、新工艺、新材料、新包装、新剂型、新给药途径等研究开发工作的药师。科研部门药师一般都具有较高的学历，是推动医药科技水平进步的主要力量。他们与其他领域专业科技人员合作，承担药物研究开发的主要任务。

（1）分析、评价新产品开发的方向、前景与潜力；

（2）确定新产品的性质和剂型；

（3）设计、筛选处方和生产工艺；

（4）通过临床前研究确定新产品研制方法、质量标准、药理毒理，并指导按照国家批准的生产工艺试制新产品；

（5）通过临床研究，确定新产品质量、有效期、药品不良反应等；

（6）研究确定新药的原料、辅料及直接接触药品的包装材料容器；

（7）根据新药管理要求获得新产品的批准，并确保新产品正式生产的质量。

（六）管理部门药师的功能

（1）执行国家医药政策和药事管理的法律法规；

（2）监督管理药品的研制、生产、经营、使用及监督管理等领域中的药学技术人员、药事组织和药品的质量，确保公众的健康利益，保障药学事业正常、有序地发展。

相关知识

相关知识 八星药剂师（eight star pharmacist）

药师考点

1. 药品生产、经营、使用部门药师的功能
2. 八星药剂师的内涵

第三节 执业药师资格制度

一、我国执业药师资格制度实施概况

为了实行对药学技术人员的职业准入控制，科学、公正、客观地评价和选拔人才，全面提高药学技术人员的素质，建设一支既有专业知识和实际能力，又有药事管理和法规知识、能严格依法执业的药师队伍，以确保药品质量、保障人民用药的安全有效，我国从 1994 年起实行执业药师资格制度。执业药师资格制度经历了三个阶段：起步初始阶段、统一实施阶段和依法规范阶段。

1. 起步初始阶段（1994—1998 年）

1994 年 3 月 15 日，人事部与国家医药管理局印发了《执业药师资格制度暂行规定》及考试实施办法，开始在全国药品生产和药品流通领域实施执业药师资格制度。1995 年 7 月 5 日，人事部与国家中医药管理局印发了《执业中药师资格制度暂行规定》及考试实施办法，开始在中药生产和中药流通领域实施执业中药师资格制度。考试合格的执业药师和执业中药师经过注册上岗执业，并按照规定参加年度继续教育，此阶段执业药师和执业中药师的管理工作分别由国家医药管理局和国家中医药管理局组织和实施。并于 1995 年 10 月 28—29 日举行了首次执业药师资格考试。

2. 统一实施阶段（1998—2001 年）

1998 年随着国务院机构改革，执业药师和执业中药师的监督管理职能统一到新组建的国家药品监督管理局。由人事部和国家药品监督管理局共同负责政策制定、组织协调、资格考试、注册登记和监督管理工作。人事部与国家药品监督管理局于 1999 年 4 月共同修订印发了《执业药师资格制度暂行规定》(人发[1999]34 号)及其考试实施办法,由分散管理变为相对集中管理。将执业药师与执业中药师合并统称为执业药师,实行全国统一政策、统一大纲、统一考试、统一注册和统一管理。

2001 年 7 月,人事部、卫生部、国家药品监督管理局联合下发《执业药师资格(药品使用单位)认定办法》(人发[2001]71 号),对药品使用单位药学技术人员进行执业药师资格认定工作。2001 年 8 月,国家药品监督管理局制定了《国家执业药师资格制度 2001 年—2005 年工作规划》。以上政策的制定实施,促进了执业药师工作的健康发展。

3. 依法规范阶段(2002 年至今)

2002 年 8 月 4 日,《药品管理法实施条例》以国务院令第 360 号发布,自 2002 年 9 月 15 日起施行。《药品管理法实施条例》第十五条规定:"经营处方药、甲类非处方药的药品零售企业,应当配备执业药师或者其他依法经资格认定的药学技术人员"。执业药师第一次上升到国家法律层面,拥有了自己的法律地位。2004 年 2 月,国家食品药品监督管理局公布了《药品经营许可证管理办法》(局令第 6 号),第四条第 3 款规定,开办药品批发企业,应具有与经营规模相适应的一定数量的执业药师。质量管理负责人具有大学以上学历,且必须是执业药师;第五条第 2 款规定,经营处方药、甲类非处方药的药品零售企业,必须配有执业药师或者其他依法经过资格认定的药学技术人员。2004 年 6 月公布的《国务院对确需保留的行政审批项目设定行政许可的决定》(国务院令第 412 号)规定:执业药师资格考试实施机关是人事部和国家食品药品监督管理局,执业药师注册的实施机关是省级人民政府药品监督管理部门,以国务院决定的形式进一步明确了人事部和国家药品监督管理部门开展执业药师资格考试、实施注册许可的法规依据。2007 年 1 月,国家食品药品监督管理局公布了《药品流通监督管理办法》(局令第 26 号)第十八条第 2 款规定,经营处方药和甲类非处方药的药品零售企业,执业药师或者其他依法经资格认定的药学技术人员不在岗时,应当挂牌告知,并停止销售处方药和甲类非处方药。2009 年 3 月发布的《中共中央　国务院关于深化医药卫生体制改革的意见》(中发[2009]6 号)要求,规范临床药品使用,发挥执业药师指导合理用药与药品质量管理方面的作用。之后,国务院印发了《医药卫生体制改革近期重点实施方案(2009—2011 年)》(国发[2009]12 号),明确规定:完善执业药师资格制度,零售药店必须按规定配备执业药师为患者提供购药咨询和指导。

2012 年 1 月,国务院印发了《国家药品安全"十二五"规划》(国发[2012]5 号)要求:完善执业药师制度,加强执业药师配备使用,推动执业药师立法;明确提出:自 2012 开始,新开办的零售药店必须配备执业药师,到"十二五"末,所有零售药店法人或主要管理者必须具备执业药师,所有零售药店和医院药房营业时有执业药师指导合理用药,逾期达不到要求的,取消售药资格。2013 年 1 月,卫生部令第 90 号公布了修订后的《药品经营质量管理规范》,规定药品批发企业负责人和企业质量管理部门负责人应当具有执业药师资格,药品零售企业法人或企业负责人应当具备执业药师资格;企业应当按照国家有关规定配备执业药师,负责处方审核,指导合理用药,并要求药品零售企业营业时在营业场所的显著位置悬挂《执业药师注册证》。

以上法规文件的发布、实施，为执业药师管理工作提供了法律依据，进一步规范了执业药师资格制度，明确配备执业药师的岗位，为执业药师开展药学服务提供了政策依据，加快了执业药师队伍的快速发展。2013 年，全国执业药师资格考试报考人数为 40 万余人；2014 年，报考人数达到 84 万余人；2015 年，报考人数达到 112 万余人。1995—2015 年，全国执业药师资格考试情况见表 12-1。

表 12-1 1995—2015 年全国执业药师资格考试情况

年份	报名数/人	参考数/人	参考率/%	合格数/人	合格率/%
1995	28 289	17 799	62.91	2 609	14.66
1996	12 157	7 585	62.39	1 757	23.16
1997	9 566	6 231	65.14	1 447	23.22
1998	8 487	5 457	64.30	1 598	29.28
1999	28 223	20 896	74.04	5 843	27.96
2000	46 262	39 716	85.85	11 135	28.04
2001	63 942	53 656	83.91	15 861	29.56
2002	137 776	117 110	85.00	35 317	30.16
2003	123 974	106 767	86.12	18 900	17.70
2004	136 629	113 767	83.27	14 587	12.82
2005	113 922	91 370	80.20	16 610	18.18
2006	105 838	84 407	79.75	14 174	16.79
2007	108 881	86 576	79.51	9 472	10.94
2008	107 862	84 333	78.19	9 479	11.24
2009	125 205	93 984	75.06	11 461	12.19
2010	132 755	100 569	75.76	11 183	11.12
2011	145 970	109 717	75.16	14 403	13.13
2012	188 074	146 874	78.09	25 969	17.68
2013	402 359	329 886	81.99	51 865	15.72
2014	840 189	702 459	83.55	137 118	19.52
2015	1 121 400	937 700	83.62	235 000	25.06

截止到 2015 年 12 月底，全国累计有 65 万人取得执业药师资格，执业药师队伍的壮大引起了社会各界的关注。广大执业药师在各自工作岗位上为保障人民用药的安全、有效、经济、合理正在发挥着越来越重要的作用。

二、执业药师的概念与性质

（一）执业药师的概念

执业药师是指经全国统一考试合格，取得《执业药师资格证书》并经注册登记，在药品生产、经营、使用单位中执业的药学技术人员。

要以执业药师的身份依法执业，必须符合以下三个条件：

（1）必须参加全国统一考试，取得《执业药师资格证书》；

（2）必须注册，取得《执业药师注册证书》；

（3）必须在药品的生产、经营和使用单位执业，其他工作领域的药学技术人员，即使考取《执业药师资格证书》也不能注册，不能依法执业。

（二）执业药师资格制度的性质

执业药师资格制度是我国实施职业资格制度的重要内容。所谓职业资格，是对从事某一职业所必需的学术、技术、能力的基本要求。职业资格包括从业资格和执业资格。从业资格是指从事某一专业（工种）资格的起点标准，如会计从业资格、证券从业资格、人身保险从业资格等；执业资格指政府对某些责任较大，社会通用性强、关系公共利益的行业实行准入控制，是依法独立开业或从事某一特定专业的学识、技术、能力的必备标准。目前我国已对 30 余种职业实行了执业资格管理，如执业医师、执业药师、注册建筑师、注册会计师和注册安全工程师等。

执业药师制度是国家对药学这一关系人们身体健康、社会公共利益的职业和从事这一职业的技术人员实行的一种职业准入控制。《执业药师资格制度暂行规定》指出，国家实行执业药师资格制度，纳入全国专业技术人员执业资格制度统一规划的范围。并规定，凡从事药品生产、经营、使用的单位均应配备相应的执业药师，并以此作为开办药品生产、经营、使用单位的必备条件之一。

三、执业药师资格考试

国家执业药师资格考试属于国家设定的资格准入考试。凡符合报考条件、参加考试且考试成绩合格者，由国家颁发《执业药师资格证书》，表明其具备了申请执业药师注册的资格。执业药师资格在全国范围内有效。

执业药师资格实行全国统一大纲、统一命题、统一组织的考试制度。采用笔试、闭卷考试形式。执业药师资格考试属于职业资格准入性考试，一般每年举行一次。

（一）申请参加考试的条件

凡中华人民共和国的公民和获准在我国境内就业的其他国籍的人员符合规定条件者，均可申请参加执业药师资格考试。

1. 专业

具有药学、中药学或相关专业中专以上（含中专）学历，相关专业指化学专业、医学专业、生物学专业。

2. 工作年限

（1）中专学历的人员要求从事药学或中药学专业工作满七年；

（2）大专学历的人员要求从事药学或中药学专业工作满五年；

（3）本科学历的人员要求从事药学或中药学专业工作满三年；

(4) 第二学士学历、研究生毕业或取得硕士学位的人员要求从事药学或中药学专业工作满一年；

(5) 取得博士学历的人员可直接申请参加考试。

(二) 考试科目

1. 中药学专业技术人员考试科目

(1) 药事管理与法规(药学类、中药学类共考科目)；

(2) 中药专业知识(一)；

(3) 中药专业知识(二)；

(4) 中药学综合知识与技能。

2. 药学专业技术人员考试科目

(1) 药事管理与法规(药学类、中药学类共考科目)；

(2) 药学专业知识(一)；

(3) 药学专业知识(二)；

(4) 药学综合知识与技能。

相关知识

相关知识 2015年版执业药师资格考试大纲(简称2015年版考纲)

(三) 考试周期

国家执业药师资格考试规定两年为一个考试周期,即参加全部科目考试的人员须在连续两个考试年度内通过全部科目的考试。

(四) 执业药师资格的获得

执业药师资格考试合格者,由各省、自治区、直辖市人事部门颁发人力资源和社会保障部统一印制的、人力资源和社会保障部与国家食品药品监督管理总局用印的中华人民共和国《执业药师资格证书》,表明其具备了申请执业药师注册的资格。该证书在全国范围内有效。

四、执业药师注册管理

执业药师资格实行注册制度。执业药师登记注册管理属于管理干预力度最大的前置性管理——执业许可管理,执业药师资格注册制度是执业药师依法执业的前提条件。取得《执业药师资格证书》者,只有经过注册之后,才能按照注册的类别、执业范围从事相应的执业活动,未经注册者,不得以执业药师的身份执业。

(一) 注册管理部门

国家食品药品监督管理总局为全国执业药师资格注册管理机构,省级药品监督管理部门为注册机构。人力资源和社会保障部及各省级人事部门对执业药师注册工作有监督、检查的责任。

(二) 申请注册条件

取得《执业药师资格证书》者,须按规定向所在省(区、市)药品监督管理局申请注册。经注册后,方可按照注册的执业类别、执业范围从事相应的执业活动。未经注册者,不得以执业药师身份执业。

申请注册者,必须同时具备下列条件:

(1) 取得《执业药师资格证书》；

（2）遵纪守法，遵守药师职业道德；

（3）身体健康，能坚持在执业药师岗位工作；

（4）经所在单位考核同意。

（三）注册期限

执业药师注册有效期为三年。持证者须在有效期满前三个月到原执业药师注册机构申请办理再次注册手续。超过期限，不办理再次注册手续的人员，其《执业药师注册证》自动失效，并不能再以执业药师身份执业。

（四）注册范围

执业药师按照执业类别、执业范围、执业地区注册。执业类别为药学类、中药学类、药学与中药学类；执业范围为药品生产、药品经营、药品使用单位。执业药师只能在一个执业药师注册机构注册，在一个执业单位按照注册的执业类别、执业范围执业。执业药师变更执业地区、执业范围应及时办理变更注册手续。

（五）网上注册

国家药品监督管理部门于2008年1月运行执业药师注册管理网络信息系统，实现执业药师注册行政许可项目的网上受理、网上审批、网上公告和网上监督。

执业药师注册网上申报办理程序：执业药师登录国家食品药品监督管理总局执业药师注册网络服务平台（网址：http://zyys.sfda.gov.cn/zyysweb/index.jsp）→网上填写个人基本信息→网上修改登录密码→网上填写申报表→网上提交申报→网上打印申报表→携带审核材料到执业单位所在地注册机构进行审核→网上查询审核状态→网上注册许可公告→到注册机构领取证书。

五、执业药师的职责

《执业药师资格制度暂行规定》明确规定了执业药师的职责：

（1）执业药师的基本准则　执业药师必须遵守职业道德，忠于职守，以对药品质量负责、保证人民用药安全有效为基本准则。

（2）执业药师必须严格执行《药品管理法》及相关法规、政策，对违法行为或决定，有责任提出劝告制止、拒绝执行并向上级报告。

（3）执业药师在执业范围内负责对药品质量的监督和管理，参与制定、实施药品全面质量管理及对本单位违反规定的处理。

（4）执业药师负责处方的审核及监督调配，提供用药咨询与信息，指导合理用药，开展治疗药物的监测及药品疗效的评价等临床药学工作。

六、执业药师的业务规范

（一）执业药师业务规范的含义

执业药师业务规范是指执业药师在运用药学等相关知识、技能和专业素养从事业务活动时，应当遵守的行为准则。业务活动包括处方调剂、用药咨询、药物警戒和健康教育等。

（二）执业药师业务规范的内容

为推动和促进医药行业健康、有序发展，增强执业药师和执业单位的自律意识，引导发挥执业药师作用，开展有效的药学服务，为公众健康提供有力支持。国家食品药品监督管理总局执业药师资格认证中心、中国药学会、中国非处方药物协会和中国医药商业协会共同制定《执业药师业务规范(试行)》(以下简称《规范》),2015 年 11 月 12 日,该《规范》正式发布,于 2016 年 1 月 1 日起施行。《规范》共六章 31 条,基本框架如下:

第一章为总则,共 6 条,主要内容是制订执业药师业务规范的宗旨、定义、适用范围,以及对执业药师和执业药师所在执业单位的基本要求。本规范适用于直接面向公众提供药学服务的执业药师。

第二章为处方调剂,共 10 条,规定了执业药师对处方进行审核和处方调配的各项规定,包括对不合法、不规范处方的处理,处方用药适宜性的审查要求,依照处方正确调配药品,以及发药的具体要求。

处方调剂包括处方审核和处方调配。执业药师应当凭医师处方调剂处方药品,非经医师处方不得调剂处方药。处方调剂应遵守有关法规、规章、医疗保险制度等各项规定。执业药师应当对处方的合法性、规范性进行审查,对处方用药适宜性进行审核。处方审核合格后,应当依照处方正确调配药品。发药前,应当核对调配的药品是否与处方所开药品相同、数量相符,有无错配、漏配、多配。发药时,应当核实交付对象,按处方顺序将药品逐个交与患者或患者家属,并按处方医嘱(必要时可参考药品说明书),向患者或家属进行用药交代与指导,基本内容应包括:① 药品名称及数量;② 用药原因;③ 用药剂量,必要时需解释剂量如何折算、演示如何量取等,对于“必要时”使用的药品应特别交代一日最大用量或极量;④ 用药方法,日服次数或间隔时间、疗程,特别是有用药特殊要求(时辰要求、日剂量、顿服、不能与某种药物同服等)的,应做特别交代,必要时使用用药标签;⑤ 预期药品产生药效的时间及药效维持的时间;⑥ 忘服或漏服药物的处理办法,关注患者的用药依从性;⑦ 药品常见的不良反应,如何避免及应对方法;⑧ 自我监测药物疗效的技巧;⑨ 储存条件及药品有效期,需冷处(冰箱冷藏)存放的药品需特别提示;⑩ 中药汤剂煎煮方法及要求,先煎、后下、烊化等的煎服方法及煎煮器具的选用;⑪ 如何避免同时使用的其他药物或特殊食物所致的相互作用及生活方式的建议;⑫ 当患者要求提供更多的药物治疗信息时,执业药师应当提供咨询服务。

第三章为用药咨询,共 6 条,规定了咨询服务的对象和服务的形式,咨询服务的主要内容,包括向使用非处方药的患者提供的咨询服务,对特殊用药和特殊人群的咨询服务,咨询服务应当以当面语言交流为主,同时尽可能提供书面资料。遇有下列情形时,执业药师应主动向患者提供用药指导:① 患者同时使用四种及以上药品的;② 有既往药品不良反应史或用药后出现不良反应的;③ 用药依从性差的;④ 发现使用的药品中有配伍禁忌或存在药物相互作用的;⑤ 需要进行药物血浓度监测的;⑥ 药品说明书近期有变更的;⑦ 使用特殊管理药品的;⑧ 所用药品的适应证多或用法用量复杂的;⑨ 储存条件有特殊要求的、有效期短的或近效期药品的;⑩ 首次使用或持续使用该种药品的。

执业药师应当为慢性病患者建立药历,定期随访并做好随访记录;帮助患者及时发现治疗过程中出现的异常状况,给予处置建议或就医指导。

第四章为药物警戒,共 4 条,明确执业药师应当承担药物警戒的责任,发现药品不良反应时应当及时记录、填写报表并按规定逐级上报。执业药师在日常的患者咨询和用药监护中,应特别关注患者新发生的疾病,仔细观察患者的临床症状和不良反应,判断患者新发生的疾病是否与药品的使用有关,一旦发现应当及时纠正和上报。

第五章为健康教育,共 3 条,提出执业药师有责任和义务对患者进行用药教育,向公众宣传药品知识，积极倡导和推进合理用药理念；对于药品的用法、用量处于调整阶段及其他需要特别关注的人群，应当加强随访，追踪用药教育的效果。

第六章为附则，共 2 条，分别表述了制订和解释部门。本规范由国家食品药品监督管理总局执业药师资格认证中心负责解释。

七、执业药师继续教育管理

执业药师继续教育是针对取得执业药师资格的人员进行的有关法律法规、职业道德和专业知识与技能的继续教育。继续教育的目的是使执业药师保持良好的职业道德，以患者和消费者为中心，开展药学服务；不断提高依法执业能力和业务水平，认真履行职责，维护广大人民群众身体健康，保障公众用药安全、有效、经济、合理。接受继续教育是执业药师的义务和权利。因此，执业药师必须自觉参加继续教育，获得规定的学分，这是执业药师再次注册的必要条件之一。

（　）管理机构

根据 2013 年 5 月国家食品药品监督管理总局“三定”方案，国家食品药品监督管理总局的执业药师继续教育管理职责取消，执业药师继续教育管理职责移交中国药师协会承担。

为加强执业药师管理，规范执业药师继续教育工作，中国药师协会于 2015 年 7 月 30 日，印发了《执业药师继续教育管理试行办法》。

（1）中国药师协会的职责　中国药师协会负责全国执业药师继续教育管理，其职责是① 研究和建立科学、有效的执业药师继续教育管理政策体系、组织体系和工作体系；② 发布全国执业药师继续教育发展规划和指导纲要；③ 组织开展全国执业药师继续教育示范性网络培训；④ 负责全国执业药师继续教育施教机构的备案；⑤ 指导省级（执业）药师协会开展继续教育工作，组织开展继续教育工作研讨及学术交流；⑥ 建立全国执业药师继续教育统计年报工作制度；⑦ 建立和完善执业药师继续教育管理系统。

（2）执业药师继续教育工作委员会的职责　中国药师协会设立执业药师继续教育工作委员会，其职责是① 组织开展执业药师继续教育的理论研究和应用研究；② 制订全国执业药师继续教育发展规划；③ 制订全国执业药师继续教育指导纲要；④ 制订全国执业药师继续教育示范性网络课程；⑤ 编写全国执业药师继续教育推荐培训教材；⑥ 组织执业药师继续教育教学质量的考核评估工作。

（3）省级（执业）药师协会的职责　省级（执业）药师协会负责本辖区执业药师继续教育管理工作，其职责是① 负责本辖区执业药师继续教育的统筹规划和管理；② 负责本辖区施教机构的确定与管理，施教机构名单报中国药师协会备案；③ 负责制定本辖区执业药师继续教育年度培训计划，并报中国药师协会备案；④ 组织开展本辖区执业药师继续教育，并负责对培训质量进行评估；⑤ 总结本辖区年度执业药师继续教育工作情况，完成年度统计上报。

（二）继续教育内容与形式

1. 执业药师继续教育的内容

执业药师继续教育内容必须适应执业药师岗位职责的需求，注重科学性、针对性、实用性和先进性；继续教育形式体现有效、方便、经济的原则。执业药师继续教育内容应以药学服务为核心，以提升执业能力为目标，包括以下方面的内容：① 药事管理相关法律法规、部门规章和规范性文件；② 职业道德准则、职业素养和执业规范；③ 药物合理使用的技术规范；④ 常见病症的诊疗指南;⑤ 药物治疗管理与公众健康管理;⑥ 与执业相关的多学科知识与进展;⑦ 国内外药学领域的新理论、新知识、新技术和新方法;⑧ 药学服务信息技术应用知识等。

相关知识

相关知识 《全国执业药师继续教育指导纲要》

2. 继续教育形式

执业药师继续教育可采取面授、网授、函授等多种方式进行。

3. 学分要求

执业药师继续教育实行学分制。执业药师每年应当参加中国药师协会或省级(执业)药师协会组织的不少于15学分的继续教育学习。执业药师参加继续教育学习,经考核合格,按每3学时授予1学分。由中国药师协会备案的施教机构负责学分授予。执业药师继续教育采取学分登记制,实行电子化管理。登记内容主要包括继续教育内容、形式、考核结果、学分数和施教机构等信息。

执业药师参加中国药师协会或省级(执业)药师协会组织的继续教育学习获取的学分,在全国范围内有效。

药师考点

1. 执业药师制度的内涵
2. 执业药师管理部门
3. 执业药师资格考试
4. 执业药师注册管理
5. 执业药师主要职责
6. 执业药师业务规范
7. 继续教育的内容和形式要求
8. 继续教育学分管理

第四节 药学职业道德

一、职业道德和药学职业道德

(一) 职业道德

1. 职业道德的含义

职业道德是人们在职业活动中、履行其职责和处理各种职业关系过程中,所应遵循的特定的职业行为规范和基本道德,是一般社会道德在职业活动中的具体体现。职业道德既是本行业人员在职业活动中的行为要求,同时又是本行业对社会所承担的道德责任和义务。

2. 职业道德构成的要素

职业道德主要由职业理想、职业态度、职业责任、职业技能、职业纪律、职业良心、职业荣誉和职业作风八个要素构成。

（二）药学职业道德

药学的职业道德是一般社会道德在医药领域的特殊表现，是从事药品研制、生产、经营、使用、检验、监督管理等医药工作者的职业道德。

二、药学职业道德规范的基本内容

（一）药学职业道德规范的含义

药学职业道德规范是指药学人员在从事药学工作中应遵守的道德原则和道德标准，是社会对药学人员道德行为的基本要求，是药学职业道德基本原则的具体表现，也是评价药学职业道德水平的具体标准。

（二）药学职业道德规范的基本内容

药学职业道德规范，主要由药学人员对服务对象的职业道德规范、药学同仁间的职业道德规范和药学人员对社会的职业道德规范构成。

1. 药学人员对服务对象的职业道德规范

（1）药学人员必须把维护患者和公众的生命安全和健康利益放在首位，应当以救死扶伤、实行人道主义为己任，时刻为患者着想，科学指导用药，提供最佳的药品和药学服务质量，保证公众用药安全、有效、经济，竭尽全力为患者解除病痛。

（2）药学人员应当维护用药者的合法权益，尊重、关怀患者，公平公正对待所有患者，不得有任何歧视性或其他不道德的行为，对知晓的患者隐私，不得无故泄漏，保持用药者的信任。

（3）药学人员应当满足患者的用药咨询需求，提供专业、真实、准确、全面的药学信息，对患者的利益负责。不得在药学专业服务的项目、内容、费用等方面欺骗患者，鼓励并尊重患者参与决定所用药品的权利，确保患者享有接受安全、有效药物治疗的权利。

（4）药学人员应当努力和完善自己的专业知识和技能，了解药品的性质、功能与主治和适应证、作用机理、不良反应、禁忌、药物相互作用、储藏条件及注意事项，确保所提供的药学服务达到最佳水平。

2. 药学同仁间的职业道德规范

（1）药学人员应当尊重同行，同业互助，公平竞争，共同提高职业水平，不应诋毁、损害其他药学人员的威信和声誉。

（2）药学人员应当加强与医护人员、患者之间的联系，保持良好的沟通、交流与合作，积极参与用药方案的制订、修订过程，提供专业、负责的药学支持。

（3）药学人员应当与医护人员相互理解，以诚相待，密切配合，建立和谐的工作关系。发生责任事故时应分清自己的责任，不得相互推诿。

3. 药学人员对社会的职业道德规范

（1）药学人员应当维护其职业的高尚和荣誉，贯彻执行药品管理法律法规，遵守职业道德规范。积极参加药学技术人员自律组织举办的有益于职业发展的活动，珍视和维护职业声誉，模范遵守社会公德，提高职业道德水准。

（2）药学人员应当积极主动接受继续教育，不断完善和扩充专业知识，关注与执业活动相关的法律法规的变化,以不断提高执业水平。

(3) 药学人员应当积极参加社会公益活动,深入社区和乡村为城乡居民提供广泛的药品和药学服务,大力宣传和普及安全用药知识和保健知识。

(4) 药学人员应当遵守行业竞争规范,公平竞争,自觉维护执业秩序,维护药学职业的荣誉和社会形象。

(5) 药学人员应当对涉及药学领域内不道德或不诚实的行为及败坏职业荣誉的行为进行揭露和抵制。

三、我国药师道德规范

1. 中国执业药师道德准则

2006 年 10 月 18 日,中国执业药师协会在中国执业药师论坛(CLPF)第六届年会上发布了《中国执业药师道德准则》,并付诸施行。2009 年 6 月 5 日,中国执业药师协会对《中国执业药师道德准则》进行了修订。内容如下:

(1) 救死扶伤,不辱使命　执业药师应当将患者及公众的身体健康和生命安全放在首位,以专业知识、技能和良知,尽心尽职尽责为患者及公众提供药品和药学服务。

(2) 尊重患者,一视同仁　执业药师应当尊重患者或者消费者的价值观、知情权、自主权、隐私权,对待患者或者消费者应不分年龄、性别、民族、信仰、职业、地位、贫富,一律平等相待。

(3) 依法执业,质量第一　执业药师应当遵守药品管理法律、法规,恪守职业道德,依法独立执业,确保药品质量和药学服务质量,科学指导用药,保证公众用药安全、有效、经济、合理。应当按规定进行注册,参加继续教育,并依法执行药学服务业务;执业药师应当在合法的药品零售企业、医疗机构从事合法的药学技术业务活动,不得在执业场所以外从事经营性药品零售业务。

执业药师不得将自己的《执业药师资格证书》、《执业药师注册证》、徽记、胸卡交于其他人或机构使用;不得在药品零售企业、医疗机构只挂名而不现场执业;不得同意或授意他人使用自己的名义向公众推销药品或提供药学服务。执业药师应当在职在岗,不得同时在两个或两个以上执业范围和执业地区执业。暂时离开执业场所并没有其他执业药师替代时,应当有执业药师暂时离开、暂停关键药学服务业务的告示。

(4) 进德修业,珍视声誉　执业药师应当不断学习新知识、新技术,加强道德修养,提高专业水平和执业能力;知荣明耻,正直清廉,自觉抵制不道德行为和违法行为,努力维护职业声誉。执业药师应当遵守行业竞争规范,公平竞争,自觉维护执业秩序,维护执业药师职业的荣誉和社会形象。不得有下列行为:① 以贬低同行的专业能力和水平等方式招揽业务;② 以提供或承诺提供回扣等方式承揽业务;③ 利用新闻媒介或其他手段提供虚假信息或夸大自己的专业能力;④ 在名片或胸卡上印有各种学术、学历、职称、社会职务及所获荣誉等;⑤ 私自收取回扣、礼物等不正当收入。

执业药师不得并抵制采用有奖销售、附赠药品或礼品销售等销售方式向公众促销药品,以及干扰、误导购药者的购药行为。不得以牟取自身利益或所在执业单位及其他单位的利益为目的,利用自己的职业声誉和影响以任何形式向公众进行误导性或欺骗性的药品及药学、医疗服务宣传和推荐。在执业过程中执业药师不得饮酒，在面对面提供药学服务的过程中不得有吸烟、饮食及其他与所提供药学服务无关的行为。

（5）尊重同仁，密切协作　执业药师应当与同仁和医护人员相互理解，相互信任，以诚相待，密切配合，建立和谐的工作关系，共同为药学事业的发展和人类的健康奉献力量。

2. 中国药学会会员职业道德公约

中国药学会要求全体会员热爱祖国、拥护中国共产党的领导、坚持走中国特色的社会主义道路，坚持科学发展观，努力促进和发展药学事业，为构建社会主义和谐社会、建立创新型国家而努力奋斗。为此，2004 年中国药学会制定了《中国药学会会员职业道德公约》，2008 年又对其进行了修订。该公约的内容如下：

（1）保证药品质量，开展药学服务，全力维护公众用药安全有效；

（2）自觉遵纪守法，履行岗位职责，维护合法权益；

（3）坚持理论联系实际的优良学风，发扬民主，繁荣学术；

（4）拓展知识范围，业务精益求精，提高专业素质；

（5）坚持真理，崇尚科学，反对伪科学；

（6）遵守学术道德，反对弄虚作假，反对剽窃他人成果；

（7）尊重劳动，尊重知识，尊重科学，尊重人才；

（8）倡导求实、创新、奉献、协作精神，做合格的药学科技工作者。

3. 医疗机构药学技术人员行为规范

为进一步规范医疗机构从业人员行为，2012 年 6 月 26 日，卫生部、国家食品药品监督管理局和国家中医药管理局组织制定了《医疗机构从业人员行为规范》。其中药学技术人员行为规范如下：

（1）严格执行药品管理法律法规，科学指导合理用药，保障用药安全、有效。

（2）认真履行处方调剂职责，坚持查对制度，按照操作规程调剂处方药品，不对处方所列药品擅自更改或代用。

（3）严格履行处方合法性和用药适宜性审核职责。对用药不适宜的处方，及时告知处方医师确认或者重新开具；对严重不合理用药或者用药错误的，拒绝调剂。

（4）协同医师做好药物使用遴选和患者用药适应证、使用禁忌、不良反应、注意事项和使用方法的解释说明，详尽解答用药疑问。

（5）严格执行药品采购、验收、保管、供应等各项制度规定，不私自销售、使用非正常途径采购的药品，不违规为商业目的统方。

（6）加强药品不良反应监测，自觉执行药品不良反应报告制度。

相关知识　国际药学联合会的《药学道德准则》

相关知识

药师考点

1. 药学职业道德规范的含义和内容
2. 我国执业药师职业道德准则的具体内容

本章小结

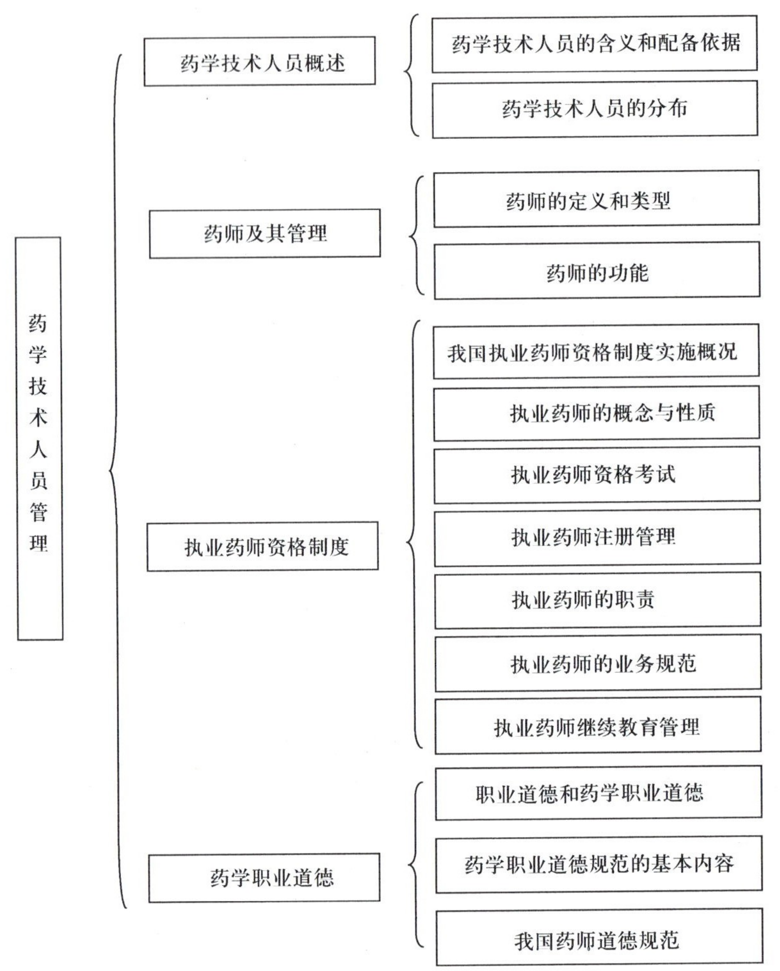

复习测试

一、A 型选择题(最佳选择题)

备选答案中只有一个最佳答案。

1.《药品管理法实施条例》规定:经营处方药、甲类非处方药的药品零售企业,应当配备( )

A. 药师或者依法经过资格认定的药学技术人员

B. 主管药师或者依法经过资格认定的药学技术人员

C. 副主任药师或者依法经过资格认定的药学技术人员

D. 执业药师或者其他依法经资格认定的药学技术人员

2. 根据从事的专业,药师可分为(　　)

A. 执业药师、药师　　B. 执业药师、执业中药师

C. 西药师、中药师　　D. 药师、主管药师、副主任药师、主任药师

3. 执业药师的基本准则是(　　)

A. 提供合格药品,维护人民健康

B. 对药品质量负责,保证人民用药安全

C. 不断更新知识,保持较高专业水平

D. 带头执行医药法规,负责药品质量

4. 执业药师资格考试属于(　　)

A. 资格准入考试　　B. 职业资格考试

C. 药师资格考试　　D. 岗位资格考核

5.《执业药师业务规范》提出的执业药师业务活动包括(　　)

A. 处方调剂、用药咨询、药物警戒、临床药学

B. 处方调剂、用药咨询、药物警戒、健康教育

C. 用药咨询、药物警戒、健康教育、药物制剂

D. 处方调剂、药物制剂、药物警戒、健康教育

6.《药品生产质量管理规范》中的关键人员包括(　　)

A. 企业负责人、生产管理负责人、质量管理负责人和质量管理部门负责人

B. 企业负责人、生产管理负责人、生产管理部门负责人和质量受权人

C. 企业负责人、质量管理负责人、质量管理部门负责人和质量受权人

D. 企业负责人、生产管理负责人、质量管理负责人和质量受权人

二、X 型选择题(多项选择题)

每题的备选答案中有 2 个或 2 个以上的正确答案。少选或多选均不得分。

1. 执业药师资格考试实行全国(　　)

A. 统一大纲　　B. 统一命题

C. 统一组织　　D. 统一报名

2. 执业药师的执业领域包括(　　)

A. 药品的生产领域　　B. 药品的经营领域

C. 药品的研究领域　　D. 药品的使用领域

3. 药品生产部门药师的主要功能是(　　)

A. 质量保证　　B. 质量控制

C. 制订计划　　D. 质量跟踪

4. 药品零售企业药师的基本功能是(　　)

A. 分类销售调配药品　　B. 进行用药指导

C. 依法管理药品　　D. 提供临床药学服务及相关卫生保健服务

三、简答题

1. 概括执业药师注册管理的规定。

2. 执业药师的职责有哪些?

3. 执业药师继续教育包括哪些内容？
4. 简述药学职业道德规范的含义和主要内容。
5. 简述《中国执业药师道德准则》的主要内容。

（杨世民）

复习测试参考答案

参 考 文 献

[1] 杨世民.药事管理与法规.北京:高等教育出版社,2010.
[2] 杨世民.药事管理学.5 版.北京:中国医药科技出版社,2015.
[3] 杨世民.药事管理学.6 版.北京:人民卫生出版社,2016.
[4] 杨世民.中国药事法规.2 版.北京:化学工业出版社,2007.
[5] 胡廷熹.国际药事法规解说.北京:化学工业出版社,2004.
[6] 国家食品药品监督管理总局.国家执业药师资格考试大纲.北京:中国医药科技出版社,2015.
[7] 徐景和.药事管理与法规.7 版.北京:中国医药科技出版社,2015.
[8] 中华人民共和国药品管理法(2015 年修正)
[9] 国务院关于改革药品医疗器械审评审批制度的意见(国发[2015]44 号)
[10] 国家药典委员会.中华人民共和国药典.2015 年版.北京:中国医药科技出版社,2015.
[11] 药品经营质量管理规范(国家食品药品监督管理总局令第 13 号)
[12] http://www. npc. gov. cn
[13] http://www. cfda. gov. cn
[14] http://www. nhfpc. gov. cn
[15] http://www. cnpharm. com
[16] 袁曙宏,张敬礼.百年 FDA 美国药品监管法律框架.北京:中国医药科技出版社,2008.
[17] 王建英.美国药品申报与管理法规.北京:中国医药科技出版社,2005.
[18] 周美琴.美国“罕见病药品法”立法背景.首都医药,2004,11(15):50—51.
[19] 张欢之.欧盟药品法修改情况介绍.中国药事,2005,19(10):632—633.
[20] 张蓉.欧盟新药品立法简述.国外药讯,2006,10:49—50.
[21] 李钧,李志宁.制药质量体系及 GMP 的实施,北京:化学工业出版社,2011.
[22] MSH, WHO/DAP. Managing Drug Supply. 2nd ed. West Hartfold CT: Kumarin Press USA, 1997:56.
[23] http://www. fda. gov/Regulatory Information/Legislation/default. html
[24] 国家食品药品监督管理局国际合作司,译.如何制定和实施国家药物政策.2 版.北京:中国医药科技出版社,2007.
[25] 杨世民.中国药事管理学科发展 30 年.北京:中国医药科技出版社,2014.
[26] 杨世民.中国执业药师资格制度 20 年.北京:中国医药科技出版社,2015.

英汉词汇对照表

A

addiction	成瘾性
administrative penalty	行政处罚
administrative sanctions	行政处分
adulterated medicines	假药
adverse drug event, ADE	药品不良事件
adverse drug reaction, ADR	药物不良反应
American Pharmaceutical Association, APhA	美国药学会
anesthetics	麻醉剂
apothecary shop	处方药房
approval number	批准文号
automated data	自动记录数据库

B

B S	学士学位
batch	批
batch number	批号
batch record	批生产记录
board of pharmacy	药房委员会
brand name	商品名称
business to business, B2B	企业与企业之间的电子商务
business to customer, B2C	企业与消费者之间的电子商务
business to government, B2G, BtoG	企业与政府之间的电子商务

C

Canada Pharmaceutical Association, CPhA	加拿大药学会
Center for Biologics Evaluation and Research, CBER	生物制品评价与研究中心
Center for Drug Evaluation, CDE	药品审评中心
Center for Drug Reevaluation, CDR	药品评价中心
Center for Qualification of Licensed Pharmacists, CQLP	国家食品药品监督管理局执业药师资格认证中心
Certificate Committee for Drugs, CCD	药品认证管理中心

chemical name	化学名称
chemical structure	化学结构式
China Association of Pharmaceutical Commerce, CAPC	中国医药商业协会
China Food and Drug Administration, CFDA	国家食品药品监督管理总局
China Licensed Pharmacist Association, CLPA	中国执业药师协会
China Licensed Pharmacist Forum, CLPF	中国执业药师论坛
China Nonprescription Medicines Association, CNMA	中国非处方药物协会
China Pharmaceutical Enterprises Association, CPEA	中国医药企业管理协会
China Pharmaceutical Industry Association, CPIA	中国化学制药工业协会
China Pharmacopoeia Committee	国家药典委员会
Chinese Pharmaceutical Association, CPA	中国药学会
clinical study	临床研究
clinical trial	临床试验
Code of Federal Regulations	联邦法典
codes of ethics for pharmacists	药师道德准则
community pharmacy	社会药房
contraindications	禁忌证
Convention on Psychotropic Substances	精神药物公约
cross tolerance	交叉耐受性
customer to customer, C2C	消费者与消费者或个人与个人之间的电子商务

D

Department Of Health And Human Services, HHS	联邦政府卫生与人类服务部
descriptive study	描述性研究
distribution channels	销售(流通)渠道
distribution channels of pharmaceutical	药品销售渠道
Division of Narcotic Drugs of the United Nations	联合国麻醉药品司
drug abuse	药品滥用
drug addiction	药品成瘾性
drug advertisement	药品广告
drug approval number	药品批准文号
drug dependence	药品依赖性
drug information	药品信息
drug information and scientific literature evaluation	药品信息和科学文献评价
drug interaction	药物相互作用
drug manufacturer	药品生产企业
drug misuse	药物不合理使用

Drug Monitoring Centre	药物监测中心
drug name	药品名称
drug retailer	药品零售企业
drug safety evaluation, DSE	临床前药物安全性评价
drug standard	药品标准
drug store, chemist's shop	药店
drug supervision	药品监督管理
drug taking behavior	用药行为
drug use control, drug use management	用药管理
drug wholesaler	药品批发企业
drugs distribution	药品流通
drugs to be marketed in China for the first time	首次在中国销售的药品

E

Effectiveness	有效性
Electronic Commerce, EC	电子商务
Electronic data interchange, EDI	电子数据交换
employed pharmacist	被聘任药师
essential drug list, EDL	基本药物目录

F

fake medicine	假药
Federal Food and Drug Act	《联邦食品和药品法》
Food and Drug Administration, FDA	美国食品药品监督管理局
Food, Drug and Cosmetic Act, FDCA	《联邦食品、药品和化妆品》
Food and Drug Administration Modernization Act, FDAMA	食品和药品管理现代化法

G

generic drug application, application for drugs already with national standards	仿制药申请
generic drugs	仿制药
generic name	通用名称
Good Dispensing Practice, GDP	药品调剂质量管理规范
Good Laboratory Practice for Non-clinical Laboratory Studies, GLP	药物非临床研究质量管理规范
Good Manufacturing Practice for Pharmaceutical Products, GMP	药品生产质量管理规范
Good Pharmacy Practice, GPP	药房质量管理规范
Good Supply Practice for Pharmaceutical Products, GSP	药品经营质量管理规范
Good Use Practice, GUP	药品使用质量管理规范
Guidance	指导准则

H

habitation	习惯性
Health Action International, HAI	国际卫生行动组织
Human and Health Service, HHS	健康与人类服务部

I

import drug application	进口药品申请
indication	适应证
inferior drugs	劣药
Information	信息
informed consent	知情同意
intellectual property	知识产权
International Conference on Harmonization of Technical Requirements for Registration of Pharmaceuticals for Human Use, ICH	人用药品注册技术规范的国际协调会
International Federation of Pharmaceutical Manufacture Associations, IFPMA	国际制药工业协会联合会
International Narcotics Control Board, INCB	国际麻醉品管制局
International Nonproprietary Name for Pharmaceutical Substances, INN	国际非专利药名
International Organization for Standards, ISO	国际标准化组织
International Pharmaceutical Federation, FIP	国际药学联合会

L

labelling	标签
legal person	法人
legislation of drug administration	药品管理立法
license	许可
licensed pharmacist	执业药师
literature property	文学产权

M

Management Information System, MIS	药品管理信息系统
manufacturer	生产企业
medicinal toxic drugs	医疗用毒性药品
Ministry of Health, Labour and Welfare	厚生劳动省
misbranded drugs	违标药
Model State Pharmacy Act, MSPA	标准州药房法
modern drugs	现代药
morality	道德

N

narcotic drugs	麻醉药品
National Association of Boards of Pharmacy, NABP	美国全国药房委员会
National Center for ADR Monitoring	国家药品不良反应监测中心
national essential medicines	国家基本药物
national health service, NHS	国家卫生服务制度
National Institutes for Food and Drug Control, NIFDC	中国食品药品检定研究院
national medicine policy, NMP	国家药物政策
new drug application, NDA	新药申请
new drugs	新药
nonprescription drugs	非处方药

O

oath of pharmacists	药师誓言
official name	药品法定名称
off-label uses	超说明书用药,说明书外用法
over dosage	药物过量
over the counter drugs, OTC drugs	非处方药

P

package insert	药品说明书
pharmaceutical affairs	药事
pharmaceutical marketing	药品市场营销
pharmaceutical morality code	药学道德规范
pharmaceutical quality management	药品质量管理
pharmacist	药师
Pharmacist Law	药师法
pharmacovigilance	药物警戒
pharmacy	药学,药房
Pharmacy Act	药房法
pharmacy administration, PhA	药事管理
physical dependence	身体依赖
policy	政策
Post Authorisation Safety Study, PASS	上市后安全性研究
practitioner pharmacist	开业药师
preclinical study	临床前研究
prescription drugs	处方药

produce drug	药品生产
professional ethics	职业道德
proprietary name	专利名
psychic dependence	精神依赖性
psychological dependence	心理依赖性
psychotropic substances	精神药品

Q

quality	质量
quality assurance	质量保证
quality characteristic	质量特性
quality control	质量控制
quality improvement	质量改进
quality management	质量管理
quality management system	质量管理体系

R

radioactive pharmaceuticals	放射性药品
rational drug use	合理用药
registration	注册
registration of drug	药品注册
requirement	要求
re-registration of drugs	再注册申请
research	研究
research and development, R&D	药物的研究开发
research methodology	研究方法
retail	零售
retail pharmacy	零售药房
retail pharmacy management	零售药房管理

S

safety	安全性
Single Convention on Narcotic Drugs, 1961	1961 年麻醉品单一公约
specification	规格
Spontaneous reporting system, SRS	自发呈报系统
Stability	稳定性
standard operation procedure, SOP	标准操作程序
standard operation records, SOR	标准操作记录

storage	储藏
supplemental application for drug registration	补充申请
synthetic new drugs	合成新药
system	制度/体系

T

the drug regulatory department under the state council	国务院药品监督管理部门
the drugs of special control	特殊管理的药品
the legal system of pharmacy administration	药事管理法律体系
the Pharmacopoeia Commission of the People's Republic of China	中华人民共和国药典委员会
the Pharmacopoeia of the People's Republic of China	《中华人民共和国药典》
the World Federation of Proprietary Medicine Manufacturers	世界非处方药生产商联合会
therapeutic inequivalence reporting	药品质量不等效性报告
total quality management, TQM	全面质量管理
Trade-Related Aspects of Intellectual Property Rights, TRIPS	《与贸易有关的知识产权协定》
traditional drugs	传统药

U

uniformity	均一性
United Nations Commission on Narcotic Drugs, UNCND	联合国麻醉药品委员会
United Nations Drug Control Programme, UNDCP	联合国国际药物管制规划署
United Nations Fund for Drug Abuse Control, UNFDAC	联合国药物滥用管制基金
United States Pharmacopoeia, USP	《美国药典》
Uppsala Monitoring Centre, UMC	瑞典乌普萨拉监测中心
usage and dosage	用法用量

V

validity date	有效期
verification	验证

W

wholesaler	批发商
World Health Organization, WHO	世界卫生组织
World Intellectual Property Organization, WIPO	世界知识产权组织
World Trade Organization, WTO	世界贸易组织
world wide web, www	全球信息网